名贵道地中药材研究与应用系列丛书

U0137465

# 附子的
## 研究与应用

梅全喜 李 楠◎主编

全国百佳图书出版单位

中国中医药出版社

·北 京·

**图书在版编目（CIP）数据**

附子的研究与应用 / 梅全喜，李楠主编 . —北京：
中国中医药出版社，2023.12
（名贵道地中药材研究与应用系列丛书）
ISBN 978 – 7 – 5132 – 8508 – 7

Ⅰ . ①附⋯　Ⅱ . ①梅⋯ ②李⋯　Ⅲ . ①附子—研究
Ⅳ . ① R282.71

中国国家版本馆 CIP 数据核字（2023）第 202102 号

中国中医药出版社出版

北京经济技术开发区科创十三街 31 号院二区 8 号楼
邮政编码　100176
传真　010-64405721
廊坊市佳艺印务有限公司印刷
各地新华书店经销

开本 710×1000　1/16　印张 24　字数 412 千字
2023 年 12 月第 1 版　2023 年 12 月第 1 次印刷
书号　ISBN 978 – 7 – 5132 – 8508 – 7

定价　96.00 元
网址　www.cptcm.com

服 务 热 线　010-64405510
购 书 热 线　010-89535836
维 权 打 假　010-64405753

微信服务号　zgzyycbs
微商城网址　https://kdt.im/LIdUGr
官 方 微 博　http://e.weibo.com/cptcm
天猫旗舰店网址　https://zgzyycbs.tmall.com

如有印装质量问题请与本社出版部联系（010-64405510）

为"名贵道地中药材研究
与应用系列丛书"而题

名贵道地中药材是我国中
医药的宝贵资源，必当认
真开展研究，积极推广
应用！ 己亥年秋月
金世元

# 《名贵道地中药材研究与应用系列丛书》

## 编委会

**名誉主任委员**　金世元

**主 任 委 员**　梅全喜

**副主任委员**　（以姓氏笔画为序）

李　楠　李文佳　杨光义　杨得坡

张锦超　曾聪彦

**委　　　员**　（以姓氏笔画为序）

| | | | |
|---|---|---|---|
| 尹丰田 | 田素英 | 冯光军 | 朱丽君 |
| 李　华 | 李文庆 | 李红念 | 李明慧 |
| 吴惠妃 | 汪科元 | 张定堃 | 陈小露 |
| 陈柏忠 | 陈琴华 | 昌水平 | 周　林 |
| 郑　川 | 郑国栋 | 侯强平 | 姚长良 |
| 钱正明 | 高玉桥 | 黄　冉 | 黄勤挽 |
| 梁　奇 | 董鹏鹏 | 管　静 | 戴卫波 |

# 黄 序

　　我国地域辽阔，自然地理环境复杂多样，孕育了丰富的中草药资源。从最早的本草著作《神农本草经》载药 365 种起，至李时珍的《本草纲目》已发展至 1892 种，再到 1999 年出版的《中华本草》则猛增至 8980 种，而根据第四次全国中药资源普查统计，我国现有中药资源种类达 13000 多种。从古至今，中药资源不断发现与应用为历代人民防病治病、中华民族繁衍昌盛作出了不可磨灭的贡献，也极大地推动了中医药学的发展。

　　名贵道地中药在中医药临床防病治病过程中一直占据重要的位置，特别是在治疗某些疑难病、急性病及危重病方面，疗效显著，深受历代医家、患者的重视，在国内、国际医药市场享有较高声誉。名贵道地中药特指一些质量优良、药效独特、疗效显著、道地性强、资源稀缺的品种，主要有东北人参、鹿茸、冬虫夏草、蕲艾、新会陈皮、化橘红、广藿香、沉香、川附子、文三七、岷当归等。它们有的可单独用于疾病的治疗与养生保健，如由单味人参组成的独参汤能治疗元气欲脱、诸虚垂危之证；冬虫夏草对多种疾病有很好的治疗和保健作用，制作各种药膳和直接鲜用均备受欢迎；由蕲艾叶制作的艾灸用品成为养生保健热销产品；沉香、新会陈皮、化橘红等既是广东知名的地产药材，也是临床常用的道地药材，深受欢迎。有的药材又可配伍组成汤剂或中成药使用，如著名的参附汤，可治疗元气大亏、阳气暴脱的厥脱证，具补血止血、调经安胎作用的胶艾汤，以及主治痰湿咳嗽的二陈汤等。这些应用名贵道地中药材配伍的方药应用得当，则能效如桴鼓，救患者于垂危。此外，一些著名中成药配方中也有名贵道地中药材，这些中成药不仅畅销国内，还远销海外，为挽救世人的生命作出了重要贡献。

　　深入挖掘、研究与应用名贵道地中药材对确保中药质量、提高中药疗效及中医治疗水平等都具有重要意义。为此，全国各地中医药学者都十分重视开展名贵道地中药材的研究与应用工作，梅全喜教授就是其中一位代表。他早年就开展了蕲艾的研究与应用，持续几十年深入研究，取得骄人成果。近年来他又带领团队先后开展了鲜冬虫夏草、新会陈皮、沉香、鲜龙葵果等名贵道地中药材的研究与应用，取得显著成绩。为进一步收集、整理全国名贵道地中药材的研究与应用，梅全喜教授在前期工作的基础上，带领团队编写了这套《名贵道地中药材研究与应用系列丛书》。

　　这套丛书共计 50 种，所选药物均为我国名贵道地中药材，目前已完成蕲艾、冬虫夏草、沉香、新会陈皮、鲜龙葵果和重楼等，每种中药材独立成书。每本书全面系统地介绍了该名贵道地中药材的相关研究与应用成果，包括药用历史、本草学概述、生药学研究、炮制与制剂研究、化学成分、药理作用、临床应用及产业发展现状等内容，其中不少内容是作者团队研究的成果，具有较强的参考价值。相信本套丛书的出版，对名贵道地中药材的深入研究、推广应用及推动中医药产业的发展都将起到积极的作用。

　　有鉴于此，乐为之序。

中国工程院院士

中国中医科学院院长

2020 年元旦

# 前　言

中医药学是我国劳动人民几千年来同疾病做斗争的经验总结，是中华文明的瑰宝，也是打开中华文明宝库的钥匙。中药是中医药学的重要组成部分，是我国历代人民在漫长的岁月里与疾病做斗争的重要武器。我国地域辽阔，拥有丰富的中药资源，根据第四次全国中药资源普查结果，我国现有中药资源品种达 13000 多种，其中在中医临床上常用的有 600 多种，而能称为名贵道地中药材的有 200 种左右。

一般常见常用的中药材价格都不是很贵，但也有些非常珍贵的中药材品种，这些药材疗效显著，但资源极少，难以种植（养殖），物以稀为贵，因此它们的价格是十分昂贵的，有些珍品的价格甚至超过黄金的价格，这一类药材称为名贵中药材。1990 年上海中医药大学出版社（现上海浦江教育出版社）出版的《中国名贵药材》收载常用名贵中药材 50 种。我国目前常用的名贵中药材有人参、西洋参、冬虫夏草、灵芝、雪莲、三七、番红花、沉香、石斛、天麻、重楼、蛤蚧、鹿茸、阿胶、海马、燕窝、哈士蟆、血竭、麝香、羚羊角、牛黄、珍珠等，其中许多都是道地中药材。道地中药材又称地道药材，是一个约定俗成的中药标准化的概念，是指一定的中药品种在特定生态条件（如环境、气候）、独特的栽培和炮制技术等因素的综合作用下，所形成的产地适宜、品种优良、产量较高、炮制考究、疗效突出、带有地域性特点的药材。1989 年黑龙江科学技术出版社出版的由胡世林教授主编的《中国道地药材》一书收载常用道地中药材 159 种。我国常见常用的道地中药材有"四大怀药"（怀地黄、怀菊花、怀牛膝、怀山药）、"浙八味"（杭麦冬、杭菊花、浙玄参、延胡索、白术、温郁金、杭白芍、浙贝母）、"粤八味"（化橘红、广陈皮、阳春砂、广藿香、巴戟天、沉香、广佛手、何首乌），以及甘肃岷县的岷当归、山西长治的潞党参、江西清江的江枳壳、宁夏中宁的枸杞、山东东阿的阿胶、湖北蕲春的蕲艾等，这些都是闻名遐迩的道地中药材。这些名贵道地中药材一直是中医药防病治病的中坚力量，在治疗某些疑难杂症及危急重症方面疗效显著，深受古今医家、患者的欢迎，在中医临床上享有较高声誉。

为积极推动这些名贵道地中药材的研究、应用与产业发展，进一步挖掘整理其古今研究与应用的历史与经验，继承、发扬和推动名贵道地中药材在防治疾病、养生保健等方面的应用，笔者团队与相关单位及团队合作，决定在自己研究成果的基础上全面收集名贵道地中药材古今应用及现代研究资料，编写这套反映其本草记载、研究与应用历史，现代研究与应用情况的学术丛书《名贵道地中药材研究与应用系列丛书》。本套丛书初定50种，选择的都是国内外著名的名贵道地中药材品种，每种药材独立成书，全面系统地介绍该名贵道地中药材的相关研究与应用成果，包括药用历史、本草学概述、生药学研究、化学成分、药理作用、炮制与制剂、临床应用及产业发展现状等内容，其中不少内容是笔者团队的研究成果。这是国内第一套专门介绍全国名贵道地中药材的丛书，相信本套丛书的出版对于指导医药人员和普通老百姓深入研究及合理应用名贵道地中药材，推动中医药对全民健康事业的发展，以及推动相关产业发展都具有重要的意义。同时也期待全国各地有更多的单位、团队与笔者合作开展当地名贵道地中药材的研究与资料整理工作，将其纳入这套丛书，为推动各地名贵道地中药材的研究与应用、推动中药产业的发展作出积极贡献。

本套丛书在编写出版过程中得到了诸多单位和个人的帮助与支持，国医大师金世元教授应邀担任本套丛书的编委会名誉主任委员，并为本套丛书题词，中国工程院院士、中国中医科学院院长黄璐琦教授为本套丛书作序。在此一并致谢！

本套丛书出版工作量大、出版周期较长，书中若有考虑不周及遗漏之处，敬请广大读者提出宝贵意见，以便再版时修订提高。

梅全喜

2020 年元旦

# 编写说明

　　附子的药用历史悠久，作为药物记载最早见于东汉末年的《神农本草经》，列为下品。医圣张仲景首开有毒中药辨证论治之先河，《伤寒论》和《金匮要略》中采用附子治病的方剂达30多首，如著名的"四逆汤""附子汤""附子理中汤"等。附子在遣方配伍中主要发挥温阳救逆、温经止痛、助阳化气等功效。其后，历代本草医籍对附子的名称、产地、栽培、采集、炮制、性味归经、功效主治及临床应用和毒性等诸多方面，均有大量记载。至今天，《中国药典》（2020年版）记载附子的功效为"回阳救逆，补火助阳，散寒止痛。用于亡阳虚脱，肢冷脉微，心阳不足，胸痹心痛，虚寒吐泻，脘腹冷痛，肾阳虚衰，阳痿宫冷，阴寒水肿，阳虚外感，寒湿痹痛"。可见2000多年来附子的主要作用仍为回阳救逆，自古以来就被誉为"回阳救逆第一要药"。现代药理研究证明，附子具有明显的强心、抗心律失常、扩张血管、抗炎、镇痛、抗衰老、抗肿瘤等作用，临床用于治疗各种常见病、多发病及疑难杂症200余种，含有附子的中成药及其制剂有250余种。在我国陕西、云南、四川等附子产区，自古将附子用作药膳以补阳散寒。附子已成为今天中医临床常用的中药之一。但是，附子也是一味有毒中药，使用不当会出现毒副作用，古今医药工作者研究了众多的炮制方法为其减毒增效。

　　附子的来源为毛茛科植物乌头 *Aconitum carmichaelii* Debx. 的子根加工品，历代多以四川为主产地，另外湖北、长江以南等地亦有分布出产。唐代以前多认为附子出产在四川彭山、广汉及河南登封一带。《新修本草》首次指出四川江油附子的道地性。在唐代，江油地区已开始种植乌头（附子），距今已有1300多年。宋代《彰明附子记》明确指出江油河西地区的附子产量最大、质量最佳。自此之后，历代均以彰明地区（江油市的前身之一）为附子的主要产区。四川江油附子名声在外，并被认为品质最优。千余年来，江油附子的道地性优势突出，广为人知，并一直延续至民国时期。新中国成立后，四川江油、陕西汉中地区建立了附子种植基地，扩大商品生产。四川布拖、云南禄劝、河北、河南等地也引种试种成功，但附子的品质仍以四川江油为最。近年来，随着中医药事业和医药健康产业的发展，以附子为原料的新药得到大量开发与临床运用，使得国际、国内市场对于附子原药材及以附子为原料的产品需求量持续递增，附子的研究与应用工作也越来越得到重视。

近年来，由深圳市宝安区中医院药学部梅全喜教授团队牵头，联合成都中医药大学药学院李楠教授团队和四川江油中坝附子科技发展有限公司，开展了附子的炮制、药效物质基础、毒性及治疗药物监测研究工作。梅全喜教授团队申报立项"附子有效成分体内量效关系的研究及其临床治疗药物监测（TDM）方法的建立""基于'生产–临床'需求的附子无胆饮片及姜制饮片炮制工艺及质量控制研究""基于新型固相微萃取–HPLC和外泌体miRNA对蒸附片与姜附子的'药动–药效'研究"等多项科研项目，获得各级资助科研经费100多万元，发表附子研究论文10多篇。同时深圳市宝安纯中医治疗医院药学部获深圳市医疗卫生"三名工程"项目资助，引进中国科学院上海药物研究所果德安教授团队开展了附子炮制机理及质量控制研究，从附子中提取并鉴定了46个单体化合物，包括43个不同结构亚型的二萜生物碱化合物，其中4个新化合物；并建立了多成分定量分析方法，对附子不同炮制品中的15个不同类型的主要二萜生物碱成分进行绝对定量分析，采用优化的工艺炮制的附子均可使双酯型二萜生物碱的含量降低，提高单酯型二萜生物碱和醇胺型二萜生物碱的含量，从而降低附子饮片的毒性，提高安全性及有效性。深圳市宝安区中医院药学部获深圳市医疗卫生"三名工程"项目资助，引进广州中医药大学刘中秋教授团队开展附子的毒效标志物研究，为附子控毒增效打下了良好的基础。李楠教授团队成员致力于附子的毒效评价、炮制原理、工艺装备、资源综合开发等研究工作，包括建立基于急性心力衰竭模型的强心活性评价方法，开发回阳救逆功效快速评价试剂盒；阐明产地、叶型、产地加工、商品规格、炮制对附子毒效的影响规律；对江油附子（黑顺片）产地加工炮制"减毒存效"的过程机理进行探索；采用微波技术提升炮制法，探索智能变频、绿色低碳的附子炮制生产工艺；开展川乌茎叶废弃物的综合利用开发相关研究。团队成员以课题负责人身份主持附子相关国家自然科学基金面上项目2项，厅局级课题7项，授权相关发明专利4项，以第一作者或通讯作者身份发表与附子相关SCI论文12篇、核心期刊论文25篇；并在教学工作中研发了附子炮制工艺与原理的虚拟仿真实验软件。四川江油中坝附子科技发展有限公司则是一家集附子种植、生产、销售、科研于一体的专业化毒性饮片加工企业。公司致力于附子药用价值的开发，遵古炮制，历经数代药工的摸索和传承，逐渐形成"浸、漂、切、煮、蒸、炒、烤、醇"八大工艺流程，能加工出多达13种规格的附子产品，取得国家专利20余项；主持开展的"中药炮制关键技术与产业化研究"和"高品质附子（川乌）标准化生产技术体系构建与应用"项目荣获四川省科技进步奖二等奖；自主研发无胆附子新品规"蒸附片、炒附片"载入四川省地方标准，为实现附子加工炮制的规范化和标准化，提高附子临床应用的安全性、有效性和稳定性，努力打造中国附子领先品牌，为促进附子产业的健康发展作出了重要贡献。

为了进一步推动附子的研究与应用的深入发展，以上5个团队合作将附子的古今临床应用经验、炮制方法、现代的化学成分与药理作用研究成果进行整理总结，并融入团队自己的研究成果，编撰《附子的研究与应用》一书，以供广大医药工作者参考应用。

本书全面挖掘和整理了古代医药学家和本草医籍在附子的炮制研究和应用方面所取得的宝贵经验，回顾和总结了现代医药工作者对附子在药理、药化的研究和临床应用方面所取得的最新进展，同时也融入了作者的科研团队对附子的研究成果，是一本较为全面系统阐述、总结附子研究与应用的专著。全书共分8章，包括附子的药用历史，本草学概述与生药学研究，炮制与制剂研究，化学成分、药理作用、毒性研究，附子的应用及产业发展现状等。本书内容丰富，资料翔实，是一部实用性很强的参考书，可供临床医师、医药生产经营人员、中医药科研人员、医药院校师生、中医药爱好者参阅。相信该书的出版对于推动附子的安全合理应用，提高中医药治疗疑难杂症的有效率，以及推动附子产业的发展都具重要的意义。

本书为"深圳市宝安纯中医治疗医院医药系列丛书"之一，出版得到了深圳市宝安区中医药发展基金会资助项目"基于'生产－临床'需求的附子无胆饮片及姜制饮片炮制工艺及质量控制研究"（项目编号2020KJCX-KTYJ201，主持人梅全喜），以及深圳市医疗卫生"三名工程""深圳市宝安纯中医治疗医院－中国科学院上海药物研究所果德安教授中药质量研究与安全合理用药研究团队项目"（项目编号SZZYSM202106004）和"深圳市安宝区中医院－广州中医药大学刘中秋教授中药制剂开发及转化药学研究团队项目"（项目编号SZZYSM02206005）的经费支持。编写中还参考引用了许多同道的研究资料（参考文献附各章之后），在此一并致谢！

由于时间仓促，加之水平有限，书中难免出现遗漏和差错，敬请广大读者提出宝贵意见，以便再版时修订提高。

《附子的研究与应用》编委会
2023年6月

# 目　录

# 第一章　附子的药用历史与应用记载

附子号称"药中四维"之一，有斩关夺将之气，其力雄奇，其效立捷，为扶阳第一要药。附子作为药用已有数千年的历史，早在周代（前1046—前256）就已经应用于临床，当时医者已知其毒性。《神农本草经》记载了附子的性能效用，并列为下品。其后历朝历代的医药学家，对附子的名称、产地、栽培、采集、炮制、成分、功能主治、临床应用、药理及毒性等诸多方面，均做了大量的研究工作。

## 第一节　附子的药用历史

附子的应用历史悠久，早在春秋战国时期的《国语·晋语》中就有"骊姬受福，乃置鸩于酒，置堇于肉"的记载，贾逵注"堇，乌头也"。西汉时期的《淮南子》中载："天下之物，莫凶于鸡（奚）毒。"《广雅》载："奚毒，附子也。"《淮南子》还载"天雄、乌喙，药之凶毒也，良医以活人"，已经认识到天雄、乌喙为凶毒之药，也是治病救命之药。成书于公元前3世纪的《五十二病方》记载有乌喙的方剂10首，如"痈肿者，取乌喙、藜芦……以熨肿所"，按其文字，当是将鲜乌头捣碎外敷以消肿止痛，但是未见乌头、附子之名，可见当时是乌头与附子混用的。附子一名最早出现于西汉史游编写的《急就篇》中，书中有"牡蒙甘草菀藜芦，乌喙附子椒芫华"的记载。

### 一、汉唐时期药用历史

#### （一）汉代

《范子计然》载"乌头，出三辅（今陕西中部地区），中白者，善"；"附子出蜀武都，中白色者善"，最早指出四川是附子的道地产区。《武威汉代医简》收载有乌头类药物的方剂达 10 首，其中用附子的方剂 6 首，用乌喙和天雄的方剂各 1 首，同时用乌喙和附子的方剂 2 首。可见在这一时期，附子与乌头明确分为两种药物了。

附子作为药物，始载于东汉末年的《神农本草经》（以下简称《本经》）。该书托名"神农"所作，实则是众医家集秦汉及之前的药物学经验成果的专著，反映了东汉以前的药物学成就，是研究汉代乃至以前中医药发展的基本史料，是我国现存最早的药物学专著。《本经》共载药 365 种，其中植物药 252 种，动物药 67 种，矿物药 46 种。书中所载的药物如补气的人参、黄芪，清热的黄连、石膏，解表的麻黄、桂枝，祛寒的附子、吴茱萸等仍沿用至今，具有较高的药用价值。书中记载附子"味辛，温。主风寒咳逆，邪气，温中，金创，破癥坚积聚，血瘕，寒湿，踒躄，拘挛，膝痛不能行步"。附子性燥烈有毒，但能通行十二经，峻补下焦元阳，有起死回生之效。但因附子"多毒，不可久服"而被列为下品。凡在《本经》中被列为下品之药，大多是因其毒性。而后，在历代本草著作中多收载附子，附子之毒性是历代医家在漫长的中药临床应用过程中逐渐发现的。自《本经》记载附子性味和主治病症开始，《名医别录》和《本草经集注》则明确指出附子"有大毒"，而医圣张仲景首开有毒中药辨证论治之先河，《伤寒论》和《金匮要略》中应用乌头和附子治病的方剂达几十首。虽然对于附子毒性的认知在历代本草的记载中不尽一致（表 1-1），但随着历代医家和民间的广泛应用，附子逐步发展为最有名的毒剧中药材。纵观附子的药用历史，其作为"回阳救逆第一品药"，在临床上治疗亡阳证具有极高的药用价值，亦被后世医家誉为"补先天命门真火之第一要药"。

**表 1-1　古代本草著作有关附子毒性衍变的记载**

| 书名 | 朝代 | 著者 | 内容 |
| --- | --- | --- | --- |
| 《神农本草经》 | 汉 | 不详 | 下品 |
| 《吴普本草》 | 魏晋 | 吴普 | 有毒 |
| 《名医别录》 | 南北朝 | 陶弘景 | 大毒 |
| 《本草经集注》 | 南北朝 | 陶弘景 | 大毒 |
| 《新修本草》 | 唐 | 苏敬 | 大毒 |
| 《千金翼方·本草》 | 唐 | 孙思邈 | 大毒 |
| 《重修政和经史证类备用本草》 | 宋 | 张存惠 | 大毒 |

续表

| 书名 | 朝代 | 著者 | 内容 |
|------|------|------|------|
| 《汤液本草》 | 金元 | 王好古 | 大毒 |
| 《本草蒙筌》 | 明 | 陈嘉谟 | 大毒 |
| 《本草纲目》 | 明 | 李时珍 | 大毒 |
| 《药鉴》 | 明 | 杜文燮 | 大毒 |
| 《本草真诠》 | 明 | 杨崇魁 | 大毒 |
| 《本草原始》 | 明 | 李中立 | 大毒 |
| 《本草经疏》 | 明 | 缪希雍 | 大毒 |
| 《景岳全书·本草正》 | 明 | 张介宾 | 有毒 |
| 《本草乘雅半偈》 | 明 | 卢之颐 | 大毒 |
| 《本草通玄》 | 明 | 李中梓 | 有毒 |
| 《本草汇笺》 | 明 | 顾元交 | 大毒 |
| 《本草择要纲目》 | 清 | 蒋介繁 | 大毒 |
| 《本草新编》 | 清 | 陈士铎 | 大毒 |
| 《冯氏锦囊秘录》 | 清 | 冯兆张 | 大毒 |
| 《本草备要》 | 清 | 汪昂 | 有毒 |
| 《本草经解》 | 清 | 叶桂 | 大毒 |
| 《得配本草》 | 清 | 严洁、施雯 | 大毒 |
| 《本草求真》 | 清 | 黄宫绣 | 有毒 |
| 《本草再新》 | 清 | 叶桂 | 有毒 |
| 《本草述钩元》 | 清 | 杨时泰 | 大毒 |
| 《务中药性》 | 清 | 何本立 | 有毒 |
| 《医学要诀》 | 清 | 张志聪 | 大毒 |
| 《本草求原》 | 清 | 赵其光 | 大毒 |
| 《本草害利》 | 清 | 凌奂 | 毒紧功烈 |
| 《本草便读》 | 清 | 张秉成 | 大毒 |
| 《药性粗评全注》 | 清 | 黄彝邕 | 大毒 |

与《本经》同时期的《伤寒杂病论》是由张仲景所著，是现存最早的辨证论治专著。该书对附子的应用在《本经》的基础上有所拓展，附子作为常见的温里药在《伤寒杂病论》中的使用频率较高，含附子的方剂包括以附子为主药、辅

药和原方加减药物等几大类，共有 36 方，如著名的有"四逆汤""白通汤""附子汤""附子理中汤"等，张仲景对附子的应用积累了大量的经验，并首创生用、炮用，生熟异治。

在秦汉时期，我国的物质文明及科技发展快速，乌头、附子的应用比之前广泛。汉代贾逵所著的《春秋左氏传解诂》中已明确记载："堇，即乌头也。""堇"字发音在古代和"茛"字的发音相同，至汉代又写成"茛"或"菫"，与现代药典记载的附子属于毛茛科相对应。随着附子药用历史的发展，尤其是在西汉前期通过"文景之治"使我国综合国力得到提升，农业在当时作为我国支柱产业也得到了迅速发展，中药材也从野生需求向栽培发展。

## （二）魏晋南北朝

魏晋时期的《吴普本草》中记载："乌头一名堇，附子一名茛。"据考古学研究及历史文献考证可知在我国本草著作出现以前，乌头以"堇"的名称出现在我国甲骨文中，意为"天降的灾难"，由此可见古人也曾意识到乌头类药物的剧毒性。《吴普本草》中还记载："附子，或生广汉。乌头，正月始生，叶厚，茎方，中空，叶四四相当，与蒿神似。"但因乌头属植物的叶互生，与此文中描述的"叶四四相当"不符，故该文记载的究竟是何种植物仍有待考证。

南北朝陶弘景所著的《名医别录》中记载："附子，生犍为及广汉东……乌头，生郎陵，天雄，生少室。"由此可见，在《名医别录》中区分了附子、乌头、天雄的产地。书中还记载："附子味甘，大热，有大毒。主治脚疼冷弱，腰脊风寒，心腹冷痛，霍乱转筋，下痢赤白，坚肌骨，强阴。又堕胎，为百药长。生犍为及广汉。八月采为附子，春采为乌头（地胆为之使。恶蜈蚣，畏防风、甘草、黄芪、人参、乌韭、大豆）。"关于附子的采收季节，后世记载不一，《新修本草》中作"八月"，其他各本作"冬月"。《急就篇》王应麟注云："冬月采为附子，春月采为乌头。"

东晋医家葛洪所著的《肘后备急方》中记有三建汤。"三建"即堇、茛、建，分别指乌头、附子及天雄。乌头、附子、天雄均产于建平，故名。此"三建"的说法在晋末时期的文学家谢灵运所著的《山居赋》诗文中可得到明确验证，相关原文记载于《宋书·谢灵运传·山居赋》中"二冬并称而殊，三建异形而同出"，意为"三建即乌头、附子、天雄，异名同出"。其后历代医家对附子、乌头和天雄有不同的描述。韩保昇认为乌头旁如芋散生者为附子。

由陶弘景所著的《本草经集注》记载"乌头与附子同根"，即阐明了因附于乌头之根而得名"附子"，且在《本草经集注》中被陶弘景称为"百药长"。《本草经集注》虽然体例完备，内容丰富，但关于附子的某些说法仍为后世众多医家所诟病，如其记载："天雄似附子，细而长者便是，长者乃至三四寸许，此与乌头、附子三种，本并出建平，谓为三建。今宜都很山最好，谓为西建。钱塘间者，谓为东建，气力劣弱，不相似，故曰西水，犹胜东白也……凡此三建，世中乃是同根，而《本经》分生三处，当各有所宜故尔。方云：少室天雄，朗陵乌头，皆称本土，今则无别矣。少室山连嵩高，朗陵县属豫州，汝南郡今在北国。"由此可见，陶弘景将乌头属药物的产地分为建平、西建宜都、东建钱塘三处，但在后来的《新修本草》和《益部方物略记》中都否定了这一说法。有学者分析其原因，认为与陶弘景所处时代有关。南北朝时期，政局的对峙造成交通不便，而陶弘景为南朝梁时丹阳秣陵（今江苏南京）人，未能实地考察川产乌头，因此，他在书中记载的为南朝所处疆域范围内的乌头。对此，陶氏本人也曾遗憾地感叹道："假令荆益不通，则全用历阳当归、钱塘三建，岂得相似。"在后人所著的《新修本草》中有云："江南来者，全不堪用。陶以三物俱出建平故名之，非也。"综上所述，唐代以前的本草著作记载的乌头类药物的基原植物分布广泛，在今四川、陕西、河南、安徽、湖北、浙江等地均有，但道地产区在此时还未得到公认。

## （三）唐代

唐代的经济繁荣，交通便利，为中药材在全国范围内的运输与贸易提供了条件，附子的种植也得到了发展。唐显庆二至四年（657—659），苏敬等人编著了我国历史上第一部官修本草《新修本草》。该书以《本草经集注》为蓝本，其中记载："天雄、附子、乌头等，并以蜀道绵州、龙州出者佳。"由此可见，当时的官方已明确指出蜀道绵州、龙州已确立为附子的道地产区。《新修本草》为唐代官方组织编写，因此有条件在全国范围内比较乌头类药物的优劣："天雄、附子、乌头等，并以蜀道绵州、龙州出者佳。余处纵有造得者，气力劣弱，都不相似……若当阳以下，江左及山南嵩高、齐鲁间，附子时复有角如大豆许。夔州以上剑南所出者，附子之角，曾微黍粟，持此为用，诚亦难充。比来京下，皆用细附子有效，未尝取角，若然，方须八角附子，应言八角侧子，言取角用，不近人情也。"由此可见，唐代医家通过对比各地的乌头类药物确认了川产乌头类药物的道地性，其余各地的乌头类药物"气力劣弱"，即疗效较差。

唐代孙思邈在《备急千金要方》中自创温脾汤以发挥温补脾阳、攻下冷积之功，其中就以附子之大辛大热温壮脾阳、解凝散寒，是附子临床应用的一个创新。

孙思邈在《备急千金要方》中还对于附子、乌头等的炮制作出总结："凡汤丸散，用天雄、附子、乌头、乌喙、侧子，皆熄灰炮令微坼，削去黑皮乃称之。惟姜附汤及膏酒中生用，亦削去皮乃称之，直理破作七八片。"此后孙思邈在《千金翼方》亦以绵州、龙州的附子为道地，并首创附子的蜜炙法。

《雷公炮炙论》从药材形状方面对附子、乌头等加以区分："有乌头、乌喙、天雄、侧子、木鳖子（漏篮子）。乌头少有茎苗，长身乌黑，少有旁尖；乌喙皮上苍，有大豆许者孕八九个周遭，底陷，黑如乌铁；天雄身全矮，无尖，周匝四面有附孕十一个，皮苍色，即是天雄；并得侧子，只是附子旁，有小颗附子如枣核者是；木鳖子只是诸喙、附、雄、乌、侧中毗槵者，号曰木鳖子，不入药中用，若服，令人丧目。若附子，底平，有九角，如铁色，一个个重一两，即是气全，堪用。"

## 二、宋元时期药用历史

### （一）宋代

在宋代，附子的应用更加广泛，有关附子的创新方面也在不断增多。陈自明的《妇人良方大全》中以参附汤为回阳固脱的代表方，抢救心力衰竭。在宋代官方药事机构编著的《太平惠民和剂局方》中收载的附子方非常多，如三生饮，由附子、川乌、天南星、木香等组成，为治疗中风偏瘫之名方。

宋代范成大编撰的《范成大笔记六种·桂海虞衡志》中有关于附子治瘴气的记载：南方一年四季都有瘴气，"瘴者，山岚水毒，与草莽渗气，郁勃蒸熏之所为也……一岁无时无瘴，春日青草瘴，夏日黄梅瘴，六七月日新禾瘴，八九月日黄茅瘴。土人以黄茅瘴为尤毒。"治疗瘴气最实用的方法，"其中人如疟状，治法虽多，常以附子为急须，不换金、正气散为通用"。是用附子为君药，外加不换金正气散疏散湿气、暑气。

在本草学方面，宋代《本草图经》中记载乌头类药物最为丰富，可分为以下三部分：第一部分是关于其产地的描述。《本草图经》载："乌头、乌喙，生朗陵山谷。天雄生少室山谷。附子、侧子生犍为山谷及广汉，今并出蜀土。""绵州彰明县（四川江油）多种之，惟赤水一乡者最佳。"这一记载进一步确定了四川出产的乌头类药物的道地性。第二部分是对乌头类药物原植物形态的描述。《本草图经》载"其苗高三四尺以来，茎作四棱，叶如艾，花紫碧色作穗，实小紫黑色如桑椹"，并在书中附图。第三部分是乌头类药物的种植文献。《本草图经》载："绵州彰明县多种之，惟赤水一乡者最佳，然收采时月与《本经》所说不同。盖今时所种如此。其内地所出者，与此殊别，今亦稀用。""然四品（乌头、附子、天雄、侧子）都是一种所产，其种出于龙州。种之法：冬至前，先将肥腴陆田耕五七遍，以猪粪粪之，然后布种，逐月耘籽，至次年八月后方成。""本只种附子一物，至成熟后有此四物。"由此可见，乌头类药物在四川绵州彰明县已广泛种植，由"本只种附子一物，至成熟后有此四物"可知，当时已采用无性繁殖的栽培技术，这在其后的《本草原始》中也得到验证。

北宋元祐七年（1092），由陈承编著的《重广补注神农本草并图经》记载："但天雄者，始种乌头，而不生诸附子、侧子之类，经年独生，长大者是也。蜀人种之忌生此，以为不利。"中药材品种及其名称随着历史的演变和推进而开始变得丰富多样，而天雄之名也与那个时期的皇室成员信奉黄老传说有关系。

北宋蜀医唐慎微编撰的《经史证类备急本草》，为本草著作之集大成者，此后北宋大观、政和及南宋绍兴年间翻新本草著作，莫不据此为蓝本，对附子均有记载，如《大观经史证类备急本草》曰："附子、乌头、天雄、乌喙、侧子五物者今并出蜀土，都是一种所产，其种出于龙州（今四川平武县）。"据史料记载，"绵州故广汉地，领县八，惟彰明（今江油市）出附子，彰明领乡二十，惟赤水、廉水、会昌、昌明（均属今四川江油市太平镇，位于涪江两岸）产附子……凡上农夫岁以善田代处，前期辄空田，一再耕之，莳荞麦，若巢穈其中，比苗稍壮，并根叶耨覆土下，复耕如初，乃布种。每亩用牛十耦，用粪五十斛，七寸为垄，五尺为符，终亩为符二十，为垄千二百，垄纵符衡，深亦如之。又以其余为沟为涂，春阳愤盈，丁壮毕出，疏整符垄，以需风雨。风雨过时辄振拂而骈持之，既又挽草为援，以御烜日，其用工力，比他田十倍，然其岁获亦倍称，或过之。……（其种）出龙安及龙州、齐归、木门、青堆（堆）、小平者良，其播种以冬尽十一月止，采撷以秋终尽九月止。其茎类野艾而泽，其叶类地麻而厚，其花紫、叶黄，蕤长包苞而圆盖……附子之色，以花白为上，铁色次之，青绿为下……按本草经及注载附子出犍为山谷及江左、山南嵩高、齐鲁间，以今考之，皆无,有误矣。"其记载内容与《本草图经》中的内容基本一致。现今附子主要分布于我国的四川和陕西等地。四川江油的附子栽培历史最悠久,生产种植、加工技术精湛。据《江油县志》记载,附子在江油人工栽培历史已 1100 余年。

此后,北宋彰明知县杨天惠的《彰明附子记》一书,更详细地记载了附子的栽培状况,比较系统地叙述了该县种植附子的具体地域、面积、产量,以及有关耕作、播种、管理、收采加工、品质鉴定等的成套经验,被认为是研究乌头、附子名实的重要资料。自此,历代均以江油为附子道地产区。杨天惠《彰明附子记》原文如下。

绵州故广汉地,领县八,惟彰明出附子。彰明领乡二十,惟赤水、廉水、会昌、昌明宜附子。总四乡之地,为田五百二十顷有奇,然秔稻之田五,菽粟之田三,而附子之田止居其二焉。合四乡之产,得附子一十六万斤已上,然赤水为多,廉水次之,而会昌、昌明所出微甚。

凡上农夫岁以善田代处,前期辄空田,一再耕之,莳荞麦,若巢麋其中,比苗稍壮,并根叶耨覆土下,复耕如初,乃布种。每亩用牛十耦,用粪五十斛,七寸为垄,五尺为符,终亩为符二十,为垄千二百,垄纵符衡,深亦如之。又以其余为沟为涂,春阳愤盈,丁壮毕出,疏整符垄,以需风雨。风雨过时辄振拂而骈持之,既又挽草为援,以御烜日,其用工力,比他田十倍,然其岁获亦倍称,或过之。

凡四乡度用,种千斛以上。种出龙安及龙州、齐归、木门、青堆(堆)、小平者良,其播种以冬尽十一月止,采撷以秋尽九月止。其茎类野艾而泽,其叶类地麻而厚,其花紫、叶黄,蘽长苞而圆盖,其实之美恶,视功之勤窳。以故富室之人常美,贫者虽接畛,或不尽然。

又有七月采者,谓之早水,拳缩而小,盖附子之未成者。然此物惟畏恶猥,多不能常熟。或种美而苗不茂,或苗秀而实不充,或已酿而腐,或已暴而挛,若有物焉阴为之,故园人将采,常祷于神,或目为药妖云。

其酿法,用醋醅安密室淹覆,弥月乃发,以时暴凉,久乃干定,方出时其大有如拳者,已定辄不盈握,故及两者极难得。盖附子之品有七:实本同而末异,其初种之化者,为乌头;附乌头而傍生者,为附子;又左右附而偶生者,为鬲子;又附而长者,为天雄;又附而尖者,为天锥;又附而上出者,为侧子;又附而散生者,为漏篮。皆脉络连贯,如子附母,而附子以贵,故独专附名,自余不得与焉。

凡种一而子六七以上，则其实皆小；种一而子二三，则其实稍大；种一而子特生，则其实特大，此其凡也。附子之形，以蹲坐正节、角少为上，有节、多鼠乳者次之，形不正而伤缺、风皱者为下。附子之色，以花白为上，铁色次之，青绿为下。天雄、乌头、天锥以丰实盈握为胜，而漏篮、侧子，园人以乞役夫，不足数也。大率蜀人饵附子者少，惟陕辅、闽、浙宜之，陕辅之贾才市其下者，闽、浙之贾才市其中者，其上品则皆士大夫求之，盖贵人金多喜奇，故非得大者不厌。然土人有知药者云：小者固难用，要之半两以上皆良，不必及两乃可。此言近之。

按本草经及注载附子出犍为山谷及江左、山南嵩高、齐鲁间，以今考之，皆无，有误矣。又云：春采为乌头，冬采为附子。大谬。又云：附子八角者良，其角为侧子。愈大谬，与余所闻绝异，岂所谓尽信书不如无书者类耶！

按照《本草图经》《彰明附子记》《经史证类备急本草》所描述的植物形态，以及主产地四川栽种习惯，结合所附"龙州乌头"图，基本上可以确定即是 *A.carmichaelii* Debx.。而这一品种的乌头因主产于四川，故也被称为"川乌"，其子根经特殊工艺处理后作为附子药材的唯一正品来源，即今天《中国药典》所收载的附子品种。而历代本草书籍所载的乌头、附子、天雄、天锥、侧子、鬲子、漏篮子等都是同一植物根部的不同部位，并不是因采集时间不同而出现的不同药名，现代中医临床基本上只用川乌、附子和天雄三味药了。

## （二）辽夏金元

《汤液本草》由元代王好古所撰，书中记载："黑附子，气热，味大辛，纯阳。辛、甘，温，大热。有大毒。通行诸经引用药。入手少阳经三焦、命门之剂。《象》云：性走而不守。亦能除肾中寒甚，白术为佐，名术附汤，除寒湿之圣药也，湿药中少加之，通行诸经引用药也。治经闭。慢火炮。《珍》云：治脾湿肾寒。《本草》云：主风寒咳逆邪气，温中，金疮，破癥坚积聚，血瘕，寒湿痿躄拘挛，膝痛脚疼，冷弱不能行步，腰脊风寒，心腹冷痛，霍乱转筋，下利赤白，坚肌骨，强阴，堕胎，为百药之长。《液》（指《汤液本草》）云：入手少阳三焦、命门之剂，浮中沉无所不至。附子味辛大热，为阳中之阳，故行而不止，非若干姜止而不行也。非身表凉而四肢厥者，不可僭用。如用之者，以其治四逆也。《本草》又云：地胆为之使，恶蜈蚣，畏防风、黑豆、甘草、黄芪、人参。冬月采为附子，春月采为乌头。"

《本草衍义补遗》是元代朱震亨撰著的一部本草类中医著作。他在书中详细介绍用小便炮制附子的方法，指出："凡乌、附、天雄，须用童子小便浸透煮过，以杀其毒，并助下行之力，入盐少许尤好。或以小便浸二七日，拣去坏者，以竹刀每个切作四片，井水淘净，逐日换水，再浸七日，晒干用。"

《本草发挥》由元末明初医家徐彦纯编著。徐氏集朱震亨、成无己、王海藏等诸家之言，订说补缺，汇粹成编。书中记载着众多医家对附子的论述："成聊摄云：附子之辛温，固阳气而补胃。又云：湿在经者，逐以附子之辛热。又曰：辛以散之，附子之辛以散寒。洁古云：黑附子，其性走而不守，亦能除肾中寒甚。以白术为佐，谓之术附汤，除寒湿之圣药也。治湿药中宜少加之，通行诸经，引用药也，及治经闭。《主治秘诀》云：性大热，味辛、甘，气厚味薄，轻重得宜，可升可降，阳也。其用有三：去脏腑沉寒一也，补助阳气不足二也，温暖脾胃三也。然不可多用，慢火炮制，去皮脐用。又云：附子，热气之厚者，乃阳中之阳。故经云发热，又云非附子不能补下焦之阳虚。"

## 三、明清时期药用历史

### （一）明代

明清时期，对于附子的品种、炮制和应用的论述更加丰富，认识也更加深刻。如附子的炮制，明代开始采用多种辅料共制，即对盐、甘草、童便、生姜、防风、黄连、黑豆、米泔等辅料进行两种或两种以上的组合使用。如《本草蒙筌》载："先将姜汁、盐水各半瓯，入砂锅紧煮七沸，次用甘草、黄连各半两，加童便缓薄锉，仍文火复炒，庶劣性尽除。"其炮制工艺甚为复杂。

明代《本草纲目》中记载了附子之名的由来："初种为乌头，象乌之头也。附乌头而生者为附子，如子附母也。乌头如芋魁，附子如芋子，盖一物也。别有草乌头、白附子，故俗呼此为黑附子、川乌头以别之。诸家不分乌头有川草两种，皆混杂注解，今悉正之。"书中并对附子、乌头的品种进行了记载："乌头有两种：出彰明者即附子之母，今人谓之川乌头是也。春末生子，故曰春采为乌头。冬则生子已成，故曰冬采为附子。其天雄、乌喙、侧子，皆是生子多者，因象命名，若生子少及独头者，即无此数物也。其产江左、山南等处者，乃《本经》所列乌头，今人谓之草乌头者是也。故曰其汁煎为射罔。陶弘景不知乌头有二，以附子之乌头注射罔之乌头，遂致诸家疑贰，而雷敩之说尤不近理。"

　　明代的《名医类案》中还有关于附子药用的一些思考："滑伯仁治一人病伤寒，他医皆以为痉证，当进附子，持论未决。伯仁切其脉，两手沉实而滑，四末觉微清，以灯烛之，遍体皆赤斑，舌上苔黑而燥如芒刺，身大热，神恍惚，多谵妄语。滑曰：此始以表不得解，邪气入里，里热极甚，若投附必死。乃以小柴胡剂，益以知母、石膏饮之，终夕三进。次日以大承气汤下之，调理兼旬而安。"从此伤寒病案的诊治过程可以看出：当时医家已经认识到附子的大热之性，用药需辨证论治，若患者表证不解，"邪气入里"则导致里热极甚，"投附必死"，这也是临床上应用附子应该注意的。

　　明代倪朱谟编纂的《本草汇言》言附子"回阳气，散阴寒，逐冷痰，通关节之猛药也。诸病真阳不足，虚火上升，咽喉不利，饮食不入，服寒药愈甚者，附子乃命门主药，能入其窟穴而招之，引火归原，则浮游之火自熄矣。凡属阳虚阴极之候，肺肾无热证者，服之有起死之殊功"。

　　《景岳全书》称附子为"乱世之良将"，将其与人参、熟地、大黄列为"药中四维"。并指出："附子之性急，得甘草而后缓；附子之性毒，得甘草而后解；附子之性走，得甘草而后益心脾；附子之性散，得甘草而后调营卫。"对附子与甘草的配伍作用做了详细的论述。

　　明代陈嘉谟所著的《本草蒙筌》记载："附子系乌头旁出，故附子金名。"并且描述附子的性状："皮黑体圆底平，山芋状相仿佛。"还详细记载了附子"畏人参、黄芪、甘草，并黑豆、乌韭、防风。恶蜈蚣，使地胆。种莳川蜀，蜀人春每种莳。冬月收采者汁全，顶择正圆，一两一枚者力大……凡和群药，可使通行诸经，以为四肢厥逆，去五脏沉寒。噤闭牙关，末纳鹅管吹入。红突丁毒，末调酽发肿，醋汁搅末敷患间。漏疮锉片如钱、封子不能补下焦阳虚，故八味丸加桂附，乃补肾经之阳……君术附汤内，散寒湿温脾。阴经直中真寒，姜附汤煎可御。此须生用，不在制拘。助甘缓参芪成功，健润滞地黄建效。内伤热甚，速入勿疑。此药治外感证，非遍身表凉，四肢厥者，不可僭用。"

　　《本草乘雅半偈》由明代卢之颐所撰，于清顺治四年（1647）刊行问世。释药354种，后于顺治十五年（1658）增释46种。书中记载："出犍为山谷及少室，近以蜀道绵州、龙州者良。他处虽有，力薄不堪用也。绵州即故广汉，领县凡八，唯彰明出附子。"

　　明代缪希雍编著的《神农本草经疏》对附子的临床用药有独到见解，对后世影响较大。书中记载："附子全禀地中火土燥烈之气，而兼得乎天之热气，故其气味皆大辛大热，微兼甘苦而有大毒，气厚味薄，阳中之阴，降多升少，浮中沉无所不至，入手厥阴、命门、手少阳三焦，兼入足少阴太阴经，其性走而不守，得甘草则性缓，得肉桂则补命门，《本经》主风寒咳逆邪气，寒湿踒躄，拘挛膝痛，脚疼冷弱，不能行步，以此诸病皆由风寒湿三邪客之所致也。邪客上焦则欬逆邪客，下焦则成踒躄、拘挛膝痛、脚疼冷弱、不能行步。此药性大热而善走，故亦善除风寒湿三邪，三邪去则诸证自瘳矣。癥坚积聚血瘕皆血分虚寒凝而不行所成，血得热则行，故能疗之。其主金疮亦谓金疮为风寒所郁击，血瘀不活之证，而非血流不止之金疮也。《名医别录》又主腰脊风寒，脚气冷弱，心腹冷痛及脾虚寒，客中焦为霍乱，客下焦肝肾之分为转筋，借诸补气药则温中，补血药则强阴、坚肌骨。火能消物，气性热极，入血善行，故善坠胎，为百药长，引参、术、黄芪、茯苓则温暖脾胃，除脾湿，祛肾寒，补下焦阳虚。"主要对《本经》和《名医别录》记载的附子应用进行了阐述，并发表了自己的见解。

## （二）清代

《医宗说约》由蒋示吉编写，夸赞附子药用如神，治疗背痛疗效佳："背属太阳膀胱经，太阳气郁痛不行，通气防风汤可用，藁本羌活独活存，防芎一钱及甘蔓，生姜为引水煎成。身重腰沉加防己，脉迟附子药如神，二陈合治脉来滑，背心一点冷如冰，劳役过度常常痛，十全大补定功成。"

清代郑钦安所著的《医理真传》中有应用附子治头晕的记载：西砂（姜汁炒）一两，附子八钱，龟板二钱，甘草五钱，为"纳气归肾之法"，"无先天而后天不立，无后天而先天亦不生"。附子与炙甘草同用，体现了郑钦安的"伏火说"。清代见心斋主人撰写的方剂学著作《见心斋药录》于清光绪七年辛巳年（1881）刊行。该书记载了服用戒鸦片瘾之药如有腹痛，可用黑附子三钱和槟榔二钱煎煮服用。该书还记载用火莲丸治疗噎膈症，若食后常觉胸部闷胀，或吐出始爽，其大便常有原物不化者，加黑附子五分，东波蔻三粒，大麦芽五钱，煎汤下丸。

《神农本草经赞》为清代医家叶志诜所著。书中这样描述附子："味辛，温。主风寒咳逆，邪气，温中，金创，破癥坚积聚，血瘕，寒热痿躄，拘挛，膝痛不能行步。生山谷。附母旁萌，严冬盈积。蹲坐形端，乳垂甄摘。力薄缩拳，侧生连脉。畏恶猥多，祷神祈获。"

《本经续疏》成书于清代，由邹澍撰写，全书共6卷，载药142种。全文以

《本经》为经，以《名医别录》《唐本草》《本草图经》为纬，兼取《伤寒论》《金匮要略》《备急千金要方》《外台秘要》等书中的古方互相印证，逐味详释。其中载有"风寒湿三气杂至，合而成痹，其骤者，虽有水气，亦只可令从温泄，不得化水而泄，如白术附子汤证、甘草附子汤证、桂枝附子汤证是也。惟寒邪已与热搏，其势两不相下，兼有水停于中，是其趣向本亦将从水化，与夫痹已经久，但行于外而绝于中，则均当使其合一，就而下之，纵使小便不利，亦自能去"。

清代张志聪在《本草崇原》中记载："附子味辛性温，生于彰明赤水，是禀大热之气，而益太阳之标阳，助少阳之火热者也。太阳阳热之气，不循行于通体之皮毛，则有风寒咳逆之邪气。附子益太阳之标阳，故能治也。""凡人火气内衰，阳气外驰，急用炮熟附子助火之原，使神机上行而不下殒，环行而不外脱，治之于微，奏功颇易。"书中阐述了附子治病原理："少阳火热之气，不游行于肌关之骨节，则有寒湿踒躄拘挛，膝痛不能行走之证。附子助少阳之火热，故能治也。癥坚积聚，阳气虚而寒气内凝也。血瘕，乃阴血聚而为瘕。金疮，乃刀斧伤而溃烂。附子具温热之气，以散阴寒，禀阳火之气，以长肌肉，故皆治之。"并指出四川出产的附子最为道地。"今陕西亦莳植附子，谓之西附，性辛温，而力稍薄，不如生于川中者，土浓而力雄也。"陕西出者名西附，四川出者名川附，相比之下，川附药力更强。

清代汪昂的《本草备要》载："附子，大燥，回阳，补肾命火，逐风寒湿，辛甘有毒，大热纯阳。其性浮而不沉，其用走而不守，通行十二经，无所不至。能引补气药以复散失之元阳，引补血药以滋不足之真阴，引发散药开腠理，以逐在表之风寒（同干姜、桂枝，温经散寒发汗），引温暖药达下焦，以祛在里之寒湿（能引火下行，亦有津调贴足心者。入八味丸内，亦从地黄等补阴）。"

历代医家对附子的阐述可谓详尽细致，至清代末年，四川名医郑钦安更是开创了"火神派"，人称"姜附先生"，以善用附子而著称。"火神派"延续至今天，已成为现代中医临床上最善用附子的一个中医派别，因其临床疗效显著而受到欢迎。

## 四、近现代药用历史

近代名医裴庆元对附子的临床应用颇有经验，在其编纂的《本草秘本三种》中记载："大黄黄连泻心汤证曰：心下痞，按之濡。泻心汤证曰：心气不足。附子泻心汤证曰：心下痞。"此即黄连与附子搭配治疗心悸。"麻黄附子细辛汤证，不具也。大黄附子汤证曰：胁上偏痛。桂姜草枣黄辛附汤证曰：心下坚大如盘，边如旋杯。"此即细辛与附子搭配治疗咳满、上逆或胁痛。又载："小建中汤，《伤寒论》不备其证，是以世医不获方意，以为补剂，故其所施也，竟无效焉。"并认为"此方出自芍药甘草汤，故主治诸病腹拘急而痛者也，学者正焉。芍药甘草附子汤，其条特举恶寒之证，此附子之所主也，而脱芍药、甘草之所主治也；其用甘草者，治毒急迫也。其用芍药者，治拘挛也。然则拘挛、急迫而恶寒者，此汤主之。真武汤、附子汤特有生姜、人参之异，而所主治则颇异也。真武汤，苓、芍为主；而附子汤，术、附为主也。二方所主治，斯可以见也已。"附子逐水，治恶寒，身体、四肢及骨节疼痛或沉重，"桂枝附子去桂加术汤"条曰：一服觉身痹，半日许再服，三服都尽，其人如冒状，勿怪，即是术、附并走皮中，逐水气，未得除故耳。"乌头桂枝汤"条曰：初服二合，不知，即服三合，又不知，复加至五合。其知者，如醉状。得吐者，为中病也。认为"此二者，言附子逐水，瞑眩之状也。凡附子中病，则无不瞑眩，甚者脉绝色变如死人状，顷刻吐出水数升，而其所患者顿除也。余尝于乌头煎知之。附子逐水也，明矣"。

《医学南针》为民国沪上十大名医之一陆士谔先生的代表作品。书中有多首配伍附子的方剂。如桂甘姜枣麻辛附子汤："桂枝、生姜（各三两），细辛、甘草、麻黄（各二两），附子（一枚，炮），大枣（十二枚），上七味，以水七升，先煮麻黄，去上沫，纳诸药，煮取二升，分温三服。当汗出如虫行皮中，即愈。师曰：寸口脉迟而涩，迟则为寒，涩为血不足。趺阳脉微而迟，微则为气，迟则为寒，寒气不足即手足厥冷，则营卫不利，营卫不利则腹满胁鸣相逐，气转膀胱，营卫俱劳。阳气不通即身冷，阴气不通则骨疼，阳前通则恶寒，阴前通则痹不仁。阴阳相得，其气乃行，大气一转，其气乃散。实则失气，虚则遗溺，名曰气分。气分，心下坚，大如盘，边如旋盘，桂甘姜枣麻辛附子汤主之。"

近代兴起的火神派十分重视阳气，擅用附子，强调扶阳是火神派的理论核心，表现为广用、重用、早用、专用附子，其中以广用附子为必要条件，其余三者为或然条件。火神派以郑钦安为开山宗师，近现代的代表性人物有吴佩衡、祝味菊、范中林、刘民叔、戴丽三、唐步祺、周连三、李统华、曾辅民、卢崇汉、李可等，他们是在理论上推崇阳气，在临床上擅用姜、附等辛热药物的一个独特的医学流派，其中，尤以擅用附子为突出特点，乃至于诸多火神派大家被冠以"某附子"之类的雅号，如"吴附子"（吴佩衡）、"祝附子"（祝味菊），他们在附子临床应用上都有各自的特点。

附子现代临床应用越来越广泛，据初步统计，主要适应病症有 200 余种，主要包括心力衰竭、心律失常、类风湿关节炎、风湿性关节炎、坐骨神经痛、强直性脊柱炎、慢性肾炎、肾功能不全、糖尿病肾病、尿毒症、肾衰竭、肺心病等。附子温热性急，温壮脾肾之阳，可治肾虚脾损。但因附子属有毒之品，历代医家莫不对此敬畏有加，更有甚者，终身行医则终身视附子为"蛇蝎"，以致临床医生在使用附子时多持谨慎态度，而附子的"减毒增效"则是临床应用之首务。减毒增效规律包括以寒制热、以甘缓毒、以柔克刚、以守约行、调正抑毒等。以寒制热是中医阴阳对立制约理论指导药物配伍的重要原则。附子可与芒硝、葶苈子、大黄、黄连、栀子、木通等寒凉药配伍以制约附子的燥烈之性，如著名的大黄附子汤、附子泻心汤、温脾汤等均体现了"以寒热监制者，是用之而又畏之"的理论。以甘缓毒是指以甘味药的缓急解毒之性调和附子的峻猛燥烈之性，如附子配伍甘草、黑大豆、蜂蜜等甘润之品如甘草附子汤、四逆汤、附子粳米汤，均体现了"甘而和平，故能解毒；柔而濡泽，故能润燥"的原理。以柔克刚指配以枸杞子、地黄、山药、麦冬、天冬、白芍、阿胶等阴柔之品制约附子的燥烈之性，以防附子通行十二经而过度耗散阴津，如肾气丸、真武汤的应用均体现了"以柔克刚"的思想。以守约行指由于附子过于燥烈走散而"走而不守，行而不止"，应配伍干姜、炮姜等守而不走之品，抑制附子之过"行"，如四逆汤、干姜附子汤、乌梅丸等方剂均体现了以守约行的妙义。调正抑毒指附子之辛散走窜太过易耗散正气，使机体排毒耐毒之力减弱而更易中毒，因此需配伍人参、黄芪、甘草等甘补扶弱之品以调正固本。

《中华人民共和国药典》（以下简称《中国药典》）是我国保证药品质量的法典。《中国药典》从 1953 年发布第一版至今，已有十一版。第一版没有收载中药，从第二版（1963 年版）开始，历版药典均收载了附子。现行《中国药典》为 2020 年版，收载附子的 3 种炮制品饮片：黑顺片、白附片和淡附片。附子为毛茛科植物乌头 *Aconitum carmichaelii* Debx. 的子根的加工品。6 月下旬至 8 月上旬采挖，除去母根、须根及泥沙，习称"泥附子"，可加工成"盐附子""黑顺片""白附片"。附子味辛、甘，大热，有毒，归心、肾、脾经。附子有回阳救逆、补火助阳、散寒止痛之功，用于治疗亡阳虚脱，肢冷脉微，心阳不足，胸痹心痛，虚寒吐泻，脘腹冷痛，肾阳虚衰，阳痿宫冷，阴寒水肿，阳虚外感，寒湿痹痛。此外，《中国药典》还详细记载了附子的鉴别、检查、含量测定、炮制等相关内容。

除了《中国药典》收载附子之外，不少省份的中药炮制规范都收载了附子品种，并介绍了各地不同的炮制方法。《中华本草》《全国中草药汇编》《中药大辞典》《新编中药志》等国内一些重要的本草专著都收载了附子，其内容大同小异。近年来，附子的临床应用比较普遍，因而出现了附子临床应用专著。如 2006 年上海中医药大学出版社出版，邢斌主编的《危症难病倚附子》就是以中药附子的现代临床运用为研究主题的中医药类学术专著。随着火神派的广受欢迎，有关火神派的附子专著也有出版，中国中医药出版社组织编写出版了"火神派著名医家系列丛书"，如《祝附子——祝味菊》（2014 年出版）、《擅用乌附——曾辅民》（2014 年出版）、《吴附子——吴佩衡》（2017 年出版）等，专门介绍火神派大家应用附子的经验。2008 年四川大学出版社出版、侯大斌主编的《附子资源及遗传多样性研究》，是一本介绍附子种质资源及遗传多样性研究的专著。云南科技出版社于 2013 年 9 月出版的《附子》（云南名特药材种植技术丛书之一），是介绍附子种植技术的专著。中国中医药出版社于 2013 年出版，张世臣、李可主编的《中国附子》，是从附子的种植栽培、道地产区、炮制加工、化学成分、药理、毒理、药效、临床使用等方面进行客观总结的一本专著。中国中医药出版社于 2015 年出版，叶祖光主编的《有毒中药附子》，四川科学技术出版社于 2014 年出版，彭成主编的《有毒中药附子、川乌、草乌的安全性评价与应用》，是专门介绍附子毒性成分、毒理作用及安全性评价方面的专著。

近年来，附子的研究与应用也越来越深入和广泛，无论是在药效与毒效成分、药理和毒理作用及机制、炮制减毒增效方面，还是在临床治疗疑难危急重症等方面，都取得了可喜的成果。相信在不久的将来，附子将会为人类重大疾病的攻克，以及在保障人民身体健康等方面发挥越来越重要的作用。

## 第二节　附子在古代方剂中的应用

附子首载于《本经》，味属辛、甘，为大热有毒之品，归脾、心、肾经。凡因正气虚弱，寒湿为患形成的咳嗽气逆、寒积冷癖、痈疽疮疡、虚冷泄泻、手足厥逆、痹痛日久、肢体痿废等，都可用附子治疗。作为辛热之品的附子具有走向不定的特质，并在中医领域被誉为"救命之第一要药"。其通经活络，上通下达，行走于表里之间，故而善治阴阳不和，湿邪、寒邪、风邪所致的胀满、疼痛等病症。阴阳不和之初期，小剂量的附子便可达到补阳之功效，尤其考虑到中药附子为有毒之品，更应谨记用量不宜过大；但当阴阳不和的程度已经达到极限即为亡阳重证之时，大剂量地使用中药附子或可挽救生命。

临床上附子的使用已有千年历史，涌现了四逆汤、真武汤、麻黄附子细辛汤等经典方剂。本节通过对附子本草学、方书、医籍的考证，整理了其在古代方剂中的应用。

# 一、温阳救逆

四逆汤、四逆加人参汤、茯苓四逆汤、通脉四逆汤、白通汤、干姜附子汤等，以附子和干姜为基础，起到回阳强心的作用。四逆汤是仲景回阳救逆的主方，由此演化的白通汤及通脉四逆汤等，为后世医家广泛沿用，在中医临床治疗中发挥了极大的作用，尤其是在急症方面，辨证应用得法，有起死回生、扭转病势的疗效。

**1. 四逆汤**

来源：《伤寒论》。

组成：炙甘草二两，干姜一两半（体壮者三两），生附子一枚（体壮者大附子一枚）。

功用：回阳救逆。

主治：少阴病阳气虚衰，阴寒内盛所致的四肢厥逆，恶寒蜷卧，神疲欲寐，下利清谷，腹中冷痛，口淡不渴，舌淡苔白，脉沉微，以及误汗或大汗而致的亡阳证。

作为回阳救逆的名方，四逆汤是少阴病的主方，用于治疗少阴虚寒证。本方由附子、甘草、干姜组成，药简力专，配伍精当，具有温中祛寒、回阳救逆之效。在传统的中医治疗中，主要用于治疗阳虚阴盛所导致的恶寒蜷卧、呕吐下利、四肢逆冷、大汗淋漓、脉微欲绝等急危重症，被历代医家视为"扶阳的第一要方"。临床应用于许多属于阳虚但又未到真阳衰微、亡阳厥逆的慢性疾病，不但可以缩短疗程，还能获得更佳的远期预后。

**2. 通脉四逆汤**

来源：《伤寒论》。

组成：甘草（炙）二两，附子（生用，去皮，破八片）大者一枚，干姜三两（强人可四两）。

功用：破阴回阳，通达内外。

主治：少阴病阴盛格阳，下利清谷，手足厥逆，脉微欲绝，身反不恶寒，其人面色赤，或腹痛，或干呕，或咽痛，或利止脉不出者。

本方与四逆汤药味相同，唯干姜、附子用量较大，故壮元阳、破阴寒之力更胜，有回阳复脉之功。《伤寒论》中用于治疗少阴病阴盛格阳证。

### 3. 白通汤

来源：《伤寒论》。

组成：葱白四茎，干姜一两，附子（生，去皮，破八片）一枚。

功用：破阴回阳，宣通上下。

主治：少阴病阴盛于下，格阳于上。

方用姜、附辛热以回阳救逆，葱白辛温宣通阳气以解阴凝。《伤寒论》中用于治疗少阴病下利。本方与四逆汤相比，用量较轻，且去甘草之缓，具温中有通之特点。

### 4. 回阳救急汤

来源：《伤寒六书》。

组成：熟附子、人参（党参）、白术、半夏、茯苓（各9g），干姜、陈皮（各6g），肉桂、五味子、炙甘草（各3g），生姜（3片），麝香（90mg，冲服）。

功用：回阳救逆，益气生脉。

主治：阴寒内盛，阳气虚脱，症见恶寒蜷卧、四肢厥冷、腹痛吐泻、不渴，或口唇发绀、舌淡、苔白滑、脉沉细无力。

本方以四逆汤合六君子汤，再加肉桂、五味子、麝香、生姜组成。方中以附子配干姜、肉桂，则温里回阳、祛寒通脉之功尤著。六君子汤补益脾胃，固守中州，并能除阳虚水湿不化所生的痰饮。人参合附子，益气回阳以固脱；配五味子益气补心以生脉。麝香辛香走窜，通行十二经脉，与五味子之酸收配合，则散中有收，使诸药迅布周身，而无虚阳散越之弊。诸药相合，共收回阳生脉之效，使厥回脉复而诸症自除。

### 5. 霹雳散

来源：《肘后备急方》。

组成：单用附子一枚（烧存性，为末，蜜水调下）。

功用：回阳救逆。

主治：阴盛格阳，燥热而不欲饮水者。

本方取附子回阳救逆之功，逼散寒气后使热气上升，汗出乃愈。

**6. 参附汤**

来源:《妇人大全良方》。

组成：人参一两，炮附子五钱，加姜、枣。

功用：回阳，益气，固脱。

主治：元气大亏，阳气暴脱，手足厥冷，汗出，呼吸微弱，脉微细。

参附汤被后世立为益气温阳、回阳救逆的主方及基本配伍结构。人参味甘，微温，有大补元气、补益脏气、生津止渴、安神益智之效。附子辛、甘、大热，有补火助阳、回阳救逆、散寒止痛之效。两药相须配伍，共奏回阳救逆、益气固脱之功，为气衰脉微欲脱之要方。

## 二、温经散寒除湿痹

痹证的病机是"闭"，附子走而不守，温经散寒，除湿通闭，实为痹证不可或缺之药，痛甚则附子合川乌、草乌、细辛，可增强散寒止痛之功，附子合桂枝则温经通脉的作用更佳。

**1. 桂枝附子汤**

来源:《伤寒论》。

组成：桂枝四两，炮附子三枚，生姜三两，大枣十二枚，炙甘草二两。

功用：助里阳以逐表湿。

主治：太阳病风湿相搏，身体疼烦，不能自转侧，不呕不渴，大便硬，小便自利者。

本方所治证属风寒湿邪外袭，留着肌肉之间，阻滞气血运行，以致身体疼烦，故以祛风湿、温经脉立法。方中桂枝祛肌表之风寒，温通经络；附子祛风除湿，温经散寒，两药同用，散风寒湿邪而止痹痛。甘草合桂枝，辛甘化阳，发散风寒。生姜、大枣调和营卫。诸药合用，共成祛风、散寒、除湿、止痛之功。

**2. 桂枝附子去桂加白术汤**

来源:《伤寒论》。

组成：炮附子三枚，白术四两，生姜三两，炙甘草二两，大枣十二枚。

功用：温阳逐湿。

主治：太阳病风湿相搏，身体疼烦，不能自转侧，不呕不渴，脉浮虚而涩者。

脾肾阳虚，水饮内停，水饮充斥内外表里，因而重用白术与附子以温通阳气，祛风胜湿；因肾阳虚小便不利，则配生姜、大枣、甘草，能补胃虚，并助辛甘发散、化生营卫。全方共奏温阳化湿之功，治表里寒湿痹痛。

### 3. 甘草附子汤

来源：《伤寒论》。

组成：甘草（炙）二两，附子（炮，去皮，破）二枚，白术二两，桂枝（去皮）四两。

功用：温经散寒，祛风除湿，通痹止痛。

主治：温经散寒，祛风除湿。

方中附子温经散寒，白术健脾运湿，桂枝通阳祛风。桂枝得附子，则温阳通经，祛风湿之力大；白术得附子，则温运脾阳，逐寒湿之力强。方名冠以甘草，取其益气和中、缓和诸药之性，使峻烈之剂缓缓发挥作用，以祛尽风寒湿之邪。《伤寒论》中将本方用于风湿相搏，病势偏重关节之证。

### 4. 附子汤

来源：《伤寒论》。

组成：炮附子二枚，茯苓、芍药各三两，人参二两，白术四两。

功用：温经扶阳，除湿止痛。

主治：少阴阳虚，寒湿内盛，背恶寒，身体骨节疼痛，口中和，手足寒，脉沉者。

本方以主药附子而命名。附子温经壮阳，人参补益元气，茯苓、白术健脾化湿，芍药和营止痛。其中参、附并用，温补元阳而祛寒邪；术、附同用，助阳化湿之功益著；芍、附合用，既温经而又护营。诸药配伍，能使阴消阳复，则恶寒自止，身痛自除，手足自温。本方与真武汤的药物组成中均有附子、白芍、白术、茯苓，惟附子的用量不同，虽然仅差一味，而功效则不同。真武汤用生姜，不用人参，旨在温散以祛水气，适用于阳虚水气内停，肢体浮肿疼重者；本方不用生姜，加人参倍术、附，旨在温补以祛寒湿，适用于阳虚寒湿内盛，身体骨节疼痛者。

### 5. 桂枝芍药知母汤

来源：《金匮要略》。

组成：桂枝、知母、防风各四两，白术、生姜各五两，芍药三两，麻黄、炮附子、炙甘草各二两。

功用：温经散寒，祛风止痛。

主治：风湿痹证，郁而化火，肢节肿痛灼热，脚气冲心，脚肿麻木，头眩短气，心烦欲吐。

本方所治，证属风寒湿三气内犯，阳气内郁，荣卫受阻，故以祛风寒湿、温经通阳为法。方中桂枝、麻黄、防风温散在肌表之风寒；芍药、知母和阴于里；生姜、甘草和胃调中；白术健脾燥湿；附子温经散寒。诸药合用，共奏祛风湿、温经脉、止疼痛之功。现临床亦将本方用于风湿性关节炎、类风湿关节炎属风寒湿邪为患者。

## 三、除胸痹心痛

《金匮要略·胸痹心痛短气病脉证治》论述："阳微阴弦，即胸痹而痛，所以然者，责其极虚也。今阳虚在上焦，所以胸痹、心痛者，以其阴弦故也。"阳虚为胸痹病发之主因，温通不及则病见胸痹、心痛。中医学所谓身体虚弱多为气虚，其根源则在于气机疏通不及，不能正常流通。附子温阳散寒、通络止痹痛，助正气的运行，从这一点上来说，附子尚有补益之功效。方剂见于薏苡附子散、乌头赤石脂丸、九痛丸，分别配伍薏苡仁、干姜、川椒、乌头等以宣痹除湿止痛。

**1. 薏苡附子散**

来源：《金匮要略》。

组成：薏苡仁十五两，大附子十枚。

功用：散寒除湿，通阳止痛。

主治：寒湿胸痹，平时痛缓，发时痛急。

薏苡附子散为救急止痛而设，故重用炮附子十枚（是仲景附子剂中用量最大者），强心而温肾阳，驱散寒湿浊阴，俾阳气伸则痛止，寒邪散则痛减；用薏苡仁十五两之多，渗湿宣痹，缓解筋脉拘挛。二药合用，行阳宣痹，使寒湿下行，胸痹急痛自解。本方做散剂，每次药量虽仅为"方寸匕"，但其功专力厚以求速效，仍有缓急止痛之功。

**2. 乌头赤石脂丸**

来源：《金匮要略》。

组成：蜀椒（一作二分）、干姜（一作一分）、赤石脂（一作二分）各一两，炮乌头一分，炮附子（一作一分）半两。

功用：温阳散寒止痛。

主治：阴寒固结，心痛彻背、背痛彻心者。

本方系乌、附同用，取其通阳又可止痛之双重作用，辅以辛热之干姜、蜀椒，助其暖中；佐入重镇之赤石脂，加多量之蜂蜜，以监制乌、附之毒性，避免过分燥烈伤阴。《医宗金鉴》曰："心痛彻背，背痛彻心，是绵连痛而不休，则为阴寒邪甚，浸浸乎阳光欲熄，故以乌头赤石脂丸主之。方中乌头、椒、姜，一派大辛大热，别无他顾，峻逐阴邪而已。"

**3. 九痛丸**

来源:《金匮要略》。

组成：炮附子三两，炙狼牙、巴豆（去皮心，熬研为脂）、人参、干姜、吴茱萸各一两。

功用：温通补虚，杀虫止痛。

主治：治九种心痛，兼治卒中恶，腹胀痛，口不能言；又治连年积冷，流注心胸痛，并冷冲上气，落马、坠车、血疾等症。

心痛虽分九种，不外积聚、痰饮结血、虫注、寒冷引起，附子、巴豆、吴茱萸散寒冷而破坚积；狼毒能破积聚饮食、寒热水气，杀虫；人参、干姜理中气而温胃。本方多大辛大热之品，能扶正散寒、祛邪止痛。

# 四、温阳散水邪

真武汤为代表方剂。"少阴病，二三日不已，至四五日，腹痛，小便不利，四肢沉重疼痛，自下利者，此为有水气。其人或咳，或小便利，或下利，或呕者，真武汤主之"。脾肾阳虚，水气泛溢，以附子温阳逐水，白术、茯苓、生姜健脾益气利水，芍药畅通血络，助津液代谢。

**1. 真武汤**

来源:《伤寒论》。

组成：茯苓、芍药、生姜各三两，白术二两，炮附子一枚。

功用：温肾散寒，健脾利水。

主治：肾阳衰微，水气内停，小便不利，四肢沉重疼痛，恶寒腹痛，下利，或肢体浮肿，苔白不渴，脉沉者；太阳病发汗，汗出不解，其人仍发热，心下悸，头眩，身𥇦动，振振欲擗地者。

方中炮附子为君，温肾助阳，化气行水，温运水湿，兼暖脾土。白术、茯苓健脾益气，利水渗湿，使水邪从小便而去，为臣药。生姜宣肺暖胃，既助炮附子温阳化气以行水，又助白术、茯苓健脾以化湿；芍药酸甘缓急止痛，并能制约炮附子、生姜辛热伤阴之弊，为佐药。诸药合用，有温阳利水之功。

**2. 麻黄附子汤**

来源：《金匮要略》。

组成：麻黄三两，甘草二两，炮附子一枚。

功用：散寒温阳，利水消肿。

主治：少阴虚寒，身面浮肿，小便不利，脉沉小者。

本方是麻黄附子细辛汤的变方，去细辛易甘草组成。皮水水肿，脉见沉小，是少阴阳虚，纵有表证，但里气不充；虽当发汗，但又恐发汗伤阳，故取附子与麻黄相配，温肾助阳之中小发其汗，蒸化水液以利水气。甘草补中而调和之。本方的阳虚里寒表现较麻黄附子细辛汤轻，故去细辛易甘草，扶正之中以利水邪，仍不失其在表者，汗而发之之义。

**3. 桂枝去芍药加麻黄附子细辛汤**

来源：《金匮要略》，称之为桂姜草枣黄辛附子汤。

组成：桂枝三两，生姜三两，甘草二两，大枣十二枚，麻黄、细辛各二两，炮附子一枚。

功用：壮阳宣气，解凝化饮。

主治：水饮结于气分，心下坚，大如盘，按之外坚而中虚。

本方乃桂枝汤去苦酸微寒之芍药，合助阳解表之麻黄附子细辛汤而成，专取辛甘发散、温热通阳之品于一炉，功擅温阳散寒、化饮解凝、通阳利气、宣肺解表。因此，阳虚感寒、风寒痹痛、肺气失宣、水气互结等所变生之诸疾，均可用此方。

**4. 肾气丸**

来源：《金匮要略》。

组成：干地黄八两，山药、山茱萸各四两，泽泻、茯苓、牡丹皮各三两，桂枝、炮附子各一两。

功用：温补肾阳。

主治：肾阳不足，腰酸脚软，身体以下常有冷感，少腹拘急，小便不利，或小便反多，脉虚弱，以及脚气、痰饮、消渴、转胞等。

本方重用干地黄为君药，用以滋阴补肾；山药、山茱萸为臣药，以补脾补气、滋补肝肾；茯苓、泽泻、牡丹皮为佐药，茯苓、泽泻健脾渗湿、利水消肿，牡丹皮活血化瘀；桂枝、附子为使药，温肾助阳，补命门真火。

**5. 瓜蒌瞿麦丸（栝楼瞿麦丸）**

来源：《金匮要略》。

组成：薯蓣、茯苓各三两，栝楼根二两，炮附子一枚，瞿麦一两。

功用：温肾利水，生津润燥。

主治：肾不化气，水气内停，小便不利，其人苦渴。

肾阳不足，气化无权，不能蒸津行水，故本方用附子通阳暖肾，取"下积之阴，非暖不消"之意；栝楼根、山药润燥生津，取"上浮之焰，非滋不熄"之意；茯苓、瞿麦行水气，俾水归水脏，各司其责。诸药配合，寒润辛温并行不悖，补泻开阖咸得其宜。

# 五、温经散寒固表

温经散寒固表用于太阳病误汗以致里气虚寒，出现"恶风，小便难，四肢微急，难以屈伸"，以及太少同病时。方剂有麻黄附子细辛汤、麻黄附子甘草汤、桂枝加附子汤、桂枝去芍药加附子汤、竹叶汤。

**1. 麻黄附子细辛汤**

来源：《伤寒论》，称之为麻黄细辛附子汤。

组成：麻黄二两，附子一枚，细辛二两。

功用：温经助阳，解表散寒。

主治：素体阳虚，外感风寒，症见无汗恶寒较甚，发热较轻，脉不浮反沉者。

方中麻黄辛温，发汗解表，为君药。附子辛热，温肾助阳，为臣药。麻黄行表以开泄皮毛，逐邪于外；附子温里以振奋阳气，鼓邪达外。二药配合，相辅相成，为助阳解表的常用组合。细辛归肺、肾二经，芳香气浓，性善走窜，通彻表里，既能祛风散寒，助麻黄解表，又可鼓动肾中真阳之气，协附子温里，为佐药。三药并用，补散兼施，使外感风寒之邪得以表散，在里之阳气得以维护，则阳虚外感可愈。

**2. 麻黄附子甘草汤**

来源：《伤寒论》。

组成：麻黄（去节）二两，甘草（炙）二两，附子（炮，去皮，破八片）一枚。

功用：温经解表。

主治：素体阳虚，感受风寒，恶寒，不发热，或有微热，苔白，脉沉；肾阳不足，风湿外侵，通身浮肿。

本方由麻黄附子细辛汤加减而成。方用麻黄解表发汗；附子温经助阳；因病势较缓，故去细辛之辛散，加炙甘草甘缓和中。本方能温经解表，但作用较麻黄细辛附子汤缓和。《伤寒论》用于治疗少阴太阳两感证。《金匮要略》的麻黄附子汤与本方药同量异，用于治疗水气病脉沉者。

**3. 桂枝加附子汤**

来源：《伤寒论》。

组成：桂枝、芍药、炙甘草、生姜各三两，大枣十二枚，炮附子一枚。

功用：调和营卫，扶阳固表。

主治：太阳病发汗太过，汗出不止，恶风，小便难，四肢微急，难以屈伸，以及寒疝腹痛，手足冷，身痛不仁。

本方为桂枝汤证兼见阳虚者而设。表证未除，故用桂枝汤解肌散邪，调和营卫，以外解表证；用附子温经扶阳，温煦阳气，庶阳气得复，肌表自固，不仅外邪可解，漏汗自止，而且肢急、溲难等症亦可痊愈。此乃"治病求本"之例。

**4. 桂枝去芍药加附子汤**

来源：《伤寒论》。

组成：桂枝（去皮）三两，甘草（炙）二两，生姜（切）三两，大枣（擘）十二枚，附子（炮，去皮，破八片）一枚。

功用：解肌祛风，温经扶阳。

主治：太阳病下之后，脉促、胸满而微恶寒者。

本方以桂枝去芍药汤解表通阳，再加附子扶阳温经。《伤寒论》用于治疗太阳病误下后的阳气虚损，胸阳不振证。

**5. 竹叶汤**

来源：《金匮要略》。

组成：竹叶一把，葛根三两，防风、桔梗、桂枝、人参、甘草各一两，炮附子一枚，大枣十五枚，生姜五两。

功用：温阳益气，疏风解表。

主治：产后中风、发热、面赤、喘而头痛者。

方中人参、附子温阳益气，竹叶、葛根轻清宣泄；桂枝、防风、桔梗疏风解肌；甘草、生姜、大枣甘缓和中，调和营卫。配合同用，既可扶正，又可散邪。

## 六、温中散寒，除满止痛

附子温中散寒、除满止痛的作用主要体现在附子粳米汤、大黄附子汤、乌梅丸等方剂之中。"腹中寒气，雷鸣切痛，胸胁逆满，呕吐，附子粳米汤主之。"中气虚寒，或为寒邪逆气上冲，或为寒实内结，均可应用附子以温中散寒除满，或配伍半夏以降止逆气，或配伍大黄、细辛散寒通滞。"胁下偏痛，发热，其脉紧弦，此寒也，以温药下之，宜大黄附子汤"。大黄、附子相伍，取其温阳通络、祛寒逐瘀止痛之意，治疗寒结在里的腹痛、寒疝等效果明显。正如尤在泾所言："大黄苦寒，走而不守，得附子、细辛之大热，则寒性散而走泄之性存。"

**1. 附子粳米汤**

来源：《金匮要略》。

组成：炮附子一枚，粳米、半夏各半升，甘草一两，大枣十枚。

功用：温经散寒，降逆止痛。

主治：脾胃受寒，腹中剧痛，胸胁逆满，呕吐，舌苔白，脉弦。

薏苡附子散以附子之温经通阳，薏苡仁之祛湿消结、舒筋解痉，相互配合，以达强心止痛之效应，故《金匮要略》用以治"胸痹缓急"之心绞痛。其主要功能为暖中健胃。腹中雷鸣切痛、胸胁逆满、呕吐是气上逆的表现，半夏功能降气；腹中切痛为寒，附子功能驱寒，佐以甘草、粳米、大枣，取其调和中土。本方与理中汤、小建中汤均治中焦虚寒证，但理中汤偏治下利，小建中汤偏治腹痛，本方偏治肠鸣呕吐。本方治疗腹满痛而呕吐、泄泻之阳虚夹湿证，除上述证候外，又有四肢不温、小便清长、脉细而迟、舌苔白滑等症，确有较好的疗效。

**2. 大黄附子汤**

来源：《金匮要略》。

组成：大黄三两，炮附子三枚，细辛二两。

功用：温经散寒，通便止痛。

主治：寒实积聚，症见便秘、腹痛、恶寒肢冷、舌苔黏腻、脉沉弦而紧。

本方所治，证属寒邪与积滞互结肠道。治宜温中通便、祛寒止痛。方用附子为君药，辛热助阳，温中散寒，治心腹冷痛；细辛为臣药，辛热散寒止痛；大黄为佐使药，泻积通便，与温热之品同用，则减其苦寒之性。三药相伍，则温中通闭，回阳散寒，除积降浊，为治寒积便秘的要方。若湿热夹积滞中阻者不宜用。

### 3. 乌梅丸

来源：《金匮要略》。

组成：乌梅三百枚，细辛六两，干姜十两，黄连十六两，当归四两，附子（去皮，炮）六两，蜀椒四两，桂枝（去皮）、人参、黄柏各六两。

功用：温脏安蛔。

主治：治蛔厥。脘腹阵痛，烦闷呕吐，时发时止，得食则吐，甚至吐蛔，手足厥冷，或久痢不止，反胃呕吐，脉沉细或弦紧。

本方所治蛔厥，是因胃热肠寒，蛔动不安所致。蛔虫得酸则静，得辛则伏，得苦则下，故方中重用乌梅味酸以安蛔，配细辛、干姜、桂枝、附子、川椒辛热之品以温脏驱蛔，黄连、黄柏苦寒之品以清热下蛔；更以人参、当归补气养血，以顾正气之不足。全方合用，具有温脏安蛔、寒热并治、邪正兼顾之功。

# 第三节　历代名家名案对附子的记载

附子是名中药之一，中医临床应用已有几千年的历史。早在西汉时期的《淮南子》中就已有"天雄、乌喙，药之凶毒也，良医以活人"的记述。历代医家在临床实践中加深了对附子作用的认识，进一步扩大了应用的范围。

## 一、古代名家医案对附子的记载

**1. 痰证（张子和——附子理中汤）**　张子和治沈方伯良臣患痰嗽，昼夜不能安寝。屡易医，或曰风、曰火、曰热、曰气、曰湿，汤药杂投，形羸食减，几至危殆。其子求治，张诊脉沉而濡，湿痰生寒，复用寒凉，脾家所苦，宜用理中汤加附子。其夜遂得贴枕，徐进调理之剂，果安。（《名医类案·卷三·咳嗽》）

本案痰嗽，夜不安寐，杂药乱投，几至危殆。张氏据病之症情，细察其脉，乃从脾肾阳弱，气化不力，寒湿之痰内生处着眼，又据前治中多用寒凉，脾阳受困，故断然以仲景理中汤加附子，温扶脾肾之阳气，温化寒湿之痰饮，虽药味简练，却方证相符，借参、附、姜、术之精当配伍，一拔寒湿，收效甚速。《太平惠民和剂局方》的附子理中丸主治脾胃冷弱之呕吐泄利、心腹疼痛及一切沉寒痼冷证，张氏以之治脾肾阳虚，内生寒湿之痰嗽而取效。《名医类案》云："谁谓痰证无用附子之法，此土生金之法。"元代戴思恭的《证治要诀》中亦以附子治疗痰证。阳虚寒痰证以附子灵活配伍，尤当推崇。

**2. 头痛（俞弁——附子配当归）** 俞子容治一妇人，年逾五旬，病头痛，历岁侵久，有治以风者，有治以痰者，皆罔效。脉之左沉，寸沉迟而芤，曰：此气血俱虚也。用当归二两，附子三钱，一饮报效，再饮，其病如失。（《名医类案·卷六·首风》）

俞子容即明代姑苏名医俞弁，有《续医说》之作。本案俞氏据"左脉沉，寸沉迟而芤"，辨属气血俱虚而遣以当归配伍附子治疗头痛。在明以前的医案中尚少见到当归与附子的配伍治疗。当归为血病要药，附子为温阳之极品。当归甘温，补血行血，气轻能行；附子辛热，刚雄助阳，走而不守。二者配伍应用，有明显的温阳活血作用。近代名医章次公曾创用附子配当归、川芎、蜈蚣、全蝎等治疗顽固性头痛，收效甚捷，说明虚性头痛的治疗，适时应用附子与当归颇有临床实践价值。

**3. 附骨疽（孙彦和——附子配羌活、干姜）** 孙彦和治一人，年逾五旬，季夏初，患右臂膊肿盛，上至肩，下至手指，色变，皮肤凉，六脉沉细而微。此乃脉症俱寒，疡医莫辨。孙视之曰：此乃附骨疽，开发已迟，以燔针启之，脓清稀。解次日，肘下再开之，加呃逆不绝。孙与丁香柿蒂两服，稍缓。次日，呃逆尤甚，自利，脐腹冷痛，腹满，饮食减少，时发昏愦，于左乳下黑尽处，灸二七壮，又处托里温中汤，用干姜、附子、木香、沉香、羌活等分，㕮咀一两半，欲与服。或者曰：诸痛痒疮疡，皆属心火，又当盛暑之时，用干姜、附子，可乎？孙曰：法当如是。《内经》曰：脉细皮寒，泻利前后，饮食不入，此谓五虚。况呃逆者，胃中虚寒极也。诸痛痒疮疡皆属心火，是言其常经也，此证内外相反，须当舍时从证，非大方辛热之剂急治之，则不能愈。遂投之，诸症悉去，饮食倍进，疮势温，脓色正，复用五香散数剂，月余平复。吁！守常者众人之见，知变者智者之事。知常而不知变，奚以为医。（《名医类案·卷十·附骨疽》）

本案中附子配羌活、干姜、木香、沉香，是集扶阳化湿止痛于一体的配伍方法，值得临床借鉴。

**4. 带下亡阳（韩飞霞——附子配薄荷、防风等）** 韩飞霞治一妇，年三十余，十八胎九殇八夭，又惊忧过甚，遂昏不省人事，口唇舌皆疮，或至封喉，下部虚脱，白带如注，如此四十余日，或时少醒，至欲自缢，悲不能堪。医或投凉剂解其上，则下部疾愈甚；或投热剂，及以汤药熏蒸其下，则热晕欲绝。韩诊其病曰：此亡阳证也。急以盐煮大附子九钱为君，制以薄荷、防风，佐以姜、桂、芎、归之属，水煎，入井水冷与之，未尽剂，鼾鼻熟睡通宵，觉即能识人。继后

主以女金丹，错综以二三方，不但祛痰，且调元气。后生二子。(《名医类案·卷十一·带下》)

本案患者长年胎伤不孕，惊忧过甚，不省人事，唇舌生疮，下虚带下如注，时或昏愦，证当属元阳不足，虚火炎上。单投凉剂、热剂皆无济于事，反误其治。韩氏自云：上乃假热，故以假冷之药从之，下乃真冷，故以真热之药反之，斯上下和而病解矣。韩氏急以辛温大热之品附子为君，大剂与之，回阳救逆逐寒，兼用薄荷、防风疏散虚热，佐以干姜、桂枝、川芎、当归等温养阳气，通行血脉，又恐寒热格拒，故又使热药入井水而冷与之，药未尽剂便收效如响。本案附子与薄荷、防风等配伍运用，历来案中少见，故颇值得临床斟酌。

**5. 衄血（沈宗常——附子配人参）** 有患衄出血无已，医以为热。沈宗常投以参附，或惊阻之，沈曰：脉小而少衰，非补之不可。遂愈。(《名医类案·卷八·血症》)

附子配伍人参，即参附汤。参附汤出自宋代陈自明《妇人大全良方》，原方要求先将生姜、大枣用水煎汤，再以汤煎煮人参、附子，后取汁饮服。后世一般只用参、附二药，水煎服。人参大补元气，附子回阳救逆，益气温阳兼顾，为其配伍特点。临床以四肢厥冷、呼吸微弱、气短汗出、脉微弱为应用要点。沈宗常乃明代医家，主攻妇科，故对此方亦较熟悉，沈氏据衄血患者脉小而弱的特点，断其属阳气不足，固摄无力，故断然将附子、人参相配后用于血证。由于病案记述简略，其他临床征象无考，但按病情和疗效做逆向推理，患者或许还兼有畏寒、肢冷、神疲、乏力等阳气亏乏证候。沈氏及时把握病机，果断出击，药证吻合，故收捷效。

**6. 尿涩（朱震亨——附子配苍术）** 一妇年五十，患小便涩，治以八正散等剂，小腹胀急不通，身如芒刺。朱以所感霖淫雨湿，邪尚在表，因用苍术为君，附子佐之。发表，一服即汗，小便随通。(《名医类案·卷九·秘结》)

本案系元代朱震亨（名丹溪）治案。小便涩，盖亦排尿涩滞不畅为病。正常的水液代谢有赖于肺气的通调、脾气的转输、肾气的开阖。本案患者先由他医以八正散作湿热治之，反见小腹胀急，身如芒刺。丹溪以其感霖淫雨湿，邪尚在表，故以其经验，用苍术配附子。朱氏谓"苍术治湿，上中下皆有可用，又能总解诸郁，痰火湿食气血六邪，皆因传化失常，不得升降，病在中焦……故苍术为足阳明经药"，能"疏泄阳明之湿，通行敛涩"。附子辛热，秉性纯阳，助三焦阳气，配伍苍术，通调水道，发散寒湿，故收"一服即汗，小便随通"之显效。历代医案未见有苍术与附子的配伍应用，其实，附子温阳有助于肾的气化、脾的转输和肺的通调，而苍术之发汗散湿亦多少蕴有"下病治上""提壶揭盖"之法。古今实践证明，小便涩滞不畅或闭阻的治疗，在温补肾阳、通利水道的基本治法中稍佐开宣升提发汗之品，常能收到满意的疗效。

## 二、近现代名家医案对附子的记载

附子辛热，有一定毒性，对于阴寒或阳衰证有良好疗效。近现代医家以大剂量附子为主治疗急、难、重症，取效卓著，屡起沉疴。

**1. 少阴证鼻衄案（范中林）** 刘某，男，5岁。患儿中午突发鼻出血不止，倦怠无力，面色苍白，用凉水冷敷，流血反而加剧，遂急请范老诊治。诊见患儿精神萎靡，四肢逆冷，唇、舌淡白。此为少阴寒证，阳气衰微，不能摄血；阴气较盛，势必上僭，徒止血，岂能止？法宜壮阳驱阴、温经摄血，急投四逆以救其里。处方：天雄片30g，炮姜30g，炙甘草20g。1剂。嘱急火煮半小时许，先取少量服之；余药再煮半小时，续服。1剂未尽，血立止。至傍晚，患儿在院内玩耍如常。

鼻衄一证，多为热伤脉络，迫血妄行，治疗常以清热凉血为主。但本案患儿精神萎靡，四肢逆冷，唇、舌淡白，证属虚寒。范老独具胆识，重用温药而取捷效。范先生用附子时强调舌诊的关键意义，其首条应用指征是"舌质淡白，苔润有津"，值得借鉴。

**2. 肝硬化腹水案（吴佩衡）** 胡某，男，53岁。患者1个月前患红白痢，之后渐感腹胀，终至腹水、肿胀，遂邀吴氏会诊。诊见患者面色黄暗，神情淡漠，腹部膨隆，肝脏肿大，小便短少，饮食不进，脉缓弱，舌苔白滑，舌质含青色。此系下痢日久，脾肾阳虚，寒湿内停，肝气郁结而致肝脏肿大；肺肾气虚，不能行司通调水道、化气利水之职，寒水内停而成腹水鼓胀证。治当温中扶阳、化气逐水，拟四逆五苓散加减主之。处方：附片80g，干姜30g，上肉桂（研末，泡水兑入)8g，败酱草15g，猪苓15g，茯苓30g，甘草10g，水煎服；同时以大戟、芫花、甘遂各等量，研末和匀（即十枣汤粉剂），日服6～10g。服后次日，畅泻稀水样大便数次，腹水大减，精神稍欠，继服上方。后以扶阳温化之品调理月余，腹水、肝肿全消，食量增加。

本案以寒水内停为病之标、脾肾阳衰为病之本，故治以攻补相兼之法。所用治法一如离照当空、一如凿渠引水，寒水坚冰何得不去焉！如不放胆用此峻猛之剂，姑息养奸，于此危证，患者终不免肿胀癃闭，衰竭而逝。吴先生临证善用大剂量附子，有每剂用至400g。他认为："病至危笃之时，处方用药非大剂不能奏效。"并将适应证概括为"十六字诀"（身重恶寒，目瞑嗜卧，声低息短，少气懒言），用附子指征不明显时，他的经验是试投肉桂，投石问路，值得参考。

**3. 急性心力衰竭濒危案（李可）**　张某，男，28岁。患者突发心力衰竭紧急入院，抢救无效，邀李氏做最后挽救。诊见患者端坐呼吸，频咳暴喘，喉间痰鸣，呕吐涎沫；面色灰暗，神情委顿，似睡似醒，声若蚊蚋，唇指紫暗，胸痛彻背；全身水肿，脐凸胸平，尿少厌食，憎寒无汗；脉促，频见雀啄；舌紫暗，满布紫黑瘀斑。询知此次因感冒而突发心力衰竭，凡病皆由表入里，"表"既是邪之入路，亦是邪之出路。今病半月，仍憎寒无汗，是表气闭塞，伏邪欲出无路，此亦三焦气化冰结，聚水成肿之主因。表闭一开，伏邪外透，便有转机。遂以破格救心汤大剂，加麻黄、细辛开表闭，加油桂、五苓蒸动下焦气化而利水，更合瓜蒌薤白白酒汤、丹参饮开胸涤痰破瘀，麝香辟秽开窍而救呼吸衰竭。

处方：附子200g，干姜、炙甘草各60g，高丽参（另炖）30g，五灵脂30g，无核山萸肉120g，生龙骨、生牡蛎、活磁石、煅紫石英、瓜蒌各30g，薤白15g，白酒100mL，丹参30g，檀香、降香、砂仁、企边桂各10g，桂枝、白术各30g，茯苓45g，猪苓、泽泻各15g，桃仁、杏仁各15g，麻黄、细辛各10g，鲜生姜30g，大枣12枚，麝香（分冲）1g。加冷水2500mL，文火煮取450mL，兑入参汁，3次分服，3小时1次，日夜连服3剂。上药于2日内分9次服完。当日服第1次后，头部见汗，喘咳顿减；服2次后，全身得畅汗，小便大增，24小时尿量达3000mL以上，水肿消去十之七八；次日进食面条1碗，起床托炕沿来回散步，面色由灰暗转红润，脉沉弱，雀啄脉消失，脱险。

医家多视汗法为小技，患者病至奄奄一息，汗法似无用武之地。殊不知，此际妥施汗法切中病机，常常扭转败局，救人性命。汗法有起死回生之效，其妙在于人参、附子。李先生倡导"难症痼疾，师法仲景"，认为"仲景方能治大病，救急症，愈痼疾，是攻克疑难杂症的仙丹妙药"。其最突出之处是擅长以重剂附子类峻药抢救濒危患者，认为附子虽有大毒，但为强心主将，其毒性正是其起死回生药效之所在。其用附子"一生累计超过5吨，川乌次之，亦在3吨以上，经治人次万名以上，无一例中毒。何以保证无害？全在经方的配伍、炮制与煎服方法上见真谛"。主张以2倍量炙甘草（最大至60g）配伍，与蜜同煮，宽水久煎，亲临守护。通过这些减毒措施，可以确保万无一失。

**4. 狂证案（祝味菊）** 某男，20 岁。生活逾常，郁怒之余，心悸寐少，梦多不安，起床狂走，甚则喧扰不宁；舌红、苔薄黄，脉象弦滑。辨为浮阳之火夹痰蒙窍之候，以重用潜阳、佐以豁痰为治。处方：黄厚附片（先煎）15g，磁石（先煎）45g，生龙齿（先煎）、瓦楞子（先煎）各 30g，炙甘草 9g，酸枣仁 24g，朱茯神 12g，石菖蒲、天竺黄、柏子仁、陈胆南星各 9g。本方连服 5 剂，脉转缓而带弦，心悸减轻，寐安梦稀，均属佳兆，尚有呓语，前方去磁石，继服 5 剂而愈。

"舌红、苔薄黄，脉象弦滑"之症，犹用附子，确非俗医所及。祝先生根据《金匮要略》"阳气衰者为狂"之理，认为阳气衰则虚阳必浮，故发狂，主用附子。祝氏用附子经验独特，其"奥秘就在于药物的配伍与监制，引经与佐使"。其门人陈苏生先生将之总结为祝氏温阳四法，或温中有滋，或佐以清泄，或辅以潜阳，经验独到。本案用温潜法，有引火归原、导龙入海的作用，可以防止热药上火、虚不受补、虚火上炎之弊，适用于浮阳于上、上盛下虚之类病证。徐小圃先生将其发展为清上温下法治疗暑期热，用附片温下，川黄连清上，磁石、龙齿潜阳，"每年夏季，治愈患者以千计"。

**5. 吐血案（郑钦安）** 清末光绪年间，成都知府朱大人之妻患吐血病 1 年余，诸药无效，诸医束手。延郑氏来府诊视。诊见患者面色苍白，虽是夏至季节，床上仍铺毛毡，盖丝绵大被，十分怕冷，舌质淡红，舌苔白腻。处方：炙附子 120g，炮干姜 120g，炙甘草 60g。患者服药后自觉周身凉爽，胸口舒畅，吐血竟然止住，且食稀饭两小碗。病入坦途，由此而愈。

此案所用干姜、附子均是大热之药，且量大超常，治此等呕血重症，表明郑先生对血证的认识可谓独树一帜。他把血证分为阴阳两纲，称之为"阴火"和"阳火"。"天包乎地，气统乎血，气过旺，可以逼血外越，则为阳火；气过衰，不能统血，阴血上僭外溢，则为阴火"。并根据多年经验，认为阴火引起的血证远多于阳火。"失血之人正气实者少也，正气一衰，阴邪上逆，十居八九，邪火所致十仅一二"。本案可见一斑。张存悌先生曾治疗一血尿病例，前治从阴虚火热着眼，兼有口苦、低热等似热之象，然服凉血止血之药 4 个月，疗效并不理想，遂改弦易辙，从阳虚入手，用潜阳封髓丹加味，收效之速实出意料。郑氏在论小便下血时曾云："……经验多人，皆是重在回阳，其妙莫测。"洵非虚语！

**6. 喉科危急症（王子泉）** 孙某，男，40 岁。1972 年喉痛严重，中西医久治不愈，延至 1973 年年底，咽喉肿胀破溃，生出许多大者如黄豆、小者如芝麻的瘤状物，咽喉疼痛难忍，严重阻碍呼吸，每日只能以米汤充饥，身体极度虚弱，已无法坚持工作。后经医院切片检查，诊断为喉癌。诊见面色晦黄，精神萎靡，颧赤，手足不温，恶寒，脉沉，接近热源咽部即感烧灼疼痛；舌淡，尖边赤，苔白腻。根据脉象及《伤寒论》第310～313条所述，诊断为"少阴咽痛"。"少阴病，下利清谷，里寒外热，手足厥逆，脉微欲绝，身反不恶寒，其人面色赤，或腹痛，或干呕，或咽痛，或利止脉不出者，通脉四逆汤主之。"疗程中主要处方如下。

处方1：川附子200g，干姜40g，茯苓30g，上肉桂（研末另兑）15g，砂仁10g，甘草20g。

处方2：川附子120g，干姜30g，肉桂（研末另兑）10g，益智仁30g，茯苓20g，大枣10枚，槟榔（去壳捣碎）6g，甘草20g。

处方3：川附子80g，干姜20g，茯苓15g，白术20g，桂枝20g，白芍10g，砂仁6g，甘草6g，大枣10枚。

本案在整个治疗过程中，按上述方剂随症加减，经过半年多的治疗，患者已复职上班。

喉喑一证，临床常见，一般久病从治于肺肾阴虚而用百合固金汤、六味地黄丸之类。本案由于寒邪入少阴经，中气运化失权，逼龙雷之火上浮所致。只要辨明八纲，对证治疗，就能收到预期效果。

**7. 心房颤动案（唐步祺）** 李某，男，60岁。患者心慌不安，脉搏120次/分，动则气喘；面容苍白无神，声音细小，两脚水肿；畏寒严重，虽暑热炎天，两足亦冰凉；口苦，咽喉干燥，口中无津液，但不思饮水；舌质淡红、苔白滑，脉浮数。西医诊断为心房颤动。处方师法郑氏补坎益离丹：附子24g，肉桂24g，蛤粉15g，炙甘草12g，生姜5片。连服5剂，自觉咽喉干燥减轻，口中微有津液，无其他不良反应。其后附子用量逐渐增加至每剂200g。连续服用20剂，精神好转，两脚水肿亦消，不复畏寒，口中津液增多，已不觉口干苦；脉搏稳定在95～100次/分。予原方加蛤蚧、砂仁、益智仁、补骨脂、仙茅、黄芪、人参等补肾健脾之品，又服20剂，脉搏为85～90次/分，其他症状消失，病告痊愈。

补坎益离丹乃郑钦安所拟，用治心肾阳虚诸证，尤以心阳不足为适应证。唐先生常用此方治心动过速、心动过缓、房颤、心力衰竭、心肌炎、心包炎等。此例重用附片以补真火，真火旺则君火自旺；又肾为水火之脏，真火上升，真水亦随之上升以交于心，心肾相交，水火互济，故治之而愈。

**8. 太阳少阴证头痛案（范中林）** 李某，男，48 岁。1957 年 12 月患剧烈头痛，夜间尤甚，痛时自觉头部紧缩似鸡蛋大小，如铁箍紧束，不能入睡。在四川某医院住院 8 个多月，病因不明，按神经官能症治疗，每日服安眠药强行控制。出院后，头痛复发时，又增肩背痛楚如缚，转其他医院求治，或采用睡眠疗法，或按"癔病"论治，病情均未见好转，被迫全休。每日剧痛发作一至数次，严重时舌强目呆，手不能抬，脚不能移，口不能言。1965 年来诊。诊见头痛剧烈；连及肩背，每日发作数次；面色萎黄，神衰气短，四肢无力，手足不温，经常下利；舌质暗淡，苔黄夹白，根部厚腻。此为太阳少阴证，多年陈寒凝聚已深，表里之邪交织难解。法宜扶阳解表、峻逐阴寒，方以麻黄附子细辛汤加味主之。处方：麻黄 10g，制附片（久煎）60g，辽细辛 6g，桂枝 12g，干姜 60g，生姜 120g，甘草 30g。

二诊：上方连服 10 余剂，头痛减轻，余症同前。病重药轻，熟附久煎，难奏其功。遂倍用附子，改久煎为略煎（先煎 20 分钟）。并嘱患者尽量多服，若身麻或失去知觉，不必惊骇，任其自行恢复。患者遵法服之，药后半小时，信步庭院，忽然倒地，被家人抬进卧室，很快清醒，除全身发麻、口中流出清涎黏液外，无明显其他不适，数小时后，逐渐恢复常态。间隔数日，依上法又重复 1 次。从此多年剧痛明显减轻，头、肩、背如紧箍重压之苦皆释。其后将附片改为久煎，又连续服用两个月，基本治愈，10 余年来未再复发。1979 年 10 月 31 日追访，患者已年逾花甲，谈笑风生，回顾 20 年来患此奇病之种种经历，不胜感慨。

**9. 痹证目赤案（张存悌）** 谷某，男，59 岁。患类风湿关节炎 3 年，手指关节肿胀、晨僵，全身大小关节均疼痛（窜痛）不堪，夜间尤甚，秋冬加重，每日需服强止痛药。诊见乏力，易出汗，经常低热（37.5℃左右），白睛红丝缕缕；口臭，不渴，二便尚调；舌淡赤润，脉滑有结代之象。证属风寒湿邪交杂，3 年之痹已成顽症。观其舌脉、口气、二便，俱成阳虚之象；低热、口臭、目红乃阳虚真气上浮所致，并非实热。治以扶阳通络、祛风散寒，方以桂枝芍药知母汤加味：附子 15g，炮姜 15g，桂枝 15g，知母 15g，赤芍、白芍各 15g，苍术、白术各 15g，防风 10g，麻黄 10g，肉桂 10g，细辛 5g，威灵仙 30g，丹参 30g，鸡血藤 30g，蜈蚣 2 条，乌梢蛇 20g，炙甘草 15g。服药半个月，关节肿痛减轻，可停服止痛药；脉已无结代之象，尤为可喜者，低热已退，目红、口臭均消失。原方出入加减，附子用至 30g。药后关节肿痛明显减轻，低热、目红、口臭之症再未出现。

本案以痹证来求治，其目红、口臭虽非主症，但易认为阳热之证，一般可能要加黄连、菊花之类凉药兼顾之。今根据郑氏"阴阳辨诀"考量，确认为真气上浮所致，即所谓"阴火"，故而放手投用炮姜、附子、桂枝等辛热之品，果收预期效果。

**10. 腹泻案（陈友芝）**　胡某，女，48岁。患者居处毗邻江边围垦农田区，江边风劲湿盛；平素饮用水源不洁，恣啖瓜果，日久遂致泄泻，多方治疗未见奏效。诊见久泻不止，日4～6次不等，粪便清稀，完谷不化，食生冷即泻；形体高大，面色萎黄，精神萎靡，四肢欠温；舌淡胖，苔白，脉沉细。脾主升清、司运化、喜燥恶湿，生冷瓜果屡伤脾胃之阳，譬尤以水浇火，则火灭；"水曰润下"，脾阳虚损，中气下陷，致水谷精微失于输布，清浊不分，混杂而下，渐成久泻难愈；脾虚日久，伤及肾阳，终致脾阳不振，命门火衰，不能温土也。证属脾虚泄泻，命门火衰。处方：炒白术12g，茯苓12g，扁豆12g，石莲子15g，煨诃子肉15g，炙甘草5g，肉桂5g，炒鸡内金12g，制附子10g。药后未见明显好转。检阅前方健脾温肾止泻，辨证准确，用药恰当，究其未见奏效原因在于火力不足。附子剂量增加至30g，嘱其煎药时加生姜1块，忌食生冷。5剂药后，便次略有减少，尚未成形。附子递增至50g，再服5剂。前方服完，大便成形，诸症皆改善。

生冷冰伏脾胃，脾胃受损日久，后天乏源，伤及肾阳。命门者火也，脾者土也，命门火衰，不能温煦脾土，脾自难以运化。患者形体高大，久泻火衰，若附子量少，则不能温土，一旦用至有效剂量，则痼疾随之而除。陈友芝在回答有关附子用量的问题时，认为可用至50g，但需渐次递增，提示了重用附子的一个窍门，即小量渐加。

>>> **参考文献**

[1] 倪朱谟. 本草汇言［M］. 北京：中医古籍出版社，2006.

[2] 郑钦安. 郑钦安医学三书［M］. 太原：山西科学技术出版社，2012.

[3] 张卫，王嘉伦，詹志来，等. 附子及乌头类药物品种与产地及栽培历史的本草考证［J］. 中华医史杂志，2021，51（3）：131-136.

[4] 神农本草经［M］. 孙星衍，孙冯翼，辑. 太原：山西科学技术出版社，1991.

［5］吴普.吴普本草［M］.北京：人民卫生出版社，1987.

［6］陶弘景.名医别录［M］.北京：人民卫生出版社，1986.

［7］陶弘景.本草经集注［M］.北京：人民卫生出版社，1994.

［8］宋祁.益部方物略记（永瑢，纪昀.钦定四库全书：史部：地理类）［M］.台北：台湾商务印书馆，1983.

［9］苏颂.本草图经［M］.合肥：安徽科学技术出版社，1994.

［10］李时珍.本草纲目［M］.北京：华夏出版社，2012.

［11］沈佳.麻黄附子甘草汤应用心得［J］.国际中医中药杂志，2012，34（9）：858-859.

［12］国家药典委员会.中华人民共和国药典：2020年版一部［M］.北京：中国医药科技出版社，2020.

［13］苏敬.新修本草［M］.合肥：安徽科学技术出版社，1981.

［14］李时珍.本草纲目（金陵本）新校注［M］.王庆国，主校.北京：中国中医药出版社，2013.

［15］卢之颐.本草乘雅半偈［M］.北京：中国中医药出版社，2016.

［16］陈嘉谟.本草蒙筌［M］.北京：人民卫生出版社，1988.

［17］蒋示吉.医宗说约［M］.北京：中国中医药出版社，2004.

［18］唐慎微.经史证类备急本草［M］.北京：中国医药科技出版社，2011.

［19］缪希雍.神农本草经疏［M］.北京：中国中医药出版社，1999.

［20］陈士铎.本草新编［M］.北京：中国中医药出版社，1996.

［21］汪昂.本草备要［M］.上海：商务印书馆，1955.

［22］黄官绣.本草求真.［M］.北京：华夏出版社，2008.

［23］张志聪.本草崇原［M］.北京：中国中医药出版社，1992.

［24］许慎.说文解字［M］.北京：中国戏曲出版社，2007.

［25］卢多逊，李昉.开宝本草［M］.合肥：安徽科学技术出版社，1998.

［26］张秉成，本草便读［M］.上海：上海卫生出版社，1958.

［27］凌奂.本草害利［M］.北京：中医古籍出版社，1982.

［28］严洁，施雯，洪炜.得配本草［M］.太原：山西科学技术出版社，2015.

［29］张世臣，李可.中国附子［M］.北京：中国中医药出版社，2013.

［30］陶节庵.伤寒六书［M］.北京：人民卫生出版社.1990.

［31］葛洪.肘后备急方［M］.明万历刻本.北京：北京科学技术出版社，2016.

［32］陈自明.妇人大全良方［M］.太原：陕西科学技术出版社，2006.

［33］何任.金匮要略校注［M］.北京：人民卫生出版社，2013.

［34］吴谦.医宗金鉴［M］.北京：中国中医药出版社，1994.

［35］秦凯华，宋健平，叶俏波.附子功效的本草考证［J］.中药材，2015，38（1）：185-187.

［36］叶俏波，邓中甲.附子运用的历史沿革［J］.陕西中医学院学报，2012，35（3）：71-73.

［37］李巧莹，于兰.含有附子方剂的归纳分析［J］.吉林中医药，2012，32（12）：1268-1269.

［38］许云姣，吴文笛，蔡悦青，等.四逆汤研究进展［J］.云南中医中药杂志，2019，40（9）：86-88.

［39］李宇铭.论《伤寒论》去桂加白术汤方义［J］.黑龙江中医药，2011，40（4）：7-8.

［40］叶争荣，徐国良，聂晶，等.参附汤对心血管疾病药理作用和临床应用研究进展［J］.江西中医药，2016，47（1）：75-77.

［41］蔡秀江，李红，黄美艳.真武汤临床应用研究进展［J］.实用中医药杂志，2021，37（9）：1629-1632.

［42］史同霞，王学华.金匮肾气丸的药理研究及临床应用进展［J］.中央民族大学学报（自然科学版），2019，28（2）：68-71.

［43］张丽敏，宋建平.《金匮要略》肾气丸与瓜蒌瞿麦丸证治探讨［J］.河南中医，2008（4）：14-15.

［44］江瓘.名医类案［M］.北京：人民卫生出版社，2017.

［45］孙思邈.备急千金要方［M］.北京：华夏出版社，2008.

［46］吴义春，罗辉，陈洁琼.名家大剂量用附子医案赏析［J］.上海中医药杂志，2009，43（10）：16.

［47］范中林.范中林六经辨证医案选［M］.沈阳：辽宁科学技术出版社，1984.

［48］吴佩衡.吴佩衡医案［M］.昆明：云南人民出版社，1997.

［49］李可.李可老中医急危重症疑难病经验专辑［M］.太原：山西科学技术出版社，2006.

［50］招萼华.祝味菊医案经验集［M］.上海：上海科学技术出版社，2007.

［51］陈熠，陈明华，陈建平.陈苏生医集纂要［M］.上海：上海科学技术文献

出版社，1994.

［52］张存悌.中医火神派探讨［M］.北京：人民卫生出版社，2007.

［53］王子泉，王其林.附子的临床应用经验谈［J］.云南中医学院学报，1999
（2）：7.

［54］李珍.岐黄用意［M］.上海：上海中医药大学出版社，2007.

［55］郑钦安.郑钦安医书阐释［M］.唐步祺，释.成都：巴蜀书社，1996.

［56］张存悌.中医火神派医案全解［M］.北京：人民军医出版社，2008.

# 第二章　附子的本草学概述与生药学研究

附子的药用历史悠久，历代医药学家对附子做了大量的研究，有了较为系统的认识。本章梳理历代本草典籍与现代科学研究，对附子的本草学与生药学研究进行概述，为附子的进一步开发应用提供参考。

## 第一节　本草学概述

本节就附子在古今历代本草学研究中的记载进行归纳概述，包括名称、原植物形态、产地、种植、采收加工等。

### 一、名称

附子为乌头类植物的子根。"乌头"因性状像乌鸦之头而得名。乌头类药材的相关记载最早可追溯至春秋时期。《国语》有"置堇于肉"的记载，堇即是乌头之别名。附子的别名极少，据《常用中药名与别名手册》（谢宗万、郝近大主编）记载，附子的别名只有"溪毒"一个，实际上溪毒也是乌头的别名。此外，附子还有一些炮制品名及产地名称，如生附片、蒸附片、熟附片、白附片、淡附片、临江片、煨附片及川附子、绵附子、西附子等。

关于乌头类药材药用部位的划分及命名，历代说法较多，且多有争议。乌头有较多别名，《说文解字》载"菵，乌头也"；《尔雅》云"芨，菫草"，郭璞注曰："乌头苗也，江东呼为菫。"《神农本草经》云："一名奚毒，一名即子，一名乌喙。"《吴普本草》曰："一名茛，一名千秋，一名毒公，一名果负，一名耿子。"《普济方》本草药性异名载："乌头一名奚毒、土附子、乌喙，江东名菫、茛、帝秋、毒公、果负、耿子、芨、菫。"

"附子"一名在本草著作中始见于《神农本草经》，被列为下品，别名较少。《淮南子》曰："天下之物，莫凶于鸡毒（奚毒）。"《广雅》云："奚毒，附子也。"《广雅疏证》注解："茛者，毒草之称。"《康熙字典》中对茛的释义："《唐韵》古恨切，音艮。《博雅》钩吻也。《本草》毛茛。《注》茛乃草乌头之苗，此草形状及毒皆似之，故名。又《集韵》居万切，音建。水草。蟹有毒，食水茛所为。"

对于乌头类药材药用部位的划分及命名，历代学者有着不同的见解。

三国时期的《广雅》以生长年限划分："一岁为蒴子，二岁为乌喙，三岁为附子，四岁为乌头，五岁为天雄。"认为生长到一年采收的为蒴子，二年的为乌喙，三年的为附子，四年的为乌头，五年的为天雄。

南北朝时期的《名医别录》以采收时间划分："冬月采为附子，春采为乌头。"唐代《新修本草》也记载："八月采为附子，春采为乌头。"

《本草经集注》记载："有脑形似乌鸟之头，故谓之乌头。有两歧，共蒂状如牛角，名乌喙。喙，即乌之口也。亦以八月采，捣榨茎取汁，日煎为射罔。"形似乌鸦头的为乌头；有两个分支，共有一个蒂，形状像牛角的就是乌喙；乌喙捣茎取汁煎后涂抹于箭上用于打猎，因具有毒性，射中即死，因此得名"射罔"。

《雷公炮炙论》记载："凡使，先须细认，勿误用。有乌头、乌喙、天雄、侧子、木鳖子。乌头少有茎苗，长身乌黑，少有傍尖；乌喙皮上苍，有大豆许者孕八九个周遭，底陷，黑如乌铁；天雄身全矮，无尖，周匝四面有附孕十一个，皮苍色，即是天雄；并得侧子，只是附子旁，有小颗附子如枣核者是；木鳖子只是诸喙、附、雄、乌、侧中毗槌者，号曰木鳖子，不入药中用，若服，令人丧目。"认为地上部分还未完全生长时为乌头，有八至九个侧生根的为乌喙，天雄则有十一个侧生根，几者旁生的是附子，附子旁生的枣核大小的则为侧子，而木鳖子只是连接着乌头、乌喙、天雄、附子、侧子五者的像无患子一样的球状小子根。

唐代《新修本草》"乌头"项下载："此物同苗或有三歧者，然两歧者少。纵天雄、附子有两歧者，仍依本名。如乌头有两歧，即名乌喙，天雄、附子若有两歧者，复云何名之？"对两歧者名为乌喙的观点提出质疑，认为其仍当用乌头之名。"侧子"项下载："侧子，只是乌头下共附子、天雄同生，小者侧子，与附子皆非正生，谓从乌头旁出也。以小者为侧子，大者为附子，今称附子角为侧子，理必不然。若当阳以下，江左及山南嵩高、齐、鲁间，附子时复有角如大豆许。夔州以上剑南所出者，附子之角，曾微黍粟，持此为用，诚亦难充。比来京下，皆用细附子有效，未尝取角，若然，方须八角附子，应言八角侧子，言取角用，不近人情也。"提出侧子不应为附子之角，因为不同产地附子的"角"大小不同，江左等地大小如大豆者尚可用，而剑南产的如黍米般小的则完全不可药用，说明取附子角作为侧子药材是不合理的，而且京下并不对附子的角进行加工，只以形

态较细小的附子作为侧子入药。因此,《新修本草》认为附子与侧子都是乌头旁
生子根,只因大小不同而有所区别。

《蜀本草》载:"按:陶云侧子即附子边角之大者,削取之。苏云只是乌头不
共附子同生。小者为侧子,大者为附子。殊无证据。但云附子角小如黍粟,难
充于用,故有此说。今据附子边,果有角大如枣核及槟榔已来者,形状亦自是一
颗,仍不小。则乌头旁出附子,附子旁出侧子,明矣。"《蜀本草》否定了《新修
本草》的观点,认为侧子是附子旁生子根,因为当时附子旁生的"角"已经大得
像枣核及槟榔,自成一颗,是可以作为单独的药材入药的。

宋代《彰明附子记》记载:"……其初种之化者,为乌头;附乌头而傍生者,
为附子;又左右附而偶生者,为鬲子;又附而长者,为天雄;又附而尖者,为天
锥;又附而上出者,为侧子;又附而散生者,为漏篮。皆脉络连贯,如子附母,而
附子以贵,故独专附名……"《彰明附子记》认为对同一植物来源采用不同的加工
方式,可以得到 7 种不同的药材,母根为乌头,其余 6 种都是乌头的傍生产物。依
附母根而生的为附子,在母根左右成偶生的为鬲子,依附母根而形体长者的为天
雄,形体尖者为天锥,附生在乌头上部的称为侧子,附而散生的则称为漏篮,这
六种都与母根相连,如子附母。而其中又以附子药材最贵,因而专冠以"附"名。

《本草图经》记载:"其长三二寸者,为天雄。割削附子傍尖芽角为侧子,附
子之绝小者亦名为侧子。元种者,母为乌头。其余大小者皆为附子。"《本草图
经》与前代的区分方式又有不同,认为母根旁生的都称为附子,而附子旁生的凸
起芽角或极小的附子都可以当作侧子药材。

明代《普济方》本草药性异名记载:"附子一名八角附子。"

李时珍在《本草纲目》中言:"(附子)初种为乌头,像乌之头也。附乌而
生者为附子,如子附母也。"并指出:"其品凡七,本同而末异。其初种之小者为
乌头;附乌头而旁生者为附子;又左右附而偶生者为鬲子;附而长者为天雄;附
而尖者天锥;附而上出者为侧子;附而散生者,为漏篮子,皆脉络连贯,如子
附母,而附子以贵……"李时珍在《本草纲目》中还单独设立天雄、侧子、漏篮
子、乌头条目介绍与附子同出一物的药物。乌头是植株的母根,而附子依附于乌
头的周围,这种以植物的生长特性来命名药材的方法直接而客观。后历代本草典
籍均以"附子"为正名。

## 二、原植物形态

《吴普本草》在乌头项下对其原植物的形态做出描述:"正月始生,叶厚,茎

方中空，叶四面相当，与蒿相似。"

《蜀本草》也对附子原植物的形态进行了描述："苗高二尺许，叶似石龙芮及艾，其花紫赤，其实紫黑。"其苗高、叶形、花及子实的颜色均与今乌头属植物相符。

《彰明附子记》描述："其茎类野艾而泽，其叶类地麻而厚，其花紫、叶黄，蕤长苞而圆盖，其实之美恶，视功之勤窳……又有七月采者，谓之早水，拳缩而小，盖附子之未成者。"

《本草图经》对附子形态描述得更为细致，并附有不同产地的乌头、附子植物图，其载附子形态云："其苗高三四尺以来，茎作四棱，叶如艾，花紫碧色作穗，实小紫黑色如桑椹。"（图 2-1）

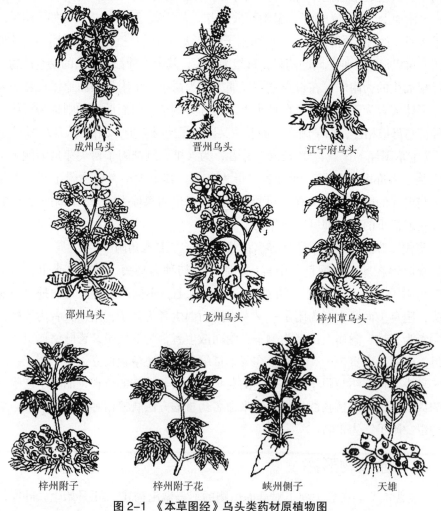

成州乌头　　　　　晋州乌头　　　　　江宁府乌头

邵州乌头　　　　　龙州乌头　　　　　梓州草乌头

梓州附子　　　梓州附子花　　　峡州侧子　　　天雄

图 2-1 《本草图经》乌头类药材原植物图

《本草品汇精要》沿用《本草图经》对附子的记载，其所附乌头类植物图基本为《本草图经》所附图的摹绘（图2-2），并将花萼片上色为蓝紫色，与现代乌头及变种植物形态更加接近，然而转绘过程中，宫廷画师因未能实际观察原植物，致使部分植物失真情况严重。

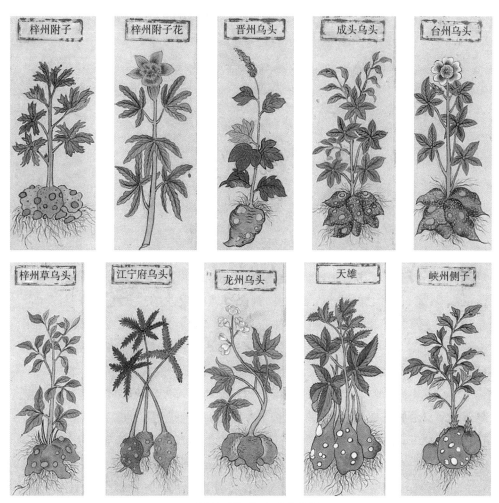

图2-2 《本草品汇精要》乌头类药材原植物图

《本草纲目》记载："其茎类野艾而泽，其叶类地麻而厚。其花紫瓣黄蕤，长苞而圆。"其附图重点突出根部，除了有一主根外，还绘有6个附在主根上的子根。

《植物名实图考》描述："其花色碧，殊娇纤，名鸳鸯菊。花镜谓之双鸾菊，朵头如比邱帽，帽拆，内露双鸾并首，形似无二。外分二翼一尾。"（图 2-3）

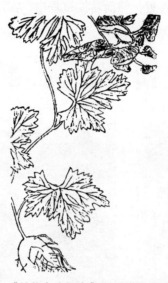

图 2-3 《植物名实图考》所附附子原植物图

《中国植物志》记载乌头原植物形态："块根倒圆锥形，长 2 ～ 4cm，粗 1 ～ 1.6cm。茎高 60 ～ 150（200）cm，中部之上疏被反曲的短柔毛，等距离生叶，分枝。茎下部叶在开花时枯萎。茎中部叶有长柄；叶片薄革质或纸质，五角形，长 6 ～ 11cm，宽 9 ～ 15cm，基部浅心形三裂达或近基部，中央全裂片宽菱形，有时倒卵状菱形或菱形，急尖，有时短渐尖近羽状分裂，二回裂片约 2 对，斜三角形，生 1 ～ 3 枚牙齿，间或全缘，侧全裂片不等二深裂，表面疏被短伏毛，背面通常只沿脉疏被短柔毛；叶柄长 1 ～ 2.5cm，疏被短柔毛。顶生总状花序长 6 ～ 10（25）cm；轴及花梗多少密被反曲而紧贴的短柔毛；下部苞片三裂，其他的狭卵形至披针形；花梗长 1.5 ～ 3（5.5）cm；小苞片生花梗中部或下部，长 3 ～ 5（10）mm，宽 0.5 ～ 0.8（2）mm；萼片蓝紫色，外面被短柔毛，上萼片高盔形，高 2 ～ 2.6cm，自基部至喙长 1.7 ～ 2.2cm，下缘稍凹，喙不明显，侧萼片长 1.5 ～ 2cm；花瓣无毛，瓣片长约 1.1cm，唇长约 6mm，微凹，距长 2（1）～ 2.5mm，通常拳卷；雄蕊无毛或疏被短毛，花丝有二小齿或全缘；心皮 3 ～ 5，子房疏或密被短柔毛，稀无毛。蓇葖果长 1.5 ～ 1.8cm；种子长 3 ～ 3.2mm，三棱形，只在二面密生横膜翅。9 ～ 10 月开花。"（图 2-4）

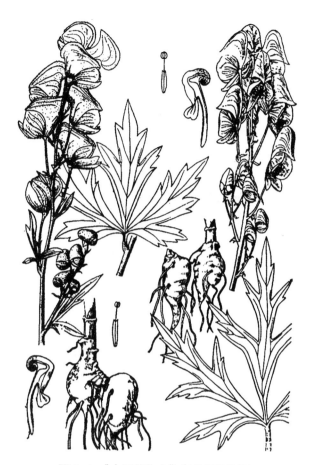

图 2-4 《中国植物志》乌头原植物图

《新编中药志》描述附子原植物："多年生草本，高 60～120cm。块根通常 2 个连生，栽培品的侧根（子根）通常肥大，倒卵圆形至倒卵形，直径可达 5cm。茎直立。叶互生，具柄；叶片卵圆形，革质，宽 5～12cm 或有时更宽。掌状三裂几达基部，两侧裂片再 2 裂，中央裂片菱状楔形，上部再 3 浅裂，各裂片边缘有粗齿或缺刻，上面暗绿色，下面灰绿色。总状花序窄长，花序轴上被贴伏反曲的柔毛；花脊紫色，盔瓣盔形，长 1.5～1.8cm，宽约 2cm，侧瓣近圆形，外被短毛；蜜叶 1 对紧贴盔瓣下，无毛，有长爪，距长 1～2.5mm；雄蕊多数；心皮 3～5，离生。蓇葖长圆形，长约 2cm，无毛。花期 6～7 月，果期 7～8 月。"（图 2-5）

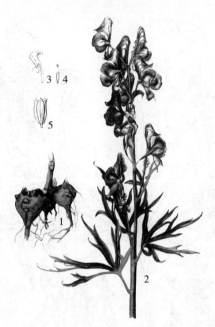

1.侧根；2.花枝；3.蜜叶；4.雄蕊；5.果实。
图2-5 《新编中药志》附子原植物图

## 三、产地

关于附子的产地，最早记载见于《本经》，载"附子，生山谷"，并未指明产地。据清代黄奭辑《神农本草经》引《范子计然》云"附子出蜀武都中"，《本草图经》载其"出蜀土，其种出于龙州"。历代本草医籍均已记载，附子多以四川为主产地，湖北、长江以南等产地亦有记载。唐以前多认为附子出产在四川彭山、广汉及河南登封一带。《新修本草》首次指出了江油附子的道地性。在唐代，四川江油地区已开始乌头（附子）的种植，距今已有1300多年；宋代《彰明附子记》明确指出江油河西地区的附子产量最大，质量最佳，而附子种源在四川平武县较好，与现代基本吻合。陕西地区自清代始有附子种植，距今有300余年，各本草记录均觉得陕西附子的质量不及四川的好。新中国成立后，四川江油、陕西汉中地区建立了附子种植基地，扩大商品生产，而四川布拖、云南禄劝、河北省、河南省引种试种，形成了新产区。附子产地历代演变见表2-1。

表 2-1　附子产地历代演变

| 历史时期 | 出处 | 产地 | 备注 |
|---|---|---|---|
| 春秋 | 《范子计然》 | 蜀武都中 | 蜀武都：今四川省绵竹县北武都山 |
| 汉 | 《神农本草经》 | 山谷 | |
| 魏晋 | 《吴普本草》 | 广汉 | 今四川省射洪县南 |
| 南北朝 | 《名医别录》 | 犍为、广汉 | 犍为：今四川省彭山县东<br>广汉：今四川省射洪县南 |
| | 《本草经集注》 | 建平、宜都佷山、钱塘 | 建平：今重庆巫山县一带<br>宜都佷山：今湖北省宜昌市境内<br>钱塘：今属浙江省杭州市 |
| 唐 | 《新修本草》 | 绵州、龙州、江左、山南、嵩高、齐鲁、剑南、夔州 | 绵州：今四川省绵阳地区<br>龙州：今四川省平武县<br>江左、山南：今长江以东一带<br>嵩高：今河南<br>齐鲁：今山东<br>剑南：今四川省大部及周边地区<br>夔州：今重庆 |
| | 《千金翼方》 | 眉州、龙州 | 眉州：今四川省眉山市<br>龙州：今四川省平武县 |
| | 《通典》 | 余姚郡 | 今浙江省宁波市 |
| | 《元和郡县志图》 | 龙州 | 今四川省平武县 |
| 宋 | 《本草图经》 | 蜀 | 今四川省 |
| | 《彰明附子记》 | 彰明 | 今四川省江油市 |
| 元 | 《本草元命苞》 | 犍为、山谷、广汉 | |
| 明 | 《本草品汇精要》 | 梓州蜀中 | 今四川省三台县 |
| | 《本草蒙筌》 | 川蜀 | |
| | 《本草纲目》 | 彰明 | |
| 清 | 《本经逢原》 | 陕西、川 | |
| | 《本草崇原》 | 绵州、彰明、陕西 | |
| | 《本草备要》 | 西川彰明赤水 | |
| | 《本草从新》 | 陕西、四川 | |
| | 《本草求真》 | 西川彰明赤水 | |
| 中华民国 | 《药物出产辨》 | 四川龙安府江油县 | |
| | 《增订伪药条辨》 | 绵州、陕西、彰明 | |

续表

| 历史时期 | 出处 | 产地 | 备注 |
|---|---|---|---|
| 现代 | 《中华本草》 | 四川江油、平武、绵阳，陕西城固、户县、南郑 | |
| | 《中药大辞典》 | 四川、陕西 | |
| | 《新编中药志》 | 四川江油、彭明，湖北，湖南，陕西，云南 | |

## 四、种植

附子在宋代开始大规模种植，在四川彰明、江油等地栽培已有千年的历史。《本草图经》云："附子、侧子生犍为山谷及广汉，今并出蜀土。"同时也收载了附子种植的方法："冬至前，先将肥腴陆田耕五七遍，以猪粪粪之，然后布种，逐月耘籽，至次年八月后方成。"《本草纲目》记载："每岁以上田熟耕作垄。取种于龙安、龙州、齐归、木门、青堆、小坪诸处。十一月播种，春月生苗。"《彰明附子记》详细记述了栽培于彰明赤水（今四川省江油市）的附子，对栽培技术进行了详细的描述："凡上农夫岁以善田代处，前期辄空田，一再耕之，蒔荞麦，若巢糜其中。比苗稍壮，并根叶耨覆土下，复耕如初，乃布种。每亩用牛十耦，用粪五十斛，七寸为垄，五尺为符，终亩为符二十，为垄千二百，垄纵符横，深亦如之。又以其余为沟为涂，春阳愤盈，丁壮毕出，疏整符垄，以需风雨。风雨过时辄振拂而骈持之，既又挽草为援，以御烜日，其用工力，比他田十倍，然其岁获亦倍称，或过之。"自此之后，历代均以彰明地区为附子的主要产区。四川江油附子名声在外，并被认为品质最优者。千余年来，江油附子的道地性优势突出，广为人知。

栽培附子用乌头作种，乌头可无性繁殖，也可有性繁殖。生产上一般采用无性繁殖。

### （一）选地、整地及开厢

选地：选择道地产区地势向阳、土层深厚、疏松、肥沃、排灌方便的壤土或沙壤土，pH 值为 5.5 ～ 7.5。前茬作物以水稻、小麦为宜。

整地：前茬作物收获后，于 8 月下旬翻地晒垄。11 月上旬深翻 30 ～ 40cm，结合深翻，每 667m² 施腐熟农家肥 1500 ～ 3000kg，腐熟油枯 100 ～ 150kg，过磷酸钙 50 ～ 100kg（含 $P_2O_5$ 7 ～ 14kg），反复耙细 3 次，使肥料与土壤混匀。

开厢：厢宽 80 ～ 90cm，沟宽 10 ～ 20cm，沟深 10 ～ 20cm。

## （二）栽种

11 月中下旬（立冬后）栽种，最晚不超过 12 月底。

在整好的厢上双行错窝，行距 24cm，窝距 12 ～ 15cm，窝深 14cm，每窝栽 1 个，芽头向上，每隔 7 ～ 10 株在窝外多栽 1 ～ 2 个种根作补苗用。每 667m² 用种 1 万～ 1.3 万个。栽后将厢沟内细土搂至厢面，覆土 5 ～ 10cm，成瓦背形。

## （三）田间管理

搂厢、清沟：2 月初（立春前后），将厢上的大土块扒入沟内，整细后培于厢面，并将沟底铲平。

补苗：幼苗全部出土后，将弱株、病株、异常株带土拔除并烧毁，并用石灰对窝消毒后，再将健壮预备苗带土补栽。

除草：生长期应及时人工除草，直到收获。

追肥：追肥两次。第 1 次在补苗后施提苗肥，每 667m² 施腐熟油枯 70 ～ 80kg，复合肥（N：$P_2O_5$：$K_2O$=16：16：16）40kg；第 2 次在 3 月中下旬（春分前后）第一次修根后，每 667m² 施腐熟农家肥 1000 ～ 2000kg。复混肥料（复合肥料）应符合 GB/T 15063—2020 的规定。施肥方法为两株间挖浅窝，将肥料施于窝内覆土。每次追肥后进行清沟、整理厢面，使厢面保持瓦背形。

灌溉排水：保持土壤湿润，干旱及时灌溉，灌水不可淹至厢面；雨季及时排水。

修根：生长期进行两次修根。第 1 次修根在 4 月上旬（清明前后），第 2 次修根在 5 月上旬（立夏前后）。先将基部叶片摘除，然后用铲子将植株根部附近的泥土扒开，现出母根及子根，每株只留 1 ～ 2 个生长良好且较大的子根，其余子根全部铲除；修完一株接着修下一株，将后一株扒出的泥土覆盖于前一株。

打顶摘芽：4 月上旬，第 1 次修根 7 ～ 8 天后打顶，全株留叶 10 ～ 12 片，打顶后及时摘除腋芽。

## （四）病虫害防治

白绢病：附子感病后，块根开始腐烂，叶片萎蔫，最后植株死亡。在根部和根际土表可见到白绢丝状菌丝。防治措施：选无病种源作种；与水稻轮作；发病初期，将病株和病土挖起深埋，并用 5% 石灰或 50% 多菌灵可湿性粉剂的 1000 倍液淋灌。

霜霉病：是附子苗期的重要病害，病株叶背和嫩尖产生白色灰霉，不久产生枯梢。防治措施：彻底拔除病苗，再用 1∶1∶200 倍的波尔多液或 50% 多菌灵可湿性粉剂的 500 ～ 800 倍液喷叶面和叶背。

叶斑病：7 ～ 8 月发生较重，于叶片上产生多数、不规则形的褐色病斑，病叶早落。防治措施：及时拔除病苗，再用 1∶1∶1500 倍的波尔多液或 50% 退菌特可湿性粉剂的 800 倍液喷叶面和叶背。

根腐病：修根时勿伤根茎；栽种前用石灰进行土壤消毒；及时拔除病株，集中烧毁，再用 50% 退菌特可湿性粉剂 0.5kg 兑水 300kg，加生石灰 15kg 或 50% 多菌灵可湿性粉剂的 1000 倍液淋灌。

白粉病：发病初期用 80% 甲基托布津可湿性粉剂的 800 ～ 1000 倍液，或用波美 0.3 度石硫合剂喷叶面和叶背。

蛀心虫：幼虫活动期进行人工捕杀；用黑光灯诱杀成虫；危害严重时，用 50% 辛硫磷乳油的 1000 ～ 2000 倍液喷杀。

红蚜虫：幼虫活动期进行人工捕杀；危害严重时，用黄板诱杀蚜虫，或用 40% 乐果乳油的 800 ～ 1500 倍液喷杀。

根结线虫：轮作；选无病地栽种或进行土壤消毒；选无病种根作种；危害严重时，用 1∶1∶200 波尔多液灌窝。

# 五、采收加工

## （一）采收时期

关于附子的采收期，历代本草说法不一。

《广雅》记载："一岁为荝子，二岁为乌喙，三岁为附子，四岁为乌头，五岁为天雄。"认为同一植物采收年限不同则药材不同，附子为植物生长 3 年时采收的块根。

《名医别录》记载："冬月采为附子，春采为乌头。"《本草品汇精要》曰："冬月取根"。认为附子的采收时间为冬月，也就是现代的农历十一月。

《吴普本草》载"八月采"；《本草经集注》载"附子以八月上旬采也"；《新修本草》载"八月采为附子，春采为乌头""天雄、附子、侧子并同用八月采造"。认为附子适宜在八月（公历9月）采收。

《彰明附子记》记载："其播种以冬尽十一月止，采撷以秋尽九月止……又有七月采者，谓之早水，拳缩而小，盖附子之未成者。"认为附子的采收应在秋末农历九月截止，有七月采收的附子，称为早水货，个头因收缩较剧而瘦小，是过早采收未长成熟的原因。

《本草图经》对附子的采收期进行了分析："至次年八月后方成……然收采时月与《本经》所说不同。盖今时所种如此。其内地所出者，与此殊别，今亦稀用。谨按《本经》冬采为附子，春采为乌头。而《广雅》云：奚毒，附子也。一岁为侧子，二岁为乌喙，三岁为附子，四岁为乌头，五岁为天雄。今一年种之，便有此五物，岂今人种莳之法，用力倍至，故尔繁盛也。虽然药力当缓，于岁久者耳。"提出当时的采收期与《本经》《广雅》的记载均不同，认为是由野生转为栽培，人力、环境等因素影响下的结果。野生乌头由于环境恶劣，生长较为缓慢，故按照生长年限区分为不同药材。而栽培品由于人力作用下"用力倍至"，营养充分，环境适宜，故1年即可得到5种商品规格，此时不同药材的区分要素不再是生长年限，而是以形态与部位区别为主。并认为栽培品比生长年限较长的野生品药力缓和。

《植物名实图考》中同样认为栽培品由于水肥、人力的原因不同导致了不同部位的不同形态，但生长年限对药材形成的影响仍不能忽视。其曰："附子一物，而有天雄、乌头、侧子、漏篮诸形，则肥硗、雨露、人事不同所致欤。彼一岁、二岁、三岁之说，其亦未可尽废也。"

近现代附子的采收期与古代本草记载的"八月采"接近，或因栽培技术成熟而略有提前。《中华本草》记载："6月下旬至8月上旬挖出全株，抖去泥沙，摘取子根（附子），去掉须根，即是泥附子，需立即加工。"历版《中国药典》载："6月下旬至8月上旬采挖，除去母根、须根及泥沙，习称泥附子。"

有学者对不同采收时期所得乌头附子的产量、附子及相应附片的总生物碱和毒性成分乌头碱的含量进行测定，证明8月15日前后为附子的最佳采收时期。另有学者对不同采收期附子粗多糖含量进行比较分析，得出以附子多糖含量为指标的附子最佳采收期为 6 月下旬到 7 月上旬。

## （二）加工

附子加工的目的主要有两个方面，一方面是因为附子在高温高湿环境下采收后极易腐烂，通过产地加工，则可防止附子腐烂，便于储存和转运；另一方面是附子毒性较大，加工过程中附子中的生物碱成分分解和流失，使其药力减弱，以达到减毒的目的。

宋代以前，附子应用主要是野生附子，产量相对较少，附子储存的问题尚不突出，宋代以后，附子种植形成一定规模，附子人工种植后不易储存问题也随之出现。为将附子尽量完整保存和运输，必须进行产地加工。《本草图经》记载的采用大小麦酿醋腌制附子，以达到附子防腐目的的醋醅腌制法，是附子人工种植形成一定规模后，出现最早的产地加工方法："先于六月内，踏造大、小麦曲，至采收前半月，预先用大麦煮成粥，后将上件曲造醋，候熟淋去糟，其醋不用太酸，酸则以水解之。便将所收附子等去根须，于新洁瓮内淹浸七日，每日搅一遍，日足捞出，以弥疏筛摊之，令生白衣。后向慢风日中晒之百十日，以透干为度。若猛日晒，则皱而皮不附肉。"《彰明附子记》也记载："用醋醅安密室掩覆，弥月乃发，以时暴凉，久乃干定，方出酿时其大有如拳者，已定辄不盈握，故及两者极难得。"可见，醋醅腌制法在宋代被广泛应用到附子产地加工中，且在加工方法中对淹浸时间、处理方法、成品性状等有着明确的要求。

附子加工方法在明末时期由醋醅腌制法演变为盐腌制法。《本草原始》载："市者有以盐水浸之，取其体重买者。"用盐水浸泡附子，不仅可以增加质量以增加商家的利润，同时也可以延长储存时间。

近现代，特别是在清末民国时期，政局不稳，经济萧条，政府对食盐进行管控，食盐无法得到，便逐渐出现了以制盐副产品胆巴代替盐泡制附子，也能取得较好的防腐作用，故从这一时期开始，附子多以胆巴溶液浸泡储存。《四川省彰明县概况》记载："售腌须速，过夜吐水，即就腐烂；制片之附，用胆腌足二十日外，捞起蒸熟，刮皮开片。"

在现代，附子主要有以下加工方法。

生附片：泥附子洗净后，直接切片干燥。

盐附子：选择个大、均匀的泥附子，洗净，浸入胆巴的水溶液中过夜，再加食盐，继续浸泡，每日取出晒晾，并逐渐延长晒晾时间，直至附子表面出现大量结晶盐粒（盐霜）、体质变硬为止。

黑顺片：取泥附子，按大小分别洗净，浸入胆巴的水溶液中数日，连同浸液煮至透心，捞出，水漂，纵切成厚片约 0.5cm，再用水浸漂，用调色液使附片染成浓茶色，取出，蒸至出现油面、光泽后，烘至半干，再晒干或继续烘干。

白附片：选择大小均匀的泥附子，洗净，浸入胆巴的水溶液中数日，连同浸液煮至透心，捞出，剥去外皮，纵切成厚片约 0.3cm，用水浸漂，取出，蒸透，晒干。

淡附片：取盐附子，用清水浸漂，每日换水 2～3 次，至盐分漂尽，与甘草、黑豆加水共煮透心，至切开后口尝无麻舌感时，取出，除去甘草、黑豆，切薄片，晒干。

炮附子：将附子置于热火灰或砂烫或微波加热至鼓起并微变色。

黄附片：泥附子洗净后，浸入食用胆巴的水溶液中数日，连同浸液煮至透心，捞出，剥去外皮，横切成厚片约 0.4cm，用水浸漂，取出，用调色液染成黄色，晒干。

熟附片：泥附子洗净后，浸入食用胆巴的水溶液中数日，连同浸液煮至透心，捞出，剥去外皮，横切成厚片约 0.4cm，用水浸漂，取出，蒸透，烤干或晒干。

卦附片：泥附子洗净后，浸入食用胆巴的水溶液中数日，连同浸液煮至透心，捞出，剥去外皮，再将附子对剖，成为两瓣如卦形的附片，再用水浸漂，用调色液染成浅茶色，取出，蒸至出现油面、光泽后，晒干。

刨附片：泥附子洗净后，浸入食用胆巴的水溶液中数日，连同浸液煮至透心，捞出，水漂，用刨子或切药机将附子刨成约 1mm 薄片，再入清水中浸泡，将漂过的薄片捞起，放到烤炉上烘烤至干。

# 六、性味归经、功能主治、配伍应用及使用注意

## （一）性味归经

附子味辛、甘，性大热，有毒。归心、肾、脾经。

《神农本草经》："味辛，温。"

《吴普本草》："岐伯、雷公：甘，有毒。李氏：苦，有毒，大温。"

《名医别录》："味甘，大热，有大毒。"

《医学启源》："气热，味大辛，其性走血不守。通行诸经引用药也。《主治秘要》云：性大热，味辛、甘，气厚味薄，轻重得宜，可升可降，阳也。"

《汤液本草》："入手少阳经三焦、命门之剂。浮中沉，无所不至。"

《心印绀珠经》："味辛，性热，浮也，阳中之阳也。其性浮而不沉。"

《神农本草经疏》："其气味皆大辛大热，微兼甘苦而有大毒。气厚味薄，阳中之阴，降多升少……入手厥阴、命门、手少阳三焦，兼入足少阴、太阴经。"

《本草经解》："入足厥阴肝经、足少阴肾经、手太阴肺经。"

《药性切用》："入肾命而通行十二经。"

《本草再新》："入心、肝、肾三经。"

## （二）功能主治

《中国药典》记载（附子）："回阳救逆，补火助阳，散寒止痛。用于亡阳虚脱，肢冷脉微，心阳不足，胸痹心痛，虚寒吐泻，脘腹冷痛，肾阳虚衰，阳痿宫冷，阴寒水肿，阳虚外感，寒湿痹痛。"

历代文献记载各有差异。

《神农本草经》："主风寒咳逆邪气，温中，金创，破癥坚积聚，血瘕，寒湿，踒躄拘挛，膝痛不能行步。"

《名医别录》："脚疼冷弱，腰脊风寒，心腹冷痛，霍乱转筋，下痢赤白，坚肌骨，强阴。又堕胎，为百药长。"

《本草拾遗》："醋浸削如小指，内耳中去聋，去皮炮令坼，以蜜涂上炙之，令蜜入内，含之勿咽其汁，主喉痹。"

张洁古："温暖脾胃，除脾湿肾寒，补下焦之阳虚。"

《医学启源》："《主治秘要》云，其用有三：去脏腑沉寒一也；补助阳气不足二也；温暖脾胃三也。"

李东垣："除脏腑沉寒，三阴厥逆，湿淫腹痛，胃寒蛔动；治经闭；补虚散壅。"

王好古："治督脉为病，脊强而厥。"

《本草纲目》："治三阴伤寒，阴毒寒疝，中寒中风，痰厥气厥，柔痓癫痫，小儿慢惊，风湿麻痹，肿满脚气，头风，肾厥头痛，暴泻脱阳，久痢脾泄，寒疟瘴气，久病呕哕，反胃噎膈，痈疽不敛，久漏冷疮。合葱涕，塞耳治聋。"

《景岳全书·本草正》："功能除表里沉寒，厥逆、寒噤，温中强阴，暖五脏，回阳气，格阳喉痹，阳虚二便不通及妇人经寒不调，小儿慢惊等证。"

《萃金裘本草述录》："偏风半身不遂，下血虚寒，痛疽久漏，久痢休息；虚寒痼冷，肝肾元阳不足必用之品。"

《中华本草》："回阳救逆，补火助阳，散寒除湿。主治亡阳欲脱，肢冷脉微，阳痿宫冷，心腹冷痛，虚寒吐泻久痢，阴寒水肿，阳虚外感，风寒湿痹，阴疽疮疡。"

《新编中药志》："有祛风除湿、温经止痛功效。用于风寒湿痹，关节疼痛、心腹冷痛、寒疝作痛、麻醉止痛。"

《中药大辞典》："回阳救逆，散寒除湿。主治阴盛格阳，大汗亡阳，吐泻厥逆，心腹冷痛，冷痢，脚气水肿，风寒湿痹，阴疽疮漏及一切沉寒痼冷之疾。"

## （三）配伍应用

《本经》将各种药物的配伍关系归纳如下："有单行者，有相须者，有相使者，有相畏者，有相恶者，有相反者，有相杀者。凡此七情，合和视之，当用相须、相使者良，勿用相恶、相反者。若有毒宜制，可用相畏、相杀者，不尔，勿合用也。"奠定了中药配伍的理论基础。历代医家在长期的临床实践中，对附子的配伍应用积累了丰富的经验。

医家善用附子者当首推汉代医圣张仲景，他是最早把附子大量应用于临床的医家，在他的著作《伤寒论》和《金匮要略》中有广泛的应用，其精当的配伍、圆活的立法一直为后世医家之临床指南。自张仲景开附子应用之先河，历代医家在长期的临床实践中对附子的配伍应用积累了丰富的经验。

诸家本草皆谓附子"有毒"，其毒的含义概言之有二：一是指附子辛热燥烈之偏性；二是指其毒烈峻猛，使用不当可致中毒甚或死亡。因此，如何通过合理配伍，以削减附子毒性，充分发挥其特长，对保证用药安全、提高临床疗效有重要意义。有学者对历代附子方进行统计分析发现，古代各时期附子方中排位较前的高频药有肉桂、干姜、甘草、当归、人参、白术、细辛、防风、白芍、半夏、川芎、茯苓、花椒、木香、牛膝、熟地黄16味，其中古代各时期均排位较前的高频药为肉桂、干姜、当归、人参、白术、甘草6味。现代附子方排位较前的高频药依次为当归、肉桂、甘草、牛膝、白术、防风、熟地黄、杜仲、川芎、茯苓。现代附子方中干姜与人参的应用频率与古代相比有所减少。与附子配伍最多的一类中药是温里药，其中频数多的药物分别是肉桂、干姜、吴茱萸、花椒、小茴香、丁香、高良姜；其次为补气药甘草、人参、白术、黄芪、山药；理气药木香、橘皮、青皮、沉香；辛温解表药防风、细辛、麻黄、羌活、生姜；补血药当归、白芍、熟地黄；补阳药肉苁蓉、鹿茸、补骨脂、巴戟天；化痰药半夏、天南星、桔梗；利水消肿药茯苓；敛肺涩肠药诃子、肉豆蔻、五味子、赤石脂；化湿药厚朴；活血止痛药川芎；祛风湿散寒药川乌、独活；息风止痉药天麻、全蝎；活血调经药牛膝；重镇安神药龙骨、朱砂；泻下药大黄；解毒杀虫燥湿止痒药硫黄；清热凉血药赤芍；补阴药熟地黄；清热燥湿药白术；止咳平喘药苦杏仁；辛凉解表药葛根；开窍药麝香。最常见的配伍如下。

**1. 附子配肉桂** 附子性辛热，能回阳救逆、补火助阳、散寒止痛，外温皮毛除表寒，里达下元温痼冷，内达外散，能升能降，通行十二经络、五脏六腑，无所不至；肉桂性亦辛热，能走能守，补火助阳，散寒止痛，温经通脉，善于纳气，偏暖下焦而温肾阳，更能引火归原而摄无根之火。二者配伍为相须之用，辛热同施，可达到温肾助阳、引火归原、鼓舞血行、化气行水之效，适用于命门火衰，形寒肢冷、小便清长频数等症。《得配本草》谓"合肉桂，补命门相火""浮游之火，附桂引之，而火自归元"。如治下元虚衰，虚火上浮之喑痱的地黄饮子，以附子配伍肉桂温补命火、引火归原，肉苁蓉、巴戟天、熟地黄、山茱萸补养下元；治虚劳漏精的补益附子丸，附子配肉苁蓉、巴戟天、龙骨、牛膝；治肾阳不足，面色黧黑，一切寒冷病，以及小肠尿白脬寒的安息丸，以炮附子配伍胡芦巴、安息香、肉苁蓉等；《景岳全书》治真阳不足、命门火衰之右归丸、右归饮，均以附子与肉桂配伍。

**2. 附子配干姜** 附子性悍烈迅捷，走而不守，通上达下，行表彻里，通行十二经。干姜为纯阳之味，守而不走，散脾胃之寒，为温暖中焦、通脉之要药。附子与干姜合用，回阳救逆，挽生命于垂危，其效益彰。戴原礼曰："附子无干姜不热。"附子与干姜虽同属辛热，其性能却各异。《汤液本草》称："附子味辛大热，为阳中之阳，故行而不止，非若干姜止而不行也。"附子善走，过于发散；干姜偏于守中，止而不行，以干姜之"止"抑制附子之"行"，可减附子之毒。如《肘后备急方》所载姜附丸，用大辛大热之附子、干姜温胸阳、散寒凝，治疗卒发心胸冷痛，使寒散络通，冷痛自止；四逆汤中干姜、附子、甘草同用，用以温中散寒、回阳救逆；治疗下元气虚、胁腹胀满、泄利呕吐、自汗等伤寒阴证的正元散，以炮附子配伍炮干姜、炮川乌、人参、白术、肉桂、茯苓、甘草等。

**3. 附子配人参**　附子善温阳散寒，具有回阳救逆作用。人参善补五脏元气，有益气救脱之功。二药相伍，上助心阳，下补肾阳，中益脾阳，补益元气，回阳固脱，附子得人参则回阳而无燥热伤阴之弊，人参得附子则补气而兼温里之功。《本草秘录》云："人参得附子则直前无坚不破，附子得人参则成功而血脉不伤。"如参附汤以附子与人参治疗重病、久病体虚、元阳不足、四肢厥逆、气虚欲脱、脉微欲绝等症；附子补中汤以附子与干姜、人参、白术、橘红、茯苓、甘草相伍，治脾胃虚寒，溏泄不已；附子养气汤以炮附子配伍人参、白术、茯苓，壮脾养气，止呕进食，治元脏气虚，真阳耗散，脐腹冷痛，倦怠泄泻。

**4. 附子配白术**　附子温肾暖脾，散寒除湿，补火生土。白术补益脾气，温运脾土，燥湿利水。二药相伍，有温阳散寒、健脾除湿、利水、通经络之功，并有脾肾兼治之作用。张洁古谓："附子以白术为佐，乃除寒湿之圣药。"如白术附子汤以炮附子配伍炙甘草、生姜、白术、大枣，其中附子温肾暖脾，暖其水脏，补火生土；白术健脾燥湿，运其土脏。附子汤以炮附子配伍茯苓、人参、白术、芍药，治疗少阴阳虚而寒湿留着于骨节。

**5. 附子配甘草**　甘草性甘平，功能补中益气、清热解毒、缓急止痛、调和药性。《景岳全书·本草正》中论述附子与甘草的配伍时云："其所以必用甘草者，盖以附子之性急，得甘草而后缓；附子之性毒，得甘草而后解；附子之性走，得甘草而后益心脾；附子之性散，得甘草而后调营卫，此无他，亦不过济之以仁，而后成其勇耳。"《伤寒论》中含附子方17首，配伍甘草的就有四逆汤类及甘草附子汤、桂枝附子汤等12首。

**6. 附子配麻黄**　附子为助阳补火之品，可以温少阳在里的虚寒；麻黄为发汗解表的药物，可以解太阳在表的寒邪。两药相配，一攻一补，助阳解表，温中有汗，汗中有补，汗出不伤正，一温少阴之虚，一防亡阳之变。如麻黄附子细辛汤以附子配伍麻黄、细辛助阳解表，用于素体阳虚复感风寒之证，可以避免阳虚无力鼓邪外出，或恐汗后更加伤阳。

**7. 附子配细辛**　附子温里扶阳、散寒滞、通经脉；细辛外散风寒、内祛阴凝、温通肾气、开通诸窍。二药合用，温通宣散，彻表入膀胱经，彻里入肾经，相得益彰，共奏温阳宣散寒凝、蠲痰饮、暖胞宫之功。《本草汇言》曰："细辛，佐姜、桂能驱脏腑之寒，佐附子能散诸疾之冷。"如独活散以炮附子配伍细辛、独活、杜仲、熟地黄、当归、牛膝等，治疗肾气虚衰、腰脚冷痹、风麻不仁；鳖瘕神方以附子配伍细辛、侧子、干姜、人参、桂心、白术、土鳖、大黄，治疗妇女月经隐痛、疲劳出汗、腰背亦痛、风湿等。

**8. 附子配当归**　附子辛热燥烈温补阳气，当归甘润补养肝血，因阴根于阳，气能生血，配对合用，附子得当归则引内入血分，当归得附子则温运力宏，有阴阳兼顾之妙义。如当归附子汤以附子配伍当归、炒盐、蝎梢、升麻、甘草、柴胡、黄柏、干姜、高良姜，补血而奏温通之功，温经而具养血之效；归附汤以附子温中逐寒、当归养血化气，治脾胃虚寒，大便下血。

**9. 附子配白芍**　附子温阳散寒通经，回阳救逆；白芍养血敛阴，缓急止痛，和营柔肝。二药一阳一阴，一散一收，一动一静，两药合用，回阳而益阴，温阳而养血，祛寒而止痛，温阳散寒而不伤阴耗血，用于阴阳两虚证。《古今名医方论》云："肾中得附子，则坎阳鼓动，而水有所摄矣。更得芍药之酸，以收肝而敛阴气，阴平阳秘矣。"如治疗阴阳两虚所致四肢拘急、血虚、脉微细等症的芍药甘草附子汤就以炮附子配伍芍药和炙甘草；艾煎丸以炮附子配伍白芍、艾叶、干姜、当归、熟地黄，治妇人产后血海虚弱、腹痛、面无色、身体倦怠等症。

**10. 附子配熟地黄**　附子温肾助阳，性燥烈；熟地黄性柔润滋腻，补阴养血。附子禀纯阳而主动，走而不守；熟地黄禀纯阴而主静，守而不走。附子可制熟地黄之滋腻，熟地黄可缓附子燥烈。二药合用，补而不腻，行而不散，刚柔相济，阴阳两调。《得配本草》谓附子"得熟地能固元阳"，如治疗舌强不能言、足废不能用之喑痱证的地黄饮子，以附子配伍熟地黄、麦冬、石斛等。

**11. 附子配半夏**　半夏辛温，豁痰逐饮，消痞散结，降浊止呕，降气平喘。半夏反附子，是前人教训的总结，而实践证明，只要注意防范，如法应用，不必禁忌。二药配伍，散脏腑、经络、表里、上下的痰饮停滞，使阴寒得散，脾得温，水湿得化，痰饮得消，则阳虚痰浊痞呕诸症自除。附子与半夏虽为相反药物，但在历代方剂中，二者配伍屡见不鲜，如附子粳米汤中炮附子配伍半夏、甘草、大枣、粳米，治疗中焦虚寒、水饮内停所致腹满肠鸣、呕吐等；半夏汤以炮附子配伍半夏、人参、白术、茯苓、陈皮、木香、大腹皮、肉桂、炙甘草，治肉虚极、体重、连肩胁不能转、动则咳嗽、胀满痰饮、大便不利。

**12. 附子配茯苓**　附子大辛大热，温肾助阳，化气利水，还可暖脾土，温运水湿。茯苓甘淡而平，健脾利水渗湿。两药同用，温壮肾阳以治本，利水渗湿以治标，标本兼顾，温利并用，可使阳气恢复，水道通行。如人参附子汤以炮附子配伍人参、干姜、芍药、茯苓、白术、桂心、甘草，治疗风湿、体疼痛欲折、肉如锥刀所刺。

**13. 附子配大黄**　附子温阳通脉，温经散寒止痛。大黄涤荡胃肠积滞而泄浊、清热解毒、祛血热瘀滞。二药寒温并用，苦辛通降，温清并施，清热无伤阳之弊，温阳无劫阴之害。吴鞠通将附子、大黄用于寒疝之痛，称其配伍为"苦辛温下法"。如附子泻心汤，附子配伍大黄、黄芩、黄连以清上焦之热，用附子逐下焦的寒气，上用凉药而下用温药，可以治疗阳热结于上、阴寒结于下的痹证而兼阳虚者；大黄蚀肉膏以炮附子配伍大黄、白蔹、黄芩、川芎、雄黄、雌黄、珍珠，治疗痈疽。

**14. 附子配瓜蒌**　附子反瓜蒌于清代始载，在《本草备要》中提出。然而，无论在经典著作还是临床实践中，均有两个药物配伍使用的记载。如瓜蒌瞿麦丸以炮附子配伍瓜蒌根、瞿麦、茯苓、山药，用治小便不利、水气停内、其人若渴之证；三石散以附子配伍瓜蒌根、钟乳、紫石英、白石英、桔梗、人参、白术、细辛等，治风劳毒冷，百治不愈。

### （四）使用注意

阴虚阳感，真热假寒及孕妇均禁服。服药时不宜饮酒，不宜以白酒为引。附子反半夏、瓜蒌、白蔹、白及、贝母。

附子用之不当，可引起中毒，其症状为口舌、四肢及全身麻木，流涎，恶心，呕吐，腹泻，头昏，眼花，口干，脉搏减缓，呼吸困难，手足搐搦，神志不清，大小便失禁，血压及体温下降，心律失常，室性期前收缩和窦房停搏等。中毒严重者，可死于循环、呼吸衰竭及严重的心律失常。

《本草经集注》："恶蜈蚣。畏防风、黑豆、甘草、黄芪、人参、乌韭。"

《日华子本草》："天雄、乌头、附子、侧子、虎掌，并忌豉。"

《珍珠囊》："与防风相反。"

《汤液本草》："非身表凉而四肢厥者不可僭用。"

王好古："服附子以补火，必妨涸水。"

《本草品汇精要》："妊娠不可服。"

《本草纲目》："畏绿豆、乌韭、童溲、犀角。忌豉汁、稷米。"

《神农本草经疏》："若非阴寒、寒湿、阳虚、气弱之病，而误用之于阴虚内热，血液衰少，伤寒、温病、热病阳厥等证，靡不立毙。"

# 第二节　生药学研究

## 一、附子的生药学鉴别

### （一）基源

2020年版《中国药典》收载的附子来源为毛茛科植物乌头 *Aconitum carmichaelii* Debx.。乌头是我国乌头属中分布最广的种，自川藏高原东缘起，向东遍历长江中、下游，以及珠江流域上游各省区的丘陵地区，从江苏向北经过山东，到达辽宁南部，均有分布。

### （二）性状特征

《吴普本草》载附子"皮黑肌白"。

《本草经集注》中天雄项下记载附子和天雄的形态为"天雄似附子，细而长者便是，长者乃至三四寸许"。

《日华子本草》载"附子大短有角平稳而实"。

《本草品汇精要》载"类乌头而圆大，皮黑肉白"。

《本草蒙筌》载"皮黑体圆底平，山芋状相仿佛"。

李时珍在《本草纲目》描述乌头及附子："乌头如芋魁，附子如芋子，盖一物也。"

《本草原始》对附子药材的描述："其根仿佛山芋，皮黑体圆底平……附乌头而生，如子附母，故名附子。"另外提出"别有一种白附子而小，故俗呼此为黑附子，亦呼大附子"。所附图中可见附子药材为形状圆锥形、皮黑、周围生有凸起，与今之附子药材相似。其附图旁注："鲜皮黑，干色白。古人多用八角者，今人多用九角者"；而其描述乌头"有脑，似乌鸟之头，故名乌头"；乌喙"系两歧之乌头也，喙乃乌之口，此药两歧相合，如乌之口，故名乌喙"；天雄"乃种附子而生出或变出，其形长而不生子，故曰天雄"。《中国药物标本图影》对附子、乌头的不同加工品及其原植物都进行了描绘（图2-6）。

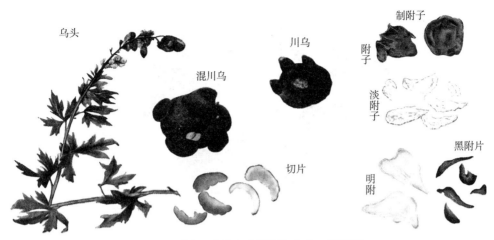

**图 2-6　《中国药物标本图影》乌头、附子图**

《中国药典》记载附子为毛茛科植物乌头的子根的加工品。生附子呈圆锥形、多角圆锥形或深皱圆锥形，长 1～7cm，直径 8～50mm，表面灰棕色至棕色，顶端常有凹陷的芽痕，周围有瘤状突起的支根（俗称钉角）或支根痕（图2-7）。体重，横切面灰白色至浅黄棕色，形成层环纹略呈类圆形或类多角形，环纹内侧导管排列不整齐。气微。

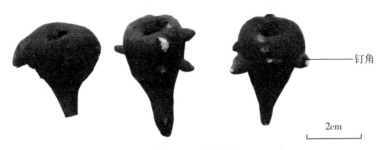

**图 2-7　生附子**

盐附子呈圆锥形，长 4～7cm，直径 3～5cm。表面灰黑色，被盐霜，顶端有凹陷的芽痕，周围有瘤状突起的支根或支根痕（图2-8）。体重，横切面灰褐色，可见充满盐霜的小空隙和多角形形成层环纹，环纹内侧导管束排列不整齐。气微，味咸而麻，刺舌（有剧毒，尝时应注意）。

黑顺片为纵切片，上宽下窄，长 1.7～5cm，宽 0.9～3cm，厚 0.2～0.5cm。外皮黑褐色，切面暗黄色，油润具光泽，半透明状，并有纵向导管束（图2-9）。质硬而脆，断面角质样。气微，味淡。

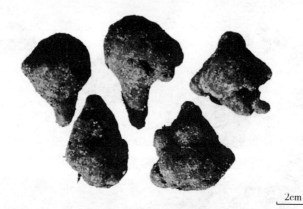

图 2-8　盐附子

2cm

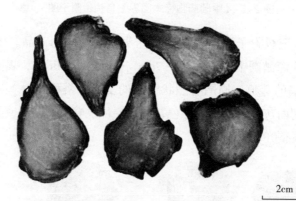

图 2-9　黑顺片

2cm

白附片无外皮，黄白色，半透明，厚约 0.3cm。质硬而脆，断面角质样（图 2-10）。气微，味淡。

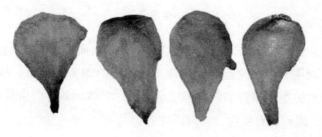

图 2-10　白附片

2cm

## （三）显微鉴别

**1. 附子的初生结构** 乌头粗短匍匐茎上的不定根（将发育成附子），在离根端 0.3 ~ 0.4cm 处已分化形成根的初生结构，由表皮、皮层和维管柱组成，初生木质部 3 ~ 7 原型，中央为髓部（图 2-11）。

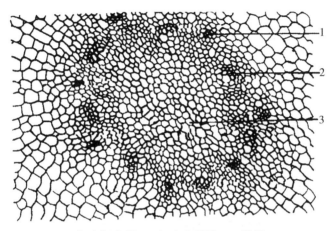

1. 初生韧皮部；2. 初生木质部；3. 髓部。

**图 2-11 附子的初生结构**

**2. 附子次生结构的发生和形成** 不定根直径加粗至 0.2cm 时，横切面可见初生结构向次生结构发展，其发生和形成过程与肥大直根基本一样，不同之处：形成层向外分裂速度快，向内分裂形成的导管和纤维多单列或与初生木质部导管略呈 "V" 字形排列，初生木质部导管直径小，位于底部，切向延长；次生木质部导管直径大，位于两侧，径向排列。当根加粗到 0.3cm 时，初生木质部外方的形成层和肥大直根一样向内开始分裂形成木质部导管、纤维。在附子次生结构形成的过程中，皮层细胞不断地垂周分裂，增大周径，最后在皮层的最内侧出现了内皮层，可见凯氏点。随着块根的增粗，附子的最外方表皮逐渐由后生皮层代替。当根膨大至 1cm 时，次生韧皮部内出现的 1 至数个维管束，是由次生维管组织中部分次生维管组织束离开原来的位置，向外延伸分离而成，仍属于次生维管组织的一部分。由此构成了附子的次生结构。

**3. 附子异常结构的发生和形成** 附子次生构造发生和形成的过程中，初生韧皮部周围的薄壁细胞转变成异常形成层。异常形成层向周围，主要向内分裂形成薄壁细胞，也分裂形成筛管群（图 2-12）。有的初生韧皮部周围的异常形成层在分裂的同时，初生韧皮部拉长分开成 2 束，每束初生韧皮部周围的异常形成层仍具有分裂能力。另外，大的筛管群周围的薄壁细胞也转化为异常形成层，向周围分裂形成薄壁细胞，有的同时拉长分开形成小的筛管群。由此构成了附子的异常结构。

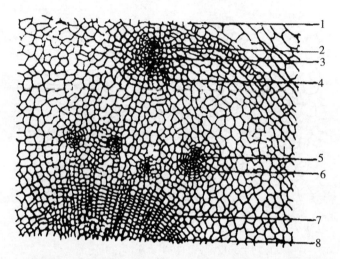

1. 内皮层；2. 初生韧皮部；3、6. 异常形成层；4. 由异常形成层分裂形成的筛管群；5. 形成层分裂形成的筛管群；7. 形成层；8. 次生木质部。

**图 2-12　附子的异常结构**

**4. 附子的显微特征**　生附子横切面：后生皮层最外为 1 列黄色木栓化细胞，其余为 8 ~ 9 列扁缩的细胞，壁黄色，木栓化，有少数石细胞散在，内皮层细胞较小。韧皮部占大部分，细胞中含淀粉粒，散有小形筛管群；偶见 1 至数个异型维管束。形成层环略呈五至七角形。木质部通常位于形成层角隅的内侧，导管略呈"V"形或放射状排列；木薄壁组织较发达。髓部薄壁细胞含淀粉粒（图 2-13）。

盐附子块根（较小的，中部直径 1.5cm）横切面：后生皮层最外为一列黄色栓化细胞，其内为 7 ~ 8 列皮层薄壁细胞，有石细胞单个或 3 ~ 5 个成群，长方形或类方形，内皮层明显。韧皮部宽广，有小形筛管群散在，无石细胞及厚壁细胞。形成层环呈多角形，木质部束较细。导管 1 ~ 2 列放射状排列，导管直径 13 ~ 75μm。有时可见 1 至数个根迹维管束。后生皮层细胞表面观，细胞略呈方形，长 32 ~ 42μm，宽 35 ~ 40μm（图 2-14）。

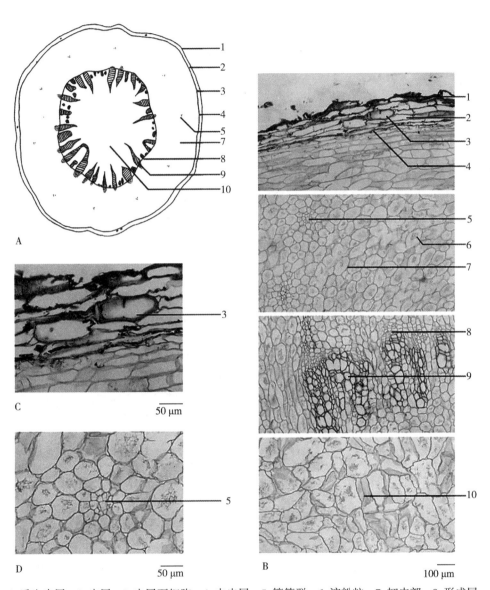

1. 后生皮层；2. 皮层；3. 皮层石细胞；4. 内皮层；5. 筛管群；6. 淀粉粒；7. 韧皮部；8. 形成层；9. 木质部；10. 髓部。

A. 简图；B. 横切面图；C. 皮层石细胞；D. 筛管群。

图 2-13　生附子横切面显微特征图

（摘自《香港中药材标准》）

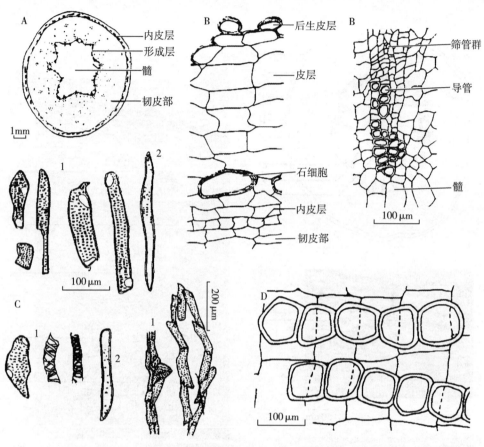

A. 横切面简图；B. 横切面详图；C. 解离组织（1. 导管；2. 纤维）；D. 表面片（示后生皮层）。

**图 2-14 盐附子显微特征图**

（摘自肖培根《新编中药志》第一卷）

**5. 附子的粉末显微特征（图 2-15）** 附子粉末为灰黄白色，气微，味微辛。

淀粉粒：极多。单粒类圆形、圆多角形或长圆形，直径 2 ～ 20μm，脐点点状、十字状、星状、人字状，大粒层纹隐约可见；复粒多由 2 ～ 7 分粒组成，也有十数粒至二三十分粒组成的。

导管：主为具缘纹孔及网纹导管，直径 20 ～ 48μm，有的具缘纹孔导管分子端壁稍倾斜，相接不规则，穿孔位于侧壁，具缘纹孔略横向延长，对列。

后生皮层细胞：少数，深棕色。表面观呈多角形，垂周壁不均匀增厚，有的呈瘤状突入细胞腔，胞腔内含棕色物。

石细胞：少数，单个散在。呈长方形或类方形，直径 53 ～ 125μm，长

105 ~ 255μm，壁厚 7 ~ 18μm，纹孔圆形或人字形，聚集成群或偏布于边沿，孔沟明显。

制附片：粉末用斯氏液装置观察，主要为含糊化淀粉粒的薄壁细胞及组织碎片，细胞呈多角形、长方形或长条形，类白色，淀粉粒已糊化。

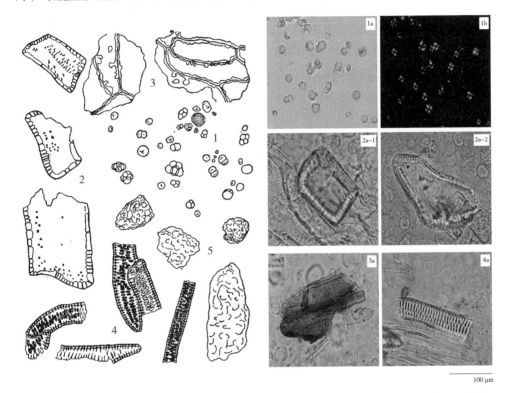

1. 淀粉粒；2. 石细胞（2a-1 类方形石细胞，2a-2 多角形石细胞）；3. 后生皮层细胞；4. 导管；5. 含糊化淀粉粒细胞及碎片（制附片）。

a. 光学显微镜下特征；b. 偏光显微镜下特征。

**图 2-15　附子粉末显微特征图**

（摘自《中药材粉末显微鉴定》《香港中药材标准》）

## （四）理化鉴别

检查乌头碱：取黑顺片或白附片粗粉 4g，加乙醚 30mL 与氨试液 5mL，振摇 20 分钟，滤过，滤液置分液漏斗中，加 0.25mol/L 硫酸液 20mL，振摇提取，分取酸液，用分光光度法测定，在 231nm 和 274nm 波长处有最大吸收。

薄层色谱：取黑顺片（或白附片）粗粉 20g，加乙醚 150mL，振摇 10 分钟，加氨试液 1μL，振摇 30 分钟，放置 1～2 小时，分取醚层，蒸干，加无水乙醇 2mL 使溶解，作为供试品溶液。另取乌头碱对照品，加无水乙醇制成每 1mL 含 2mg 的溶液，作为对照品溶液。吸附剂：氧化铝（碱性），点供试品溶液 6μL、对照品溶液 5μL，以正己烷 – 醋酸乙酯（1∶1）展开，取出，晾干，喷以碘 – 碘化钾试液与碘化铋钾试液的等容混合液显色，供试品色谱中，在与对照品色谱相应的位置上出现的色斑，应小于对照品的色斑或不出现斑点（乌头碱限量）。

## 二、附子的品质研究

### （一）传统评价

药材的外观形状是中药质量评价的最初方法，也是传统上评价药材质量最简单的指标，通过眼观、鼻闻、口尝、手摸、水试等简单的方法，评价药材品质的优劣。关于附子的品质，先人多从外观形状及道地性进行评价（表 2-2）。

表 2-2　附子的传统品质评价

| 历史时期 | 出处 | 品质评价 |
|---|---|---|
| 魏晋 | 《吴普本草》 | 皮黑肌白 |
| 南北朝 | 《雷公炮炙论》 | 底平，有九角，如铁色，一个个重一两，即是气全，堪用 |
| | 《本草经集注》 | 以八月上旬采也，八角者良 |
| | | 今宜都很山最好，谓为西建。钱塘间者，谓为东建，气力劣弱，不相似，故曰西水，犹胜东白也。其用灰杀之时，有冰强者并不佳（天雄） |
| 唐 | 《新修本草》 | 以八月上旬采也，八角者良 |
| | | 天雄、附子、乌头等，并以蜀道绵州、龙州出者佳。余处纵有造者，气力劣弱，都不相似。江南来者，全不堪用 |
| 宋 | 《彰明附子记》 | 凡种一而子六七以上，则其实皆小；种一而子二三，则其实稍大；种一而子特生，则其实特大，此其凡也 |
| | | 附子之形，以蹲坐正节、角少为上，有节、多鼠乳者次之，形不正而伤缺、风皱者为下。附子之色，以花白为上，铁色次之，青绿为下 |
| | 《本草衍义》 | 仍取其端平而圆，大及半两以上者，其力全不僭 |
| | 《经史证类备急本草》 | 若附子底平有九角，如铁色，一个重一两，即是气全，堪用 |
| 元 | 《汤液本草》 | 多有外黄里白，劣性尚在，莫若乘热切做片子，再炒，令表里皆黄，内外一色，劣性皆去，却为良也 |

续表

| 历史时期 | 出处 | 品质评价 |
| --- | --- | --- |
| 明 | 《本草品汇精要》 | 类乌头而圆大，皮黑肉白 |
| | 《本草蒙筌》 | 皮黑体圆底平，山芋状相仿佛。顶择正圆，一两一枚者力大 |
| | 《本草纲目》 | 附子之形，以蹲坐正节、角少者为上，有节、多鼠乳者次之，形不正而伤缺、风皱者为下……附子之色，以花白者为上，铁色者次之，青绿者为下 |
| | 《本草原始》 | 皮黑体圆底平。以八月上旬采，八角者良。一个重一两者，气全堪用<br>市者有以盐水浸之，取其体重，买者当以体干坚实、顶圆正、底平者为良 |
| | 《炮炙大法》 | 底平有九角，如铁色，一个重一两，即是气全，堪用 |
| | 《药品化义》 | 体重而大实，色肉微黄皮黑，气雄壮<br>取黑皮顶全圆正者佳，一枚重一两，力大可用 |
| 清 | 《本草崇原》 | 附子以蜀地绵州出者为良，他处虽有，为薄不堪用也<br>附子之形以蹲坐正节而侧子少者为上，有节、多乳者次之。行不正而伤缺、风皱者为下。其色以花白者为上，黑色者次之，青色者为下<br>近世皆以童便煮之，乃因讹传讹，习焉不知其非耳 |
| | 《本草备要》 | 皮黑体圆，底平八角，重一两以上者良 |
| | 《本经逢原》 | 古方一两一枚者为力全。近时专取大者为胜。用盐过多，虽一两五六钱，制熟不及七八钱，且容易腐烂，若欲久藏，须同龟灰入罐中，至近火处庶可经久其性热有毒，必正节角少、顶细脐正者为上。顶粗有节、多鼠乳者次之，伤缺偏皱者为下<br>近时乌附多产陕西，其质粗，其皮厚，其色白，其肉松，其味易行易过，非若川附之色黑、皮薄、肉理紧细，性味之辛而不烈、久而愈辣，峻补命门真火也 |
| | 《本草从新》 | 从前附子皆野生，所产甚罕，价值甚高而力甚大。近今俱是种者，出产多而价值贱，力甚薄。土人以盐腌之，欲减其力。陕西出者名西附，四川出者名川附，川附为胜。川附体松而外皮多细块，西附体坚而外皮光洁。以皮黑体圆、底平八角、顶大者良 |
| | 《本草求真》 | 以西川彰明赤水产者为最，皮黑体圆、底平八角，重三两者为良 |
| | 《植物名实图考》 | 古人所用皆野生，川中所产皆种生，野生者得天全，种生者假人力，栽培滋灌，久之与果蔬同，性移而形亦变 |

南北朝时期的《雷公炮炙论》就从外观、颜色、重量评价附子的质量："底平，有九角，如铁色，一个个重一两，即是气全，堪用。"

陶弘景在《本草经集注》提出："附子以八月上旬采也，八角者良。"《本草图经》也有"（附子）八角者为上"的记述；但唐代《本草拾遗》提出"附子无八角，陶强名之，古方多用八角附子，世人所货，亦八角为名"，认为"八角"只是附子的一个名称而已，而不是特指附子具有八角的外形。

《彰明附子记》中对附子大小、外观、颜色的相关记载，为后世本草普遍认可：附子以底平能端坐、子根及尖角状子根少者为上等，以有子根、多鼠乳（附子上长出刚露头呈瘤状突起的子根）者为次等，形不正、有伤缺、干枯皮皱者为下等。附子色泽方面，以花白色为上等，黑褐似铁色次之，青绿色为下等。

《本草衍义》载："仍取其端平而圆、大及半两以上者。其力全不僭。"《本草蒙筌》载："顶择正圆，一两一枚者力大。"《本草原始》载："八月上旬采，八角者良。一个重一两者，气全堪用……市者以盐水浸之，取其体重，买者当以体干坚实、顶圆正、底平者为良。"《本草备要》载："皮黑体圆，底平八角，重一两以上者良。"《本经逢原》载："必正节角少、顶细脐正者为上。顶粗有节、多鼠乳者次之，伤缺偏皱者为下。"《本草从新》载："以皮黑体圆、底平八角、顶大者良。"《本草求真》载："皮黑体圆、底平八角、重三两者良。"可见先人多从外观、质地、颜色、个数、重量、采收时间等对附子的品质进行评价，且普遍认为附子以个大体重者为佳。

现代主要是以附子、泥附子或盐附子的道地性、大小（重量）等来评价，以附片、白附片或黑顺片的道地性、片张大小、加工方法（胆巴是否漂净）、颜色等作为质量评价及确定商品等级的性状指标。如盐附子以个大、质坚实、灰黑色、表面起盐霜者为佳；黑顺片以片大、厚薄均匀、表面油润光泽者佳；白附片以片大、色白、半透明者佳。

## （二）现代研究

千百年来，通过肉眼观察及"有诸内必形诸外"的认识观，形成了以道地性、感官经验、商品规格等级等为指标的评价方法，以此来判断附子及其饮片的品质。随着现代科学技术的进步，采用化学手段评价控制附子的品质正成为主流。学者们对附子内在活性成分与感官差异及商品规格等级差异的关联性进行了探究，并对附子道地性的现代科学依据展开了进一步研究。近年来，关于附子的品质研究时有报道，主要是针对附子的成分及含量进行研究，研究对象以道地药材江油附子居多。

有研究证明，附子的色泽确与其品质有一定程度的关联。有人研究附子色泽与单酯型生物碱（苯甲酰新乌头原碱、苯甲酰乌头原碱、苯甲酰次乌头原碱）和5-HMF 含量的相关性，附子的色差值与苯甲酰新乌头原碱、苯甲酰乌头原碱呈显著正相关（$P < 0.05$），与苯甲酰次乌头原碱及 3 个单酯型生物碱总含量呈极显著正相关（$P < 0.01$），与 5-HMF 呈负相关，说明传统的色泽描述可以采用色差值进行客观的测定，且这种色泽测定结果可以间接地反映其中化学成分的含量。

有人通过实验证明，干燥温度对附子的品质有影响。对经蒸煮炮制后尚未进行干燥处理的附子用恒温鼓风干燥箱进行烘干处理，分别设置了 33℃、50℃、75℃、100℃和 125℃ 5 个温度梯度，分别对相同质量未干燥的附片进行了干燥处理，并采用高效液相色谱法分析测定 5 种不同温度梯度处理的附片有效物质的含量。结果表明，附片中有效物质（次乌头碱）含量随温度的升高呈现先升高后降低的规律，75℃条件下干燥的附片所含有效物质含量最大。

附子的贮藏条件对其品质有一定的影响，有学者研究自然堆放、麻袋覆盖、沙藏、冷藏 4 种贮藏条件下，附子含水量、可溶性蛋白、生物碱、粗多糖含量的变化情况。结果显示，随着附子贮藏时间的延长，含水量下降，可溶性蛋白含量呈上升趋势，总生物碱含量和粗多糖含量逐渐下降；附子在贮藏期（冷藏除外），随着水分剧烈的变化，其中的有效成分总生物碱、多糖含量也随之发生改变。实验结果表明，附子采收后应尽快干燥处理，降低水分含量，以避免有效成分的流失。

附子饮片的规格也是影响附子品质的一个重要因素。有人从规格设计、炮制工艺、饮片煎煮、质量均一性、毒效成分转移规律等角度对附子精标饮片进行系统评价。结果显示，采用趁鲜切制技术加工 5mm 规格的附子定尺颗粒简单易行，效率高、产量大；能显著降低成分的损失，提高药效成分的含量；实现了饮片规格与质量的均一化；同时，能最大限度地促进药效成分的煎出，提高药物利用率。

除以上因素外，对附子品质影响最显著的当属附子的产地。

有相关研究采用江油、成都、雅安三地的附子，测定株高、产量等农艺性状；利用高效液相色谱（HPLC）测定不同产地生附子中次乌头碱的含量，探讨附子（川乌）产量、主成分含量与降雨、光照、土壤等生态因素的关系。结果发现，四川江油、成都、雅安三地在气候、土壤等生态因子方面的差异是造成附子生物产量和次乌头碱含量差异的主要因素，附子的生长喜光照充足、温暖湿润气候，土壤则要求肥沃疏松、土层深厚，且以灌、排水良好的砂质壤土为好，江油的生态条件相对于成都和雅安非常有利于附子的生长和主成分的积累，其中气候、土壤因素是江油附子道地性的重要保证。

有研究采用 HPLC 测定不同产地的西南附子中新乌头原碱、次乌头原碱和乌头原碱的含量，结果不同产地的西南附子样品中生物碱类成分的含量有着明显差异，新乌头碱的含量以贵州小河的最高，为 0.17%，贵州兴义的最低，为 0.06%；次乌头碱的含量以四川江油的最高，为 0.28%，贵州花江的最低，为 0.13%；乌头碱的含量以云南腾冲与贵州水口寺的最高，为 0.04%，四川江油与贵州龙里的最低，为 0.01%。这可能与各地不同的气候因素有关。不同产地的三种乌头碱总含量高低：四川江油＝云南腾冲＞贵州小河＝贵州八公里＝贵州水口寺＞贵州毕节＞贵州龙里＝贵州花江＞贵州兴义。四川江油与云南腾冲两者之间的总含量差异无统计学意义，同为最高，二者类似的原因可能是两地的气候和海拔比较相似，而整个贵州地区的附子的成分含量都偏低可能与贵州常年的阴雨天气有关。

有研究者应用超高效液相色谱－四极杆飞行时间质谱（UPLC-Q-TOF-MS）方法对比分析不同产地附子的化学成分差异，结果汉中附子与道地的江油附子成分相似，明显不同于新兴产区的布拖与巍山附子；发现 7 个主要差异化合物，其中新乌头碱与附子灵在布拖附子与巍山附子中含量较高，而次乌头碱、尼奥林、卡米查林、宋果灵等在江油附子与汉中附子中含量较高；结合各成分的毒性强弱，发现次乌头碱与新乌头碱是区分江油附子与布拖附子、巍山附子的关键毒性成分，江油附子毒性低于布拖附子与巍山附子。揭示了不同产地附子化学谱差异的客观性，也证实了不同产区的附子在一些重要化合物的含量上确实存在着量的差异。

有研究者将来源布拖、城固、勉县、云南、北川、安县、青川的 10 个种质统一的附子种植栽培于布拖、勉县、城固、江油 4 个附子重要生产基地，以高效液相色谱指纹图谱结合多指标成分定量分析的方法，对不同栽培区附子进行分析评价。结果表明，不同栽培区附子产量差异明显，平均产量从大到小的顺序为江油＞布拖＞勉县＞城固；不同栽培区附子中 6 种生物碱含量差异明显，双酯型和单酯型生物碱均是江油产附子最高；双酯型生物碱含量顺序为江油＞布拖＞城固＞勉县；同栽培区总生物碱含量差异明显，总生物碱含量顺序为江油＞布拖＞城固＞勉县；不同栽培区附子多糖和蛋白质含量差异明显，以江油附子含量最高；

不同栽培区多糖含量顺序为江油＞布拖＞勉县＞城固。综合分析评价结果为江油栽培区最优。

有研究者开展对附子品质的综合评价，通过整合性状规格、化学与生物评价结果，综合量化评价附子品质。结果表明，江油附子平均质量（个头）最大，其次为巍山附子、布拖附子、汉中附子及安县附子；江油附子的有效成分与有毒成分含量的比值最高，具有"效强毒弱"的特点，其次为汉中附子、布拖附子、巍山附子及安县附子；以生物毒价为指标，汉中附子、江油附子毒价相对较低，而布拖附子、巍山附子及安县附子毒价相对较高。江油附子的品质综合指数显著高于其余产区附子（$P < 0.05$），汉中附子的品质综合指数次之。

上述研究说明我国不同产地的附子品质存在差异，历史对附子道地性的认识也与现代实验分析结论基本一致。我们既要加强对附子种植技术的研究，注重优良种苗选育，推广科学种植技术，提升产品质量；同时又要对道地附子进行扶持，打造和维护好道地附子品牌，实施产地认证，确保优质优价，规范流通次序，推动附子品质的整体提升。

## ▶▶▶ 参考文献

［1］许慎.说文解字［M］.上海：上海教育出版社，2003.

［2］尚志钧.神农本草经校注［M］.北京：学苑出版社，2008.

［3］吴普.吴普本草［M］.尚志钧，辑校.北京：人民卫生出版社，1987.

［4］陶弘景.名医别录［M］.尚志钧，辑校.北京：中国中医药出版社，2013.

［5］陶弘景.本草经集注［M］.尚志钧，尚元胜，辑校.北京：人民卫生出版社，1994.

［6］雷敩.雷公炮炙论［M］.南京：江苏科学技术出版社，1985.

［7］苏敬.新修本草［M］.尚志钧，辑校.合肥：安徽科学技术出版社，2004.

［8］韩保昇.蜀本草［M］.尚志钧，辑复.合肥：安徽科学技术出版社，2005.

［9］唐廷猷.北宋杨天惠《彰明附子记》译评［J］.中国现代中药，2016，18（7）：916-922.

［10］苏颂.本草图经［M］.尚志钧，辑校.合肥：安徽科学技术出版社，1994.

［11］李时珍.本草纲目（金陵本）［M］.王庆国，主校.北京：中国中医药出版社，2013.

［12］陈藏器.本草拾遗［M］.尚志钧，辑校.合肥：安徽科学技术出版社，2002.

［13］裘沛然.中国医籍大辞典［M］.上海：上海科学技术出版社，2002.

［14］中国科学院《中国植物志》编辑委员会.中国植物志：第27卷［M］.北京：科学出版社，1979.

［15］肖培根.新编中药志：第一卷［M］.北京：化学工业出版社，2002.

［16］孙思邈.千金翼方［M］.鲁兆麟，点校.沈阳：辽宁科学技术出版社，1997.

［17］张志聪.本草崇原［M］.刘小平，点校.北京：中国中医药出版社，1992.

［18］汪昂.全图本草备要［M］.谢观，董丰培，评校.重庆：重庆大学出版社，1996.

［19］吴仪洛.本草从新［M］.窦钦鸿，曲京峰，点校.北京：人民卫生出版社，1990.

［20］黄宫绣.本草求真［M］.上海：上海科学技术出版社，1959.

［21］国家中医药管理局《中华本草》编委会.中华本草：第3册［M］.上海：上海科学技术出版社，1999.

［22］肖培根，连文琰.中药植物原色图鉴［M］.北京：中国农业出版社，1999.

［23］国家药典委员会.中华人民共和国药典：2020年版一部［M］.北京：中国医药科技出版社，2020.

［24］尚志均.日华子本草辑释本［M］.合肥：安徽科学技术出版社，2005.

［25］王好古.汤液本草［M］.北京：人民卫生出版社，1956.

［26］严洁，施雯，洪炜.得配本草［M］.上海：上海科学技术出版社，1958.

［27］南京中医药大学.中药大辞典：上册［M］.2版.上海：上海科学技术出版社，2010.

［28］赵佳琛，赵鑫磊，翁倩倩，等.经典名方中附子的本草考证［J］.中国现代中药，2020，22（8）：1340-1360.

［29］董思含，孟江，吴孟华，等.附子历史沿革考辨［J］.中国中药杂志，2020，45（22）：5567-5575.

［30］黄勤挽，周子渝，王瑾，等.附子道地性形成模式的梳理与考证研究［J］.中国中药杂志，2011，36（18）：2599-2601.

［31］陈勇.附子的种植要点［N］.云南科技报，2013-11-8.

［32］拓亚琴，慕小倩，梁宗锁.乌头附子最佳采收时期的初步研究［J］.西北农业学报，2007（2）：146-148，152.

［33］舒晓燕，侯大斌.不同采收期附子多糖含量的比较研究［J］.中成药，2008（10）：1512-1514.

［34］周林，李飞，任玉珍，等.附子产地加工方法演变分析［J］.中国现代中药，2013，15（12）：1073-1077.

［35］皮清媛.四川道地药材附子的栽培与采收加工［J］.内蒙古中医药，2016，35（16）：41.

［36］鲍捷.基于古今药方纵横的附子减毒增效配伍规律研究［D］.济南：山东中医药大学，2010.

［37］符黛玲.附子配伍用药规律的研究［D］.北京：北京中医药大学，2013.

［38］李文华.乌头类常用中药配伍规律的文献研究［D］.济南：山东中医药大学，2011.

［39］张斐斐，魏飞跃.浅析历代医家对附子配伍的临床应用［J］.河南中医，2017，37（9）：1662-1666.

［40］秦明珠，李文亭.中药乌头的解剖学研究［J］.中国药科大学学报，1996（12）：761-763.

［41］徐国钧.中药材粉末显微鉴定［M］.北京：人民卫生出版社，1986.

［42］赵中振，陈虎彪.中药材鉴定图典［M］.福州：福建科学技术出版社，2010.

［43］吴月娇.附子饮片的质量评价研究［D］.北京：北京中医药大学，2016.

［44］李瑞琦，吴翠，徐靓，等.附子色泽与化学成分含量的相关性研究［J］.药物分析杂志，2019，39（7）：1315-1322.

［45］王有志，李富程，黎明，等.基于HPLC技术的干燥温度对附子饮片品质影响研究［J］.化学研究与应用，2017，29（3）：306-312.

［46］舒晓燕，赵祥升，侯大斌.附子不同贮藏条件下相关品质的变化分析［J］.中药材，2009，32（1）：29-31.

［47］张定堃，韩雪，周永峰，等.附子精标饮片的研制（Ⅰ）：规格大小与质量均一性研究［J］.中国中药杂志，2015，40（17）：3488-3495.

［48］邓朝晖，田孟良.生附子中次乌头碱的含量测定及其道地性研究［J］.中国实验方剂学杂志，2012，18（16）：61-65.

［49］秦利芬，杨玉琴．HPLC 法测定不同产地附子中主要成分的含量［J］．医学信息，2018，31（8）：62-64.

［50］张定堃，韩雪，李瑞煜，等．UPLC-Q-TOF-MS 分析不同产地泥附子化学成分的差异［J］．中国中药杂志，2016，41（3）：463-469.

［51］岳聪慧．附子不同栽培产区质量的比较研究［D］．绵阳：西南科技大学，2015.

［52］张定堃，王伽伯，杨明，等．中药品质整合评控实践附子品质综合指数［J］．中国中药杂志，2015，40（13）：2582-2588.

［53］中华人民共和国香港特别行政区卫生署．香港中药材标准：第七期［S］．香港：中华人民共和国香港特别行政区卫生署，2015：60.

# 第三章　附子的炮制与制剂研究

附子本是大毒之物，历代医家为提高临床用药的安全性，在实际应用中多采用炮制、配伍的方法减弱其毒性。尤其是附子的炮制技术，历史悠久，种类繁多，工艺复杂，别具特色。随着现代科学技术的发展，结合当地历史用药习惯，出现了许多新的附子炮制品种。附子不同炮制品的作用及偏向治疗不尽相同，附子在制剂生产中，需依据药效作用的侧重选择炮制品种。历代本草认为，丸、散剂选用制附片，生附子仅用于汤剂。现代中药制剂中，为确保安全性，口服制剂均选用制附片，生附子主要在外用黑膏药中投料。

## 第一节　炮制的历史沿革

附子的药效与毒性并存，用药安全难以保障，历代医家对附子的炮制目的多为减毒存效，故临床多以其炮制加工品入药。附子的炮制方法历史悠久，古代最早出现的是火制法，后出现了水制法、水火共制法。附子的现代炮制工艺具有地域特色，《中国药典》（2020 年版）收载有盐附子、黑顺片、白附片及淡附片和炮附片 5 种炮制规格。四川江油作为附子的道地产区，炮制品主要有生附片、蒸附片、炒附片、熟附片、炮天雄等；上海、重庆、安徽、江西等地也保留了临江片、煨附片等具有地方特色的炮制方法。本节具体介绍附子不同炮制方法的历史沿革及具体操作。

### 一、古代炮制沿革

附子在古代本草、医籍、医案中的曾用名众多，包括大黑附子（宋代《太平圣惠方》）、黑附子（宋代《小儿药证直诀》）、川附子（宋代《扁鹊心书》）、大附子（宋代《博济方》）、制附子（明代《景岳全书》）、附子尖（明代《审视瑶函》）、绵附（明代《普济方》）、熟附子（明代《证治准绳》）及生附子、川熟附

（清代《幼幼集成》）等。

　　附子具有独特的产地加工与炮制减毒方法。炮附子是最早的炮制品，见于汉代《伤寒杂病论》："附子一枚，炮，去皮，破八片。"此后各代医家各取所长，推陈出新，不断完善附子的炮制工艺。

　　从汉代到唐代，附子一般都选用炮、煨、炒、烧、焙、烘等干热法进行解毒。宋代则出现加入液体辅料及药汁煮或蒸制。清代开始加入胆巴水进行煮、漂、蒸和浸制。为达到增效减毒目的，附子的炮制方法经历了从火制、水制、水火共制、多种辅料共制等阶段的演进，沿袭至清代已有 70 余种炮制方法（表3-1、图3-1）。

表 3-1　附子的古代炮制方法沿革

| 年代 | 新增炮制方法 | 文献出处 |
| --- | --- | --- |
| 东汉 | 炮，去皮 | 《伤寒杂病论》 |
| 南北朝 | 烧 | 《肘后备急方》 |
|  | 阴制 | 《雷公炮炙论》 |
|  | 炮 | 《刘涓子鬼遗方》 |
|  | 糖灰火炮 | 《本草经集注》 |
| 唐 | 蜜制 | 《千金翼方》 |
|  | 猪胆汁制 | 《外台秘要》 |
|  | 盐水制 | 《银海精微》 |
|  | 煨 | 《仙授理伤续断秘方》 |
| 宋 | 水煮，焙干，姜汁煮 | 《博济方》 |
|  | 煅 | 《小儿卫生总微论方》 |
|  | 童便制 | 《小儿痘疹方论》 |
|  | 姜炒，姜炒后炮 | 《女科百问》 |
|  | 木瓜制 | 《济生方》 |
|  | 黄连炒，面制，姜枣同制，炮后姜汁煮 | 《圣济总录》 |
|  | 黑豆煮，煨后炮，米醋淬，蜜炙，炮后盐水浸 | 《三因极一病证方论》 |
|  | 蒸 | 《魏氏家藏方》 |
|  | 姜汁淬，醋浸 | 《经史证类备急本草》 |
|  | 大、小麦曲酿造法 | 《本草图经》 |

续表

| 年代 | 新增炮制方法 | 文献出处 |
|---|---|---|
| 宋 | 童便浸，辰砂制 | 《校注妇人良方》 |
| | 烟熏童便浸、煨 | 《陈氏小儿痘疹方论》 |
| | 纸裹煨 | 《苏沈良方》 |
| | 中纳赤小豆慢火煮，焙干 | 《类编朱氏集验医方》 |
| | 中纳全蝎，钟乳粉包裹煨 | 《严氏济生方》 |
| | 浸 | 《太平圣惠方》 |
| | 陈壁土糊炮浸 | 《医方大成》 |
| 元，明 | 炮 | 《汤液本草》 |
| | 朱砂制 | 《婴童百问》 |
| | 盐炒 | 《丹溪心法》 |
| | 炒，煮，防风、盐、黑豆同炒，蜜水煮，地黄汁煮，干 | 《普济方》 |
| | 猪脂煎，青盐炒，小便制，石灰制 | 《奇效良方》 |
| | 姜汁制 | 《景岳全书·本草正》 |
| | 面裹煨，麸炒 | 《寿世保元》 |
| | 黑豆汤浸，同姜渣面裹炮 | 《医学入门》 |
| | 醋制 | 《济阴纲目》 |
| | 姜、盐、甘草、黄连、童便制 | 《本草蒙筌》 |
| | 水制，炮后炒，烘 | 《本草纲目》 |
| | 炙，甘草汤制，酒制 | 《景岳全书》 |
| 清 | 防风制 | 《医宗说约》 |
| | 姜制 | 《外科大成》 |
| | 甘草制 | 《本草新编》 |
| | 童便、甘草制 | 《药品辨义》 |
| | 童便、水制 | 《嵩崖尊生全书》 |

　　附子被称作"回阳救逆第一品药""温阳要药"，药效显著，是确有疗效的有毒中药，但碍于其毒性，古代医师应用都十分谨慎。《本经》对附子的性味、功效进行初步总结，明确提出附子的毒性。《淮南子》也记载："天下之物，莫凶于鸡毒（奚毒）。然而良医橐而藏之，有所用也。"阐明毒性的同时也肯定了附子在临床的治疗作用。

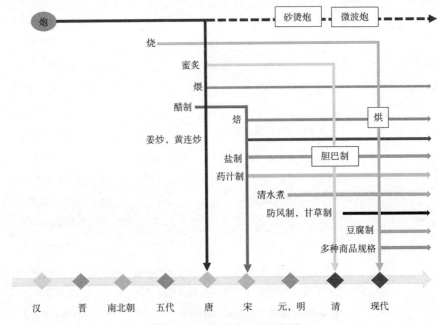

**图 3-1　历代附子的炮制变革**

在汉代，附子的炮制方法较为古朴，以减毒为主要目的，多以烧、炮等直火加热方法为主，火制法温度迅速升高，可干燥解毒，在历代均有应用。《雷公炮炙论》记载"于文武火中炮，令皴坼者去之……至明取出，焙干用"，首次提出"炮后再焙"的炮制方法。然而，炮法存在火源不稳、火力火候难控、质量差、加工效率低等弊端。从晋代至唐代，又陆续出现烧、焙、煨等多种火制法，并开始出现黑豆制、蜜炙等辅料制法。唐代以后，随着附子在蜀地开始栽培，生附子来源也从野生品逐渐过渡到栽培品，以火炮法为代表的炮制减毒方法因加工效率低下，已无法适应社会生产力的快速发展，火制法逐步退出历史舞台。

从北宋起，附子开始大规模栽培，《彰明附子记》中详细记载了北宋年间江油地区的附子种植规模、种植方法、质量评价等。与此同时，附子的产地加工与炮制方法均呈现新的变化。由于附子产量剧增，采收后如何防腐保存，成为需要解决的首要难题。为此，借鉴四川地区腌制泡菜的方法，形成了醋腌的产地防腐方法。到明清之际，四川制盐业兴盛，发展成为盐腌防腐方法。抗日战争爆发后，食盐供应日趋紧张，产地开始采用制盐副产物胆巴取代食盐，用于浸泡防腐，沿用至今，成为一种墨守成规的传承。但该法历来存在争议，认为炮制后药性会被明显减弱。张介宾在《景岳全书·本草正》中评价"腌者大咸，土人腌以重盐，故其味咸而性则降"。清代《本草从新》《药笼小品》均记载附子盐腌制减弱药性，认为"以盐腌之，其性愈减"；清代四川籍著名医家唐宗海在《本草问答》中对附子盐制提出批判，认为"今用盐腌去毒，使附子之性不全，非法也"；《本草害利》亦载四川产附子生品药性最强，当地"以盐腌之，则减其性"；民国时期的医家张山雷在所著《本草正义》中记载"（附子）市肆中皆是盐渍已久而又浸之水中，去净咸味，实则辛温气味既受制于盐之咸，复受制于水之浸，真性几于尽失"，认为附子盐制加水浸漂洗后药性丢失，"附片二钱尚不如桂枝三五分之易于桴应，盖真性久已淘汰，所存者寡矣"。现代扶阳医家认为胆巴水性大寒，是纯阴之物，附子是纯阳之物，纯阴的胆巴水炮制附子易伤附子的阳气，影响附子"扶阳抑阴"的药效。现代研究也表明胆巴炮制附子，附子的毒性成分显著降低，但同时有效成分也流失严重，明显降低了药效，且胆巴的残留物不易完全洗去，对人体也有危害，故建议推广使用无胆巴炮制附片。

随着宋代法象药理思潮的兴起，附子的炮制也从单纯的解毒发展到缓和或增加药性。水火共制、各种辅料、药汁被广泛用于附子炮制，演化出银花汁、干姜汁、甘草汁、防风汁、黑豆汁等数十种炮制用辅料。清代以后，液体辅料种类逐渐简化，由博返约，浸、泡、煮、蒸为代表的水制法与水火共制法成为主流，形成了"浸胆—退胆—煮制—剥皮—切片—蒸制"的黑顺片与白附片加工工艺，沿用至今。

目前，市场上流通的附片有黑顺片、白附片、黄附片、淡附片、生附片、熟附片、炮天雄、刨附片、炮附子、微波炮附子、卦附片、蒸附片、炒附片等20余种；江西地区还有"建昌帮"特色的临江片、煨附片、阴附片、阳附片等。如此众多的饮片类型，可能是由两方面因素主导形成的：一是旧时代不同作坊间相互竞争的结果，一些作坊为了显示产品的差异性，或改变切片方向，如黑顺片；或去皮增加美观，如白附片；或人为添加染料或标记，如黄附片等；或改变饮片的厚薄，如薄如纸的刨附片；或选用超大个头的整个加工，如炮天雄。二是市场需求导向的结果，在产生众多商品规格后，人们开始尝试将这些附片用于不同用途。例如，火神派医家惯用大片张的白附片；参附注射液选用黑顺片为原料；中成药四逆汤（口服液）选用淡附片为原料；中成药右归丸选用炮附片为原料；炮天雄成为温肾助阳的保健佳品；广东及东南亚地区喜用刨附片，用于煨汤保健；卦附片则出口韩国，用于高丽参的加工。

## （一）火制法

火制法出现最早，主要有炮法、烧法、炙法、炒法、煨法等。炮法首见于张仲景所著《伤寒杂病论》，烧法首次记载于《肘后备急方》，炒法首见于明代的《普济方》，唐代的《仙授理伤续断秘方》首次记载煨法的相关应用。

**1. 炮法** 炮者，即置药物于火上，以烟起为度也。炮法是附子最早也是最常见的加工方式，自汉代张仲景提出后被历代医家沿用。汉代《广韵》记载："炮"者，"裹物烧也"；东晋《肘后备急方》补充解释说："炮，去皮脐。"唐代的《外台秘要》云："皆慢灰炮令微坼。"宋代则多记载附子应"炮裂"。明清时期在沿袭火炮的基础上，演变为加入反制解毒药物和辅料共制。然而炮法可控性较差，难以控制内外受热均匀而导致解毒不全。

**2. 煨法** 煨者，以药物置火灰中煨之使熟也。除灰火煨熟外，后代逐渐发展出用湿面、湿纸、加热的滑石粉和麦麸等物质包裹煨熟。宋代《苏沈良方》选择"纸裹煨"。明清时期有"湿纸裹煨""面裹煨"及"甘草汤沃后煨"的记载。煨法较烧法温和，沿用至今，在地方规范中仍可见记载。

**3. 炒法** 炒者，置药物于火，使之黄而不焦也。不同朝代对炒制的程度要求不同，明代《景岳全书》记载"切，略炒燥"；清代《本草述》中则提出炒制品为黄色，"挫碎炒黄"；《温病条辨》记载"生附子炒黑"，要求炒制品为黑色。炒法延续至今，虽不再被《中国药典》收录，但在地方标准仍有应用。

## （二）水制法

附子的炮制，也常加入各种液体辅料浸制或浸制过程加入其他辅料，常用的液体辅料有清水、酒、醋、盐水等。五代后蜀《蜀本草》有单一水浸的记载："以生熟汤浸半日。"宋代的单一水浸开始强调水浸的次数和时间；至明清时期，水浸之后增加炮、煨、炒等工序，如《本草纲目》记载："以水浸过，炮令发坼。"

现代《中国药典》将附子加工成黑顺片、白顺片或淡附片都需要清水浸漂；盐附片也需将泥附子浸入胆巴水中，再加入食盐继续浸泡而成。

## （三）水火共制

水制法一般为附子炮制的初始步骤，后续需加入火制，即蒸法和煮法。蒸法的相关记载可见于宋代《十便良方》："用大附子或大川乌头二枚，去皮蒸过。"

现代研究证明蒸制可破坏附子中的毒性成分且保留有效的水解成分。

历代文献均有附子加各种辅料共煮的记载，如生姜、甘草、黑豆等。但在明清时期诸多医家提出煮制时火候不易控制，致使药性流失。然而，现代附子炮制基于安全性和工业生产的角度考虑，煮制仍是必不可少的一步。

## （四）附子辅料炮制

除以上炮制方法，各类辅料的加入也是附子炮制的一大特色。一类是常用具有相畏相杀作用的黄连、甘草、防风；含有酸性成分的金银花、甘草、醋；富含可解毒的蛋白质成分的赤小豆、黑豆、姜；具有引经入肾作用的盐。另一类是富有争议的胆巴及较少使用的豆腐、米泔水、谷糠等。各种辅料的运用，帮助附子起到增效减毒的作用。

**1. 胆巴**　为制盐过程中的副产物，味咸、性寒，能软坚散结、防腐、解毒。最早使用胆巴炮制附子的记载来自《四川省彰明县概况》，目前《中国药典》（2020年版）中收载的附子胆巴腌制加工方法就源于此。胆巴含有多种金属离子，对中枢神经系统有抑制作用，附片中胆巴含量过高还会引起消化道不良反应。因此，在附子的炮制中，胆巴的使用存在争议。有研究认为用胆巴（卤水）浸泡附子，是为了增加存储时间，为进一步炮制做准备，而非从药性考虑；附子的临床应用多为扶阳，使用纯阴的胆巴炮制附子与临床运用附子"扶阳抑阴"的观点相悖。也有不同观点认为，胆巴属阴，用其阴性平抑附子的火性，以达到阴阳平衡。目前法规中附子的胆巴炮制并无胆巴相关用量、纯度、杂质限量等规定，成品的胆巴制附子饮片也无胆巴限量检测要求。尽管经过多次漂洗，也不能保证附子中无胆巴残留，因此，附子胆巴炮制的弊端逐渐出现，已有人在研究去除胆巴处理过程。

**2. 甘草**　味甘、性平，能和中缓急、解毒，是常用的毒性中药饮片的炮制辅料之一。以甘草降低附子毒性在历代均有应用，《金匮要略》中含附子的方剂中，配伍使用甘草的就有11首。附子经过甘草炮制后，其心脏毒性显著降低，强心作用进一步增强，并能拮抗乌头碱诱发的心律失常，能够降低临床使用的风险。也有研究认为，其药理作用变化的原因在于甘草影响了炮制过程中附子中有效物质的溶出，减少了机体对于其有效物质的吸收。因此，历代医家认为附子与甘草配伍后对心脾阳虚诸证存在较好的疗效。

**3. 黑豆**　味甘，具有散瘀、祛风和滋养肾脏等功效。有学者认为，黑豆中的某些成分可与附子中的毒效成分发生反应，生成不溶性物质，可降低附子毒性，因为黑豆参与炮制后，附子中的有效成分单酯型生物碱含量明显高于其他对照饮片；但在其他研究中并没有显示出黑豆对于附子炮制的特殊作用，因此，也有学者认为黑豆在附子炮制中存在的作用有限。

**4. 谷糠**　是疏松的稻谷外壳，与药物共制可使药受热均匀，避免局部过热。使用谷糠炮制的煨附子是"建昌帮"附子特色的炮制方法之一。在附子的炮制中，谷糠能够使附子的受热温度稳定在 130 ~ 210℃，在此温度范围内，麦麸和附子中含有的生物碱类成分发生化学反应，从而导致药效成分增加或燥性成分降低；在缓和药性的同时，可增强附子健脾祛湿的功效。

**5. 姜**　味辛、性温，能散寒、解毒，药物经姜制后毒性降低。以生姜制附子的目的是以热制热，增强附子补火助阳的功效，早在《博济方》中就有记载姜制附子的方法：用生姜半斤，用水一碗同煮附子。现代研究认为，姜中某些有效成分可能对乌头类生物碱的吸收、代谢或乌头类生物碱的机体毒性效应产生拮抗。特别是干姜的乙酸乙酯提取物和附子的共煎液，与附子单煎液比较，虽然前者的乌头碱和次乌头碱溶出率明显增加，但毒性却明显减小；并且，姜辣素对附子中毒性成分也存在抑制作用。

**6. 豆腐**　味甘、性平，具有生津润燥、清热解毒等功效。使用豆腐共制附子，主要是因为豆腐表面积大、空隙多，具有很好的吸附能力，能吸收附子中部分毒素，起到缓和药物毒性的作用；同时，豆腐作为一种两性化合物，可与附子中生物碱等成分结合产生沉淀，降低药物的毒性。

**7. 米泔水**　味甘、性凉，无毒。使用米泔水浸泡附子，可以很好地使附子中的生物碱成分溶出，从而大大降低生物碱的含量，进而降低毒性，但目前米泔水制附子的应用与研究鲜有报道，这与米泔水不易收集、难以适应大规模生产有关。

## 二、现代炮制方法

现行《中国药典》（2020 年版）收载有盐附子、黑顺片、白附片、淡附片 4 种饮片的炮制方法。

**1. 盐附子**　选择个大、均匀的泥附子，洗净，浸入胆巴的水溶液中过夜，再加食盐，继续浸泡，每日取出晒晾，并逐渐延长晒晾时间，直至附子表面出现大量结晶盐粒（盐霜）、体质变硬为止。

**2. 黑顺片**　取泥附子，按大小分别洗净，浸入胆巴的水溶液中数日，连同浸液煮至透心，捞出，水漂，纵切成厚约 0.5cm 的片，再用水浸漂，用调色液使附片染成浓茶色，取出，蒸至出现油面、光泽后，烘至半干，再晒干或继续烘干（图 3-2）。

**3.白附片** 选择大小均匀的泥附子，洗净，浸入胆巴的水溶液中数日，连同浸液煮至透心，捞出，剥去外皮，纵切成厚约 0.3cm 的片，用水浸漂，取出，蒸透，晒干（图 3-3）。

**4.淡附片** 取盐附子，用清水浸漂，每日换水 2～3 次，至盐分漂尽，与甘草、黑豆加水共煮透心，至切开后口尝无麻舌感时，取出，除去甘草、黑豆，切薄片，晒干。

四川省作为附子的道地产区，《四川省中药饮片炮制规范》（2015 年版）具有地域特色，具体操作如下：①生附片：取泥附子，洗净，切片，干燥。②蒸附片：取生附片，用清水浸润，加热蒸至出现油面光泽，干燥（图 3-4）。③炒附片：将中等细度的砂投入炒药机内，炒至滑利，投入生附片，砂炒至外表皮黄棕色，断面黄色，取出，迅速筛去砂子，晾凉（图 3-5）。④熟附片：选择个大均匀的泥附子，洗净，没入附子炮制用的胆巴水溶液中数日，连同浸液煮至透心，捞出，剥去外皮，切成厚约 7mm 的片，用水浸漂，取出，蒸至透心，出现油面光泽，晒干或烘干（图 3-6）。⑤黄附片：

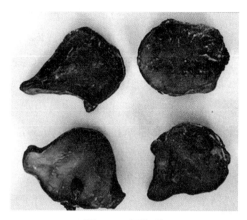

图 3-2 黑顺片

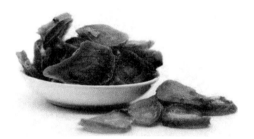

图 3-3 白附片

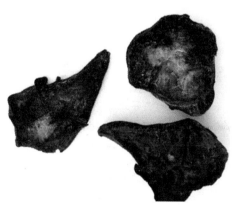

图 3-4 蒸附片

取泥附子，按大小分别洗净，浸入附子炮制用的胆巴水溶液中数日，连同浸液煮至透心，捞出，剥去外皮，切成厚约 7mm 的片，用水浸漂，取出，用调色液染成黄色，晒干或烘干（图 3-7）。⑥卦附片：选择个大均匀的泥附子，洗净，浸入附子炮制用的胆巴水溶液中数日，连同浸液煮至透心，捞出，剥去外皮，对剖，成为两瓣如卦形的附片，再用水浸漂，用调色液染成浅茶色，取出，蒸制至出现油面光泽，晒干或烘干（图 3-8）。⑦刨附片：选择个大均匀的泥附子，洗净，浸入附子炮制用的胆巴水溶液中数日，连同浸液煮至透心，捞出，水漂，阴干，刨成约 2mm 的片，再用水浸漂，取出，晒干或烘干（图 3-9）。⑧炮天雄：选择个大的泥附子，洗净，浸入附子炮制用的胆巴水溶液中数日，连同浸液煮至透心，捞出，水漂，剥皮修形，再用水漂制，姜汁浸泡自然发酵至透心，取出，蒸至透心，烤制至酥脆（图 3-10）。

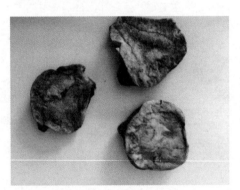

图 3-5　炒附片

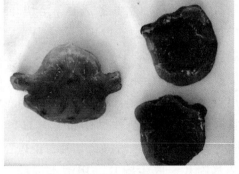

图 3-6　熟附片

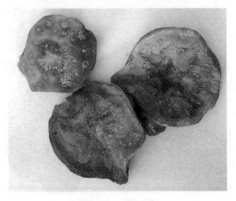

图 3-7　黄附片

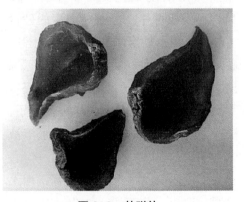

图 3-8　卦附片

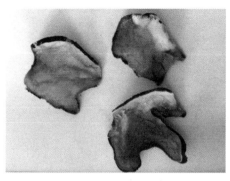

图 3-9　刨附片

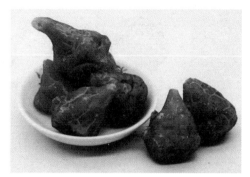

图 3-10　炮天雄

其余各省份中药饮片炮制方法大多延续《中国药典》标准，除此之外还加入了一些特色炮制方法。例如，《上海市中药饮片炮制规范》（2018 年版）加入熟附片，具体操作是将盐附子洗净，漂去咸味，置锅内加水和豆腐同煮，至口嚼无麻感，除去豆腐摊晾至外干内润，切薄片晾干，筛去灰屑。

《重庆市中药饮片炮制规范及标准》（2006 年版）添加淡附片：取盐附子，用清水浸漂，每日换水 2 ～ 3 次，至盐分漂尽，与甘草、黑豆加水共煮透心，至切开后口尝无麻舌感时，取出，除去甘草、黑豆，切薄片，晒干。

《安徽省中药饮片炮制规范》（2005 年版）加入炮附片：取净附片，照砂烫法，烫至体积膨胀并微变色。

此外，还有具有地方特色却未被收录于地方炮制规范的江西阴附片、阳附片、临江片，以及煨附片。①阴附片：漂法同煨附子，再加明矾、甘草漂 1 天（图 3-11）。②阳附片：盐附子纵切厚片，河水洗净，漂 9 次水，晾干，砂炒至鼓起，变白色入药（图 3-12）。③临江片：将盐附子盐分漂尽后，刮去外皮，切厚片，米泔水漂 3 天后，以生姜片拌匀，蒸至表面出现油质，风干至表面"结面"后用文火烘干。④煨附片：将盐附子盐分漂尽后，晾干，然后平铺于糠灰中，上覆生姜片后以草纸覆之，再铺糠灰 4 ～ 5cm 厚于草纸上，灰上平铺少量稻草、干糠壳，于四角点火引燃，待糠烬灰冷，取出附子，蒸至口尝无或微有麻舌感时取出，日摊夜闷至半干，切薄片，晾干。

各种附子炮制品的性状特点及临床应用如下（表 3-2）。

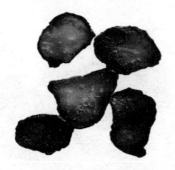
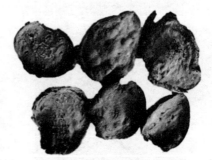

图 3-11　阴附片　　　　　　　图 3-12　阳附片

表 3-2　各种附子炮制品的性状特点及临床应用概况

| 规格 | 性状特点 | 临床应用 | 来源 |
|---|---|---|---|
| 蒸附片 | 表皮黑褐色，横切面呈棕黄色，具油润光泽，质硬而脆 | 补火助阳，祛寒止痛 | 《四川省中药饮片炮制规范》(2015 年版) |
| 炒附片 | 表皮黄棕色，切面浅黄色或黄棕色，质松脆 | 用于肢冷脉微、心腹冷痛、虚寒吐泻久痢、亡阳欲脱和阳痿宫冷 | 《四川省中药饮片炮制规范》(2015 年版) |
| 黄附片 | 切面黄色，质硬而脆 | 温复元阳，散寒燥湿，用于阳痿、宫冷、心腹冷痛、虚寒吐泻、阴寒水肿、阳虚 | 《四川省中药饮片炮制规范》(2015 年版) |
| 卦附片 | 如卦形，切面灰褐色，半透明状，具油润光泽，质硬而脆 | 用于心腹冷痛、脾泄冷痢、风寒湿痹、踒躄拘挛、阳痿、宫冷、阴疽疮漏及沉寒痼冷之疾 | 《四川省中药饮片炮制规范》(2015 年版) |
| 刨附片 | 表面黑褐色，切面呈灰白色或浅灰黄色 | 用于虚寒泄泻、风寒湿痹、阳虚水肿、阳虚感冒和精泄不禁，以温经通脉、散寒温肾暖脾为主 | 《四川省中药饮片炮制规范》(2015 年版) |
| 炮天雄 | 表面类白色、金黄色或浅灰白色，且凹凸不平，可见点状破裂、裂缝状空隙，指甲轻刮有油痕 | 补肾助阳 | 《四川省中药饮片炮制规范》(2015 年版) |
| 熟附片 | 切面黄白色或灰黄色，半透明状，具油润光泽，质硬而脆 | 主治风寒湿痹、半身不遂、寒疝腹痛和跌打伤痛 | 《四川省中药饮片炮制规范》(2015 年版) |
| 黑顺片 | 外皮黑褐色，切面暗黄色，油润具光泽，半透明状，质硬而脆 | 回阳救逆，补阳益火 | 《中国药典》(2020 年版) |

续表

| 规格 | 性状特点 | 临床应用 | 来源 |
|---|---|---|---|
| 白附片 | 无外皮，黄白色，半透明 | 燥湿化痰，祛风止痉，解毒散结 | 《中国药典》（2020 年版） |
| 淡附片 | 表皮黑褐色，横切面呈褐色，半透明，质硬 | 药力较和缓，长于回阳救逆、散寒止痛 | 《中国药典》（2020 年版） |
| 炮附片 | 无外皮，黄白色，半透明，表面鼓起黄棕色，质脆 | 温肾暖脾，用于心腹冷痛、虚寒吐泻 | 《重庆市中药饮片炮制规范及标准》（2006 年版） |
| 阴附片 | 外皮黑褐色，切面暗黄色，油润具光泽，质坚硬 | 女性阳虚较轻或体质较弱者 | 《樟树药帮中药传统炮制法经验集成及饮片图鉴》 |
| 阳附片 | 外皮黑褐色，表面鼓起黄棕色，质松脆 | 男性阳虚较严重者 | 《樟树药帮中药传统炮制法经验集成及饮片图鉴》 |
| 临江片 | 切面呈淡黄棕色，半透明状，具油润光泽，质硬而脆 | 用于肢冷脉微、阳痿宫冷、心腹冷痛、虚寒吐泻、阴寒水肿、阳虚外感和寒湿痹痛 | 《樟树中药炮制全书》 |
| 煨附片 | 表面周边灰棕色，切面微有光泽，具孔隙，质脆 | 用于肾阳虚之腰痛、腰以下冷、遗精阳痿、耳鸣耳聋和小便频数 | 《江西省中药饮片炮制规范》 |

目前已有多种附子的炮制加工品，其加工的颜色大体分为黄色和黑褐色，其中，在炮制过程中有蒸煮过程者，外皮多呈黑褐色，有油润光泽。此外，经火制的附子更偏向于补肾阳，经水火共制者更偏向于散寒止痛。而各地新炮制品的出现也是在传统炮制方法的基础上，结合地方特色而成，如"建昌帮"的特色附片与其擅用水火炮制技艺密切相关。而广东炮天雄与四川炮天雄的差异，可能与广东喜爱煲汤的饮食偏好有关。

# 第二节　附子的炮制工艺研究

附子的传统炮制工艺不断精进，逐渐形成了以"泡胆—退胆—煮制—剥皮—切片—蒸制（火烤）"为主要流程的工艺。随着现代技术的发展，也出现了微波炮制法、附子配方颗粒、无胆附片加法、微生物发酵法等创新炮制加工技术。在保证附子疗效的同时，简化了炮制工艺，提高了药物的安全性与服用便捷性。本节对附子的传统炮制工艺研究和现代创新工艺研究情况进行介绍。

## 一、传统炮制工艺研究

附子采挖季节在每年夏至前后，雨水充沛，如不及时采挖处理，一周的时间便会大量腐烂。因此，宋代采用醋腌产地防腐。明清时期发展为盐腌方法，后因抗日战争爆发，食盐供应紧张，产地开始采用制盐副产物胆巴取代食盐，用于浸泡防腐，沿用至今，并形成了"泡胆—退胆—煮制—剥皮—切片—蒸制（火烤）"的主流工艺。

附子传统炮制品的具体加工工艺（图3-13）如下。

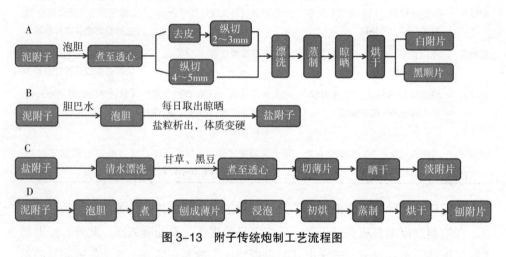

**图3-13　附子传统炮制工艺流程图**

研究发现，附子浸胆过程存在生物碱显著流失的问题。附子浸胆20天，生物碱累积流失70%以上，加之后续的煮制、去皮、切片、退胆漂片、干燥等工艺，生物碱损失高达90%以上，市售附片"徒用附子之名尔"。由于工艺繁复，可控性差，不同批次的制附片中生物碱含量可相差10倍以上，质量稳定性堪忧。超高效液相色谱分离系统和四级杆飞行时间串联质谱检测法发现，无论剧毒的双酯型生物碱，镇痛抗炎的尼奥灵、附子灵、宋果灵，还是强心成分水溶性生物碱（去甲乌药碱、去甲猪毛菜碱）均大量流失，浸胆过程在减毒的同时，减效也不可忽视。有研究者对黑顺片炮制过程中7个过程环节点取样进行6种特征生物碱测定，发现在黑顺片炮制过程中，双酯型生物碱存在不同程度的降低；在泡胆和煮制过程中单酯型生物碱会升高，可能和其双酯型生物碱水解有关；在冰附子环节单酯型生物碱会稍稍降低，由于漂附片环节是将切片后的冰附子放入水池中用清水反复浸漂，从而达到去除胆巴的目的，这一过程中有大量单酯型生物碱的流失。此外，附子饮片中的胆巴残留问题同样引人关注。胆巴是氯化钙、氯化镁、氯化钠等多种氯化物的混合物，部分作坊退胆不尽，甚至人为添加胆巴增重，导致附片中胆巴含量偏高，由此引起的消化道不良反应（胃部灼烧、痉挛等）更令医生与患者猝不及防。加之现行国家标准并不检测胆巴残留，由此给临床用药带来安全隐患。因此，开发新的附子防腐技术与新型无胆附片成为新的临床需求。

## 二、创新工艺研究

中药材的炮制与临床效果之间的关系密切，炮制过程会对中药临床试验产生重要的影响，药材经处理后成分的变化，影响临床疗效及用药的安全性。传统炮制方法虽然有一定的科学依据，但劳动强度大，费时，费力，且有效成分损失严重。随着现代技术的发展，结合传统炮制工艺，又有许多新的炮制方法，如常压蒸制法、高压蒸制法、高温烘制法、微波炮附子、砂炒附子法等的出现，大大简化了炮制工艺，节省了时间，且极大地减少了有效成分的损失；附子配方颗粒由附子饮片提取浓缩而成，在保存附子总生物碱含量的同时也提高了患者服药的便利性。

### （一）常压蒸制法

现代研究表明，在湿热条件下附子内毒性较强的双酯型生物碱容易水解为毒性较低的单酯型生物碱，随着蒸煮时间的延长进一步转化为毒性更低的醇胺型生物碱。近年来蒸法炮制附子的研究逐渐增多，大量的研究显示蒸制法在减毒存效的同时，方法简便可控。有研究者以生附片为原料直接蒸制，研究了其在不同蒸制时间内 6 种生物碱的变化规律，3 种双酯型生物碱随着蒸制时间的延长而减低，其新乌头碱和次乌头碱 1 小时后未能检出，3 种单酯型生物碱在 3 ～ 4 小时含量达到最高，随着加热时间的延长含量有所降低（图 3-14）。

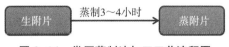

**图 3-14　常压蒸制法加工工艺流程图**

### （二）高压蒸制法

附子的传统炮制工艺常需经过泡胆、反复漂洗，致使大量的生物碱流失。高压蒸制法由于操作简单、可控、省时，且去毒效果好，已然成为现代研究的热点。1961 年，高桥真太郎首次提出以 110～115℃、1.5kg/cm² 压力蒸附子 40 分钟，在减毒的同时又能避免大量生物碱的流失。随后国内也开展了一系列附子高压蒸制法的研究。1990 年出现了高压蒸煮的炮制方法，生附子在胆巴水中浸泡数日，漂洗后切成片，高温高压蒸制 30 分钟、干燥，工艺简单，过程可控。以此为基础，张荣等对于高温高压蒸制法进行了进一步优化，发现随着蒸汽压力的增大和蒸制时间的延长，川乌中 3 种双酯型生物碱的含量逐渐降低，在 0.1MPa 蒸汽压力下蒸制 30 分钟或 60 分钟，乌头碱含量与按《中国药典》方法即常压下蒸 8 小时的含量接近。有人在 0.245MPa 条件下蒸制药材 1.5 小时，测定最大给药剂量，结果发现，当最大给药剂量为临床最大用量的数百倍时仍未见相关毒性反应。有研究者观察不同炮制时间附子对水合氯醛麻醉大鼠心功能的影响及其心脏毒性，研究发现，附子改善心功能的作用受炮制时间的影响，采用高压蒸制的方法炮制 40～100 分钟时间段获取的附子饮片可能具有较佳的药效。有研究者以双酯型生物碱含量、总生物碱含量及外观质量为综合评价指标，优选出附子最佳高压蒸制工艺为经润湿法处理后，在 0.10MPa 压力下蒸 150 分钟。该工艺简便、易行、可控，可作为代替附子传统炮制工艺的新方法（图 3-15）。

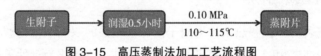

图 3-15　高压蒸制法加工工艺流程图

## （三）高温烘制法

研究表明，将川乌、草乌经润透法处理后，分别 110℃恒温烘制 8 小时和 10 小时，即得干燥饮片，炮制效果较好。林华以 6 种单、双酯型生物碱，总生物碱含量和外观评分为指标，采用 L₉（3⁴）正交试验法对烘制时间、烘制温度及软化方式等因素进行考察，最终得到减毒效果好、有效成分高、含水量低的附子炮制品。有研究者将附子经换水浸透法处理后，以 120℃恒温烘制 12 小时，得到符合《中国药典》要求的附子炮制品，且与传统工艺相比简便省时，减毒充分，有效成分含量高（图 3-16）。

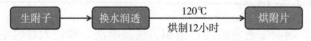

图 3-16　高温烘制法加工工艺流程图

## （四）微波炮制法

微波炮制技术是在食品领域微波膨化技术上衍化而来的一种新技术。20 世纪 80 年代中期，有研究者创新性地采用当时极为稀少的微波作为热源，以胆附子为原料，通过退胆、双氧水去皮、蒸制 10 分钟、晾干，并埋入油砂中，微波照射 15 分钟，成功制备了符合质量要求的新型微波炮附片。在此基础上，有人研究发现，以总生物碱含量为指标，优选出最佳工艺为中火 4 分钟，切片厚度为 3mm。相较于生品，微波炮附子的总生物碱和乌头碱的含量比生品分别下降了 55% 和 74%，水浸出物含量显著增加，醇浸出物含量相对变化不大。对比生附片、白附片、香港附片和微波炮附片的药效和毒性发现，微波炮附片是 4 种附片中毒性最低的，具有较缓的耐缺氧、抗心肌缺血和强心作用，抗炎镇痛作用也有所增强。此外，微波炮附片还可增强免疫功能，促进幼鼠胸腺和性腺的发育。鉴于现代微波设备的参数和药材的要求均已发生巨大的改变，30 多年前的微波炮制研究工艺已难以指导当今微波炮附片的生产。因此，有研究以生附片为原料，复水 80%，埋入 2% 的油砂中，在微波炉内（功率为 550W）加热 3 ～ 4 分钟，取出放冷，筛去油砂便可得到符合 2020 年版《中国药典》质量要求的炮附片（图 3-17）。

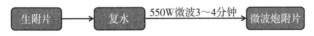

图 3-17　微波炮制法加工工艺流程图

有研究者基于微波炮附片的主要影响因素和微波工业设备特点，又建立了微波液封减毒与微波干燥膨化两阶段生产工艺（图 3-18），并以双酯型生物碱及单酯型生物碱为指标，考察不同阶段温度、时间对微波炮附片的影响，确定了微波炮附子最佳工业化生产工艺为取生附片按照重量 1∶1.2 加入适量水，微波 90℃常压减毒 90 分钟，60℃微波真空变频干燥，即得。

## （五）附子配方颗粒

配方颗粒是现代中药饮片重要的改革，但相较中药饮片目前近千亿的市场规模，中药配方颗粒的市场尚小。附子配方颗粒是由黑顺片、白附片或淡附片经过提取、浓缩、制粒制备而成的颗粒状饮片（图 3-19）。由于黑顺片、白附片、淡附片都需经过复杂的炮制过程，有效成分损失严重。因此，有学者以泥附子为原

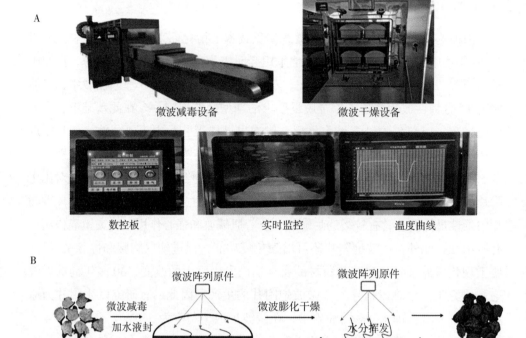

A. 微波炮制设备；B. 微波炮附片炮制流程。

**图 3-18　微波炮附片工业化生产工艺流程**

料生产配方颗粒，发现该新工艺生产的配方颗粒与现有工艺制备的配方颗粒相比，毒性成分含量相当，苯甲酰乌头原碱、苯甲酰新乌头原碱、苯甲酰次乌头原碱、乌头原碱、附子灵、尼奥林、塔拉萨敏、宋果灵、去甲乌药碱、去甲猪毛菜碱 10 个有效成分的含量明显提高。有研究者选用川产泥附子，经控温、控时、常压水解、醇沉、喷雾干燥制粒制成附子颗粒，发现该颗粒的总生物碱含量显著高于传统工艺制成的附片，且在保持原有药效的同时部分药效有所提高。值得注意的是，市场流通附片有 20 余种，不同附片炮制工艺不同，其药效物质与活性差异尚未完全清楚，不同炮制品能否替换或等同入药，需要深入研究；且目前大部分附子炮制品尚无对应的配方颗粒产品，无法满足和支撑中医临床精准用药的需求。因此，有必要对多种附子传统炮制品的异同进行研究，明确能否合并或替换使用，并逐步完善炮制品的配方颗粒品种。

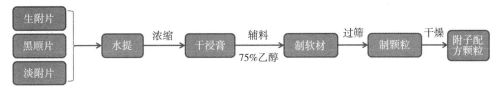

图3-19　附子配方颗粒加工工艺流程图

附子配方颗粒质量一致性近年来备受关注。有研究者对两家企业生产的29个批次附子配方颗粒进行质量一致性研究，发现不同厂家、不同批次附子配方颗粒存在明显差异。目前，全国生产附子配方颗粒企业共有3家，然而他们的生产工艺并未完全统一。有研究表明，提取设备的型号和大小、加热方式、提取时间与次数、溶媒用量、辅料种类、制粒方式等对配方颗粒的质量均有影响。例如，提取时间越长、压力越大，附子中淀粉的糊化、溶出量越大，会直接导致最终浸膏产量的增加、浸膏中药效成分丰度的相对降低，甚至影响制粒过程中辅料的用量与颗粒的收率。不同厂家的制粒方式也明显不同，有的厂家采用浸膏喷干后湿法制粒，有的直接采用一步制粒。辅料种类对配方颗粒的溶化性影响较大，最常用的糊精虽然成本较低，但会影响颗粒的溶化性。各个环节的差异在浸泡、提取、静置、浓缩、制粒等制剂链条上不断累加，会导致最终产品质量上的显著差异。因此，有必要建立统一、具有约束力的制法，减少工艺制备产生的差异。

附子配方颗粒的产量形成模式也是一个值得探讨的问题。附子配方颗粒常经提取、浓缩等富集手段制备而成，包装上或说明书上往往标注"每袋0.7g，相当于5～6g饮片""每袋0.5g，相当于饮片3g""每1g相当于8.6g"等类似表述，每个厂家每袋所装的克数和相当于原饮片的量都大不相同。目前，该标注的制定尚未完全统一，有的以物料平衡模式折算，也有企业通过调节辅料用量来平衡浸膏量的差异。此外，附子原药材的质量并不统一，部分黑顺片中单酯型生物碱的含量相差15倍之多，故该标注并不能直接表明其有效成分含量的高低，难以指导临床医生合理控制用药量。因此，相关部门有必要统一配方颗粒的产业形成模式，提高其含量的一致性。

## （六）无胆附片加工法

目前附子炮制主要以胆附子为原料，但胆巴盐的残留会对人体消化系统、心血管系统和泌尿系统造成一定的毒性和刺激作用。由于现行的国家标准并不检测胆巴的残留量，这给临床用药安全埋下了巨大的隐患。近年来，蒸附片等品种应用的扩大也反映了无胆附片未来的应用前景。有研究者以 3 种双酯型和 3 种单酯型生物碱的含量、附片外观、时间、成本和水分含量为指标，进行无胆附片加工工艺的优选。有研究发现，以 1∶0.4（g∶mL）的水量浸润干燥生附片，120℃蒸制 50 分钟，100℃恒温干燥，制得符合《中国药典》（2020 年版）要求的附片，且以该方式制得的附片 DPPH 清除率可达到 87.832%，对羟基自由基的清除率可达到 29.253%。已有研究证实，无胆炒附片中单酯型生物碱含量明显高于黑顺片，同时，无胆炮制所得白附片中总生物碱、单酯型生物碱、双酯型生物碱含有量均高于传统胆巴炮制的白附片，且工艺简单，不易引入杂质。梅全喜教授团队联合成都中医药大学李楠教授团队开展附子无胆炮制研究，生产出无胆巴炮制的蒸附片和姜附片。经动物实验证实，无胆巴炮制的蒸附片可明显减轻肝损伤。有研究发现附子经无胆（胆巴）蒸制或炒制与《中国药典》（2020 年版）规定的传统工艺相比，毒性生物碱含量相当，有效成分显著增加，提示无胆蒸制或炒制工艺存性良好，流程简单，不易引入杂质。

## （七）微生物发酵法

现代研究表明中药经微生物发酵可减小其毒性，如对马钱子进行发酵处理后生物碱含量明显低于未经发酵处理。有相关研究采用曲霉对川乌、附子进行固态发酵，经发酵后川乌、附子中具有毒性的乌头碱、新乌头碱、次乌头碱质量分数显著降低。有学者研究酵母菌对川乌、附子（黑顺片）中总生物碱含量的影响，结果表明酵母菌发酵川乌、附子能显著提高总生物碱的含量和浸膏得率（图 3-20）。

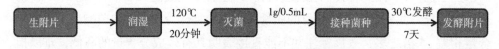

图 3-20　微生物发酵法加工工艺流程图

## （八）砂炒附子法

古代干热法是将整个附子埋于糖灰中，用其余热进行加热，但该方法常存在加热不均匀、温度不易控等缺陷。现代干热法是以河砂作为中间传热体，传热均匀，且可控制热源来调节砂温。有研究者采用分光技术检测附片粉末颜色的 L*a*b* 值，排沙法测定饮片密度，将传统经验指标数据化、指标化；并通过对砂炒温度、大小分档、砂炒时间的筛选，确定砂炒工艺中的关键技术参数，建立炮附片和炒附片制备工艺，并发现炒附片和炮附片的化学成分和种类存在较大的区别，炒附片中的 3 种单酯型生物碱的总含量为炮附片的 3 ～ 10 倍（图3-21）。

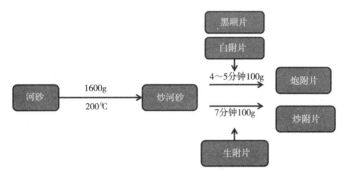

图 3-21　砂炒附子法加工工艺流程图

## （九）附子精标饮片

由于毒性物质在大、小附子中有一定差异，在同一附子的皮部、髓部也有明显差异，为了消除这种药材的天然差异，有研究者提出了采用颗粒状（中药煮散）的形制规格，以提高饮片的成分煎出率及质量的均一性。结合炮制工艺及煎煮效果确定附子精标饮片（实为煮散饮片）的最优工艺与规格：泥附子直接切制加工成 5mm 规格小丁，并在 100℃条件下鼓风干燥 10 小时，减毒的同时，最大限度地保留了强心成分。相较于传统黑顺片，精标饮片的产量与生产效率也显著提高，从原料到成品仅需 12 小时，生产效率大幅提高，同时精标饮片 3 个双酯型成分和 3 个单酯型成分含量波动性普遍在 10% 左右，质量更加相对均一。药理研究表明附子精标饮片促进线粒体能量代谢作用、强心效果明显强于黑顺片（图 3-22）。

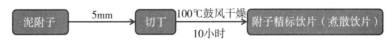

图 3-22　附子精标饮片加工工艺流程图

此外，中国科学院上海药物研究所果德安教授团队为比较附子不同炮制品化学成分差异、开发新的炮制工艺，建立了多成分定量分析方法，对附子不同炮制品中的15个不同类型主要二萜生物碱成分进行绝对定量分析，并计算双酯型二萜生物碱（DDA）、单酯型二萜生物碱（MDA）和醇胺型二萜生物碱（ADA）含量，进一步比较了不同产地生附子、生附子与炮制品及不同炮制之间化学成分的差异，其中四川江油生附子的DDA含量较高而ADA含量较低，炮制品的DDA含量明显低于生附子，其中黑顺片的MDA和ADA含量高于白附片，炮附片的MDA和ADA含量高于白附片而DDA含量低于白附片，说明不同炮制工艺对附子化学成分的影响存在明显不同。从生附片及黑顺片提取得到生附片及黑顺片总提物，并根据附子中不同类型化学成分极性的不同，采用柱色谱分离法分别制得水溶性非生物碱部位、醇胺型二萜生物碱部位、单酯型二萜生物碱部位、双酯型二萜生物碱部位和脂型二萜生物碱部位，进行小鼠急性毒性评价及急性心力衰竭大鼠强心活性评价，结果表明附子中双酯型二萜生物碱为主要的毒性成分，单酯型二萜生物碱等均具有较高的安全性，而强心活性可能由多种成分共同发挥作用。因此，炮制主要通过降低双酯型二萜生物碱的含量及保持单酯型二萜生物碱、醇胺型二萜生物碱等的含量而降低毒性，提高安全性及有效性。

同时依据附子炮制减毒机理，通过制备多批不同煮制时间炮制品、饱和Ca（OH）$_2$溶液炮制品及高压蒸制炮制品等，进一步优化附子炮制工艺。15个成分的含量测定结果表明，与传统炮制工艺相比，上述经工艺优化的炮制品双酯型二萜生物碱的含量降低至1%到10%，而单酯型二萜生物碱和醇胺型二萜生物碱提高至2倍以上，从而降低附子饮片的毒性，提高安全性及有效性。进一步对附子配方颗粒及中成药进行质量评价，采用多成分定量分析方法对3批附子配方颗粒及39批不同厂家和不同剂型的附子中成药中15个不同类型成分进行含量测定，通过计算3个主要的双酯型二萜生物碱和单酯型二萜生物碱的相对含量，以及3个醇胺型二萜生物碱和单酯型二萜生物碱的相对含量，判断配方颗粒及中成药中附子的炮制程度。结果表明，配方颗粒及中成药中附子的炮制程度较高，毒性较低，质量一致性较好，适合临床使用，这为附子配方颗粒及中成药的质量控制提供依据。

## 第三节　附子的炮制设备研究

附子炮制工艺包括清洗、浸泡、切制、蒸煮、炒制、干燥等多个复杂工序，因其圆锥形外观、生药材泥沙多、毒性大等特点，往往需要对常规加工设备进行改良。通过对各公司及厂房与车间实地考察，本节展示了附子传统与现代化加工设备。

# 一、传统加工设备

附子应用历史悠久，因其毒性强，大多使用炮制品。传统加工附子大多采用简单的手工加工，设施也较为简陋。附子最早炮制设备主要是木桶、竹筛、瓦缸、蒸笼、砂锅、灶、竹刀、篾刀、土坑、砖圈等，随着生产规模扩大及科学技术的进步，在传统炮制设备的基础上开始逐渐改良，研发出的基础工业化设备，适合附子的大规模生产。

## （一）清洗与浸漂

**1.浸泡池**　附子炮制一般需要经过水、食盐水或胆巴水浸泡，如制备黑顺片、白附片、黄附片和炮附子都需要将附子浸泡在高浓度胆巴液中。传统浸泡池多是水泥材质，但胆巴水（含大量的氯化镁、氯化钙）会腐蚀水泥致浸泡池开裂，后改良成水泥材质上用瓷砖贴面，防腐蚀性较好（图3-23）。目前还有不锈钢材质的浸泡池、自动配比浸泡液的附子浸泡池等，但最常用的还是瓷砖贴面的传统浸泡池。

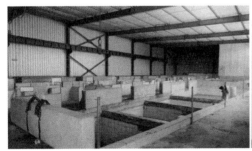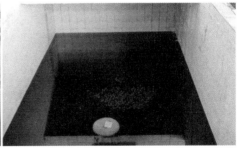

**图3-23　附子传统浸泡池**

**2.浸漂池**　传统浸漂池一般与浸泡池材质相同，是水泥材质以瓷砖贴面，但规格相比于浸泡池较小，设有上下水口，漂洗方便（图3-24）。目前工艺生产中已经大多采用不锈钢材质的浸漂池（图3-25）。

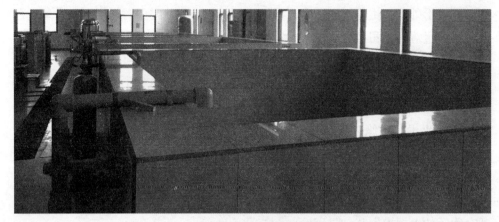

图 3-24　传统浸漂池

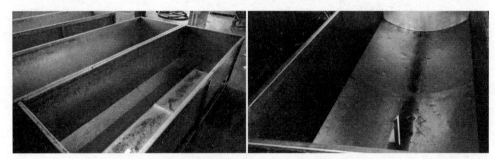

图 3-25　不锈钢浸漂池（左）与浸漂池局部（右）

## （二）切制

附子传统切制设备以切药刀居多，常见的切药刀是片刀和铡刀。成套的切药设备还包括切药刀、刀床、刀鼻、装药斗、压板、蟹爪钳及木质切药台。因地域不同、炮制方法不同，切药刀也有差异。但附子并不需要切薄片，因此对切药刀的要求并不严格。工艺生产中附子手工切药台多是不锈钢材质，较为简便。

## （三）蒸煮

**1. 蒸笼**　传统蒸笼一般为木制或竹制，多层（图 3-26），如今工业化生产一般采用工业蒸箱蒸附子，但也有少部分附子生产厂家仍采用传统蒸制方法。

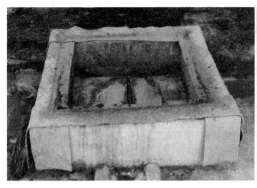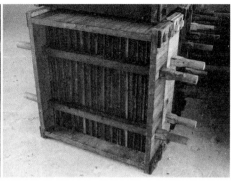

图 3-26　蒸炉（左）与蒸笼（右）

**2. 砂锅**　传统煮附子可采用砂锅，如盐汤煮附子、甘草与附子共煮等方法都需要用砂锅煮制。但传统砂锅煎煮耗时费力，且容量较小，难以满足现代人快节奏、高效率的生活需求。随着中医药现代化的进程，中药生产规模扩大，砂锅已不能满足附子工艺生产的煎煮需求，现工艺生产几乎完全使用煮药机。有许多人认为煮药机的效果不如传统砂锅，经过多方研究，已证实智能煮药机与传统砂锅煎煮附子效果相当。

### （四）其他

**1. 烤片缸**　取无釉瓦缸，在缸底打一圆孔，缸口用铁丝扎紧，将缸倒放，将木材放缸内燃烧，缸外擦抹干净，待缸烧热（以附片贴上不掉落为度），将附片贴在缸上烤制，至附片烤去 70% 的水分，自行掉落，再继续晒干或烘干。瓦缸既可以保温，又不会使附子与铁、铝等金属发生化学反应，是干燥附子的传统设备。

**2. 煨制炉**　煨附子是附子炮制中的一种特色饮片，传统煨附子一般直接挖土坑或者堆砖圈，之后逐渐出现手工制作的煨炉、工业煨炉、自动控温煨炉等。目前已研发出便于清洗的中药附子煨蒸一体设备。

## 二、清洗设备

清洗是中药材前处理加工的必要环节，清洗的目的是除去药材中的泥沙、杂物。根据药材清洗的目的，将不同药材按种类划分为水洗和干洗两种。附子属于根类药物，含泥沙多，对于清洗设备也有一定要求。附子大规模生产中常采用洗药机清洗，其中以循环水洗药机居多。此外，旋转式洗药机、旋转喷淋带式洗药机、泥水分离附子清洗装置、剃须和筛捡附子一体机等清洗设备也适用于附子的清洗。

**1. 循环水洗药机** 包括 XSG 型鼓式和 XST 型直筒式两种。循环水洗药机适用于除去附着在中药材表面的泥沙，因其节水的特点，尤其适合于批量药材的清洗。目前已出现许多新型循环水洗药机，例如设有吹气嘴和喷淋管双重清洗的循环水洗药机，使附子正面、反面同时冲洗，清洗效果更好，也更加节水；设有超声波发生器的洗药机，能起到超声清洗的效果，清洗效率高，清洗效果好。

**2. 旋转式洗药机（图 3-27）** 采用整体旋转式，进出料口、筒体全部采用不锈钢板制成，配有高压水泵喷淋，水源为普通饮用水，一次冲洗，采用内螺板推物料，实行连续生产，自动出料，对特殊品种可反复倒顺洗净，并配有传动输送机，取代了传统手工操作，改善了劳动强度和场地污染，真正做到了省时、省力、质量好、噪音小、筒体旋转平稳的特点。

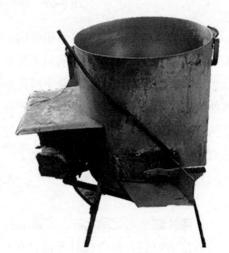

图 3-27　旋转式洗药机

**3. 旋转喷淋带式洗药机** 也称滚筒洗药机，是喷淋式洗药机的改良品。该机采用筒体旋转，配有高压水泵喷淋，水源选用自来水水源，一次冲洗，采用内螺导板推进物料，实行连续生产、自动出料，对特殊品种可反复倒顺推进冲洗干净，对特别难清洗的药材，添加了浸泡装置，利于软化污物，方便清洗，且大大提高了水利用率。

## 三、切制设备

附子切制主要是手工切制和机器切制。目前生产常用的是机器切制，其特点是连续作业、生产能力强、生产效率高、损耗率低、节省劳动力、易操作、易维护、不污染物料。但机器切制可能无法切制特殊规格的饮片。

中药切制常用的切药机有往复式切药机和旋转式切药机，附子切制常用的是旋转式切药机、旋料式切药机、多功能切药机。

**1. 旋转式切药机** 适合于根茎、果实、种子类和块状药材的切片加工，切片厚度调节方便，切制饮片平整、光滑，损耗率低、噪音低、移动方便，且操作简单，维修保养方便。目前还研发出许多新型旋转式切药机，如具有减震功能的旋转式多用切药机、智能旋转式多用切药机等，见图 3-28。

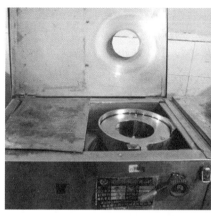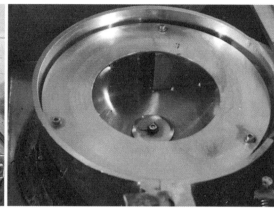

图 3-28 旋转式切药机（左）与局部图（右）

**2. 旋料式切药机（图 3-29）** 用于果实、种子和部分根茎类药材及其他农副产品的切片加工。它的主要特点是连续作业，单机产量高，自动适应进料量，切制力与物料质量成正比（自适应），易清洗、易操作，不污染物料。

**3. 多功能切药机** 工作台上有多个料口，可加工不同种类的药材，在同一机器上可加工多种片型，如斜片、圆片、柳叶片，并且能任意调节切片厚度、长短，适用于根茎、草、藤、叶、果实类药材，圆片、直片、丝、段等多种规格饮片的加工切制。目前生产上也采用单个投料口的旋料式切药机加工附子。

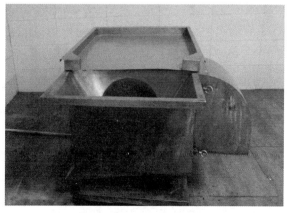

图 3-29 旋料式切药机

## （四）其他设备

切丁机是一种特别的附子切制设备，张定堃等采用CHD100型切丁机将附子切成5mm规格的附子丁，结果发现附子切丁简单易行且效率高、产量大，饮片质量也得到保证，但目前鲜少应用切丁机切制附子。

# 四、炒制设备

炒制是附子炮制中的一种干法炮制，起源于汉代。所得的产物炒附片是附子的常用炮制品，对炎症疼痛有着明显作用。然而，在附子的炒制过程中，往往会因为火候掌握不当而使附子焦化、糊化，影响药效。因此，在附子的炒制过程中，需要加入河沙，达到受热均匀的目的。

**1.鼓式炒药机**　为了改善炒制附子火候掌握困难、产品质量不一的问题，除炒锅外，现在多采用自动化的鼓式炒药机（图3-30）。炒药机由炒筒、炉腔、炒板、加热器、隔热装置、投料口、出料口组成。

**2.多功能炒货机**　在工业化生产中，也可使用多功能炒货机制备炒附子，见图3-31。多功能炒货机在实际应用中多用于花生、板栗等坚果的炒制，而这些

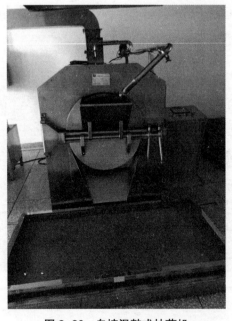

图3-30　自控温鼓式炒药机

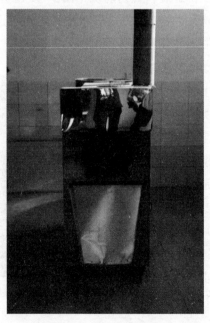

图3-31　多功能炒货机

坚果的炒制也需要有炒货砂的参与，这与炒附片需要油砂有着相同需求。而与鼓式炒药机相比，多功能炒货机的容量较少，容易溢出，现在工业生产中，不适用于很大规模的生产，常见于中小型附子加工厂。

无论是鼓式炒药机，或是多功能炒货机，均有着相对密闭的条件，这与附子本身的淀粉含量较多，易有粉尘的性质相关，封闭条件能够有效地减少粉尘污染及对工作人员的损害。炒附片的原料是生附片，毒性较大，因此，炒附片的设备已经趋向于自动化与智能化。

## 五、蒸制设备

附子中含有大量的淀粉，因此，在附子蒸制过程中，首先需要将药材润湿，否则将会使热量达不到内部而出现"夹生"现象。这可以通过预先润湿及在蒸制过程中加湿的方法予以解决。而在附子的加工过程中，需要先进行胆巴浸泡、清洗的操作，在这些操作过程中，附片将得到充分的润湿，因此，附子的加工并不需要单独的润药操作。

现代制备蒸附片常采用湿热高压蒸制法，在此条件下生产的附片中生物碱得到了保留，有效成分单酯型生物碱含量较高，毒性双酯型生物碱含量较低。高压蒸制法为现代研究的热点，高压蒸制设备也得到了广泛应用。高压蒸汽设备是利用高压环境使水迅速沸腾产生蒸汽，高压蒸汽通过管道进入锅体内。高压蒸汽有着穿透性好、加热迅速的特点，能够使水分快速到达附片中心。

**1. 压力蒸汽锅**　为常用设备，操作简单、耗时短。蒸煮设备内层锅体多采用耐酸、耐碱的不锈钢材料，且配有压力表和安全阀，有着安全可靠、外形美观的特点（图3-32）。在工业化生产中，针对不同的生产需求，采用不同规格的蒸汽锅，但其原理相同，通过管道将蒸汽输送于锅体提高了蒸附子过程的安全性，并且蒸煮锅内带有运输轨道，方便了附子的运输。

**2. 压力蒸汽灭菌器**　在实验室研究中，多采用湿热法制备蒸附片以进行研究，而压力蒸汽灭菌器的温度控制能够更好地进行蒸附片的工艺条件前期研究。压力蒸汽灭菌器与压力蒸汽锅的原理类似，通过饱和蒸汽，利用高温高压以达到杀灭细菌、真菌的目的。但是，中药附子在制备过程中并不需要灭菌，更多的是利用饱和蒸汽实现蒸透的目的。压力蒸汽灭菌器为不锈钢材质，且有多种型号可供选择。

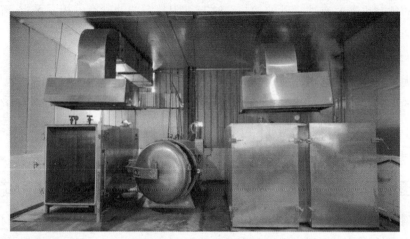

图 3-32　附子压力蒸汽锅

## 六、干燥设备

根据干燥目的不同，附子的干燥可选择的干燥设备众多。现代干燥设备不断改良，除常用的烘箱外，冷冻干燥、微波干燥也得到了广泛关注。除了电热源外，还有设备引入了红外辐射装置进行加热。尽管干燥方式已经有了多种选择，但在工业化生产中，仍普遍使用烘箱干燥。

**1. 烘箱**　工业上使用的烘箱体积庞大，能够同时干燥多批药材，在烘箱中分布有大量架子分隔，能够充分利用烘箱内的空间，减少工业成本。烘箱内有滑轨帮助药材的运输，能够减少药材运输的时间，但依然需要人工进行附片的装运操作。针对带有热风装置的露天式烘箱，还需要人工进行翻炒操作。

**2. 冷冻干燥机**　现在工业生产中几乎未见到冷冻干燥附子，但现已研发出附子冷冻式干燥机，其工作原理是将含水附子预先冻结后，将其余水分真空升华而干燥。经过冷冻干燥后，附子的保存时期延长，加水后其状态可以恢复到干燥以前。

对于附子及附子制品，冷冻干燥机有以下优势：①附子原有的色、香、味、形态与营养物质得到保存。②保存时间久。③保存条件要求低，可在常温条件储存。

**3. 工业微波设备**　微波设备的工作原理是通过物料吸收微波能，产生由内而外的加热效果，微波能量在微波设备内尽量均匀分布，以实现均匀加热的目的。

微波设备主要由磁控管、腔体、旋转工作台、控制器构成，由磁控管发射微波进行加热。

工业微波炉设备的特点：①加热速度快，时间短。②无明火，使用安全。③耗能少。④操作简单，使用方便。⑤营养成分保存较好。

**4. 其他设备**　在刨附片的生产过程中，利用红外线辐射产生热量是一种新型方法。该加热方法不仅具有快速、均匀加热的特点，还可以通过温度控制系统对加热温度进行控制，大幅度提高产品质量。经过红外线辐射干燥的刨附片色泽好、口感佳、外形美。此外，红外辐射干燥可以起到瞬时高温的作用，使毒性成分双酯型乌头碱快速水解。因此，红外线辐射有着干燥时间短、生产效率高的特点。

此外，针对附子粉性强、毒性大的特点，现代附子加工过程应当尽量保证密闭环境，然而在实际的生产中，还较难实现，相较于需要人工的非封闭烘箱，封闭性的烘箱不需要人工翻炒，这同时减少了粉尘的飞扬与对人员的损害。因此，附子设备的未来发展方向是自动化及封闭化。

# 第四节　附子制剂的研究

附子的传统制剂以汤剂为主，兼以丸剂、散剂。现代制剂从附子用药的安全性、有效性与顺应性等多方面进行了改良，开发出了片剂、丸剂、颗粒剂、胶囊剂、合剂、贴膏剂等固体、液体与半固体剂型。本节主要对传统和现代制剂的典型临床药品进行具体介绍。

## 一、附子的传统制剂

附子的传统制剂较多，主要有汤剂、丸剂、散剂，且以汤剂为主。医圣张仲景认为附子"生熟有定"，即温补用熟附子，急救用生附子。后世许多医家也推崇这一观点。这些经典方剂中多使用炮附子，取其温阳、散寒止痛之功，用于寒证、寒热错杂证。然而，炮附子工艺在唐代后失传，现代处方中多用黑顺片、白附片等炮制加工品替代。生附子毒性峻猛，且随着现代急救设备的日渐成熟，已较少使用生附子急救，如若使用，应充分煎煮减毒，以确保应用安全。

**1. 四逆汤（《伤寒论》）**

处方：附子 15g，干姜 6g，炙甘草 6g。

制服法：上三味，以水三升，煮取一升二合，去滓，分温再服。强人可大附子一枚，干姜三两（现代用法：水煎服）。

主治：心肾阳衰寒厥证。四肢厥逆，恶寒蜷卧，神衰欲寐，面色苍白，腹痛下利，呕吐不渴，舌苔白滑，脉微细。

现代应用：本方常用于心肌梗死、心力衰竭、急性胃肠炎吐泻过多，或某些急证大汗而见休克属阳衰阴盛者。

**2. 麻黄细辛附子汤（麻辛附子汤）（《伤寒论》）**

处方：麻黄 6g，附子 9g，细辛 3g。

制服法：上三味，以水一斗，先煮麻黄，减二升，去上沫，内诸药，煮取三升，去滓。温服一升，日三服（现代用法：水煎温服）。

主治：①素体阳虚，外感风寒证。发热，恶寒甚剧，虽厚衣重被，其寒不解，神疲欲寐，脉沉微。②暴哑。突发声音嘶哑，甚至失音不语，或咽喉疼痛，恶寒发热，神疲欲寐，舌淡苔白，脉沉无力。

现代应用：本方常用于感冒、流行性感冒、支气管炎、病窦综合征、风湿性关节炎、过敏性鼻炎、暴盲、暴哑、喉痹、皮肤瘙痒等。

**3. 麻黄附子甘草汤（《伤寒论》）**

处方：麻黄（去节）6g，附子（炮，去皮）9g，炙甘草 6g。

制服法：上三味，以水七升，先煮麻黄一两沸，去上沫，内诸药，煮取三升，去滓。温服一升，日三服（现代用法：水煎温服）。

主治：少阴阳虚，外感风寒。恶寒身疼，无汗，微发热，脉沉微者；或水病身面浮肿，气短，小便不利，脉沉而小。

现代应用：本方为《伤寒论》少阴病篇的一首常用方剂，多用于脉微、手脚冰凉、精神萎靡，同时没有明显发热、恶汗、头身疼痛、咳嗽等明显症状者。

**4. 大黄附子汤（《金匮要略》）**

处方：大黄 9g，附子 12g，细辛 3g。

制服法：水煎服。

主治：寒积里实证。腹痛便秘，胁下偏痛，发热，手足厥冷，舌苔白腻，脉弦紧。

现代应用：本方常用于急性阑尾炎、急性肠梗阻、睾丸肿痛、胆绞痛、胆囊术后综合征、慢性痢疾、尿毒症等属寒积里实者。

**5. 参附汤（《正体类要》）**

处方：炮附子 9g，人参 12g。

制服法：水煎服，阳气脱陷者，倍用之。

主治：阳气暴脱证。四肢厥逆，冷汗淋漓，呼吸微弱，脉微欲绝。

现代应用：本方多用于慢性心力衰竭、充血性心力衰竭、冠心病心力衰竭、心肌梗死、心源性休克及不稳定型心绞痛。

**6. 通脉四逆汤（《伤寒论》）**

处方：附子 20g，干姜 9 ～ 12g，炙甘草 6g。

制服法：上三味，以水三升，煮取一升二合，去滓，分温再服，其脉即出者愈（现代用法：水煎温服）。

主治：少阴病，阴盛格阳证。下利清谷，里寒外热，手足厥逆，脉微欲绝，身反不恶寒，其人面色赤，或腹痛，或干呕，或咽痛，或利止，脉不出者。

现代应用：本方可用于痛风性关节炎、肺部感染、泌尿系统感染的治疗。

**7. 附子理中丸（《太平惠民和剂局方》）**

处方：附子（炮）90g，人参（去芦）90g，干姜（炮）90g，白术 90g，甘草（炙）90g。

制服法：上为细末，炼蜜为丸。每服 1 丸（6g），以水一盏，化开，煎至七分，稍热服之，空心食前。

主治：脾胃虚寒较甚，或脾肾阳虚证。脘腹疼痛，下利清谷，恶心呕吐，畏寒肢冷，或霍乱吐利转筋等。

临床应用：本方可用于消化系统（胃炎、肠炎、无致病菌生长性腹泻、慢性迁延性腹泻）、循环系统（室性早搏）、呼吸系统（咳嗽）疾病及难治性口疮、红斑狼疮、痛经、眩晕、呃逆、特发性水肿等。

## 二、附子的现代制剂

传统中药制剂中，饮片选择遵循"丸散炮，惟汤生用"；丸、散剂中选用各种制附片，生附子仅用于汤剂。现代中药制剂中，为确保安全性，口服制剂均选用制附片，不用生附子；若用于温肾助阳，多选用炮附片，如右归丸；若用于回阳救逆、温补脾肾，多选用淡附片，如四逆汤（口服液）；生附子主要在外用黑膏药中投料，如阳和解凝膏以发挥止痛之效。含附子的现代制剂，剂型十分丰富，涵盖了固体、液体与半固体剂型，具体包括丸剂、散剂、颗粒剂、胶囊剂、片剂、合剂（口服液）、酒剂、注射剂、黑膏药、丹剂、搽剂、贴剂、锭剂、熨剂，据统计，含有附子（黑顺片、淡附片、炮附片、生附子、白附片、炒附片）的中成药共计 167 个，举例如下。

## （一）片剂

### 1. 附桂骨痛片（《中国药典》2020 年版第一部）

处方：附子（制）222g，制川乌 111g，肉桂 56g，党参 167g，当归 167g，炒白芍 167g，淫羊藿 167g，醋乳香 111g。

制法：以上八味，肉桂粉碎成细粉；其余附子等七味加水煎煮二次，每次 1 小时，煎液滤过，滤液合并，浓缩至适量，与肉桂细粉混匀，在 80℃以下干燥，粉碎，加入适量淀粉，混匀，制颗粒，压制成 1000 片，包糖衣，即得。

用法用量：口服。一次 6 片，一日 3 次，饭后服。3 个月为一疗程；如需继续治疗，必须停药 1 个月后遵医嘱服用。

功能主治：温阳散寒，益气活血，消肿止痛。用于阳虚寒湿所致的颈椎及膝关节增生性关节炎，症见骨关节疼痛、屈伸不利、麻木肿胀、遇热则减、畏寒肢冷。

### 2. 附子理中片（《中国药典》2020 年版第一部）

处方：附子（制）67g，党参 133g，炒白术 100g，干姜 67g，甘草 67g。

制法：以上五味，附子粉碎成细粉；党参、甘草加水煎煮二次，每次 2 小时，合并煎液，滤过，滤液浓缩成稠膏；白术、干姜粉碎成粗粉，用 60% 乙醇做溶剂，进行渗漉，收集渗漉液，回收乙醇，浓缩成稠膏，与上述细粉和稠膏混匀，干燥，粉碎成细粉，制颗粒，加入 1% 硬脂酸镁，混匀，压制成 1000 片，包糖衣，即得。

用法用量：口服。一次 6～8 片，一日 1～3 次。

功能主治：温中健脾，用于脾胃虚寒，脘腹冷痛，呕吐泄泻，手足不温。

## （二）丸剂

### 1. 前列舒丸（《中国药典》2020 年版第一部）

处方：熟地黄 120g，薏苡仁 120g，冬瓜子 75g，山茱萸 60g，山药 60g，牡丹皮 60g，苍术 60g，桃仁 60g，泽泻 45g，茯苓 45g，桂枝 15g，附子（制）15g，韭菜子 15g，淫羊藿 20g，甘草 15g。

制法：以上十五味，粉碎成细粉，过筛，混匀。每 100g 粉末用炼蜜 35 ～ 45g 加适量的水泛丸，干燥，制成水蜜丸；或加炼蜜 110 ～ 130g 制成大蜜丸，即得。

用法用量：口服，水蜜丸一次 6g，大蜜丸一次 1 ～ 2 丸，一日 3 次，或遵医嘱。

功能主治：扶正固本，益肾利尿。用于肾虚所致的淋证，症见尿频、尿急、排尿滴沥不尽；慢性前列腺炎及前列腺增生症见上述证候者。

**2. 乌梅丸（《中国药典》2020 年版第一部）**

处方：乌梅肉 120g，花椒 12g，细辛 18g，黄连 48g，黄柏 18g，干姜 30g，附子（制）18g，桂枝 18g，人参 18g，当归 12g。

制法：以上十味，粉碎成细粉，过筛，混匀。每 100g 粉末加炼蜜 125g，制成大蜜丸，即得。

用法用量：口服。一次 2 丸，一日 2 ～ 3 次。

功能主治：缓肝调中，清上温下。用于蛔厥，久痢，厥阴头痛，症见腹痛下痢、颠顶头痛、时发时止、躁烦呕吐、手足厥冷。

**3. 附子理中丸（《中国药典》2020 年版第一部）**

处方：附子（制）100g，党参 200g，炒白术 150g，干姜 100g，甘草 100g。

制法：以上五味，干姜、白术、党参以 70% 乙醇为溶剂，照流浸膏剂与浸膏剂项下的渗漉法，浸渍 24 小时后进行渗漉，收集漉液，回收乙醇，浓缩成相对密度为 1.30 ～ 1.35（20℃）的稠膏；将甘草部分制成浸膏，部分粉碎成细粉；将附子粉碎成细粉，与上述各药及甘草细粉混匀，制丸，干燥，打光，即得。

用法用量：口服，一次 8 ～ 12 丸，一日 3 次。

功能主治：温中健脾。用于脾胃虚寒，脘腹冷痛，呕吐泄泻，手足不温。

**4. 济生肾气丸（《中国药典》2020 年版第一部）**

处方：熟地黄 160g，山茱萸 80g，牡丹皮 60g，山药 80g，茯苓 120g，泽泻 60g，肉桂 20g，附子（制）20g，牛膝 40g，车前子 40g。

制法：以上十味，粉碎成细粉，过筛，混匀。每 100g 粉末用炼蜜 35 ～ 50g 加适量的水泛丸，干燥，制成水蜜丸；或加炼蜜 90 ～ 110g 制成小蜜丸或大蜜丸，即得。

用法用量：口服。水蜜丸一次 6g，小蜜丸一次 9g，大蜜丸一次 1 丸，一日

2～3次。

功能主治：温肾化气，利水消肿。用于肾阳不足、水湿内停所致的肾虚水肿、腰膝酸重、小便不利、痰饮咳喘。

**5. 桂附地黄丸（《中国药典》2020年版第一部）**

处方：肉桂20g，附子（制）20g，熟地黄160g，酒萸肉80g，牡丹皮60g，山药80g，茯苓60g，泽泻60g。

制法：以上八味，粉碎成细粉，过筛，混匀。每100g粉末用炼蜜35～50g加适量的水泛丸，干燥，制成水蜜丸；或加炼蜜80～110g制成小蜜丸或大蜜丸，即得。

用法用量：口服。水蜜丸一次6g，小蜜丸一次9g，大蜜丸一次1丸，一日2次。

功能主治：温补肾阳。用于肾阳不足，腰膝酸冷，肢体浮肿，小便不利或反多，痰饮喘咳，消渴。

**6. 参附强心丸（《中国药典》2020年版第一部）**

处方：人参200g，附子（制）160g，桑白皮200g，猪苓300g，葶苈子240g，大黄120g。

制法：以上六味，粉碎成细粉，过筛，混匀。每100g粉末加炼蜜130～150g，制成大蜜丸；或用炼蜜110～120g加适量水制丸，干燥，制成水蜜丸，即得。

用法用量：口服。大蜜丸一次2丸，水蜜丸一次5.4g，一日2～3次。

功能主治：益气助阳，强心利水。用于慢性心力衰竭而引起的心悸、气短、胸闷喘促、面肢浮肿等症，属于心肾阳衰者。

**7. 天麻丸（《中国药典》2020年版第一部）**

处方：天麻60g，羌活100g，独活50g，盐杜仲70g，牛膝60g，粉萆薢60g，附子（制）10g，当归100g，地黄160g，玄参60g。

制法：以上十味，粉碎成细粉，过筛，混匀。取生姜榨汁（每100g粉末用生姜3g），药渣加水煎煮，煎液滤过，与姜汁合并，泛丸，干燥，即得。

用法用量：口服。一次6g，一日2～3次。

功能主治：祛风除湿，通络止痛，补益肝肾，用于风湿瘀阻、肝肾不足所致的痹病，症见肢体拘挛、手足麻木、腰腿酸痛。

**8. 右归丸**

处方：熟地黄 240g，炮附片 60g，肉桂 60g，山药 120g，酒萸肉 90g，菟丝子 120g，鹿角胶 120g，枸杞子 120g，当归 90g，盐杜仲 120g。

制法：以上十味，除鹿角胶外，熟地黄等九味粉碎成细粉，过筛，混匀。鹿角胶加白酒炖化。每 100g 粉末加炼蜜 60～80g 与炖化的鹿角胶，制成小蜜丸或大蜜丸，即得。

用法用量：口服。小蜜丸一次 9g，大蜜丸一次 1 丸，一日 3 次。

功能主治：温补肾阳，填精止遗。用于肾阳不足，命门火衰，腰膝酸冷，精神不振，怯寒畏冷，阳痿遗精，大便溏薄，尿频而清。

## （三）颗粒剂

**1. 固本统血颗粒（《中国药典》2020 年版第一部）**

处方：锁阳 125g，菟丝子 150g，肉桂 25g，巴戟天 125g，黄芪 187.5g，山药 187.5g，附子（制）62.5g，枸杞子 150g，党参 187.5g，淫羊藿 187.5g。

制法：以上十味，肉桂提取挥发油，用适量倍他环糊精包合，研细，备用；药渣与其余锁阳等九味加水煎煮 3 次，煎液滤过，滤液合并，滤液浓缩至适量，放冷，加乙醇使含醇量为 50%，搅匀，静置，取上清液，回收乙醇并浓缩至适量，加入蔗糖粉、糊精适量，混匀，制粒，干燥，加入上述倍他环糊精包合物，制成 1000g，即得。

用法用量：饭前开水冲服，一次 1 袋，一日 2 次。一个月为一疗程。

功能主治：温肾健脾，填精益气，用于阳气虚损、血失固摄所致的紫斑，症见畏寒肢冷、腰酸乏力、尿清便溏、皮下紫斑、其色淡暗，亦可用于轻型原发性血小板减少性紫癜见上述证候者。

**2. 附桂骨痛颗粒（《中国药典》2020 年版第一部）**

处方：附子（制）266g，制川乌 133g，肉桂 67g，党参 200g，当归 200g，炒白芍 200g，淫羊藿 200g，醋乳香 133g。

制法：以上八味，肉桂粉碎成细粉；其余附子等七味加水煎煮 2 次，每次 1 小时，煎液滤过，滤液合并，浓缩至适量，加入肉桂细粉和适量辅料，混匀，制颗粒，干燥，制成 1000g，即得。

用法用量：口服。一次 1 袋，一日 3 次，饭后服。3 个月为一疗程；如需继续治疗，必须停药 1 个月后遵医嘱服用。

功能主治：温阳散寒，益气活血，消肿止痛，用于阳虚寒湿所致的颈椎及膝关节增生性关节炎，症见骨关节疼痛、屈伸不利、麻木肿胀、遇热则减、畏寒肢冷。

**3. 益肾灵颗粒（《中国药典》2020 年版第一部）**

处方：枸杞子 200g，女贞子 300g，附子（制）20g，芡实（炒）300g，车前子（炒）100g，补骨脂（炒）200g，覆盆子 200g，五味子 50g，桑椹 200g，沙苑子 250g，韭菜子（炒）100g，淫羊藿 150g，金樱子 200g。

制法：以上十三味，加水煎煮 2 次，每次 2 小时，合并煎液，滤过，滤液静置 12 小时，滤取上清液，浓缩至适量，加适量的蔗糖粉，搅匀，制成颗粒，低温干燥，制成 2500g；或加适量的糊精、甜菊素，混匀，干燥，制成颗粒 1000g，即得。

用法用量：开水冲服，一次 1 袋，一日 3 次。

功能主治：温阳补肾，用于肾气亏虚、阳气不足所致的阳痿、早泄、遗精或弱精症。

## （四）胶囊剂

**1. 桂附地黄胶囊（《中国药典》2020 年版第一部）**

处方：肉桂 22.22g，附子（制）22.22g，熟地黄 177.77g，酒萸肉 88.88g，牡丹皮 66.66g，山药 88.88g，茯苓 66.66g，泽泻 66.66g。

制法：以上八味，茯苓、山药粉碎成最细粉，其余肉桂等六味用乙醇回流提取 2 次，每次 1.5 小时，提取液滤过，滤液回收乙醇并浓缩至适量，备用；药渣加水煎煮 2 次，每次 1 小时，煎液滤过，滤液合并，浓缩至适量，与上述浓缩液合并，加入茯苓、山药最细粉及适量二氧化硅，混匀，干燥，过筛，装入胶囊，制成 1000 粒，即得。

用法用量：口服。一次 7 粒，一日 2 次。

功能主治：温补肾阳。用于肾阳不足，腰膝酸冷，肢体浮肿，小便不利或反多，痰饮喘咳，消渴。

**2. 附桂骨痛胶囊（《中国药典》2020 年版第一部）**

处方：附子（制）222g，制川乌 111g，肉桂 56g，党参 167g，当归 167g，炒白芍 167g，淫羊藿 167g，醋乳香 111g。

制法：以上八味，肉桂粉碎成细粉；其余附子等七味加水煎煮 2 次，每次

1 小时，煎液滤过，滤液合并，浓缩至相对密度为 1.15～1.20（80℃）的清膏，喷雾干燥，取干膏粉，加入肉桂细粉和适量辅料，混匀；或将附子等七味的滤液浓缩成稠膏状，与肉桂细粉混匀，在 80℃以下减压干燥，粉碎成细粉，加入适量辅料，混匀；或将附子等七味的滤液浓缩成稠膏状，在 80℃以下减压干燥，粉碎，与肉桂细粉和适量辅料混匀，装入胶囊，制成 1000 粒，即得。

用法用量：口服。一次 6 粒（或 4～6 粒），一日 3 次，饭后服。3 个月为一疗程；如需继续治疗，必须停药 1 个月后遵医嘱服用。

功能主治：温阳散寒，益气活血，消肿止痛。用于阳虚寒湿所致的颈椎及膝关节增生性关节炎，症见骨关节疼痛、屈伸不利、麻木肿胀、遇热则减、畏寒肢冷。

**3. 通痹胶囊（《中国药典》2020 年版第一部）**

处方：制马钱子 26.56g，金钱白花蛇 4.42g，蜈蚣 4.42g，全蝎 4.42g，地龙 4.42g，僵蚕 4.42g，乌梢蛇 4.42g，天麻 4.42g，人参 1.48g，黄芪 17.72g，当归 26.56g，羌活 4.42g，独活 4.42g，防风 4.42g，麻黄 4.42g，桂枝 4.42g，附子（制）4.42g，制川乌 4.42g，薏苡仁 26.56g，苍术 26.56g，麸炒白术 26.56g，桃仁 8.86g，红花 5.90g，没药 4.42g，炮山甲 4.42g，醋延胡索 4.42g，牡丹皮 4.42g，北刘寄奴 4.42g，王不留行 4.42g，鸡血藤 8.86g，香附 4.42g，木香 4.42g，枳壳 4.42g，砂仁 3.70g，路路通 4.42g，木瓜 4.42g，川牛膝 4.42g，续断 4.42g，伸筋草 4.42g，大黄 4.42g，朱砂 4.42g。

制法：以上四十一味，除制马钱子、附子（黑顺片）、制川乌和朱砂外，其余三十七味粉碎成细粉，制马钱子、附子（黑顺片）、制川乌粉碎成细粉，朱砂水飞成极细粉，与上述粉末混匀，制成颗粒，干燥，装入胶囊，制成 1000 粒，即得。

用法用量：口服。一次 1 粒，一日 2～3 次，饭后服用或遵医嘱。

功能主治：祛风胜湿，活血通络，散寒止痛，调补气血。用于寒湿闭阻，瘀血阻络，气血两虚所致痹病，症见关节冷痛、屈伸不利，风湿性关节炎、类风湿关节炎见有上述证候者。

## （五）合剂

**1. 生白合剂（生白口服液）（《中国药典》2020 年版第一部）**

处方：淫羊藿 240g，补骨脂 120g，附子（黑顺片）80g，枸杞子 240g，黄芪 240g，鸡血藤 240g，茜草 240g，当归 120g，芦根 240g，麦冬 120g，甘草 120g。

制法：以上十一味，加水煎煮 2 次，每次 1 小时，合并煎液，滤过，滤液减压浓缩至相对密度 1.24 ~ 1.27（25℃），加乙醇使含醇量达 70%，静置，滤过，滤液回收乙醇，加水适量搅拌，用 20% 氢氧化钠溶液调 pH 值至 7，加甜菊素 2g，调整总量至 1000mL，搅匀，冷藏，滤过，灌封，灭菌，即得。

用法用量：口服。一次 40mL，一日 3 次；或遵医嘱。

功能主治：温肾健脾，补益气血。用于癌症放、化疗引起的白细胞减少属脾肾阳虚，气血不足证候者，症见神疲乏力、少气懒言、畏寒肢冷、纳差便溏、腰膝酸软。

**2. 微达康口服液（《中国药典》2020 年版第一部）**

处方：刺五加 150g，黄芪 150g，陈皮 90g，熟地黄 180g，女贞子 150g，附子（制）45g，淫羊藿 150g。

制法：以上七味，取刺五加粗粉，加 7 倍量的 75% 乙醇，连续回流提取 12 小时，滤过，滤液回收乙醇，浓缩成浸膏；其余黄芪等六味加水煎煮 3 次，第一次 4 小时，第二、三次各 2 小时，煎液合并，滤过，滤液静止 24 小时，取上清液减压浓缩至相对密度为 1.05 ~ 1.08（20℃测）的清膏，与上述刺五加浸膏合并。另取苯甲酸钠 2g，用少量水溶解，加入蜂蜜 550g 中，煮沸 20 分钟，趁热滤过，与上述清膏合并，放至室温，加乙醇使含醇量达 5%，加水调整总量至 1000mL，搅匀，滤过，灌封，即得。

用法用量：口服。①用于肿瘤放疗、化疗及射线损伤：一次 40mL，一日 3 次；1 周后，一次 20mL，一日 3 次。②用于微波损伤：一次 20mL，一日 2 次。

功能主治：扶正固本，补肾安神。用于肾虚所致体虚乏力、失眠多梦、食欲不振，肿瘤放疗、化疗引起的白细胞、血小板减少、免疫功能降低下见上述证候者。

**3. 桂附地黄口服液（《中国药典》2020 年版第一部）**

处方：肉桂 20g，附子（制）20g，熟地黄 160g，酒萸肉 80g，牡丹皮 60g，山药 80g，茯苓 60g，泽泻 60g。

制法：以上八味，分别粉碎成粗粉，酒萸肉加乙醇提取 4 小时，滤过，滤液浓缩后备用；滤渣和其余肉桂等七味合并后加水，煎煮 3 次，第一次 1.5 小时，第一次煎煮收集蒸馏液约 400mL，备用。第二、三次各 0.5 小时，滤过，滤液合并，滤液浓缩至 1∶1，待冷，加乙醇约 2 倍量使沉淀，静置 24 小时，滤过，滤液回收乙醇，冷藏 24 小时，滤过；滤液与上述蒸馏液及酒萸肉提取液合并，加蔗糖 50g，苯甲酸钠 3g，吐温 801g，加水至 1000mL，搅匀，分装，即得。

用法用量：口服，一次 10mL，一日 2 次。

功能主治：温补肾阳。用于肾阳不足，腰膝酸冷，肢体浮肿，小便不利或反多，痰饮喘咳，消渴。

**4. 四逆汤（《中国药典》2020 年版第一部）**

处方：淡附片 300g，干姜 200g，炙甘草 300g。

制法：以上三味，淡附片、炙甘草加水煎煮 2 次，第一次 2 小时，第二次 1.5 小时，合并煎液，滤过；干姜用水蒸气蒸馏提取挥发油，挥发油和蒸馏后的水溶液备用；姜渣再加水煎煮 1 小时，煎液与上述水溶液合并，滤过，再与淡附片、炙甘草的煎液合并，浓缩至约 400mL，放冷，加乙醇 1200mL，搅匀，静置 24 小时，滤过，减压浓缩至适量，用适量水稀释，冷藏 24 小时，滤过，加单糖浆 300mL、苯甲酸钠 3g 与上述挥发油，加水至 1000mL，搅匀，灌封，灭菌，即得。

用法用量：口服。一次 10 ～ 20mL，一日 3 次；或遵医嘱。

功能主治：温中祛寒，回阳救逆。用于阳虚欲脱，冷汗自出，四肢厥逆，下利清谷，脉微欲绝。

## （六）贴膏剂

**1. 定喘膏（《中国药典》2020 年版第一部）**

处方：血余炭 400g，洋葱 400g，附子 200g，生川乌 200g，制天南星 200g，干姜 200g。

制法：以上六味，酌予碎断，另取食用植物油 4800g 同置锅内炸枯，炼至滴水成珠，滤过，去渣。取约 1/5 炼油置另器中，加入红丹 1500 ～ 2100g 搅拌成稀糊状，再与其余 4/5 炼油合并，搅拌均匀，收膏，将膏浸泡于水中。

用法用量：温热软化，外贴肺俞穴。

功能主治：温阳祛痰，止咳定喘。用于阳虚痰阻所致的咳嗽痰多、气急喘促、冬季加重。

**2. 阳和解凝膏（《中国药典》2020 年版第一部）**

处方：鲜牛蒡草 480g（或干品 120g），鲜凤仙透骨草 40g（或干品 10g），生川乌 20g，大黄 20g，生草乌 20g，地龙 20g，赤芍 20g，白蔹 20g，川芎 10g，防风 10g，五灵脂 10g，香橼 10g，肉桂 20g，没药 20g，人工麝香 10g，桂枝 20g，当归 20g，生附子 20g，僵蚕 20g，白芷 20g，白及 20g，续断 10g，荆芥 10g，木香 10g，陈皮 10g，乳香 20g，苏合香 40g。

制法：以上二十七味，除苏合香外，人工麝香研细，肉桂、乳香、没药粉碎成细粉，与人工麝香配研，过筛，混匀。其余牛蒡草等二十二味，酌予碎断，与食用植物油 2400g 同置锅内炸枯，去渣，滤过，炼至滴水成珠；另取红丹 750～1050g，加入油内，搅匀，收膏，将膏浸泡于水中。取膏，用文火熔化后，加入苏合香及上述粉末，搅匀，分摊于纸上，即得。

用法与用量：外用，加温软化，贴于患处。

功能与主治：温阳化湿，消肿散结。用于脾肾阳虚、痰瘀互结所致的阴疽、瘰疬未溃、寒湿痹痛。

## 参考文献

［1］张振东，杨又华.附于炮制历史沿革［J］.中药材，1993，16（6）：28-30.

［2］王孝涛.历代中药炮制法汇典（古代部分）［M］.南昌：江西科学技术出版社，1986.

［3］张炳鑫.中药炮制品古今演变评述［M］.北京：人民卫生出版社，1991.

［4］张双棣.淮南子校释［M］.北京：北京大学出版社，1997.

［5］雷敩.雷公炮炙论［M］.南京：江苏科学技术出版社，1985.

［6］杨洋，张书亚，梅全喜.古今附子炮制方法变革［J］.中国药业，2020，29（12）：5-8.

［7］吴仪洛.本草从新［M］.曲京峰，窦钦鸿，点校.北京：人民卫生出版社，1990.

［8］彭静山.药笼小品［M］.沈阳：辽宁科学技术出版社，1983.

［9］唐宗海.本草问答［M］.太原：山西科学技术出版社，1991.

［10］凌奂.本草害利［M］.北京：中医古籍出版社，1982.

［11］张山雷.本草正义［M］.程东旗，点校.福州：福建科学技术出版社，2006.

［12］彭炜杰，占心俏，梅全喜，等.附子胆巴炮制的本草考证［J］.中药材，

2022，45（8）：1993-1997.

［13］马丽娜，叶祖光，张广平．从体外成分变化－体内代谢－生物效应拮抗解析附子甘草配伍减毒作用机制［J］．中国中药杂志，2019，44（19）：4165.

［14］陈长勋，高建平．干姜与附子配伍减毒的物质基础探讨［J］．时珍国医国药，2006，17（4）：518.

［15］徐建东，王洪泉，姜翠敏．大黄对附子解毒作用的相关性分析［J］．上海中医药杂志，1999，3（4）：7.

［16］李秋红，单万亭，鞠爱霞．基于肝脏药物代谢酶研究附子配伍干地黄的减毒机制［J］．中国中药杂志，2020，45（16）：3961.

［17］朱橚，滕硕，刘醇．普济方［M］．北京：人民卫生出版社，1959.

［18］蔺道人．仙授理伤续断秘方［M］．北京：人民卫生出版社，1957.

［19］沈括，苏轼．苏沈良方［M］．北京：中华书局，1985.

［20］曹晖，付静．全国中药炮制经验与规范集成（增修本）［M］．北京：北京科学技术出版社，2017.

［21］张介宾．景岳全书［M］．上海：上海科学技术出版社，1959.

［22］郑怀林，焦振廉，任娟莉，等．本草述校注［M］．北京：中医古籍出版社，2005.

［23］吴瑭．温病条辨［M］．北京：人民卫生出版社，1964.

［24］国家药典委员会．中华人民共和国药典：2020年版一部［M］．北京：中国医药科技出版社，2020.

［25］杨洋，梅全喜，黄冉．中药附子炮制方法探讨［J］．中国医院用药评价与分析，2021，21（4）：505-507，512.

［26］刘潺潺，程铭恩，段海燕．古今附子加工方法的沿革与变迁［J］．中国中药杂志，2014，39（7）：1339.

［27］陈雪，王冬阁，冯正平．胆巴浸泡在附子加工中固形作用的探究［J］．时珍国医国药，2019，30（10）：2384-2388.

［28］周林，李飞，任玉珍．附子中生物碱含量与在胆巴液中浸泡时间变化规律的研究［J］．中国实验方剂学杂志，2014，20（10）：44.

［29］汪云伟，钟恋，黄勤挽，等．黑顺片炮制过程中6种酯型生物碱的变化规律研究［J］．中国中药杂志，2015，40（8）：1473-1478.

［30］侯新莲，刘杰，周鑫．泡胆和漂洗炮制环节对黑顺片质量影响研究［J］．时珍国医国药，2020，31（7）：1626-1628．

［31］刘红梅．胆巴炮制对附子化学成分及神经毒性影响［D］．成都：成都中医药大学，2018．

［32］王昌利，杨景亮，雷建林．附子炮制机理及制品药效毒理研究［J］．现代中医药，2009，29（1）：53-54．

［33］谭茂兰，黄勤挽，易佳佳．附子蒸制过程中酯型生物碱的含量变化规律研究［R］．南京：全国中药炮制学术年会暨中药饮片创新发展论坛及协同创新联盟会议，2014．

［34］张荣，方庆．川乌加压炮制对乌头类生物碱含量的影响研究［J］．中医药学刊，2003（1）：156-158．

［35］张丽萍．加压炮制附子急性毒性实验研究［J］．中外健康文摘，2008，5（6）：401．

［36］李志勇，孙建宁，张硕峰．不同炮制时间附子饮片对水合氯醛麻醉大鼠心功能的影响［J］．山东中医药大学学报，2009，33（5）：431-433．

［37］方莉，林华，邓广海．正交试验法优选附子高压蒸制工艺［J］．中国实验方剂学杂志，2012，18（23）：20-24．

［38］邓广海．川乌、草乌炮制工艺及指纹图谱的研究［D］．广州：广州中医药大学，2011．

［39］林华，方莉，龚又明．附子高温烘制工艺的正交试验追加法优选［J］．时珍国医国药，2014，25（6）：1382-1385．

［40］方莉．不同炮制模型对附子化学成分的影响及其指纹图谱的研究［D］．广州：广州中医药大学，2013．

［41］陈露梦，贺亚男，王芳．中药微波炮制技术的研究进展［J］．中国中药杂志，2020，45（9）：2073-2081．

［42］舒晓燕，赵祥升，侯大斌．两种炮制方法对附子品质的影响［J］．湖北农业科学，2009，48（3）：704-706．

［43］杨明，沈映君，张为亮．附子生用与炮用的药理作用比较［J］．中国中药杂志，2000，25（12）：717．

［44］贺亚男，陈露梦，黄伟．微波炮附子炮制工艺影响因素研究［J］．中草药，2020，51（12）：3157-3164

［45］吴荣祖.附子传统加工工艺的创新研究［J］.云南中医中药杂志,2005（4）:
17-18.

［46］唐进法,张书琦,王晓艳.HPLC-MS/MS 多组分含量测定研究附子配方颗
粒的质量一致性［J］.中国中药杂志,2018,43（9）:1871-1879.

［47］李燕,贺亚男,张定堃.泥附子一步煎煮制备附子配方颗粒的创新工艺与
质量评价研究［J］.辽宁中医杂志,2020,47（1）:135-140,222.

［48］Yuan HJ, Jia XB, Yin WJ.Effects of processing on toxic components of
Pinelliarhizoma and its detoxification mechanism［J］.China Journal of Chinese
Materia Medica, 2016, 41（23）: 4462-4468.

［49］Shi Lin, Dong Chunru, Zhang Bing.Correlation study on Traditional Chinese
Medicine properties and their counteractive and detoxification effects in
compendium of materiamedica［J］.World Chinese Medicine, 2017, 14（9）:
188-189.

［50］石万银.无胆附片加工工艺及其质量控制研究［D］.成都:成都中医药大
学,2012.

［51］杨光义,冯光军,黄冉.附子炮制前后化学成分及药效毒理学研究［J］.
时珍国医国药,2019,30（11）:2724-2727.

［52］叶强,刘雨诗,刘红梅.不同炮制工艺对附子生物碱类成分的影响［J］.
中成药,2019,41（3）:601-607.

［53］温瑞卿,李东辉,赵昕.基于化学分析的毒性中药附子炮制方法的合理性
研究［J］.药学学报,2013,48（2）:286.

［54］潘扬,张弦,蒋亚平.双向发酵前后马钱子生物碱含量及其 HPLC 指纹谱
的比较［J］.南京中医药大学学报,2006（6）:362-365.

［55］苏建树,刘白宁,田平芳.微生物发酵对川乌、附子中生物碱含量的影响
［J］.北京化工大学学报（自然科学版）,2010,37（3）:97-101.

［56］葛喜珍,刘洁,苏建树.酵母菌发酵川乌、附子的初步研究［J］.时珍国
医国药,2010,21（4）:816-818.

［57］余阳.附子炮制机理及质量控制研究［D］.上海:中国科学院大学（中国
科学院上海药物研究所）,2022.

［58］Yu Y, Yao CL, Zhang JQ, et al. Comprehensive quality evaluation of
Aconiti Lateralis Radix Praeparata based on pseudotargetedmetabolomics and

simultaneous determination of fifteen components, and development of new processed products with less toxicity [J]. Journal of Pharmaceutical and Biomedical Analysis, 2017, 7 (3): 170-175.

[59] 王哲.炮附片和炒附片炮制方法传承与规范化应用研究 [D].北京：北京中医药大学，2014.

[60] 张定堃.中药质量整合评控模式和方法研究 [D].成都：成都中医药大学，2016.

[61] 张定堃，韩雪，周永峰.附子精标饮片的研制（I）：规格大小与质量均一性研究 [J].中国中药杂志，2015，40（17）：3488-3495.

[62] 钟凌云，龚千锋，杨明.传统炮制技术流派特点及发展 [J].中国中药杂志，2013，38（19）：3405-3408.

[63] 卢文清.介绍糖灰火炮煨附子及作用 [J].中国中药杂志，1989（3）：25.

[64] 王广明.中药材前处理主要生产工艺及设备应用 [J].机电信息，2009（14）：26-29.

[65] 杨泽龙.一种附子清洗装置：CN205902771U [P].2017-01-25.

[66] 李向龙.一种附子清洗装置：CN205868960U [P].2017-01-11.

[67] 刘晓光，赵留柱.旋转喷淋带式洗药机的创新设计及应用 [J].机电信息，2014（2）：28-30.

[68] 张建军，张清华，刘宗贵.一种具有泥水分离功能的附子清洗装置：CN208800481U [P].2019-04-30.

[69] 丁文泉，杨金秀.一种剃须和筛捡附子一体机：CN207288045U [P].2018-05-01.

[70] 匡青芬，侯大斌，孙鸿.附子无胆炮制品的生物碱与可溶性多糖含量检定 [J].时珍国医国药，2014，25（4）：850-852.

[71] 唐小龙，易进海，夏燕莉.不同炮制方法对附子6种酯型生物碱含量的影响 [J].中国实验方剂学杂志，2013，19（21）：96-100.

[72] 杨昌林，黄志芳，张意涵.蒸制和烘制对附子生物碱成分含量的影响研究 [J].中国中药杂志，2014，39（24）：4798-4803.

[73] 张意涵.附子煎煮、炮制化学成分变化规律研究 [D].成都：成都中医药大学，2015.

[74] 杨泽龙.一种附子烘干设备：CN205718287U [P].2016-11-23.

［75］李燕，许润春.浅谈目前润药过程中存在的问题［J］.中药与临床，2018，
　　　9（3）：14-18.

［76］武红娜.附子理中丸基本信息及临床应用进展［J］.临床合理用药杂志，
　　　2020，13（1）：179-180.

# 第四章　附子的化学成分研究

　　我国学者自 20 世纪 60 年代率先开展附子的化学成分研究，随后，国内外众多学者对附子的有效成分进行了深入探索，取得重要进展。迄今，已从附子中分离得到 100 多个化合物，其主要成分类型为生物碱类，此外还包含多糖类、苷类、甾醇类、有机酸和微量元素等。其中，附子的双酯型生物碱被认为是其强心作用的有效成分和毒性成分。《中国药典》（2020 年版）规定了 6 种双酯型及单酯型生物碱的检查和含量测定，分别为新乌头碱、次乌头碱、乌头碱、苯甲酰新乌头原碱、苯甲酰乌头原碱和苯甲酰次乌头原碱。

## 第一节　附子生物碱类成分

　　生物碱为附子的主要药效成分和毒性成分，该类成分在附子中含量丰富，药理作用显著，但也具有较大的毒副作用。附子生物碱类成分的现代研究较为全面与深入。本节主要介绍附子生物碱类成分的化学结构、理化性质，以及提取分离、含量测定等方法，并简述不同产区对附子生物碱类成分含量的影响。

## 一、附子生物碱类成分的化学结构

### （一）概述

　　目前已从附子中分离得到的生物碱类成分，按溶解性可分为脂溶性和水溶性两类。其中脂溶性生物碱包括乌头碱（aconitine）、新乌头碱（mesaconitine）、次乌头碱（hypaconitine）、中乌头原碱（mesaconine）、尼奥灵（neoline）、附子灵（fuziline）、海替生（hetisine）、北草乌碱（beiwwutine）等；此外还有塔拉地萨敏（talatisamine）、川乌碱甲和乙（chuanwu base A，B）、杰斯乌头碱（jesaconitine）、异翠雀花碱（isodelphinine）、氯化棍掌碱（coryneine chloride）、宋果灵（songorine）、卡拉可林（karakoline）、生附子碱（senbusine）A、生附子碱 B、生附子碱 C、脂乌头碱（8-lipoaconitine）、脂海帕乌头碱（8-lipohypaconitine）、脂美沙乌头碱（8-lipomesaconitine）、苯甲酸乌头原碱（picraconitine，benzoylaconine）、苯甲酰美沙乌头原碱（benzoylhypaconitine）、新乌宁碱（neoline）、附子宁碱（fuziline）、多根乌头碱（karakoline）。水溶性生物碱主要包括新江油乌头碱（neojiangyouaconitine）、宋果灵盐酸盐（sonsorinehuarochloride）、附子亭（fuzitine）、消旋去甲乌药碱（nigenamine，dl-demethylcoclaurine）、去甲猪毛菜碱（salsolinol）、尿嘧啶（uracil）等。

按化学结构特点，附子中生物碱又可分为二萜生物碱和非二萜生物碱。其中，附子中的二萜生物碱的基本骨架以 $C_{19}$ 型二萜生物碱为主，又称为乌头碱型生物碱，极具毒性，是目前发现化合物最多的一类生物碱，按结构又可进一步分为双酯型、单酯型和醇胺型；此外，附子中还含有部分 $C_{20}$ 型二萜生物碱，如阿替生型（atisines）、海替生型（hetisines）、纳哌啉型（napellines）等。迄今为止，在其他乌头属植物中分离获得过的 $C_{18}$ 型二萜生物碱，未见在附子成分中报道。附子中非二萜生物碱主要包括嘧啶类、吡啶类、嘌呤类、吡咯类、吡嗪类和酰胺类。以下从结构类型、结构特点等方面对附子生物碱类成分进行介绍。

## （二）二萜生物碱

**1. $C_{19}$ 型二萜生物碱**　$C_{19}$ 型二萜生物碱作为附子最主要的成分，一直被认为是附子的有效成分和毒性成分。目前从附子中分离出的 $C_{19}$ 型二萜生物碱有80 余种。附子中 $C_{19}$ 型二萜生物碱以乌头碱骨架为主，如图 4-1 所示，在 C-1、C-6、C-8、C-16 和 C-18 位通常有含氧基团取代，根据 C-1 和 C-16 位酯型取代基结构的不同，$C_{19}$ 型二萜生物碱分为双酯型、单酯型和醇胺型 3 种：双酯型二萜生物碱的 C-1 和 C-6 位均被 α-OMe 取代，无 OH 取代类型，C-16 多被β-OMe 取代、C-18 均被 OMe 取代；单酯型二萜生物碱 14α-OH 均被酯化，多数情况下为苯甲酰基，少数为乙酰基或桂皮酰基；醇胺型二萜生物碱所有化合物的 C-1 均被 α 型含氧基团取代，C-16 多被 β 型的甲氧基或羟基取代，C-6通常被 α 型含氧基团取代。在活性方面，双酯型二萜生物碱表现出抗肿瘤、镇痛、抗炎、驱虫等作用；单酯型二萜生物碱主要表现为对神经细胞的保护作用；

醇胺型二萜生物碱主要表现为对心血管的保护、抗肿瘤及镇痛等作用。在毒性方面，双酯型有剧毒，具有损伤心血管、致神经毒性及损伤肝肾等毒理作用；单酯型毒性较弱，对组织细胞具有一定的毒性；而醇胺型毒性最弱，可通过影响动物的乙酰胆碱受体和乙酰胆碱酯酶的作用，使动物产生轻微的神经麻痹、呼吸抑制、血压降低等不良反应。

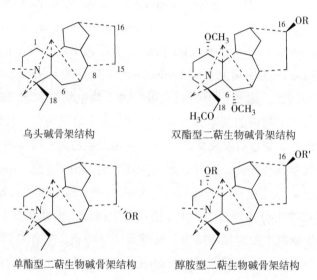

乌头碱骨架结构　　　　双酯型二萜生物碱骨架结构

单酯型二萜生物碱骨架结构　　醇胺型二萜生物碱骨架结构

**图 4-1　附子中 $C_{19}$ 型二萜生物碱化学结构骨架图**

（1）双酯型 $C_{19}$ 型二萜生物碱：双酯型生物碱是乌头类生物碱的重要组成部分，主要有乌头碱（aconitine）、次乌头碱（hypaconitine）、新乌头碱（mesaconitine），但其毒性很大。双酯型乌头碱中 C-14 位的酯键绝大多数为苯甲酸酯（OBz），少数为茴香酸酯（OAs）。而 8-OH 除与最常见的乙酸乙酯外，还有部分与脂肪酸成酯，如亚麻酸（linolenic acid）、棕榈酸（palmitic acid）、油酸（oleic acid）和硬脂酸（stearic acid）等，而且通常是以多个脂肪酸的衍生物共同存在。目前在附子中发现的双酯型 $C_{19}$ 型二萜类生物碱结构见图 4-2，化合物名称、分子式、相对分子量见表 4-1。

双酯型二萜生物碱骨架结构

1 $R^1 = R^2 = C_2H_5$, $R^3 = Lip$, $R^4 = OH$
2 $R^1 = R^2 = OCH_3$, $R^3 = Lip$, $R^4 = H$
3 $R^1 = R^2 = OCH_3$, $R^3 = Ac$, $R^4 = H$
4 $R^1 = R^2 = OCH_3$, $R^3 = Ac$, $R^4 = OH$

5 $R^1 = R^3 = H$, $R^2 = Ac$, $R^4 = Bz$, $R^5 = OH$
6 $R^1 = R^5 = OH$, $R^2 = Ac$, $R^3 = H$, $R^5 = Bz$
7 $R^1 = R^3 = H$, $R^2 = Ac$, $R^4 = Bz$, $R^5 = OH$, A–b
8 $R^1 = R^3 = R^5 = OH$, $R^2 = Ac$, $R^4 = Bz$, A–b
9 $R^1 = R^3 = OH$, $R^2 = Ac$, $R^4 = Bz$, $R^5 = H$, A–b
10 $R^1 = OH$, $R^2 = Lip$, $R^3 = H$, $R^4 = As$, $R^5 = OH$
11 $R^1 = R^5 = OH$, $R^2 = Lip$, $R^3 = H$, $R^4 = Bz$
12 $R^1 = R^3 = H$, $R^2 = Lip$, $R^4 = Bz$, $R^5 = OH$

13

14 $R^1 = R^3 = H$, $R^2 = Ac$
15 $R^1 = H$, $R^2 = Ac$, $R^3 = OH$, A–b
16 $R^1 = OH$, $R^2 = Ac$, $R^3 = H$
17 $R^1 = OH$, $R^2 = Bz$, $R^3 = H$, A–b
18 $R^1 = OH$, $R^2 = Ac$, $R^3 = OH$
19 $R^1 = OH$, $R^2 = Lip$, $R^3 = H$
20 $R^1 = R^3 = H$, $R^2 = Lip$

21 $R^1 = C_2H_5$, $R^2 = H$, $R^3 = OCH_3$, $R^4 = OH$
22 $R^1 = CH_3$, $R^2 = OH$, $R^3 = OCH_3$, $R^4 = OH$
23 $R^1 = CHO$, $R^2 = H$, $R^3 = OAc$, $R^4 = OH$
24 $R^1 = CHO$, $R^2 = H$, $R^3 = OAc$, $R^4 = OH$
25 $R^1 = CH_3$, $R^2 = H$, $R^3 = OAc$, $R^4 = H$
26 $R^1 = CH_3$, $R^2 = R^4 = OH$, $R^3 = OEt$

A–b: 船形构象环A
A–c: 椅形构象环A

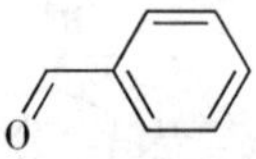

图 4-2　附子中双酯型 $C_{19}$ 型二萜生物碱化学结构图

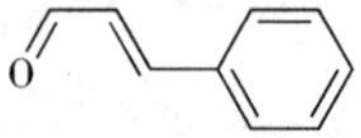

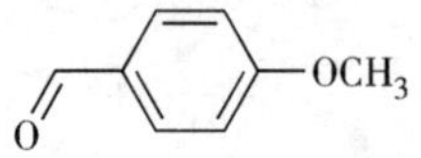

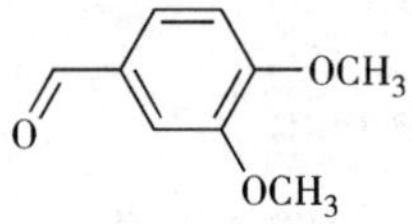

表 4-1　附子中双酯型 $C_{19}$ 型二萜生物碱

| 编号 | 化合物名称 | 分子式 | 相对分子量 |
|---|---|---|---|
| 1 | 14-O- 脂异乌头碱（lipo-14-O-anisoylbikhaconine） | $C_{51}H_{78}NO_{11}$ | 880 |
| 2 | 脂丽江乌头碱（lipoforesaconitine） | $C_{49}H_{73}NO_9$ | 819 |
| 3 | 丽江乌头碱（foresaconitine） | $C_{35}H_{49}NO_9$ | 627 |
| 4 | 草乌甲素（crassicauline A） | $C_{35}H_{49}NO_{10}$ | 643 |
| 5 | 脱氧乌头碱（deoxyaconitine） | $C_{34}H_{47}NO_{10}$ | 629 |
| 6 | 乌头碱（aconitine） | $C_{34}H_{47}NO_{11}$ | 645 |
| 7 | （－）-（A-b）-8β- 乙酰氧基 -14α- 苯酰氧基 -N- 乙基 -13β,15α- 二羟基 -1α,6β,16β,18- 四甲氧基乌头碱<br>[（－）-（A-b）-8β-acetoxy-14α-benzoyloxy-N-ethyl-13β,15α-dihydroxy-1α,6α,16β,18-tetramethoxyaconitane] | $C_{34}H_{47}NO_{10}$ | 629 |
| 8 | （－）-（A-b）-8β- 乙酰氧基 -14α- 苯酰氧基 -N- 乙基 -3α,10β,13β,15α- 四羟基 -1α,6α,16β,18- 四甲氧基乌头碱<br>[（－）-（A-b）-8β-acetoxy-14α-benzoyloxy-N-ethyl-3α,10β,13β,15α-terahydroxy-1α,6α,16β,18-tetramethoxyaconitane] | $C_{34}H_{47}NO_{12}$ | 661 |
| 9 | （－）-（A-b）-8β- 乙酰氧基 -14α- 苯酰氧基 -N- 乙基 -3α,10β,13β- 三羟基 -1α,6α,16β,18- 四甲氧基乌头碱<br>[（－）-（A-b）-8β-acetoxy-14α-benzoyloxy-N-ethyl-3α,10β,13β-trihydroxy-1α,6α,16β,18-tetramethoxyaconitane] | $C_{34}H_{47}NO_{12}$ | 661 |
| 10 | 8- 乙酰基 -14- 苯甲酰新乌头原碱（8-acetyl-14-benzoylmesconitine） | $C_{34}H_{47}NO_9$ | 613 |
| 11 | 脂乌头碱（lipoaconitine） | $C_{50}H_{75}NO_{11}$ | 865 |
| 12 | 脂脱氧乌头碱（lipodeoxyaconitine） | $C_{50}H_{75}NO_{10}$ | 849 |

续表

| 编号 | 化合物名称 | 分子式 | 相对分子量 |
|---|---|---|---|
| 13 | （−）−（A−b）−8β−乙酰氧基−14α−苯酰氧基−N−乙基−13β,15α−二羟基−1α,6α,16β,18−四甲氧基−19−氧代乌头碱 [（−）−（A−b）−8β−acetoxy−14α−benzoyloxy−N−ethyl−13β,15α−dihydroxy−1α,6α,16β,18−tetramethoxy−19−oxo−aconitane] | $C_{35}H_{47}NO_{11}$ | 657 |
| 14 | 次乌头碱（hypaconitine） | $C_{33}H_{45}NO_{11}$ | 631 |
| 15 | （−）−（A−b）−8β−乙酰氧基−14α−苯酰氧基−10β,13β,15α−三羟基−1α,6α,16β,18−四甲氧基−N−甲基乌头碱 [（−）−（A−b）−8β−acetoxy−14α−benzoyloxy−10β,13β,15α−trihydroxy−1α,6α,16β,18−tetramethoxy−N−methylaconitane] | $C_{33}H_{45}NO_{12}$ | 647 |
| 16 | 新乌头碱（mesaconitine） | $C_{33}H_{45}NO_{12}$ | 647 |
| 17 | （−）−（A−b）−8β,14α−二苯甲酰氧基−N−乙基−3α,13β,15α−三羟基−1α,6α,16β,18−四甲氧基乌头碱 [（−）−（A−b）−8β,14α−dibenzoyloxy−N−ehyl−3α,13β,15α−trihydroxy−1α,6α,16β,18−tetramethoxyaconitane] | $C_{37}H_{45}NO_{10}$ | 663 |
| 18 | 北草乌碱（beiwutine） | $C_{33}H_{45}NO_{12}$ | 647 |
| 19 | 脂新乌头碱（lipomesaconitine） | $C_{49}H_{73}NO_{10}$ | 835 |
| 20 | 脂次乌头碱（lipohypaconitine） | $C_{49}H_{73}NO_{10}$ | 835 |
| 21 | 新江油乌头碱（neojiangyouaconitine） | $C_{33}H_{47}NO_9$ | 601 |
| 22 | 荷克布星 A（hokbusine A） | $C_{32}H_{45}NO_{10}$ | 603 |
| 23 | 羟乌头碱（aldohypaconitine） | $C_{33}H_{43}NO_{11}$ | 629 |
| 24 | 氧化亚硝胺（oxonitine） | $C_{34}H_{45}NO_{10}$ | 627 |
| 25 | 异塔拉定（isodelphinie） | $C_{33}H_{45}NO_9$ | 599 |
| 26 | 脂滇乌头碱（lipoyunnanaconitine） | $C_{50}H_{76}NO_{11}$ | 866 |

在双酯型乌头碱中，母核中其他位置的取代是在 C−1、C−3、C−6、C−13、C−15、C−16 和 C−18 位取代含氧基。但所有双酯型乌头碱的 C−1 和 C−6 均被 α−$OCH_3$ 取代，无 OH 取代类型；同时 C−16 均被 β−OMe 取代，C−18 均被 $OCH_3$ 取代。

（2）单酯型 $C_{19}$ 型二萜生物碱：单酯型 $C_{19}$ 型二萜生物碱主要包含苯甲酰新乌头原碱（benzoylmesaconine）、苯甲酰乌头原碱（benzoylaconine）、苯甲酰次乌头原碱（benzoylhypaconine）等物质，其在附子中主要由双酯型二萜生物碱水解而来。目前附子中发现的单酯型 $C_{19}$ 型二萜生物碱结构见图 4-3，化合物名称、分子式、相对分子量见表 4-2。

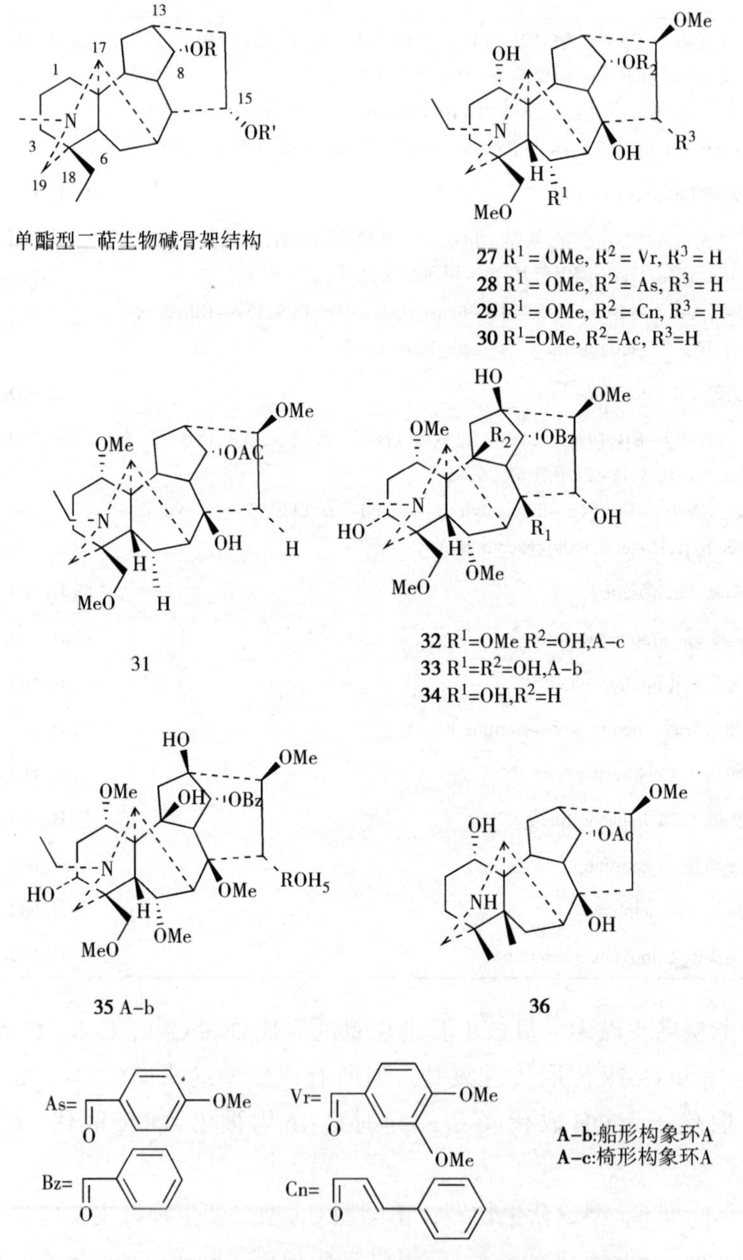

单酯型二萜生物碱骨架结构

27 $R^1 = OMe, R^2 = Vr, R^3 = H$
28 $R^1 = OMe, R^2 = As, R^3 = H$
29 $R^1 = OMe, R^2 = Cn, R^3 = H$
30 $R^1 = OMe, R^2 = Ac, R^3 = H$

31

32 $R^1 = OMe$ $R^2 = OH$, A-c
33 $R^1 = R^2 = OH$, A-b
34 $R^1 = OH, R^2 = H$

35 A-b

36

As= ⟨图⟩—OMe
Vr= ⟨图⟩—OMe, OMe
Bz= ⟨图⟩
Cn= ⟨图⟩

A-b:船形构象环A
A-c:椅形构象环A

图 4-3　附子中单酯型 $C_{19}$ 型二萜生物碱化学结构图

表 4–2　附子中单酯型 $C_{19}$ 型二萜生物碱

| 编号 | 化合物名称 | 分子式 | 相对分子质量 |
|---|---|---|---|
| 27 | 14-O- 藜芦酰新碱（14-O-veratroylneoline） | $C_{33}H_{47}NO_9$ | 601 |
| 28 | 14-O- 山莨菪碱（14-O-anisoylneoline） | $C_{32}H_{45}NO_8$ | 571 |
| 29 | 14-O- 桂皮酰尼奥灵（14-O-cinnamoylneoline） | $C_{33}H_{45}NO_7$ | 567 |
| 30 | 14-O- 乙酰尼奥灵（14-O-acetylneoline） | $C_{26}H_{41}NO_7$ | 479 |
| 31 | 14- 乙酰塔拉萨敏（14-acetyltalatizamine） | $C_{26}H_{41}NO_6$ | 463 |
| 32 | （-）-（A-b）-14α- 苯酰氧基 -3α,10β,13β,15α- 四羟基 -1α,8β,6α,16β,18- 五羟基 -N- 甲基乌头碱 [（-）-（A-b）-14α-benzoyloxy-3α,10β,13β,15α-tetrahydroxy-1α,8β,6α,16β,18-pentamethoxy-N-methylaconitane] | $C_{32}H_{45}NO_{11}$ | 619 |
| 33 | （-）-（A-b）-14α- 苯酰氧基 -3α,8β,10β,13β,15α- 五羟基 -1α,6α,16β,18- 四羟基 -N- 甲基乌头碱 [（-）-（A-b）-14α-benzoyloxy-3α,8β,10β,13β,15α-pentahydroxy-1α,6α,16β,18-tetramethoxy-N-methylaconitane] | $C_{31}H_{43}NO_{11}$ | 605 |
| 34 | 苯甲酰新乌头原碱（benzoylmesaconine） | $C_{31}H_{43}NO_{10}$ | 589 |
| 35 | （-）-（A-b）-14α- 苯酰氧基 -N- 乙基 -3α,10β,13β,15α- 四羟基 -1α,6α,8β,16β,18- 五甲氧基乌头碱 [（-）-（A-b）-14α-benzoyloxy-N-ethyl-3α,10β,13β,15α-tetrahydroxy-1α,6α,8β,16β,18-pentamethoxyaconitane] | $C_{33}H_{47}NO_{11}$ | 633 |
| 36 | 荷克布星 B（hokbusine B） | $C_{22}H_{33}NO_5$ | 391 |

　　单酯型生物碱的结构特点主要是 8β-OH 均未被酯化，部分化合物如 8β-OMe 和 8β-OEt 等以 8β-O- 醚的形式存在。相反，所有 15α-OH 均被酯化，多数情况下为苯甲酰基（Bz），少数为乙酰基（Ac）、茴香酰基（As）、藜芦酰基（Vr）或桂皮酰基（Cn）。此外在 C-1、C-3、C-6、C-13、C-15 和 C-18 通常为取代含氧基（OH 或 OMe），且空间构型分别为 1α、3α、6α、13β 和 15α。其中以 C-1、C-13、C-18 的含氧取代最为常见，所有化合物均含有 1α-OH（OMe）。除此之外，C17 和 C19 与一分子甲胺或乙胺的氮原子联结，因此氮原子上常取代甲基或乙基。

　　（3）醇胺型 $C_{19}$ 型生物碱：8- 甲氧基次乌宁、附子灵、尼奥灵、脱氧乌头原碱等是醇胺型 $C_{19}$ 型二萜生物碱的代表性物质，其在附子中多从双酯型 $C_{19}$ 型二萜生物碱和单酯型 $C_{19}$ 型二萜生物碱水解而来。目前在附子中发现的醇胺型 $C_{19}$

型二萜生物碱结构见图 4-4，化合物名称、分子式、相对分子量见表 4-3。

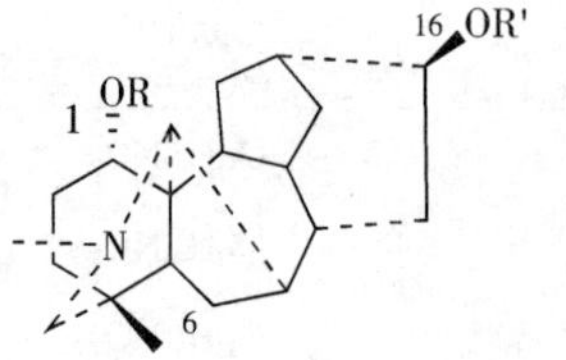

醇胺型二萜生物碱骨架结构

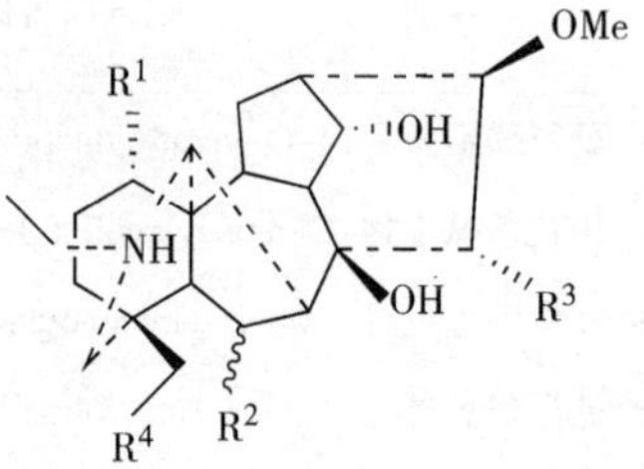

**38** $R^1 = R^4 = OMe$, R2=a– OMe, R3= H
**39** $R^1 = R^3 = OH$, R2=a– OMe, R4 = OMe
**40** $R^1 = OH$, $R^2 = a –OMe$, R3 = H, $R^4 = OMe$
**41** $R^1 = OH$, $R^2 = a –OH$, $R^3 = H$, $R^4 = OMe$
**42** $R^1 = R^3 = OH$, $R^2 = H$, $R^4 = OMe$

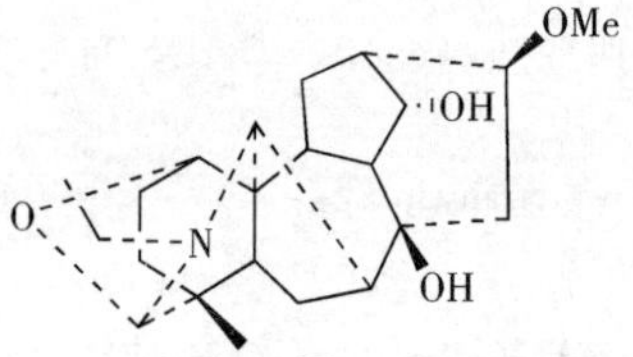

37

图 4-4 附子中醇胺型 $C_{19}$ 型二萜生物碱化学结构图

表 4-3 附子中醇胺型 $C_{19}$ 型二萜生物碱

| 编号 | 化合物名称 | 分子式 | 相对分子量 |
|---|---|---|---|
| 37 | 卡拉卡宁（karakanine） | $C_{22}H_{35}NO_4$ | 377 |
| 38 | 查斯曼宁（chasmanine） | $C_{25}H_{41}NO_6$ | 451 |
| 39 | 附子灵（fuziline） | $C_{24}H_{39}NO_7$ | 453 |
| 40 | 尼奥灵（neoline） | $C_{24}H_{39}NO_6$ | 437 |
| 41 | 森布星 A（senbusine A） | $C_{23}H_{37}NO_6$ | 423 |
| 42 | 森布星 B（senbusine B） | $C_{23}H_{37}NO_6$ | 433 |

醇胺型二萜生物碱无酯基取代，所有化合物的 C-1 位均被含氧基取代，如羟基、甲氧基或环氧醚基，且为 α 型；C-16 位多被 β 型的甲氧基取代，C-6 位含氧取代基多为 α 型，极少数为 β 型。

**2. $C_{20}$ 型二萜生物碱** 因具有抑制乙酰胆碱酯酶、去瘾、抗癫痫、抗炎、抗癌等丰富的药理活性，自 20 世纪 60 年代以来便吸引了世界各地的研究学者。$C_{20}$ 型二萜生物碱的骨架类型复杂多样，属于较原始的二萜生物碱类型，其分类学价值就在于进化程度的比较，顺序为 $C_{20} < C_{19} < C_{18}$。与 $C_{18}$ 型和 $C_{19}$ 型二萜

生物碱相比，绝大多数 $C_{20}$ 型二萜生物碱都具有环外双键结构，而且均不含有甲氧基。目前在附子中分离发现的 $C_{20}$ 型二萜生物碱按照结构特征，主要分为阿替生型（atisines）、海替生型（hetisines）、纳哌啉型（napellines），另外还发现了一个 lycoctine 型生物碱。目前附子中发现的 $C_{20}$ 型二萜生物碱结构见图 4-5，具体分类、化合物名称、分子式、相对分子量见表 4-4。

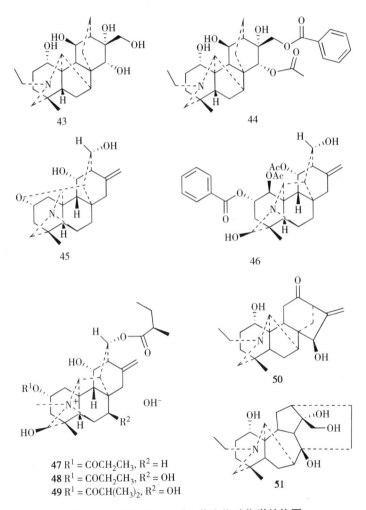

47 $R^1 = COCH_2CH_3$, $R^2 = H$
48 $R^1 = COCH_2CH_3$, $R^2 = OH$
49 $R^1 = COCH(CH_3)_2$, $R^2 = OH$

图 4-5  附子中 $C_{20}$ 型二萜生物碱化学结构图

表 4-4　附子中 $C_{20}$ 型二萜类生物碱

| 编号 | 化合物名称 | 分子式 | 相对分子量 |
|---|---|---|---|
| 43 | 乌头胺（aconicarmine） | $C_{31}H_{41}NO_7$ | 539 |
| 44 | 乌头乙胺 B（aconicarchamine B） | $C_{22}H_{35}NO_5$ | 393 |
| 45 | 海替生（hetisine） | $C_{20}H_{27}NO_3$ | 329 |
| 46 | （+）-（13R,19S）-1β,11α—二乙酰氧基 -2- 苯酰氧基 -13,19- 二羟海替生 [（+）-（13R,19S）-1β,11α— diacetoxy-2-benzoyloxy-13,19-dihydroxyhetisan] | $C_{31}H_{35}NO_8$ | 549 |
| 47 | （-）-（13R,19S）-11α,19- 二羟基 -N- 甲基 -13-（S-2- 甲基丁酰氧基）-2α- 丙酰氧基氢氧化铁 [（-）-（13R,19S）-11α,19-dihydroxy-N-methyl-13-（S-2-methylbutyryloxy）-2α-propionyloxyhetisanium hydroxide] | $C_{29}H_{42}NO_6$ | 500 |
| 48 | （-）-（13R,19S）-7β,11α,19- 三羟基 -N- 甲基 -13-（S-2- 甲基丁酰氧基）-2α- 丙酰氧基氢氧化铁 [（+）-（13R,19S）-7β,11α,19-trihydroxy-N-methyl-13-（S-2-methylbutyryloxy）-2α-propionyloxyhetisanium hydroxide] | $C_{29}H_{42}NO_7$ | 516 |
| 49 | （+）-（13R,19S）-2α- 异丁酰氧基 -7β,11α,19- 三羟基 -N- 甲基 -13-（S-2- 甲基丁酰氧基）氢氧化六铵 [（+）-（13R,19S）-2α-isobutyryloxy-7β,11α,19-trihydroxy-N-methyl-13-（S-2-methylbutyryloxy）hetisanium hydroxide] | $C_{30}H_{44}NO_7$ | 530 |
| 50 | 宋果灵（songorine） | $C_{22}H_{31}NO_3$ | 357 |
| 51 | 乌头乙胺 A（aconicarchamine A） | $C_{22}H_{35}NO_4$ | 377 |

## （三）非二萜生物碱

相对于二萜生物碱而言，附子中还含有少量其他类生物碱，这些已发现的非二萜生物碱主要包括嘧啶类、吡啶类、嘌呤类、吡咯类、吡嗪类和酰胺类。图 4-6 和表 4-5 列出了附子中所含的非二萜生物碱。

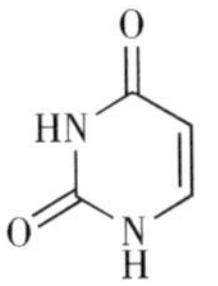
52

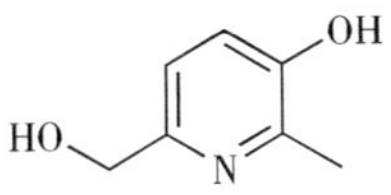
53

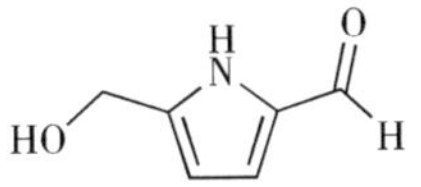
54

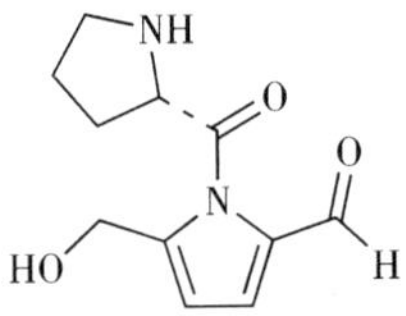
55

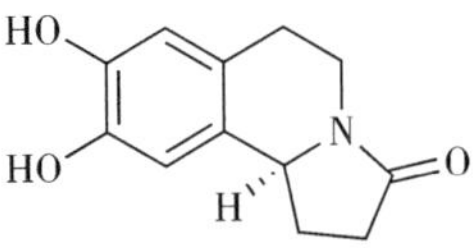
56

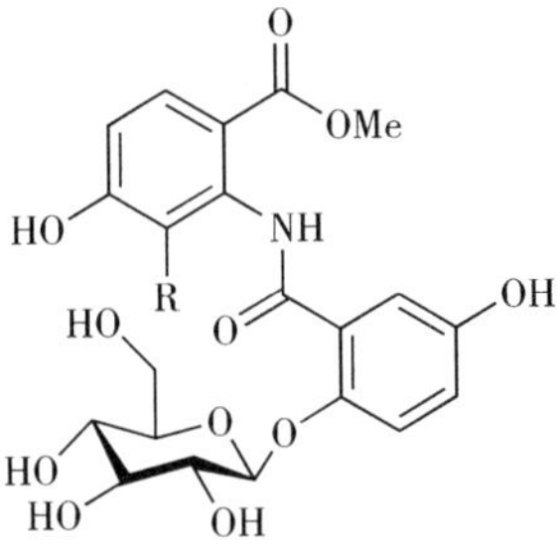
57 R = $OCH_3$
58 R = H

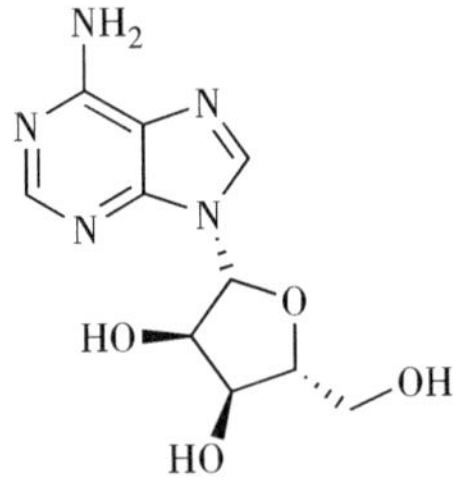
59

图 4-6　附子中非二萜生物碱化学结构图

**表 4-5　附子中非二萜生物碱**

| 编号 | 化合物名称 | 分子式 | 相对分子量 |
|---|---|---|---|
| 52 | 尿嘧啶（uracil） | $C_4H_4N_2O_2$ | 112 |
| 53 | 6-羟甲基-3-吡啶醇（6-hydroxymethyl-3-pyridinol） | $C_7H_9NO_2$ | 139 |
| 54 | 5-羟甲基-吡咯-2-甲醛（5-hydroxymethly-pyrrole-2-carbaldehyde） | $C_6H_7NO_2$ | 125 |
| 55 | 乌头酰胺（aconicaramide） | $C_{11}H_{14}N_2O_3$ | 222 |
| 56 | 马齿苋酰胺 E（oleracein E） | $C_{12}H_{13}NO_3$ | 219 |
| 57 | N-（2'-β-D-吡喃葡萄糖基-5'-羟基水杨基）-4-羟基-3-甲氧基吡喃甲酸甲酯 [N-（2'-β-D-glucopyranosyl-5'-hydroxysalicyl）-4-hydroxy-3-methoxyanthranilic acid methyl ester] | $C_{22}H_{25}NO_{12}$ | 495 |

| 编号 | 化合物名称 | 分子式 | 相对分子量 |
|---|---|---|---|
| 58 | N-（2'-β-D-吡喃葡萄糖基-5'-羟基水杨酰）-4-羟基-3-甲氧基黄烷酸甲酯<br>[N-（2'-β-D-glucopyranosyl-5'-hydroxysalicyl）-4-hydroxy-3-methoxyanthranilic acid methyl ester] | $C_{21}H_{23}NO_{11}$ | 465 |
| 59 | 腺嘌呤核苷（adenosine） | $C_{10}H_{13}N_5O_4$ | 267 |

## 二、附子生物碱类成分的理化性质

多数生物碱为结晶型固体，少数为无定型粉末，还有一些小分子生物碱为液体；生物碱一般为无色或白色，但结构中具有较长共轭体系，并有助色团的，可显不同颜色；生物碱结构中如有手性碳原子或为手性分子的具有旋光性，并大多与生物碱的生理活性有关，通常左旋体比右旋体生理活性强。由于生物碱结构复杂，生物碱的溶解性也具有多样化，大多数生物碱成分极性较小，游离状态下难溶于水，易溶于氯仿、乙醚、乙醇、丙酮及苯等有机溶剂，与酸结合形成生物碱盐后水溶性增加，但与生物碱结合的酸不同，生成的盐水溶性也有差异。

如乌头碱型生物碱均有完好的结晶形态，其新乌头碱是六方片状结晶，mp204℃，［α］D20°+16°（CHCl₃）；次乌头碱是白色柱状结晶，mp185℃，［α］D20°+22.2°（CHCl₃）；新乌头碱是白色结晶，mp205～208℃。乌头碱、次乌头碱、新乌头碱等乌头碱型生物碱分子中含有一个叔胺氮，具有一般叔胺氮的碱性，能与酸成盐。乌头碱、次乌头碱、新乌头碱等双酯型生物碱亲脂性较强，具有一般生物碱的溶解性，易溶于氯仿、乙醚、无水乙醇等有机溶剂，难溶于水，微溶于石油醚，其盐酸盐均可溶于氯仿。乌头碱的水解产物乌头次碱和乌头原碱由于酯键被水解，亲脂性较乌头碱减弱。

## 三、附子生物碱类成分的提取分离方法

生物碱是广泛存在于自然界中的有显著生理活性的一类碱性含氮化合物，是许多中草药的有效成分，如何从中高效地提取分离、纯化生物碱是中药质量控制的关键。生物碱的极性和溶解性是其提取分离、纯化的重要依据，大多数生物碱能溶于乙醇、氯仿、乙醚、苯等有机溶剂，不溶或难溶于水。季铵型生物碱易溶于水、酸水、碱水，可溶于醇类溶剂，难溶于亲脂性有机溶剂。一些小分子生物

碱既可溶于水，也可溶于氯仿。生物碱与某些特殊酸成盐后不溶于水。据生物碱的极性和溶解性，人们从中药中分离出了五六千种生物碱。

附子生物碱类成分的分离方法主要是利用其碱性强弱不同，采取酸碱分离方法，利用生物碱及其盐溶解性差异或功能基或色谱法进行分离，如用硅胶、氧化铝、凝胶、反相硅胶和活性炭等进行生物碱的分离。附子生物碱类成分提取与分离的经典方法：将附子粗粉经 $Na_2CO_3$ 润湿，乙醚冷浸，HCl 萃取，氨水碱化，氯水萃取，上氧化铝柱乙醚洗脱等操作，得到乌头碱、次乌头碱和新乌头碱。目前附子生物碱类成分提取方法主要包括 3 种：溶剂法、离子交换树脂法、沉淀法。

## （一）溶剂法

有学者研究以附子总生物碱的提取工艺为目的，优化最佳提取条件，以提取率、总生物碱收率和总生物碱纯度为指标，采用单因素试验法，考察提取溶剂、提取方法、提取温度、粉碎度、料液比、提取时间和提取次数对附子中总生物碱提取率的影响，并优选出最佳提取工艺，结果显示，最佳提取工艺条件为在 15℃条件下将附子粉按 1∶10（g/mL）加入无水乙醇，冷浸 3 次，每次 1日，在此条件下浸膏得率、总生物碱收率及总生物碱纯度分别为 3.15%、0.64%、20.32%，效果最佳。有研究者采用单因素试验和正交试验方法筛选了附子水溶性生物碱的最佳提取工艺，在提取溶剂方面考察了不同 pH 值的酸水对提取效果的影响，结果显示 pH 值对附子生物碱的提取效果有显著影响，pH 值 2.0、3.5 酸水提取的生物碱总量显著高于 pH 值 5.5 的，但 pH 值 3.5、2.0 提取效果相当，考虑提取器材对酸水的耐受程度及环境污染等因素，故选用 pH 值 3.5 的酸水作为附子总生物碱的提取溶剂；在正交试验中选取酸水用量（A）、煎煮次数（B）和煎煮时间（C）3 个考察因素，按 L9（3）$^4$ 正交试验表设计方案进行试验，结果显示，影响附子生物碱提取总量的主要因素是煎煮次数，其次是煎煮时间和酸水用量，即 10 倍量的酸水煎煮 3 次，每次 2 小时为最佳提取工艺。有人在测定附子总生物碱提取物中 3 个双酯型生物碱和 3 个单酯型生物碱的含量时，分别对附子中总生物碱提取率的影响因素进行了考察，其因素包括乙醇浓度、附子粒径、料液比、提取时间，提取效果的影响排序分别是乙醇浓度＞粒径＞料液比＞提取时间，综合各项因素确定最佳的提取条件为采用 10 倍量 85% 的乙醇溶液，加热回流提取 2 次，每次 2 小时，回收乙醇，浓缩至 10L，调节提取液的 pH 值至 3.0 ～ 4.0，静置 12 小时，取上清，过 D101 大孔吸附树脂柱，先用 5 倍柱体积蒸馏水除杂，再用 5 倍柱体积的 80% 乙醇洗脱，得附子总生物碱提取液。

有人选取乙醇作为提取溶剂提取附子中的总生物碱，并对乙醇浓度和提取时间进行了考察，以浸膏得率为评价指标，选择 95% 浓度乙醇，60 分钟提取时间，再根据不同类型生物碱水溶性的差异将脂类生物碱与其他类型生物碱分离，考察了不同洗涤溶剂及用量对去除单酯型生物碱、双酯型生物碱效果的影响，结果显示，0.4% 盐酸水溶液与 1% 盐酸水溶液在单酯型生物碱、双酯型生物碱去除效果上是一致的，但从经济学角度出发，选择 0.4% 盐酸水溶液作为洗涤溶剂为好，这样既能将单酯型生物碱、双酯型生物碱与脂类生物碱完全分离，又能节省盐酸用量。有学者采用 4 种不同溶剂，即氨试液 – 异丙醇 – 乙酸乙酯、氨试液 – 乙醚、酸性甲醇和水来提取制备供试品溶液，以 6 种成分含量归一化法处理后综合评分为评价指标，比较 4 种提取溶剂对 6 种成分含量的影响，结果显示氨试液 – 乙醚法依次优于水、氨试液 – 异丙醇 – 乙酸乙酯和酸性甲醇法，确定氨试液 – 乙醚为最佳提取溶剂。

## （二）离子交换树脂法

有人以附子总生物碱提取率为指标，采用多种提取工艺比较，正交设计优选总生物碱的醇提工艺，选择大孔树脂纯化工艺对附子总生物碱进行分离纯化，并对大孔树脂的预处理方法、树脂的筛选、D101 树脂对附子中总生物碱的静态吸附性能的测定、D101 树脂对附子中总生物碱的动态吸附效果及洗脱液的选择进行了考察，结果显示通过 D101 大孔吸附树脂纯化，水及体积分数为 10%、80% 的乙醇溶液梯度洗脱，收集体积分数为 10% 的乙醇洗脱部分浓缩干燥后，附子总生物碱的分离纯化效果最好。还有人以总生物碱和苯甲酰乌头碱含量为工艺评价指标，筛选出最佳工艺为 0.1mol/L 盐酸水溶液提取附子粗颗粒 2 次（第一次加 10 倍量溶剂，第二次加 8 倍量溶剂），每次 2 小时，提取液以 5 ～ 6 倍柱体积 / 小时的流速通过柱高 / 柱径为 10∶1 的 AB–8 型大孔吸附树脂柱除杂，先用 7 倍柱体积蒸馏水洗去糖类、蛋白质等杂质，再用 6 倍柱体积 60% 乙醇以 2 ～ 3 倍柱体积 / 小时的流速洗脱，洗脱液回收乙醇后在 120℃（0.2MP）条件下水解 2 小时，加氨水调整 pH 值至 10.0 ～ 11.0，用等体积乙酸乙酯萃取 2 次，回收乙酸乙酯，减压干燥即得附子生物碱半成品。

## （三）沉淀法

沉淀法也是附子生物碱提取分离中采用的方法之一。有研究采用正交试验法对附子中生物碱提取的影响因素进行了探讨，应用正交设计、方差分析综合讨论了附子生物碱提取的产率、含量的影响条件，结果表明附子生物碱的最佳提取条件为浸提时间为 3 小时，水提 pH 值为 5.0，醇沉浓度为 60%，醇沉次数为 1 次。该实验结果为改善附子生物碱的提取方法提供了实验基础。

### （四）其他方法

有人应用高速逆流色谱法分离制备了生附子中的 3 个 $C_{19}$ 型二萜生物碱化合物，以正己烷 – 乙酸乙酯 – 甲醇 – 水（3∶5∶4∶5，*v/v/v/v*）为两相溶剂系统，上相为固定相，下相为流动相，在主机转速 850r/min、流动相流速 2.0mL/min、检测波长 235nm 条件下进行分离制备；一次性从 90mg 附子总碱粗提物中分离制备得到 15.3mg 北草乌碱、35.1mg 新乌头碱和 22.7mg 次乌头碱，经高效液相色谱分析，测得它们的纯度分别为 97.9%、96.2% 和 99.2%，并应用波谱解析法确定了它们的结构。利用该方法可以对生附子中的二萜生物碱成分进行快速的分离和纯化。

## 四、附子生物碱类成分的含量分析

附子生物碱类成分复杂，建立多指标毒 / 效成分的含量测定方法和科学准确认识化学成分，对其质量控制和临床用药等尤为重要，目前有关附子生物碱成分的测定主要集中在脂溶性生物碱方面。《中国药典》（2020 年版）附子项下有关其含量测定的方法有具体规定，以十八烷基硅烷键合硅胶为填充剂，以乙腈 – 四氢呋喃（25∶15）为流动相 A，以 0.1mol/L 醋酸铵溶液（每 1000mL 加冰醋酸 0.5mL）为流动相 B，进行梯度洗脱，检测波长为 235nm。理论板数按苯甲酰新乌头原碱峰计算应不低于 3000。附子药材检查项下规定，双酯型生物碱以新乌头碱、次乌头碱和乌头碱的总量计，不得超过 0.020%；附子饮片检查项下规定，双酯型生物碱以新乌头碱、次乌头碱和乌头碱的总量计，不得超过 0.010%。而在含量项下规定中，药材与饮片一样，含苯甲酰新乌头原碱、苯甲酰乌头原碱和苯甲酰次乌头原碱的总量不得少于 0.010%。附子生物碱类成分的含量测定多选用以下几种方法。

### （一）高效液相色谱法

高效液相色谱法是在经典液相色谱法的基础上，引入了气相色谱法的理论和技术，以高压输送流动相，采用高效固定相及较高灵敏度检测器，发展而成的现代液相色谱分析方法。目前已广泛应用于化学、生物化学、医学、工业、农业、环保、商检和法检等众多学科领域内的一些高沸点、大分子、强极性和热稳定性差及具有生物活性化合物的分离分析，成为分析化学家和生物化学家用以解决他们面临各种实际分析和分离课题必不可缺的工具。目前已有较多研究结果表明高效液相色谱法适用于附子生物碱类含量测定。《中国药典》（2020年版）即采用本法测定双酯型生物碱和单酯型生物碱的含量。

## （二）高效液相色谱 - 串联质谱法

高效液相色谱 - 串联质谱作为检测器在二萜生物碱的检测方面具有独特优势，尤其适用于检测不含共轭吸收的生物碱类，紫外检测器对这类生物碱响应很差，蒸发光检测器因为损失样品而少用于含量测定，而质谱检测器准确直观、灵敏度高、应用范围广，近年来相继有文献报道液质联用在附子生物碱成分分析方面的应用。目前高效液相色谱 - 串联质谱技术在附子生物碱含量测定方面已有较多报道，多集中在单酯型生物碱和双酯型生物碱同时测定上。有研究者建立了一种高效液相色谱 - 串联质谱，同时测定参附强心丸中 6 种生物碱成分含量的方法。在色谱条件确定时，参考文献与待测物性质，考察了多种色谱柱与体系，最后确定以 70% 乙腈 - 水（含 0.1% 甲酸、10mmol/L 乙酸铵）为流动相，流速为 0.5mL/min，柱温 30℃，进样量 10μL；在质谱条件选择中，采用电喷雾电离源，多反应离子监测模式进行定量分析，并比较了正离子和负离子模式下离子峰强度，结果表明正离子条件下离子峰更稳定，强度最好。结果显示参附强心丸乌头碱、新乌头碱、次乌头碱、苯甲酰乌头原碱、苯甲酰新乌头原碱、苯甲酰次乌头原碱分离度良好，在测定范围内线性关系均良好（$r^2 > 0.995$），平均回收率分别为 93.3%、95.3%、100.8%、96.92%、94.5%、96.4%。有研究者首次建立了一种基于快速分离液相色谱与质谱联用的快速分析方法，用于对经过加工的附子汤中的 7 种生物碱进行定量。色谱方法经过优化，可在 5 分钟内同时分析所有分析物，并显示出良好的线性（$r^2 > 0.9995$）、重复性（$RSD < 4.36\%$）、日内和日间精密度（$RSD < 5.07\%$），以及良好的准确度（97.76% ～ 105.08%）和 7 种生物碱的良好回收率（95.0% ～ 107.5%），即去甲乌药碱、苯甲酰次乌头碱、苯甲酰中新碱、苯甲酰新碱、乌头碱、次乌头碱和新乌头碱，这些标记物的线性范围为 2.30 ～ 17.00pg/mL。

## （三）超高效液相色谱 – 串联质谱法

超高效液相色谱柱较高效液相色谱柱填充粒径更小，具有高效率、高选择性、高灵敏度等优点，是检测微量和痕量成分的有效方法。研究表明，为全面分析炮附片的二萜生物碱成分并挖掘其潜在的新成分，采用超高效液相色谱结合四级杆飞行时间质谱结合 GNPS（global natural products social molecular networking）策略，对炮附片的成分进行快速表征，并根据 GNPS 分子网络中每个簇的特征发现未知或痕量的天然产物，挖掘其新成分。结果共鉴定了 123 个化合物，其中双酯型二萜生物碱 21 个，长链脂型二萜生物碱 11 个，单酯型二萜生物碱 43 个，无酯型二萜生物碱 47 个，多酯型二萜生物碱 1 个，其中还包含 34 个潜在的新生物碱。为了更好地控制附子及其相关产品的质量并确保安全性，开发了一种同时测定附子中 9 种生物碱（分别为有毒生物碱乌头碱、新乌头碱和次乌头碱；生物活性生物碱苯甲酰乌头碱、苯甲酰新乌头碱和苯甲酰次乌头碱；三种罕见的生物碱滇乌头碱、8- 去乙酰基滇乌头碱和草乌甲素）的方法，建立灵敏准确的超高效液相色谱联用三重四级杆质谱法，用于检测 51 种附子和 27 种含附子的产品。该方法所建立的标准曲线均显示出良好的线性范围（$r > 0.999$），同时方法学良好。

## （四）近红外光谱法

近红外光谱法是近年来发展起来并逐渐走向成熟的一种绿色分析技术，具有快速、无损、操作简便等优点。近红外光谱法主要反映 C–H、O–H、N–H 等含氢基团的倍频及合频吸收，复杂组分含有大量的含氢基团，这是近红外光谱进行分析研究的物质基础。近红外光谱法已经广泛应用于农产品、制药、烟草和石化等领域，在中药分析领域，主要应用于药材和中成药的鉴别、定量分析和中药制剂过程中的质量控制。

有人以建立附子及炮制品中双酯型生物碱的近红外快速检测方法为目的，采用近红外光谱技术，以高效液相色谱法测定附子及其炮制品中双酯型生物碱含量为基础，建立附子及其炮制品中双酯型生物碱的定量分析模型。结果显示所建立的定量分析模型中，$R^2$ 及校正均方根误差为 99.38 和 5.56；验证集样品的 $R^2$ 及预测均方根误差为 98.24 和 8.18，表明该方法简便、快速、无污染，可用于附子及炮制品中双酯型生物碱含量的快速测定。

有人采用近红外光谱法对制川乌提取、浓缩液中的单酯型生物碱类成分进行快速定量分析，结果显示制川乌提取、浓缩液中单酯型生物碱类成分的近红外透射光谱模型建模的光谱范围为 9264.35 ～ 7274.11cm$^{-1}$，校正模型的内部交叉验证均方根为 1.171，$r$ 为 0.9994；经外部验证，预测均方根误差为 1.321，$r$ 为 0.9921；经相关性统计学分析，单酯型生物碱类成分的预测值与高效液相参考值的 $r$ 为 0.9990，$P < 0.001$，说明近红外光谱法与高效液相色谱法测定单酯型生物碱类成分相关性较好，可以较准确预测其覆盖范围的单酯型生物碱类成分的量。

有人采用近红外光谱法快速测定附子中 6 个生物碱的含量，应用近红外光谱技术结合偏最小二乘和最小二乘支持向量机建立了附子中多指标成分的快速无损检测方法。结果显示所建立的苯甲酰新乌头原碱、苯甲酰乌头原碱、苯甲酰次乌头原碱、新乌头碱、次乌头碱、乌头碱、单酯型生物碱总量和双酯型生物碱总量最小二乘支持向量机模型的相对预测偏差分别为 3.3、3.2、4.1、7.7、8.8、7.6、4.0和 8.6；验证集相关系数分别为 0.9486、0.9475、0.9668、0.9909、0.9946、0.9969、0.9669 和 0.9927，且最小二乘支持向量机模型优于最小二乘模型，说明近红外光谱模型验证集与高效液相测定值具有良好的非线性关系，模型预测效果良好。

### （五）酸碱中和法

此方法为测定附子总生物碱的经典方法，分为直接滴定法和回滴定法。直接滴定法终点突破不明显，难于判断，故多采用回滴定法进行测定。一般以甲基红为指示剂，氢氧化钠滴定至黄色，该方法在监测总生物碱的含量变化方面得到了广泛的应用。《中国药典》（2010 年版）首次收载了含量测定项，用酸碱滴定法测定附子中总生物碱的含量，首次选择以单酯型生物碱类成分（苯甲酰新乌头原碱、苯甲酰乌头原碱、苯甲酰次乌头原碱）为含量测定指标，规定 3 种单酯型生物碱类成分含量总和不得少于 0.010%，保证了附子饮片质量的稳定和可控。有研究者采用此方法检测了煎煮时间对附子水煎液总生物碱的影响。该方法方便易行，准确性、稳定性均优于紫外分光光度法，但由于滴定法灵敏度较低，测定所需样品量多，故不适合样品量较少的生物碱测定。

### （六）酸性染料比色法

酸性染料比色法的原理简单解释为，在适当的递质中，生物碱可与氢离子结合成阳离子，同时一些酸性染料如溴百里酚蓝、溴酚蓝、溴甲酚绿、溴甲酚紫等，可解离成阴离子，生物碱阳离子与阴离子定量地结合成有色离子对，可以定量地采用有机溶剂提取，在一定波长下测定该溶液有色离子对的吸收度，从而达到测定生物碱类含量的目的。有人采用酸性染料比色法测定附子理中缓释片原料中总生物碱的含量，结果测得对照品乌头碱的标准曲线为 $A=0.026C-0.039$（$r=0.9965$），在 $16.1 \sim 48.3\mu g/mL$ 范围内，浓度和吸收度呈现良好的线性关系。实验的精密度、稳定性、重复性均良好，平均回收率为 97.6%，$RSD$ 为 1.5%，表明方法精确、可行，并测得 3 批原料中总生物碱的平均含量分别为 0.35、0.44 和 0.52mg/g。方法准确可靠、简便易行、专属性好，可作为乌头类生物碱的质量控制方法，但其实验结果受溶液 pH 值影响较大，在操作过程中须使用缓冲盐维持溶液 pH 的稳定，另外实验过程中的指示剂配制、处理均会影响呈色稳定性，颜色稳定时间比较短，须使用对照品绘制标准曲线。

## （七）其他方法

有研究者采用直接电离技术和木尖喷雾电离技术检测中药材制附子，建立快速、简便分析其新乌头碱类生物碱的方法，将制附子用水浸湿的滤纸包裹过夜，剪成三角形，滴加不同溶剂，分别用于直接电离质谱和木尖喷雾质谱系统检测。结果表明这两种质谱分析方法不经过复杂的前处理过程，均能快速检测制附子中的生物碱，效果好于传统的毛细管电喷雾质谱分析方法。有人采用高效液相色谱与电喷雾质谱联用技术，对生附片的化学成分进行了系统的研究，并辅以提取离子色谱方法，发现微量的化学成分，通过保留时间、质荷比及多级串联质谱数据，共鉴定了 48 个成分，结果显示包含 8 个双酯型生物碱，为生附片的主要成分。

中国科学院上海药物研究所果德安教授团队通过提取与分离、高速逆流制备、半合成等方法，结合 HR-ESI-MS、1D 和 2D NMR（$^{1}$H-$^{1}$H COSY、HSQC、HMBC、NOESY/ROESY）等结构鉴定技术，从附子中共获取并鉴定了 46 个单体化合物，包括 43 个不同结构亚型的二萜生物碱化合物，其中 4 个新化合物即化合物 6-demethoxyhypaconine、化合物 carmichaeline K、化合物 8-O-ethyl-benzoyldeoxyaconine 和化合物 hetisane-15β-O-β-D-glucoside，hetisane-15β-O-β-D-glucoside 为第一个报道的以 $C_{20}$ 型二萜生物碱为骨架的生物碱糖苷类化合物。对其中 37 个不同结构亚型的二萜生物碱化合物进行体外抗肿瘤活性作用系统评价，包括 8 个醇胺型 $C_{19}$ 型二萜生物碱，16 个单酯型 $C_{19}$ 型二萜生物碱，3 个双酯型 $C_{19}$ 型二萜生物碱，1 个 8,15-seco 型 $C_{19}$ 型二萜生物碱，1 个 pyro 型 $C_{19}$ 型二萜生物碱和 8 个 $C_{20}$ 型二萜生物碱，并进一步探讨其构效关系，发现

C-8 位、C-10 位、C-14 位和氮原子等位点可能与抗肿瘤活性密切相关，为二萜生物碱抗肿瘤活性的深入研究及抗肿瘤药物的开发提供了参考。

同时还对附子中二萜生物碱类成分进行系统表征，通过母离子列表、动态排除等质谱数据采集方法，以及元素组成分析、不饱和度分析、诊断离子过滤、中性丢失过滤、数据库匹配等质谱数据后处理方法，最终共表征 659 个成分，包括 447 个不同类型 $C_{19}$ 型二萜生物碱、113 个不同类型 $C_{20}$ 型二萜生物碱和 99 个未知成分，其中 526 个成分为附子中潜在的新化合物，极大扩展了对附子中二萜生物碱类成分的认知。

## 五、不同产区对附子生物碱类成分含量的影响

附子主要种植在我国西南地区，主产区分布在四川江油、四川布拖、陕西汉中及云南等地。研究表明，附子中生物碱含量与其道地性相关，不同产区在地理分布、生态环境及生长周期等方面的差异性，可能导致附子种内生物碱的变异，进而影响品质和疗效。

建立高效液相色谱 – 蒸发光散射检测附子中 3 种水溶性生物碱（附子灵、尼奥灵、宋果灵）的方法，并对四个产区（江油、陕西、布拖、云南）的 42 批泥附子和 9 批江油附片的附子水溶性生物碱含量与道地性进行相关分析。研究结果显示四个产区附子中 3 种生物碱的含量差异较大（表 4-6 和表 4-7），其中以附子灵、尼奥灵的含量差异更为突出，含量分别在 230.2 ～ 2407.2µg/g 和 0 ～ 1834.5µg/g 之间，尼奥灵在江油产区中含量最高，均值为 1352.6µg/g，约为云南、布拖产区均值的 3.5 倍，明显高于其他产区；而附子灵在云南产区的泥附子中含量最高，均值为 1317.0µg/g，约为江油、陕西产区均值的 3.0 倍。由此可见，尼奥灵可能为区分江油附子与其他非道地产区附子的特征性差异成分，其含量均大于 880µg/g。

表 4-6　四个产区泥附子中 3 种生物碱的含量（µg/g，$n$=2）

| 产区 | 批号 | 附子灵 | 尼奥灵 | 宋果灵 |
| --- | --- | --- | --- | --- |
| 江油 | 1 | 424.7 | 1807.0 | 624.3 |
| | 2 | 502.1 | 1603.2 | 672.7 |
| | 3 | 632.1 | 920.4 | 486 |
| | 4 | 768.7 | 925.5 | 402.4 |
| | 5 | 930.6 | 1210.4 | 534.3 |

| 产区 | 批号 | 附子灵 | 尼奥灵 | 宋果灵 |
|---|---|---|---|---|
| 江油 | 6 | 421.3 | 1425.3 | 525.2 |
| | 7 | 400.3 | 1788.2 | 654.6 |
| | 8 | 230.2 | 1834.5 | 587.7 |
| | 9 | 420.7 | 885.4 | 412.8 |
| | 10 | 350.2 | 1125.8 | 652.9 |
| | 均值 | 508.1±0.414 | 1352.6±0.287 | 555.3±0.179 |
| 陕西 | 1 | 651.2 | 608.5 | 276.1 |
| | 2 | 352.4 | 550.2 | 257.5 |
| | 3 | 647.5 | 534.5 | 275.5 |
| | 4 | 360.6 | 980.1 | 304.8 |
| | 5 | 365.6 | 400.3 | 302.6 |
| | 6 | 385.3 | 574.7 | 410.2 |
| | 7 | 365.6 | 400.3 | 302.6 |
| | 8 | 385.3 | 574.7 | 410.2 |
| | 均值 | 439.1±0.301 | 607.4±0.298 | 308.3±0.164 |
| 布拖 | 1 | 689.3 | 364.2 | 520.6 |
| | 2 | 890.7 | 300.3 | 390.3 |
| | 3 | 830.2 | 425.4 | 468.4 |
| | 4 | 520.2 | 96.3 | 338.2 |
| | 5 | 1045.3 | 284.2 | 482.2 |
| | 6 | 830.9 | 345.2 | 515.3 |
| | 7 | 825.7 | 606.8 | 426.6 |
| | 8 | 501 | 355.3 | 450.3 |
| | 9 | 958.7 | 450.3 | 589.4 |
| | 10 | 1258.7 | 354.9 | 439.8 |
| | 11 | 724.3 | 684.7 | 620.5 |
| | 12 | 550.7 | 254.2 | 537.2 |
| | 13 | 1118.9 | 574.5 | 364.4 |
| | 均值 | 826.5±0.281 | 392.0±0.404 | 472.5±0.177 |

续表

| 产区 | 批号 | 附子灵 | 尼奥灵 | 宋果灵 |
|------|------|--------|--------|--------|
| 云南 | 1 | 1544.6 | 456.7 | 387.9 |
| | 2 | 2407.2 | 868.6 | 437.3 |
| | 3 | 770.2 | 512.3 | 439.7 |
| | 4 | 1300.5 | 430.8 | 471 |
| | 5 | 1278.4 | 297.6 | 740.7 |
| | 6 | 1157.6 | 105.7 | 400.8 |
| | 7 | 1856.5 | 528.7 | 400.4 |
| | 8 | 1438.8 | 305.3 | 300.6 |
| | 9 | 960.3 | 0 | 225.9 |
| | 10 | 1147.3 | 325.8 | 435.6 |
| | 11 | 625.6 | 110.6 | 380.5 |
| | 均值 | 1317.0±0.380 | 358.4±0.677 | 420.0±0.303 |

表 4-7    9 批附片中 3 种生物碱的含量（μg/g，$n=2$）

| 附片 | 生附片（江油） | | | | 蒸附片（江油） | | | | 炒附片（江油） | | | |
|------|------|------|------|------|------|------|------|------|------|------|------|------|
| | 1 | 2 | 3 | 均值 | 1 | 2 | 3 | 均值 | 1 | 2 | 3 | 均值 |
| 附子灵 | 586.3 | 624 | 633 | 614.4±0.04 | 859.5 | 805.1 | 829.2 | 831.3±0.03 | 311 | 296.8 | 312 | 306.6±0.03 |
| 尼奥灵 | 1511.2 | 1655.0 | 1501.3 | 1555.8±0.05 | 1895.6 | 1 568.0 | 1677.0 | 1713.5±0.10 | 847.2 | 802 | 852.3 | 833.8±0.03 |
| 宋果灵 | 434.3 | 423 | 440.6 | 432.6±0.02 | 426.3 | 432.3 | 438.1 | 432.2±0.01 | 261 | 238.9 | 242.1 | 247.3±0.05 |

有研究者采用高效液相色谱法考察了不同产地的西南附子中新乌头原碱、次乌头原碱和乌头原碱的含量，结果显示不同产地的西南附子样品中生物碱类成分的含量有着明显差异（表 4-8）。其中，四川江油和云南腾冲产区的附子中 3 种乌头碱的总含量最高，分别为 0.43% 和 0.41%。此外，新乌头碱的含量以贵州小河的最高（0.17%），贵州兴义的最低（0.06%）；次乌头碱的含量以四川江油的最高（0.28%），贵州花江的最低（0.13%）；乌头碱的含量以云南腾冲与贵州水口寺的最高（0.04%），四川江油与贵州龙里的最低（0.01%）。

表 4-8　不同产地的西南附子测定结果（n=3）

| 药材来源 | 新乌头碱含量（%） | 次乌头碱含量（%） | 乌头碱含量（%） | 总含量（%） |
|---|---|---|---|---|
| 四川江油 | 0.14 | 0.28 | 0.01 | 0.43 |
| 云南腾冲 | 0.16 | 0.21 | 0.04 | 0.41 |
| 贵州小河 | 0.17 | 0.19 | 0.03 | 0.39 |
| 贵州毕节 | 0.15 | 0.17 | 0.03 | 0.35 |
| 贵州八公里 | 0.16 | 0.2 | 0.02 | 0.38 |
| 贵州兴义 | 0.06 | 0.14 | 0.02 | 0.22 |
| 贵州花江 | 0.12 | 0.13 | 0.02 | 0.27 |
| 贵州水口寺 | 0.16 | 0.17 | 0.04 | 0.37 |
| 贵州龙里 | 0.09 | 0.18 | 0.01 | 0.28 |

应用超高效液相色谱－四级杆飞行时间质谱方法对比分析不同产地附子的化学成分差异。研究结果表明，采用无监督的主成分分析，汉中附子与道地的江油附子成分相似，明显不同于新兴产区的布拖与巍山附子；运用偏最小二乘判别分析，筛选发现 7 个主要差异化合物，其中新乌头碱与附子灵在布拖附子与巍山附子中含量较高，而次乌头碱、尼奥林、卡米查林、宋果灵等在江油附子与汉中附子中含量较高；结合各成分的毒性强弱，发现次乌头碱与新乌头碱是区分江油附子与布拖附子、巍山附子的关键毒性成分，江油附子毒性低于布拖附子与巍山附子。江油附子较低的毒性有利于保障临床用药安全，可能是附子道地性形成的重要原因之一。

采用基于指纹图谱和化学计量学方法对 3 个主产区（四川江油、四川布拖和云南）的 35 批黑顺片进行质量评价，采用高效液相色谱法对黑顺片的含量进行测定，不同产地黑顺片的 3 种单酯型生物碱的含量见表 4-9，研究结果显示 3 个产地黑顺片的单酯型生物碱总量很接近，约为 0.015%。但不同产地黑顺片中 3 种单酯型生物碱之间存在显著性差异，四川布拖和云南黑顺片较为接近，其苯甲酰新乌头原碱含量约为四川江油产的 1.6 倍，但苯甲酰乌头原碱的含量仅为四川江油样品的 60%，苯甲酰次乌头原碱含量分别为四川江油样品的 17% 和 32%。

表 4-9 不同产地黑顺片 3 种单酯型生物碱的含量（$\bar{x} \pm s$, p/%）

| 样品产地 | n | 苯甲酰新乌头原碱 | 苯甲酰乌头原碱 | 苯甲酰次乌头原碱 | 单酯型生物碱总量 |
|---|---|---|---|---|---|
| 四川江油 | 11 | 0.0082±0.0012 | 0.0023±0.0004 | 0.0046±0.0007 | 0.0151±0.0021 |
| 云南 | 12 | 0.0137±0.0030 | 0.0013±0.00003 | 0.0008±0.0002 | 0.0158±0.0034 |
| 四川布拖 | 12 | 0.0124±0.0018 | 0.0015±0.0002 | 0.0015±0.0002 | 0.0154±0.0021 |

采用高效液相色谱法对不同产地的附子不同炮制品的 3 种单酯型生物碱的含量差异进行研究，各批次附子炮制品测定结果见表 4-10，由含量测定结果可知，汉中和云南地区的黑顺片新乌头碱的含量明显高于江油产区，汉中 -1 和云南 -1 中的乌头碱的含量最大，分别是 16.57μg/g 和 13.06μg/g，其他批次的乌头碱的含量都小于 7μg/g 甚至是未能检测出。从三种生物碱含量总和来看，江油 -16、云南 -1、云南 -2 的三种生物碱含量总和最大，分别是 127.53μg/g、170.39μg/g 和 107.85μg/g，其他批次的含量都小于 90μg/g，在 60μg/g 左右。产自云南地区的黑顺片的毒性明显高于江油地区。18 批产自江油地区的黑顺片由于加工产地的不同，使不同批次的黑顺片中生物碱的含量相差较大，江油 -17 乌头碱的含量最大，是 4.87μg/g；江油 -18 的含量次之，是 2.55μg/g；其他 16 批次的乌头碱的含量都低于 2μg/g，甚至未能检测出。从三种生物碱含量总和来看，江油 -16 的最大（127.53μg/g），江油 -19 的最小（38.94μg/g）。

表 4-10 57 批附子炮制品的测定结果（μg/g）

| 样品编号 | 新乌头碱 | 乌头碱 | 次乌头碱 | 样品编号 | 新乌头碱 | 乌头碱 | 次乌头碱 |
|---|---|---|---|---|---|---|---|
| （黑）江油 -1 | 13.84 | 1.63 | 38.66 | （白）江油 -1 | 10.84 | 3.41 | 46.02 |
| （黑）江油 -2 | 35.57 | – | 33.36 | （白）江油 -2 | 9.99 | 2.90 | 103.29 |
| （黑）江油 -3 | 16.86 | 1.08 | 64.02 | （白）江油 -3 | 8.85 | 1.56 | 33.66 |
| （黑）江油 -4 | 15.02 | 2.96 | 47.50 | （白）江油 -4 | 1.84 | 0.59 | 14.35 |
| （黑）江油 -5 | 12.91 | 1.87 | 42.67 | （白）江油 -5 | 5.40 | 0.95 | 22.10 |
| （黑）江油 -6 | 11.15 | – | 28.30 | （白）江油 -6 | 3.28 | 0.67 | 19.13 |
| （黑）江油 -7 | 11.84 | – | 65.30 | （白）江油 -7 | 10.81 | 2.36 | 52.45 |
| （黑）江油 -8 | 17.48 | 1.00 | 41.04 | （白）江油 -8 | 3.56 | 0.70 | 3.36 |
| （黑）江油 -9 | 19.06 | 1.02 | 38.68 | （白）江油 -9 | 7.80 | 2.11 | 35.84 |
| （黑）江油 -10 | 22.40 | – | 57.07 | （白）江油 -10 | 17.64 | 1.40 | 31.57 |
| （黑）江油 -11 | 20.98 | 1.11 | 70.65 | （白）江油 -11 | 15.89 | 3.28 | 68.17 |

续表

| 样品编号 | 新乌头碱 | 乌头碱 | 次乌头碱 | 样品编号 | 新乌头碱 | 乌头碱 | 次乌头碱 |
|---|---|---|---|---|---|---|---|
| （黑）江油 -12 | 22.65 | 1.94 | 67.22 | （白）江油 -12 | 13.01 | 2.04 | 46.58 |
| （黑）江油 -13 | 21.88 | 1.85 | 64.66 | （白）江油 -13 | 12.42 | 0.66 | 45.10 |
| （黑）江油 -14 | 14.12 | – | 35.62 | （白）江油 -14 | 17.09 | 1.01 | 47.68 |
| （黑）江油 -16 | 42.70 | 1.60 | 83.23 | （白）江油 -15 | 15.81 | 0.29 | 34.80 |
| （黑）江油 -17 | 35.41 | 4.87 | 1.25 | （白）江油 -16 | 19.17 | 0.36 | 47.49 |
| （黑）江油 -18 | 11.03 | 2.55 | 73.52 | （白）江油 -17 | 4.85 | 0.60 | 45.64 |
| （黑）江油 -19 | 4.37 | 1.00 | 33.57 | （白）江油 -18 | 12.51 | 1.90 | 87.76 |
| （黑）汉中 -1 | 20.01 | 16.57 | 59.25 | （白）江油 -19 | 27.75 | 4.47 | 50.13 |
| （黑）汉中 -2 | 25.96 | 6.57 | 47.59 | （白）江油 -20 | 6.60 | 0.99 | 47.31 |
| （黑）云南 -1 | 69.78 | 13.06 | 87.55 | （白）江油 -21 | 68.04 | 8.21 | 24.43 |
| （黑）云南 -2 | 40.44 | 6.74 | 60.67 | （白）安县 -1 | 6.03 | 0.82 | 12.29 |
| （盐）江油 -1 | 21.71 | 5.50 | 41.02 | （白）安县 -2 | 5.38 | 0.27 | 18.61 |
| （盐）江油 -2 | 101.51 | 14.93 | 114.76 | （白）安县 -3 | 36.57 | 7.81 | 172.52 |
| （盐）江油 -3 | 5.06 | 0.57 | 9.41 | （白）汉中 -1 | 4.78 | 1.23 | 5.53 |
| （盐）江油 -4 | 34.03 | 6.58 | 25.99 | （白）汉中 -2 | 7.57 | 1.09 | 34.11 |
| （盐）江油 -5 | 18.78 | 4.67 | 33.34 | （白）汉中 -3 | 9.02 | 2.34 | 38.81 |
| （盐）江油 -6 | 82.90 | 12.16 | 52.86 | （白）云南 -1 | 60.37 | 6.67 | 61.27 |
| （盐）丽江 -1 | 47.79 | 5.24 | 4.62 | | | | |

注："–"表示未检测出。

# 第二节　附子的其他成分

附子除生物碱类成分外，还包括多糖类、苷类、植物甾醇类、有机酸类、蛋白质、酶、氨基酸等其他成分。本节主要介绍以上各类成分的化学结构、理化性质，以及提取分离、含量测定方法等。

# 一、多糖类成分

## （一）概述

附子多糖是附子中含有的另一类活性成分，因具有调节免疫、抗肿瘤、保护心肌细胞、抗氧化等多种药理作用，日益受到关注。目前对附子多糖类成分的研究越来越多，2000 年，我国学者应用水提醇沉的方法，首次从白附片中分离纯化得到的附子多糖 FI，其糖含量高至 97%，经完全水解、薄层层析、红外光谱分析，推测可能是中性葡萄糖。有人通过上述提取、分离方法，从黑顺片中得到了附子总糖。2006 年，我国学者通过热水提取、阴离子交换树脂、凝胶渗透层析等方法，从附子中分离得到一种叫作 FPS-1 的多糖组分，其分子量为 14000。还有人从附子黑顺片中提取粗多糖，并采用气相色谱分析其组成成分，确定黑顺片多糖主要是由 D- 阿拉伯糖、D- 木糖、D- 葡萄糖和 D- 半乳糖 4 种单糖组成的大分子物质。TONG 等用 Sevage 法脱蛋白，用 DEAE 纤维素离子交换和琼脂糖 CL-6B 凝胶色谱纯化粗多糖后得到主要部分 ACP-I，得率为 45%，采用苯酚 - 硫酸法和 Bradford 法试验证明，ACP-I 含有 84.3% 的糖和 12.4% 的蛋白结构，相对分子质量为 $2.4 \times 10^4$，气相色谱分析表明，ACP-I 包含 5 种单糖，即海藻糖、阿拉伯糖、木糖、葡萄糖、半乳糖醛酸（其物质的量之比为 0.8 : 0.8 : 1 : 3.9 : 1.6）。有研究者采用高效毛细管电泳法分析附子多糖中的单糖组分，将附子多糖水解成单糖，用硼砂作电泳介质，实现高效毛细管电泳分离，得到多糖的毛细管区带电泳谱图，单糖经 α- 萘胺衍生化以后，用相同的方法得到标准的 α- 萘胺衍生单糖的毛细管区带电泳谱图，两者之间进行比较，结果显示附子多糖由葡萄糖和半乳糖组成，该方法能有效分析附子多糖中单糖组分，灵敏度高，分离效果好。

## （二）提取工艺方法

目前附子多糖的提取工艺研究相对较多，多糖在提取过程中，温度、料水比、提取时间、提取次数、pH 值、醇沉浓度等对多糖提取率均有一定的影响。

有人以葡萄糖为对照测定附子多糖含量，对加水量、提取时间、提取次数进行了考察，正交试验结果表明附子多糖的最佳提取工艺为 0.1g，加水量 150mL，提取 3 次，每次 90 分钟时，提取的附子粗多糖中多糖的含量为 56.71%。为研究川附子粗多糖的最佳提取工艺，通过单因素试验和 L₉（3⁴）正交试验，研究了料水比、温度、提取时间、pH 值、提取次数、醇沉浓度对川附子粗多糖提取率的影响，结果显示温度和料水比是影响川附子粗多糖提取率的主要因素，最佳提取工艺为料水比 1∶40，提取温度 90℃，提取时间为 2 小时，pH 值为 8，提取 1 次，醇沉浓度为 80%，在此条件下，川附子粗多糖提取率最高，为 13.07%。亦有人以均匀设计法优化附子中多糖的超声提取工艺，考察液料比、超声时间、超声温度对附子多糖提取率的影响，结果表明液料比 10mL/g，超声时间 34 分钟，超声温度 73℃时附子多糖提取率最高；验证试验中多糖提取率为 19.05%（$RSD$=0.60%，$n$=3），与预测值（19.44%）的相对误差为 2%。有研究者利用微波提取法，在单因素试验的基础上，分别选取提取时间、提取温度、料液比 3 个因素的 3 个水平进行 Box–Behnken 中心组合设计，以多糖提取率为因变量，利用响应曲面法对其提取工艺参数进行优化。结果显示最佳提取条件为提取时间 10 分钟，提取温度 80℃，料液比 1∶20，在此条件下，附子多糖提取率为 16.10%。

除在提取工艺方面对附子多糖进行相关研究外，也有学者对纯化工艺进行了研究。以醇沉浓度、醇沉时间及醇沉次数优化附子多糖纯化工艺，确定纯化工艺为附子粗颗粒 200g，加 10 倍量水，浸泡 30 分钟，煎煮 2 次，每次 2 小时，滤布滤过，滤液低速离心（3000r/min，5 分钟）；取上清液加乙醇使含醇量为 80%，放置 24 小时后，取沉淀加水溶解，滤过，滤液加乙醇使含醇量为 80%；放置 24 小时，取沉淀用丙酮洗涤 3 次，每次 50mL，沉淀加水溶解后用三氟乙酸法除蛋白 3 次，挥干溶剂，50℃减压干燥得到附子多糖粉末。有人在单因素试验基础上，以透析温度、透析时间、换液次数为影响因素，多糖纯度为评价指标，Box–Behnken 响应面法优化附子多糖纯化工艺，研究结果显示最佳条件为醇沉体积分数 80%，Sevage 法除蛋白后于 36℃下透析 6 次，每次 31 小时，多糖纯度 91.89%。

## （三）含量测定

附子多糖的含量测定目前多集中在苯酚 – 硫酸分光光度法、蒽酮 – 硫酸法。有人通过苯酚 – 硫酸分光光度法测得附子多糖的含量为（5.431±0.334）%。有研究者为减小葡萄糖单一对照引起的误差，用生附子精制多糖测得附子多糖对葡萄糖的换算因子，以苯酚 – 硫酸分光光度法测得生附子多糖含量为 18.56%。有研究者采用蒽酮 – 硫酸法测定江油附子多糖的含量，将附子粉用 80% 的乙醇回流，热水提取，以葡萄糖为对照品，结果显示供试液在 6 小时内显色稳定，重现性好，平均回收率为 90.4%，$RSD$ 值为 1.58%，江油附子多糖含量为 3.34%，

*RSD* 值为 2.31%。亦有人以附子多糖得率为考察指标，采用蒽酮 – 硫酸法测定附子多糖含量，在单因素实验基础上，通过响应面分析法对附子多糖的酶辅助提取工艺精选优选，结果显示，附子多糖最佳提取条件为提取温度 45℃，酶用量 1.4%，提取时间 1.5 小时，pH 值 4.5，实际多糖得率为 15.77%。还有人采用蒽酮 – 硫酸比色法测定附子不同采收时期多糖含量，结果显示，以附子多糖含量为指标的最佳采收期为 6 月下旬到 7 月上旬。有研究者采用蒽酮 – 硫酸法测定附子不同加工品中多糖含量，结果显示附子不同加工品的总多糖含量基本一致。

## 二、苷类化合物

附子中所含的苷类成分主要有附子苷、异麦芽糖苷等，这些苷类成分也被证明具有显著的药理作用，如附子苷的强心作用可能是激活 L 型钙离子通道，使大量细胞外钙离子进入细胞内，增强心肌收缩力；也可能是激活心室肌细胞膜上的钠 – 钙交换机制，产生正性肌力作用。目前在附子中发现的苷类化合物主要有以下 5 种，结构式见图 4–7，其分子式、相对分子量见表 4–11。

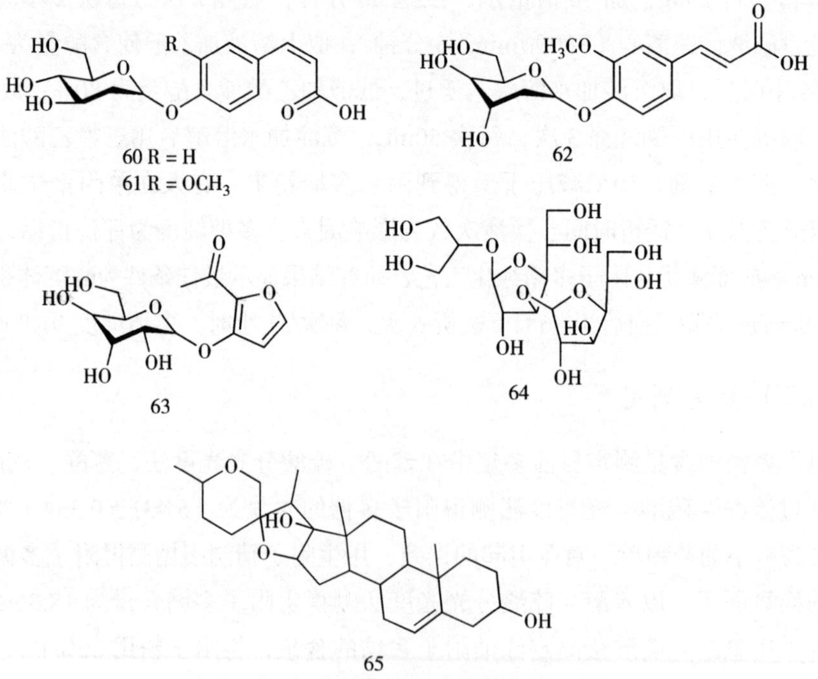

图 4–7　附子中苷类化合物化学结构图

表 4-11 附子中苷类化合物

| 编号 | 化合物名称 | 分子式 | 相对分子量 |
|---|---|---|---|
| 60 | （Z）- 对香豆酸 4-O-β- 葡萄糖苷<br>［（Z）-p-coumaric acid 4-O-β-glucoside］ | $C_{15}H_{18}O_8$ | 326 |
| 61 | （Z）- 阿魏酰基 -4-β- 葡萄糖苷<br>［（Z）-feruloyl-4-β-glucoside］ | $C_{16}H_{20}O_9$ | 356 |
| 62 | （E）- 阿魏酰基 -4-β- 葡萄糖苷<br>［（E）-feruloyl-4-β-glucoside］ | $C_{16}H_{20}O_9$ | 356 |
| 63 | 异麦芽糖苷（isomaltol-glucoside） | $C_{12}H_{16}O_8$ | 288 |
| 64 | 附子苷（fuzinoside） | $C_{15}H_{28}O_{13}$ | 416 |
| 65 | 偏诺皂苷元（pennogenin） | $C_{27}H_{42}O_4$ | 430 |

# 三、植物甾醇类成分

附子中含有的植物甾醇类成分主要为 β- 谷甾醇（β-sitosterol），分子式为 $C_{29}H_{50}O$，相对分子质量为 414，结构式见图 4-8。其理化性质为白色粉末，熔点 140℃，不溶于水，微溶于乙醇、丙酮，可溶于苯、氯仿、乙酸乙酯、二硫化碳和石油醚、乙酸等。β- 谷甾醇在人体内发挥多种有益的作用，目前备受医药及食品领域研究人员的关注，研究主要集中在 β- 谷甾醇对多种疾病的治疗功效及相关医药产品的研发等方面。据多项研究表明，β- 谷甾醇具有抗炎、抗氧化、抗肿瘤、抗菌、抗抑郁、抗脱发等生物活性。

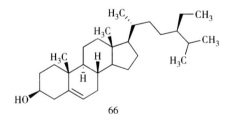

图 4-8 附子中 β- 谷甾醇化学结构图

近期研究发现，胡萝卜苷是存在于附子中的另一种植物甾醇类成分。胡萝卜苷（daucosterol），分子式为 $C_{35}H_{60}O_6$，相对分子质量为 576，结构式见图 4-9。其理化性质为白色粉末，熔点 290～295℃，沸点（673.6±55.0）℃，可溶于吡啶、二甲基亚砜（DMSO）、热的甲醇溶剂等，不溶于石油醚、氯仿。多项研究表明，胡萝卜苷具有抗肿瘤、抗氧化、神经保护、抗血小板聚集等生物活性。

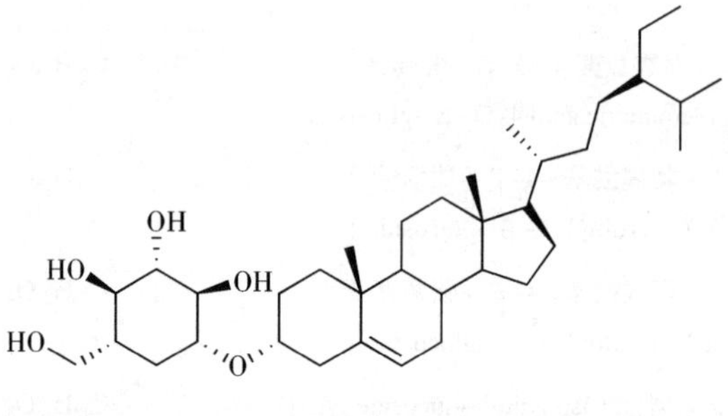

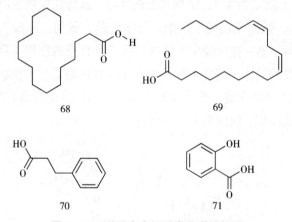

67

图 4-9　附子中胡萝卜苷化学结构图

## 四、有机酸类成分

附子中所含有机酸类成分主要是棕榈酸、亚油酸、对羟基桂皮酸、水杨酸，各结构式见图 4-10，其分子式、相对分子量见表 4-12。

68

69

70

71

图 4-10　附子中有机酸类化学结构图

表 4-12　附子中有机酸类

| 编号 | 化合物名称 | 分子式 | 相对分子量 |
|---|---|---|---|
| 68 | 棕榈酸（palmitic acid） | $C_{16}H_{32}O_2$ | 256 |
| 69 | 亚油酸（linoleic acid） | $C_{18}H_{32}O_2$ | 280 |
| 70 | 对羟基桂皮酸（hydrocinnamic acid） | $C_9H_{10}O_2$ | 150 |
| 71 | 水杨酸（salicylic acid） | $C_7H_6O_3$ | 138 |

## 五、蛋白质、氨基酸等

除上述成分外，附子及其植物来源还含有蛋白质、氨基酸、挥发油、微量元素、酶等其他成分。

乌头属植物中蛋白质含量一般较低，有研究者采用染色法测定多地产草乌中可溶性蛋白质含量，均值在（$6.71\pm0.03$）mg/kg。植物多酚俗称植物单宁或鞣质，具有抗癌、抑菌、抗心血管疾病等作用，有研究者以陕西汉中产附子为研究对象，以多酚含量为指标，探索了超声波辅助法提取附子中多酚的最佳工艺条件：超声功率200W、乙醇体积分数50%、提取时间20分钟、料液比1∶12，在此条件下，附子中多酚提取率为2.68%，多酚平均含量为0.536%。

中草药中的氨基酸往往是治疗疾病的主要有效成分或辅助成分。有研究者对川乌子根氨基酸含量的发育动态进行研究表明，川乌子根生长发育过程中，除精氨酸外所有氨基酸含量均随发育期而逐渐降低，"从各氨基酸含量高低来看，谷氨酸（Glu）和精氨酸（Agr）含量（＞1.6%）明显高于其他氨基酸，天门冬氨酸（Asp）和亮氨酸（Lue）的含量（0.5%左右）也相对较高，其余氨基酸含量相对较低"。有人为研究乌头类中药川乌、附子、草乌中氨基酸的种类和含量，评价其氨基酸的分布和价值，采用氨基酸自动分析仪比较分析川乌、附子、草乌水解后氨基酸的种类和含量，结果发现氨基酸的总量及必需氨基酸的含量由高到低的顺序依次是生附子＞生草乌＞生川乌，氨基酸、多肽和蛋白质等含量均较为丰富。日本松井美和对55℃干燥的附子与高压处理的制附子进行研究，结果表明精氨酸、γ-氨基丁酸含量较高，加热后各种氨基酸均减少，其中减少最多的是γ-氨基丁酸、赖氨酸、精氨酸等。

对于附子的挥发性成分研究，未见直接报道。有学者等采用加热回流的方法提取白喉乌头（与附子同属植物）挥发油，并采用气相色谱-质谱法对其挥发性成分进行分析，共分离出105个化合物，鉴定了72个化合物，含量较高的主要为棕榈酸和亚油酸。有研究者采用GC-MS分析了太白乌头（与附子同属植物）石油醚部位的挥发性成分，共分离出38个化合物并鉴定了其中33个化合物，大部分为脂肪酸及其酯类、甾类和烯类化合物，其中含量最高的为棕榈酸，为太白乌头资源的进一步利用提供了依据。

附子中还含有人体必需的微量元素Cu、Zn、Fe、Mn、Cr、Ni、Co、V，宏量元素Ca、Mg和P、S，有害痕量重金属元素Pb、Cd、Hg、As，以及微量Al和Ba等。微量元素是维持人体健康的必要条件，在人体内Zn抑制Cu，Cu加速

Fe 吸收，适量的 Zn 抑制 Hg 的吸收，Fe、Mn 协同产生生血效果，Zn 拮抗氟减弱其毒性。附子的强心作用被认为与 Ca 有一定的关系，血 Mg 浓度对心脏也有独特的作用。

# 第三节　炮制对附子成分的影响

附子属于毒性中药材，生附子有大毒，中毒症状可见流涎，恶心，呕吐，腹泻，头昏眼花，口干，四肢及全身发麻，脉搏减缓，呼吸困难，神志不清，大小便失禁，血压及体温下降，心律失常，室性期前收缩、呈二联律，或窦性心律伴以多源性的室性期前收缩和窦房停搏。附子生品一般不可直接入药和服用，须经炮制后方可使用。附子炮制方法繁多，迄今为止有 70 多种传统和现代炮制方法，主要包含水、火及水火共制法的泡、煨、炮、炒、炙、蒸、煮等，辅料制法则有醋制、姜汁制、药汁辅料（甘草等）共制等。

附子炮制涉及水处理、热处理及辅料（如姜、醋、胆巴等）处理，可使附子化学成分发生变化。因此，对附子炮制前后化学成分变化进行探讨，对阐明中药炮制作用和原理的意义重大。附子的主要成分是乌头碱类生物碱，其中以双酯化型生物碱如乌头碱、新乌头碱、次乌头碱毒性大，但其同时又是附子的有效成分。研究表明，经炮制后附子中所含的乌头碱、新乌头碱、次乌头碱较生品明显降低，而不同的炮制方法对不同成分的影响程度也不相同。

## 一、炮制对附子生物碱类成分的影响

生物碱是附子的主要药效成分，也是其毒性成分，研究炮制对其化学成分的影响时，也多以生物碱类成分为主。古今炮制目的均为减毒增效，原理为降低双酯型生物碱含量，使 C8 位和 C14 位酯键在适当条件下发生断裂，形成相应的单酯型生物碱或醇胺型生物碱。如双酯型乌头碱在炮制过程中，C8 位上的乙酰基发生水解（或分解），失去一分子醋酸，得到相应的苯甲酰单酯型生物碱，其毒性为双酯型乌头碱的 1/50 ～ 1/100；再进一步将 C14 位上的苯甲酰基水解（或分解），失去一分子苯甲酸，得到亲水性氨基醇类乌头原碱，其毒性仅为双酯型乌头碱的 1/2000 ～ 1/4000，如图 4-11 所示。次乌头碱在加热水解过程中，主要反应产物为次乌头次碱、焦次乌头碱和次乌头原碱，反应水解过程如图 4-12 所示。次乌头碱在有水和加热的条件下，易水解为次乌头次碱，次乌头次碱再水解

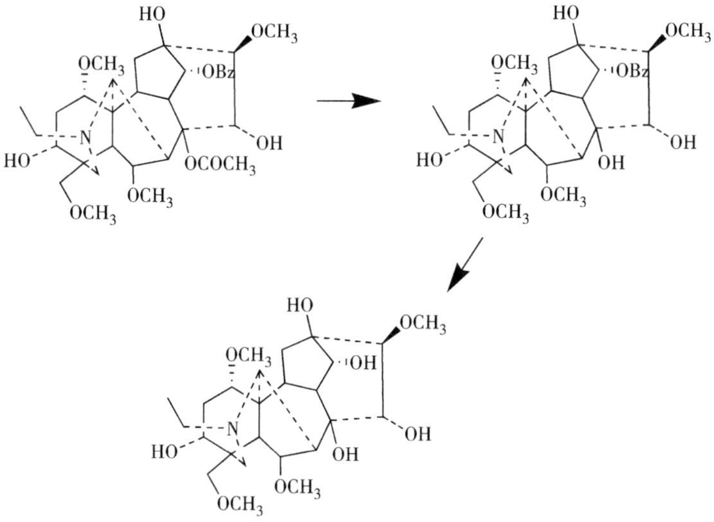

图 4-11 附子中乌头碱的水解途径

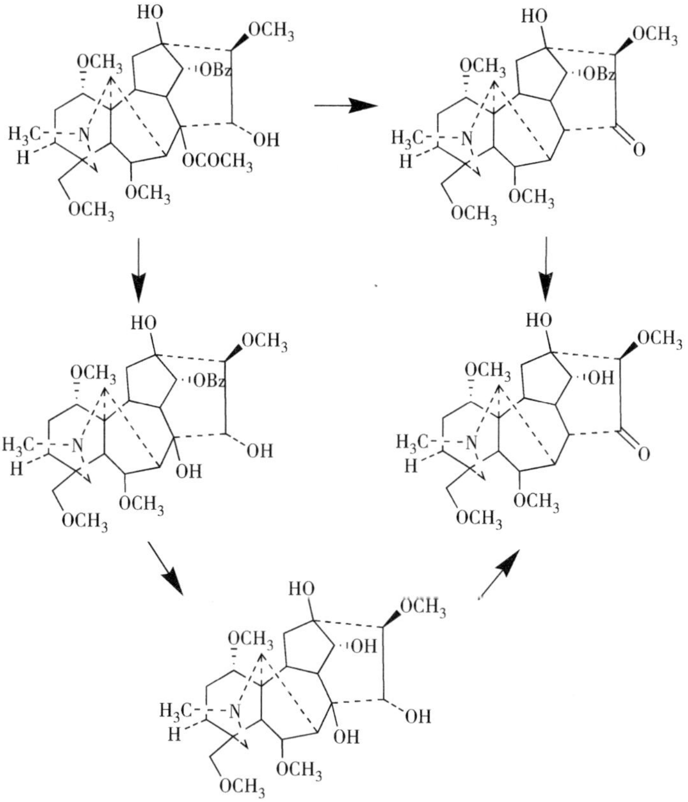

图 4-12 附子中次乌头碱的水解途径

为次乌头原碱，同时可热分解为焦次乌头碱，水解后毒性明显降低。张仲景《伤寒论》四逆汤、干姜附子汤、通脉四逆汤等8首方剂中，附子回阳救逆均以生品入药，减毒均通过先煎或久煎。因此，探究附子煎煮和炮制过程中化学成分的变化，对阐明"减毒增效"尤为重要，特别是酯型生物碱的变化。

附子炮制工艺繁杂，不同炮制方法、时间、温度、炮制用辅料等均可对附子生物碱成分、含量造成不同影响。

### （一）附子不同炮制品生物碱类成分的差异

常见的附子炮制品分为传统炮制品和新型炮制品。其中，传统炮制品包含黑豆制附子、姜制附子、酒制附子等；新型炮制品包含盐附子、黑顺片、白附片、淡附片等。不同炮制品的生物碱成分类型和含量均不相同。

以比较附子新型炮制品与传统炮制品新乌头碱类水平，为附子炮制工艺改进提供药理学依据为目的，采用高效液相色谱法测定生附子及黑顺片、高温片、高压片、微波片4种附子炮制品及其煎煮液中6种乌头类生物碱含量，结果表明，高压片中单酯型生物碱水平较高，毒性成分双酯型生物碱水平大大降低，其有效成分保留明显高于黑顺片、微波片和高温片，整个过程既能降低药材毒性，同时也保留生物碱有效成分。附子、附子炮制品及其煎煮液中乌头类生物碱的测定结果见表4-13。

表4-13　附子、附子炮制品及其煎煮液中乌头类生物碱的测定结果（n=5）

| 组别 | 苯甲酰新乌头原碱（mg/g） | 苯甲酰次乌头原碱（mg/g） | 苯甲酰乌头原碱（mg/g） | 新乌头碱（mg/g） | 次乌头碱（mg/g） | 乌头碱（mg/g） |
|---|---|---|---|---|---|---|
| 生附子 | 0.6558 | 0.0700 | 0.0257 | 1.1435 | 0.3361 | 0.1910 |
| 黑顺片 | 1.2104 | 0.1794 | 0.1195 | 0.0169 | 0.0830 | – |
| 高压附片 | 1.9406 | 0.3070 | 0.4821 | 0.0191 | – | – |
| 高温附片 | 0.7743 | 0.1000 | 0.0639 | 0.1085 | 0.0513 | – |
| 微波附片 | 0.7329 | 0.0837 | 0.0905 | 0.0797 | 0.0592 | –– |
| 黑顺片水煎液 | 1.1389 | 0.1854 | 0.1590 | 0.0109 | 0.0423 | – |
| 高压片水煎液 | 1.4913 | 0.2191 | 0.3798 | 0.0092 | – | – |
| 高温片水煎液 | 0.3476 | 0.0429 | 0.0305 | 0.0110 | 0.0142 | – |
| 微波片水煎液 | 0.4708 | 0.0573 | 0.0483 | 0.0167 | 0.0334 | – |

注："–"表示未检测到。

有人为考察炮制中浸漂、煮制、盐制等炮制工序对淡附子所含的 3 种双酯型生物碱及其水解产物含量的影响，以高效液相色谱法测定其 3 种双酯型生物碱、3 种单酯型生物碱和苯甲酸的含量，并与盐附子浸漂对照饮片、清水煮制对照饮片进行比较。结果显示盐附子浸漂后，3 种双酯型生物碱总量、3 种单酯型生物碱总量和苯甲酸含量均降低，各类成分含量降低率为 55%～90%。煮制后，淡附子和清水煮制对照饮片中的 3 种双酯型生物碱总量分别降低了 95%、93%；3 种单酯型生物碱总量分别升高了 0.5～1.8 倍、2～3 倍；苯甲酸含量虽然分别降低了 65%～75%、55%～60%，但其含量却高于盐附子浸漂对照饮片（表 4-14）。

表 4-14　3 种双酯型生物碱总量、3 种单酯型生物碱总量和苯甲酸含量

| 炮制品样品及批次 | | 双酯型生物碱 | | 单酯型生物碱 | | 苯甲酸 | |
|---|---|---|---|---|---|---|---|
| | | 总量 ×10³ | 变化率 % | 总量 ×10³ | 变化率 % | 总量 ×10³ | 变化率 % |
| 盐附子 | 1 | 39 | – | 5.6 | – | 1.6 | – |
| | 2 | 38 | – | 5.0 | – | 1.9 | – |
| 盐附子浸漂对照饮片 | 1 | 8.3 | −79 | 2.1 | −62 | 0.30 | −81 |
| | 2 | 7.4 | −80 | 2.1 | −58 | 0.24 | −87 |
| 淡附子 | 1 | 1.8 | −95 | 12 | +114 | 0.52 | −68 |
| | 2 | 1.9 | −95 | 9.4 | +88 | 0.51 | −73 |
| 清水煮制对照饮片 | 1 | 2.5 | −93 | 17 | +204 | 0.72 | −55 |
| | 2 | 2.7 | −93 | 19 | +280 | 0.80 | −58 |

注："+"表示增加，"–"表示减少。

有人采用反高效液相色谱法分离和测定不同炮制品乌头碱、新乌头碱、次乌头碱的含量，各炮制品测定结果见表 4-15，结果显示不同附子炮制品乌头碱、新乌头碱、次乌头碱含量差异悬殊。

表 4-15　15 种附子炮制品测定结果（μg/g）

| 炮制品 | 乌头碱 | 新乌头碱 | 次乌头碱 |
|---|---|---|---|
| 黑顺片 | 6.6 | – | 35.6 |
| 白附片 | 11.7 | – | 143.2 |
| 炮附子 | 8.4 | – | 21.6 |
| 淡附子 | 17.7 | – | 121.0 |

注："–"表示未检测出。

有人采用高效液相色谱法分析附子不同炮制品中双酯型和单酯型 6 种生物碱的含量，研究炮制法、蒸制法、炒制法之间的差异，含量测定结果见表 4-16，结果显示，蒸附片、炒附片、黑顺片、白附片、淡附片、炮附片中双酯型生物碱的量都得到有效降低，蒸附片和炒附片中 3 种单酯型生物碱（苯甲酰新乌头原碱、苯甲酰乌头原碱和苯甲酰次乌头原碱）的含量明显高于炮制过的附片和生附片。

表 4-16　附子样品含量测定结果（n=2，%）

| 规格 | 批号 | 苯甲酰新乌头原碱 | 苯甲酰乌头原碱 | 苯甲酰次乌头原碱 | 新乌头碱 | 次乌头碱 | 乌头碱 | 单酯碱总和 | 双酯碱总和 |
|---|---|---|---|---|---|---|---|---|---|
| 生附片 | S100901 | 0.0133 | – | – | 0.0594 | 0.0950 | 0.0183 | 0.0133 | 0.1728 |
| | S100902 | 0.0128 | – | – | 0.0542 | 0.0862 | 0.0167 | 0.0128 | 0.1571 |
| | S100903 | 0.0105 | 0.0016 | 0.0037 | 0.0366 | 0.0716 | 0.0077 | 0.0157 | 0.1159 |
| | S100904 | 0.0084 | 0.0013 | 0.0030 | 0.0309 | 0.0597 | 0.0063 | 0.0127 | 0.0968 |
| | S100905 | 0.0066 | 0.0009 | 0.0020 | 0.0316 | 0.0631 | 0.0093 | 0.0096 | 0.1040 |
| | S100906 | 0.0097 | 0.0014 | 0.0027 | 0.0475 | 0.0854 | 0.0133 | 0.0137 | 0.1462 |
| 白附片 | B030905 | 0.0073 | 0.0009 | 0.0029 | 0.0017 | 0.0101 | 0.0004 | 0.0111 | 0.0122 |
| | B030906 | 0.0070 | 0.0008 | 0.0030 | 0.0014 | 0.0108 | 0.0003 | 0.0108 | 0.0125 |
| | B030907 | 0.0160 | 0.0018 | 0.0040 | 0.0013 | 0.0139 | 0.0003 | 0.0218 | 0.0156 |
| | B030909 | 0.0095 | 0.0010 | 0.0018 | 0.0046 | 0.0131 | 0.0011 | 0.0123 | 0.0188 |
| | B110301 | 0.0091 | 0.0011 | 0.0013 | 0.0049 | 0.0133 | 0.0007 | 0.0114 | 0.0188 |
| 黑顺片 | H060801 | 0.0114 | 0.0022 | 0.0093 | 0.0004 | 0.0002 | – | 0.0229 | 0.0006 |
| | H060802 | 0.0127 | 0.0026 | 0.0116 | 0.0001 | – | – | 0.0270 | 0.0001 |
| | H060803 | 0.0123 | 0.0024 | 0.0100 | 0.0005 | 0.0004 | – | 0.0247 | 0.0008 |
| | H060804 | 0.0067 | 0.0010 | 0.0073 | 0.0005 | – | – | 0.0151 | 0.0005 |
| | H060805 | 0.0068 | 0.0010 | 0.0075 | 0.0007 | – | – | 0.0152 | 0.0007 |
| | H060806 | 0.0067 | 0.0009 | 0.0077 | 0.0009 | – | – | 0.0152 | 0.0009 |
| | H060807 | 0.0119 | 0.0015 | 0.0029 | 0.0019 | 0.0120 | 0.0005 | 0.0163 | 0.0144 |
| | H060809 | 0.0126 | 0.0015 | 0.0033 | 0.0019 | 0.0126 | 0.0005 | 0.0174 | 0.0150 |
| | H100614 | 0.0125 | – | – | – | – | – | 0.0125 | – |
| | H100827 | 0.0099 | 0.0013 | 0.0022 | 0.0010 | 0.0027 | – | 0.0134 | 0.0037 |
| | H110820 | 0.0222 | 0.0052 | 0.0090 | – | 0.0092 | – | 0.0365 | 0.0092 |
| | H110801 | 0.0084 | 0.0010 | 0.0015 | 0.0011 | 0.0078 | – | 0.0109 | 0.0089 |

续表

| 规格 | 批号 | 苯甲酰新乌头原碱 | 苯甲酰乌头原碱 | 苯甲酰次乌头原碱 | 新乌头碱 | 次乌头碱 | 乌头碱 | 单酯碱总和 | 双酯碱总和 |
|------|------|------|------|------|------|------|------|------|------|
| 淡附片 | D080901 | 0.0066 | 0.0041 | 0.0032 | – | – | – | 0.0139 | – |
| | D080902 | 0.0062 | 0.0036 | 0.0032 | – | – | – | 0.0130 | – |
| | D080903 | 0.0061 | 0.0035 | 0.0030 | – | – | – | 0.0126 | – |
| | D080904 | 0.0112 | 0.0017 | 0.0034 | 0.0003 | 0.0062 | 0.0021 | 0.0163 | 0.0086 |
| | D080905 | 0.0102 | 0.0016 | 0.0031 | 0.0004 | 0.0061 | – | 0.0149 | 0.0065 |
| | D080906 | 0.0111 | 0.0014 | 0.0035 | – | 0.0005 | – | 0.0159 | 0.0005 |
| | D080907 | 0.0119 | 0.0015 | 0.0033 | – | – | – | 0.0168 | – |
| 炮附片 | P080904 | 0.0087 | 0.0016 | 0.0067 | – | 0.0014 | – | 0.0170 | 0.0014 |
| | P080905 | 0.0084 | 0.0015 | 0.0059 | – | 0.0022 | – | 0.0159 | 0.0022 |
| | P080906 | 0.0072 | 0.0014 | 0.0054 | – | 0.0016 | – | 0.0140 | 0.0016 |
| | P080907 | 0.0073 | 0.0014 | 0.0053 | – | 0.0018 | – | 0.0139 | 0.0018 |
| 炒附片 | C111001 | 0.0508 | 0.0098 | 0.0364 | – | – | – | 0.0970 | – |
| | C111002 | 0.0470 | 0.0110 | 0.0336 | – | – | – | 0.0916 | – |
| | C111003 | 0.0406 | 0.0090 | 0.0355 | – | – | – | 0.0851 | – |
| | C111004 | 0.0465 | 0.0094 | 0.0427 | – | – | – | 0.0986 | – |
| | C111005 | 0.0497 | 0.0100 | 0.0357 | – | – | – | 0.0954 | – |
| | C120301 | 0.0497 | 0.0091 | 0.0353 | – | – | – | 0.0941 | – |
| | C120302 | 0.0418 | 0.0077 | 0.0340 | – | – | – | 0.0835 | – |
| | C120303 | 0.0503 | 0.0087 | 0.0316 | – | – | – | 0.0906 | – |
| | C120304 | 0.0526 | 0.0103 | 0.0355 | – | – | – | 0.0984 | – |
| | C120305 | 0.0568 | 0.0116 | 0.0365 | – | – | – | 0.1049 | – |
| 蒸附片 | Z120301 | 0.0547 | 0.0099 | 0.0262 | 0.0003 | 0.0023 | – | 0.0908 | 0.0026 |
| | Z120302 | 0.0522 | 0.0093 | 0.0261 | 0.0007 | 0.0039 | – | 0.0876 | 0.0045 |
| | Z120303 | 0.0484 | 0.0080 | 0.0234 | 0.0005 | 0.0035 | – | 0.0798 | 0.0040 |
| | Z120304 | 0.0503 | 0.0068 | 0.0187 | 0.0010 | 0.0064 | – | 0.0759 | 0.0074 |
| | Z120305 | 0.0549 | 0.0074 | 0.0210 | 0.0011 | 0.0070 | 0.0004 | 0.0833 | 0.0086 |
| | Z120306 | 0.0534 | 0.0073 | 0.0198 | 0.0010 | 0.0077 | 0.0004 | 0.0805 | 0.0091 |
| | Z120307 | 0.0474 | 0.0063 | 0.0196 | 0.0007 | 0.0033 | 0.0003 | 0.0733 | 0.0043 |

续表

| 规格 | 批号 | 苯甲酰新乌头原碱 | 苯甲酰乌头原碱 | 苯甲酰次乌头原碱 | 新乌头碱 | 次乌头碱 | 乌头碱 | 单酯碱总和 | 双酯碱总和 |
|------|------|------|------|------|------|------|------|------|------|
| 蒸附片 | Z120308 | 0.0503 | 0.0069 | 0.0205 | 0.0010 | 0.0058 | 0.0004 | 0.0777 | 0.0073 |
| | Z120309 | 0.0507 | 0.0075 | 0.0202 | 0.0009 | 0.0061 | 0.0004 | 0.0784 | 0.0074 |
| | Z120310 | 0.0525 | 0.0088 | 0.0223 | 0.0004 | 0.0025 | – | 0.0837 | 0.0029 |

注:"–"表示未检测出。

有人采用高效液相色谱法对膨化附子及各炮制品总生物碱含量进行分析测定,比较附子膨化后总生物碱的含量变化。结果由表 4–17 可知,附子膨化后,总生物碱含量为 0.0404%,大于附子饮片的 0.0244%、黑附片的 0.0219% 和白附片的 0.0127%,说明附子经膨化后,总生物碱含量提高。

表 4–17　膨化附子及其他炮制品总生物碱的含量测定结果

| 供试品 | 编号 | 苯甲酸 % | 总生物碱 % | 平均值 % |
|------|------|------|------|------|
| 附子饮片 | 1 | 0.00464 | 0.0245 | 0.0244 |
| | 2 | 0.00461 | 0.0244 | |
| 黑附片 | 1 | 0.00412 | 0.0218 | 0.0219 |
| | 2 | 0.00416 | 0.0220 | |
| 白附片 | 1 | 0.00239 | 0.0126 | 0.0127 |
| | 2 | 0.00243 | 0.0128 | |
| 膨化片 | 1 | 0.00767 | 0.0406 | 0.0404 |
| | 2 | 0.00761 | 0.0402 | |

有人以测定砂烫法炮制附片前后的质量为目的,分别对生附片和砂烫附片进行考察,并结合统计学分析其炮制前后的量值变化,表 4–18、表 4–19 为生附片与砂烫附片中单酯型生物碱与双酯型生物碱的含量测定结果。由表 4–18 可知,生附片中 3 种单酯型生物碱含量平均值均小于砂烫附片含量平均值,差异具有统计学意义($P < 0.05$)。单酯型生物碱是附片中的有效成分,因此可说明砂烫有增效的作用。由表 4–19 可知,生附片双酯型生物碱的含量均高于砂烫附片含量平均值,差异具有统计学意义($P < 0.05$),可能是由于炮制后双酯型生物碱被破坏的原因。由于双酯型生物碱为毒性成分,因此可说明砂烫能减毒。

表 4-18　生附片与砂烫附片中单酯型生物碱的含量测定结果（$\bar{x} \pm s$）

| 产地 | $n$ | 类别 | 生附片 | 砂烫附片 | $\bar{d} \pm s_d$ | 配对 $t$ | $P$ |
|---|---|---|---|---|---|---|---|
| 陕西汉中 | 4 | 苯甲酰新乌头原碱 /% | 0.0129±0.0031 | 0.0296±0.0073 | 0.0167±0.0061 | −7.78 | 0.0001 |
| | | 苯甲酰乌头原碱 /% | 0.0018±0.0006 | 0.0055±0.0028 | 0.0037±0.0033 | −3.16 | 0.0158 |
| | | 苯甲酰次乌头原碱 /% | 0.0006±0.0004 | 0.0066±0.0025 | 0.0060±0.0027 | −6.26 | 0.0004 |
| | | 总含量 /% | 0.0153±0.0028 | 0.0417±0.0121 | 0.0264±0.0109 | −6.84 | 0.0002 |
| 四川江油 | 6 | 苯甲酰新乌头原碱 /% | 0.0111±0.0028 | 0.0205±0.0175 | 0.0093±0.0146 | −2.20 | 0.0497 |
| | | 苯甲酰乌头原碱 /% | 0.0032±0.0019 | 0.0089±0.0017 | 0.0056±0.0024 | −8.07 | 0.0001 |
| | | 苯甲酰次乌头原碱 /% | 0.0023±0.0003 | 0.0096±0.0026 | 0.0073±0.0028 | −9.03 | 0.0001 |
| | | 总含量 /% | 0.0167±0.0046 | 0.0390±0.0162 | 0.0222±0.0162 | −4.76 | 0.0006 |
| 陕西安州 | 5 | 苯甲酰新乌头原碱 /% | 0.0185±0.0059 | 0.0517±0.0194 | 0.0331±0.0242 | −4.34 | 0.0010 |
| | | 苯甲酰乌头原碱 /% | 0.0020±0.0007 | 0.0105±0.0037 | 0.0085±0.0040 | −6.67 | 0.0001 |
| | | 苯甲酰次乌头原碱 /% | 0.0031±0.0010 | 0.0114±0.0038 | 0.0083±0.0037 | −7.14 | 0.0001 |
| | | 总含量 /% | 0.0236±0.0060 | 0.0736±0.0204 | 0.0500±0.0259 | −6.11 | 0.0002 |

表 4-19　生附片与砂烫附片中双酯型生物碱的含量测定结果（$\bar{x} \pm s$）

| 产地 | $n$ | 类别 | 生附片 | 砂烫附片 | $\bar{d} \pm s_d$ | 配对 $t$ | $P$ |
|---|---|---|---|---|---|---|---|
| 陕西汉中 | 4 | 新乌头碱 /% | 0.0580±0.0281 | 0.0002±0.0003 | 0.0578±0.0283 | 5.77 | 0.0007 |
| | | 乌头碱 /% | 0.0106±0.0064 | 0.0000±0.0000 | 0.0514±0.0064 | 4.71 | 0.0022 |
| | | 次乌头碱 /% | 0.0274±0.0058 | 0.0010±0.0006 | 0.0264±0.0054 | 13.82 | 0.0001 |
| | | 总含量 /% | 0.0960±0.0374 | 0.0012±0.0008 | 0.0382±0.0103 | 7.14 | 0.0002 |
| 四川江油 | 6 | 新乌头碱 /% | 0.0395±0.0105 | 0.0000±0.0000 | 0.0395±0.0105 | 13.02 | 0.0001 |
| | | 乌头碱 /% | 0.0154±0.0058 | 0.0001±0.0002 | 0.0154±0.0058 | 9.25 | 0.0001 |
| | | 次乌头碱 /% | 0.0300±0.0098 | 0.0078±0.0092 | 0.0223±0.0069 | 11.17 | 0.0001 |
| | | 总含量 /% | 0.0850±0.0205 | 0.0078±0.0092 | 0.0455±0.0111 | 15.91 | 0.0001 |
| 陕西安州 | 5 | 新乌头碱 /% | 0.0243±0.0054 | 0.0007±0.0006 | 0.0235±0.0059 | 12.65 | 0.0001 |
| | | 乌头碱 /% | 0.0045±0.0021 | 0.0001±0.0001 | 0.0044±0.0020 | 6.76 | 0.0001 |
| | | 次乌头碱 /% | 0.0223±0.0079 | 0.0003±0.0009 | 0.0220±0.0077 | 9.04 | 0.0001 |
| | | 总含量 /% | 0.0510±0.0018 | 0.0012±0.0009 | 0.0275±0.0066 | 87.97 | 0.0001 |

　　有人研究盐附子、黑顺片、白附片 3 种炮制品的生物碱含量差异，采用常用的滴定、紫外、高效液相色谱法测定各炮制品中的总生物碱，酯型生物碱，以及乌头碱、次乌头碱、新乌头碱等双酯型生物碱的含量，3 种炮制品生物碱含量测

定结果见表 4-20。结果显示黑顺片、白附片同盐附子相比，总生物碱含量下降 80% ～ 85%，酯型生物碱下降 70% ～ 85%，乌头碱等双酯型生物碱下降 90% 以上，其新乌头碱下降 92% 以上，表明在生物碱含量方面黑顺片、白附片与盐附子有显著差异，说明附子通过炮制后其毒性成分下降，起到了较好的减毒作用。

表 4-20　各炮制品生物碱含量测定结果（%）

| 生物碱成分 | | 检测指标 | 盐附子 | 黑顺片 | 白附片 |
|---|---|---|---|---|---|
| 总生物碱 | | 含量 | 0.7988 | 0.1313 | 0.1616 |
| | | 百分率 | 100 | 16.4 | 20.2 |
| 酯型生物碱 | | 含量 | 0.2119 | 0.0627 | 0.0315 |
| | | 百分率 | 100 | 29.6 | 14.9 |
| 双酯型生物碱 | 新乌头碱 | 含量 | 1.3411 | 0.1195 | 0.1735 |
| | | 百分率 | 100 | 8.9 | 12.9 |
| | 乌头碱 | 含量 | 0.6771 | 0.0544 | 0.0103 |
| | | 百分率 | 100 | 8.0 | 1.5 |
| | 次乌头碱 | 含量 | 2.6090 | 0.3270 | 0.1112 |
| | | 百分率 | 100 | 12.5 | 5.3 |
| | 三者之和 | 含量 | 4.6272 | 0.5009 | 0.2950 |
| | | 百分率 | 100 | 10.7 | 6.4 |

有人采用无胆炮制新工艺后对附子各炮制品生物碱含量进行测定，各炮制品中生物碱含量测定结果见表 4-21，结果显示，4 种附子炮制品中所含 6 种生物碱的含量差异很大，尤其是在双酯型生物碱含量上。炒附片中苯甲酰乌头原碱和苯甲酰次乌头原碱含量显著高于其他 3 个品种，苯甲酰次乌头原碱含量为白附片的 80 多倍，黑顺片的 15 倍左右。

表 4-21　附子不同炮制品中 6 种生物碱的含量

| 品种 | 苯甲酰新乌头原碱 | 苯甲酰乌头原碱 | 苯甲酰次乌头原碱 | 总单酯型生物碱 | 新乌头原碱 | 次乌头原碱 | 乌头原碱 | 总双酯型生物碱 |
|---|---|---|---|---|---|---|---|---|
| 蒸附片 | 549.06 | 75.56 | 169.51 | 794.13 | – | – | – | – |
| 炒附片 | 528.30 | 89.35 | 348.75 | 966.40 | – | – | – | – |
| 黑顺片 | 72.73 | 15.17 | 22.81 | 110.71 | – | 12.65 | – | 12.65 |
| 白附片 | 211.88 | 16.33 | 3.96 | 232.17 | 75.18 | 25.09 | 11.18 | 111.45 |

注："–" 表示未检测到。

以研究砂烫生附片代替炮附片（砂烫黑顺片）的可行性为目的，将泥附子切片制成生附片后砂烫，并观察其外观性状。高效液相色谱法测定单酯型（苯甲酰新乌头原碱、苯甲酰乌头原碱、苯甲酰次乌头原碱）和双酯型（新乌头碱、乌头碱、次乌头碱）生物碱总含量，结果显示砂烫生附片制备前双酯型生物碱总含量为0.0675%，制备后降为0.0015%；炮附片制备前后均检测不到。砂烫生附片制备前单酯型生物碱总含量为0.0141%，制备后增至0.0382%；炮附片制备前为0.0195%，制备后降为0.0114%（表4-22）。

表4-22　附子各炮制品生物碱含量测定结果（%，$n=2$）

| 样品 | 苯甲酰新乌头原碱 | 苯甲酰乌头原碱 | 苯甲酰次乌头原碱 | 单酯型总含有量 | 新乌头碱 | 次乌头碱 | 乌头碱 | 双酯型总含有量 |
|---|---|---|---|---|---|---|---|---|
| 生附片 | 0.0079 | 0.0035 | 0.0027 | 0.0141 | 0.0518 | 0.0033 | 0.0124 | 0.0675 |
| 黑顺片 | 0.0108 | 0.0022 | 0.0065 | 0.0195 | – | – | – | – |
| 砂烫生附片1 | 0.0378 | 0.0013 | 0.0009 | 0.0400 | 0.0014 | – | – | 0.0014 |
| 砂烫生附片2 | 0.0310 | 0.0014 | 0.0005 | 0.0329 | 0.0016 | – | – | 0.0016 |
| 砂烫生附片3 | 0.0401 | 0.0011 | 0.0005 | 0.0417 | 0.0016 | – | – | 0.0016 |
| 3批平均值 | 0.0363 | 0.0013 | 0.0006 | 0.0382 | 0.0015 | – | – | 0.0015 |
| 炮附片1 | 0.0061 | 0.0012 | 0.0037 | 0.0110 | – | – | – | – |
| 炮附片2 | 0.0057 | 0.0011 | 0.0034 | 0.0102 | – | – | – | – |
| 炮附片3 | 0.0074 | 0.0014 | 0.0043 | 0.0131 | – | – | – | – |
| 3批平均值 | 0.0064 | 0.0012 | 0.0038 | 0.0114 | – | – | – | – |

注："–"表示未检测到。

有人通过高效液相色谱法测定附子及熟附片（干片蒸制）、黑顺片、熟附片（鲜片蒸制）、盐附子、炮附片中次乌头碱、乌头碱、新乌头碱的量，揭示炮制减毒的科学内涵，各附子及炮制品的测定结果见表4-23。结果显示，四川江油产生附子的次乌头碱、新乌头碱含量远高于陕西产生附子，而乌头碱量却明显低于陕西生附子；附子的几种炮制品中，盐附子的3种双酯型生物碱基本检测不到，黑顺片、熟附片（鲜片蒸）、熟附片（干片蒸）仅能检测到少量的次乌头碱，而炮附片除次乌头碱外仍能检测到较高量的新乌头碱。说明经过炮制后，盐附子的毒性已经大大降低，黑顺片、熟附片（鲜片蒸）、熟附片（干片蒸）中仅有微量的毒性成分，而炮附片中主要毒性成分的含量仍较高。附子皮中的双酯型生物碱量较生附子有所降低，但明显高于炮制品。

表 4–23　6 种附子及炮制品的生物碱测定结果（ n=3 ）

| 样品 | 乌头碱 | | 次乌头碱 | | 新乌头碱 | |
|---|---|---|---|---|---|---|
| | 质量分数（mg/g） | RSD（%） | 质量分数（mg/g） | RSD（%） | 质量分数（mg/g） | RSD（%） |
| 生附子（四川江油） | 0.0801 | 1.01 | 1.2198 | 1.02 | 0.5467 | 1.22 |
| 生附子（陕西） | 0.1718 | 0.99 | 0.5181 | 1.12 | 0.2126 | 1.03 |
| 附子皮 | 0.0171 | 1.12 | 0.1314 | 1.05 | 0.0665 | 1.88 |
| 清水黑顺片 | – | – | 0.0562 | 0.95 | – | – |
| 盐附子 | – | – | – | – | – | – |
| 炮附片 | – | – | 0.0612 | 1.65 | 0.2603 | 1.36 |
| 熟附片（鲜片蒸） | – | – | 0.1695 | 1.13 | – | – |
| 干片蒸熟附片（四川江油） | – | – | 0.0718 | 1.87 | – | – |
| 干片蒸熟附片（中张） | – | – | 0.1152 | 1.25 | – | – |

注："–"表示未检测到。

　　有人采用酸性染料比色法及高效液相色谱法对多厂家、多产地（江油、云南、陕西）的不同附子炮制品的生物碱类成分进行分析，各样品生物碱含有量测定结果见表4-24，结果显示不同的炮制方法能不同程度地降低附子中毒性成分双酯型生物碱的含有量，增加有效成分单酯型生物碱的含有量，达到增效减毒的目的。其中，附子各炮制品中总生物碱含有量以生附片最高，其次是蒸附片和炒附片，含有量较低的为白附片及熟附片，即生附片＞蒸附片＞炒附片＞白附片＞熟附片。相比生附片，炮制后的附片单酯型生物碱含有量明显升高，双酯型生物碱含有量明显降低，单酯型生物碱与双酯型生物碱含有量占比发生改变，各炮制品中，单酯型生物碱含有量为炒附片＞蒸附片＞白附片＞生附片＞熟附片，双酯型生物碱含有量为生附片＞白附片＞蒸附片＞炒附片＞熟附片。

表 4-24  各种炮制品生物碱含量测定结果

| 厂家 | 样品名称 | 总生物碱含量（%） | 乌头碱（mg/mL） | 次乌头碱（mg/mL） | 新乌头碱（mg/mL） | 双酯型总量（%） | 苯甲酰乌头原碱（mg/mL） | 苯甲酰次乌头原碱（mg/mL） | 苯甲酰新乌头原碱（mg/mL） | 单酯型总量（%） |
|---|---|---|---|---|---|---|---|---|---|---|
| A | 江油生附片 | 0.656 | 0.0373 | 0.2497 | 0.1512 | 0.1393 | 0.0210 | 0.0162 | 0.0552 | 0.0247 |
|   | 云南白附片 | 0.244 | 0.0017 | 0.0171 | 0.0054 | 0.0077 | 0.0451 | 0.0173 | 0.1641 | 0.0670 |
|   | 陕西白附片 | 0.128 | 0.0016 | 0.0006 | 0.0022 | 0.0014 | 0.0220 | 0.0095 | 0.0499 | 0.0230 |
|   | 云南蒸附片 | 0.496 | 0.0002 | 0.0166 | 0.0001 | 0.0054 | 0.0362 | 0.0492 | 0.0909 | 0.0419 |
| B | 江油生附片 | 0.653 | 0.0195 | 0.1872 | 0.0649 | 0.0863 | 0.0344 | 0.0310 | 0.0934 | 0.0415 |
|   | 江油白附片 | 0.233 | 0.0000 | 0.0026 | 0.0000 | 0.0008 | 0.0058 | 0.0079 | 0.0252 | 0.0101 |
|   | 江油熟附片 | 0.109 | 0.0000 | 0.0028 | 0.0004 | 0.0010 | 0.0110 | 0.0184 | 0.0218 | 0.0110 |
|   | 江油炒附片 | 0.491 | 0.0048 | 0.0268 | 0.0059 | 0.0119 | 0.0735 | 0.0970 | 0.1641 | 0.0785 |
| C | 江油生附片 | 0.73 | 0.0459 | 0.3114 | 0.1791 | 0.1705 | 0.0223 | 0.0155 | 0.0489 | 0.0231 |
|   | 江油生附片（去皮） | 0.79 | 0.0502 | 0.2227 | 0.1540 | 0.1358 | 0.0202 | 0.0099 | 0.0420 | 0.0201 |
|   | 江油白附片 | 0.099 | 0.0007 | 0.0079 | 0.0020 | 0.0034 | 0.0101 | 0.0040 | 0.0228 | 0.0106 |
|   | 江油熟附片 | 0.128 | 0.0009 | 0.0159 | 0.0030 | 0.0063 | 0.0115 | 0.0071 | 0.0268 | 0.0124 |
|   | 江油炒附片 | 0.509 | 0.0011 | 0.0112 | 0.0016 | 0.0044 | 0.0729 | 0.1106 | 0.1464 | 0.0730 |
|   | 江油蒸附片 | 0.59 | 0.0016 | 0.0122 | 0.0011 | 0.0047 | 0.0494 | 0.0670 | 0.1306 | 0.0593 |
| D | 云南生附片 | 0.485 | 0.0726 | 0.1707 | 0.3723 | 0.1957 | 0.0116 | 0.0075 | 0.0345 | 0.0149 |
|   | 云南白附片（无胆生蒸） | 0.44 | 0.0044 | 0.0450 | 0.0132 | 0.0199 | 0.0928 | 0.0279 | 0.2872 | 0.1215 |

续表

| 厂家 | 样品名称 | 总生物碱含量（%） | 乌头碱（mg/mL） | 次乌头碱（mg/mL） | 新乌头碱（mg/mL） | 双酯型总量（%） | 苯甲酰乌头原碱（mg/mL） | 苯甲酰次乌头原碱（mg/mL） | 苯甲酰新乌头原碱（mg/mL） | 单酯型总量（%） |
|---|---|---|---|---|---|---|---|---|---|---|
| E | 江油生附片 | 0.739 | 0.0518 | 0.2897 | 0.1832 | 0.1669 | 0.0420 | 0.0211 | 0.0894 | 0.0424 |
| | 江油白附片 | 0.137 | 0.0000 | 0.0054 | 0.0000 | 0.0017 | 0.0148 | 0.0197 | 0.0331 | 0.0158 |
| | 江油蒸附片 | 0.72 | 0.0028 | 0.0068 | 0.0014 | 0.0035 | 0.1833 | 0.1974 | 0.3013 | 0.1600 |
| F | 江油生附片 | 0.584 | 0.0391 | 0.2033 | 0.2532 | 0.1575 | 0.0120 | 0.0105 | 0.0817 | 0.0301 |
| | 江油白附片 | 0.068 | 0.0000 | 0.0035 | 0.0002 | 0.0012 | 0.0115 | 0.0050 | 0.0205 | 0.0103 |
| G | 云南白附片 | 0.251 | 0.0103 | 0.0330 | 0.0048 | 0.0153 | 0.0153 | 0.0031 | 0.0870 | 0.0326 |

有人研究不同炮制方法对附子中 3 种双酯型生物碱含量的影响，分别采用江西"建昌帮"煨制法、"樟树帮"法与《中国药典》方法制备附子炮制品，结果显示各种炮制过的附子中 3 种双酯型生物碱含量的总量明显低于生品，为研究"建昌帮"炮制技术提供了实验依据（表 4–25）。有研究者为进一步研究江西"建昌帮"不同附子炮制品中 6 种酯型生物碱的含量差异，采用高效液相色谱法同时测定"建昌帮"煨附子、淡附子、阴附子及阳附子中苯甲酰新乌头原碱、苯甲酰乌头原碱、苯甲酰次乌头原碱及新乌头碱、乌头碱与次乌头碱含量，结果表明"建昌帮"不同附子炮制品中 6 种生物碱含量不同，其中煨附子与阳附子中的单酯型生物碱含量高于其他两种方法，煨附子、淡附子、阴附子和阳附子 4 种炮制品中双酯型生物碱含量明显低于盐附子。说明"建昌帮"炮制的附子能起到减毒增效作用（表 4–26）。

表 4–25 样品中 3 种双酯型生物碱含量测定结果（$\bar{x} \pm s$，μg/g）

| 样品 | 生附子 | 盐附子 | 煨附子 | 黑顺附 | 黑顺片 |
|---|---|---|---|---|---|
| 样品数 | 4 | 10 | 10 | 10 | 8 |
| 新乌头碱 | 615.02±40.10 | 5.37±0.39 | 2.11±0.28 | 2.35±0.37 | 1.41±0.16 |
| 次乌头碱 | 595.77±40.85 | 16.98±0.16 | 6.70±0.19 | 3.21±0.89 | – |
| 乌头碱 | 102.31±2.99 | 11.23±1.48 | 11.24±0.93 | 8.05±0.90 | 1.64±0.21 |
| 合计 | 1313.11±3.78 | 33.58±2.03 | 20.04±1.21 | 13.61±1.76 | 2.64±0.17 |

注："–"表示未检测出。

表 4–26 样品中 6 种酯型生物碱含量测定（$\bar{x} \pm s$，μg/g）

| 样品 | 盐附子 | 煨附子 | 淡附子 | 阴附子 | 阳附子 |
|---|---|---|---|---|---|
| 苯甲酰新乌头原碱 | 34.58±2.07 | 25.80±0.27 | 13.23±1.00 | 11.76±1.23 | 152.76±1.23 |
| 苯甲酰乌头原碱 | 41.70±1.53 | 16.52±0.29 | – | 2.66±0.30 | 13.39±0.91 |
| 苯甲酰次乌头原碱 | 51.99±1.74 | 181.25±4.21 | 41.32±2.17 | 76.34±2.34 | 162.03±3.90 |
| 单酯型生物碱合计 | 128.27±2.73 | 223.57±5.27 | 54.55±2.01 | 90.75±1.36 | 328.18±3.78 |
| 新乌头碱 | 55.50±1.16 | 22.28±0.62 | 1.47±0.25 | 22.44±1.93 | 14.85±0.49 |
| 次乌头碱 | 75.73±2.09 | 8.31±0.11 | 6.26±0.64 | – | – |
| 乌头碱 | 95.59±2.88 | 7.60±0.78 | 31.21±1.59 | 16.42±0.84 | 97.60±2.45 |
| 双酯型生物碱合计 | 226.82±5.24 | 31.19±1.42 | 38.94±1.33 | 38.86±2.18 | 112.45±2.60 |
| 酯型生物碱总量 | 355.09±7.82 | 254.76±4.67 | 93.49±3.04 | 129.61±3.83 | 440.63±10.20 |

注："–"表示未检测出。

有人采用高效液相色谱法分析附子不同炮制品中 6 种生物碱的含量，以此研究炮制方法对附子中生物碱类成分的影响。附子不同炮制品中 6 种生物碱类成分百分含量见表 4-27，"药典法"和蒸制法、炒制法都能有效地降低毒性较大的双酯型生物碱类含量，而蒸制法和炒制法又能增加毒性小、疗效高的单酯型生物碱类含量，达到炮制减毒增效的目的。

表 4-27　附子不同炮制品中 6 种生物碱类成分百分含量（%，$n=3$）

| 生物碱成分 | | 生附片 | 黑附片 | 白附片 | 淡附片 | 炮附片 | 蒸附片 | 炒附片 |
|---|---|---|---|---|---|---|---|---|
| 单酯型生物碱 | 苯甲酰新乌头原碱 | 0.013 | 0.0121 | 0.0069 | 0.0063 | 0.0029 | 0.0474 | 0.0392 |
| | 苯甲酰乌头原碱 | – | 0.0024 | 0.0008 | 0.0037 | 0.0003 | 0.0058 | 0.0056 |
| | 苯甲酰次乌头原碱 | – | 0.0103 | 0.0028 | 0.0031 | 0.0026 | 0.0088 | 0.0284 |
| | 单酯型生物碱总和 | 0.013 | 0.0248 | 0.0105 | 0.0131 | 0.0058 | 0.062 | 0.0732 |
| 双酯型生物碱 | 新乌头碱 | 0.0568 | – | 0.0007 | – | – | 0.0015 | |
| | 次乌头碱 | 0.0906 | 0.0003 | 0.0007 | – | – | 0.0103 | – |
| | 乌头碱 | 0.0175 | – | 0.0004 | – | – | 0.0004 | |
| | 双酯型生物碱总和 | 0.1649 | 0.0003 | 0.0018 | – | – | 0.0122 | – |

注："-"表示未检测出。

## （二）不同炮制用辅料对附子生物碱类成分的影响

为比较有胆附片与无胆附片的成分异同，探讨胆巴炮制与无胆炮制对附子生物碱类成分的影响，采用酸性染料比色法及高效液相色谱法对 5 种附子炮制品（生附片、黑顺片、熟附片、蒸附片、炒附片）的生物碱类成分进行分析。结果显示江油产生附片质量最优，去皮可以提高附子中有效成分的相对含量；有胆炮制黑顺片、熟附片均能显著降低毒性成分双酯型生物碱的含量，但同时有效成分单酯型生物碱及总生物碱流失严重；无胆蒸制或炒制附片能有效去除毒性成分并保留有效成分，"去毒存性"能力较好。

有人在胆巴炮制附子的基础上，探究其中主要盐类对附子加工炮制的影响，为浸胆附子和盐制附子的研究提供科学依据。其以炮制过程中附片中的 6 种生物碱及所得饮片片型为指标，考察胆巴中 3 种主要成分对附子饮片的影响，先将附子分别浸泡入胆巴及不同配比的盐溶液中 20 天，后续操作与传统产地加工相同，所得饮片粉碎后过 3 号筛，采用高效液相色谱法进行测定。结果显示使用不同配比的盐对附子进行炮制后所得饮片质量与胆巴炮制后所得饮片相似，其中经200g/L 氯化镁与 100g/L 氯化钠炮制所得饮片单酯型生物碱含量最高；经 200g/L 氯化钠与 100g/L 氯化钙炮制所得饮片双酯型生物碱含量最低；经 300g/L 氯化钠浸泡得到的附子饮片总生物碱含量最高。表 4-28 为不同浸泡方案，表 4-29 为各饮片中生物碱含量。

表 4-28　不同浸泡方案

| 炮制方案 | 氯化钙（g/L） | 氯化镁（g/L） | 氯化钠（g/L） |
|---|---|---|---|
| 1 | 300 | – | – |
| 2 | – | 300 | – |
| 3 | – | – | 300 |
| 4 | 150 | 150 | – |
| 5 | 150 | – | 150 |
| 6 | – | 150 | 150 |
| 7 | 100 | 100 | 100 |
| 8 | 200 | 100 | – |
| 9 | 200 | – | 100 |
| 10 | 100 | 200 | – |
| 11 | – | 200 | 100 |
| 12 | 100 | – | 200 |
| 13 | – | 100 | 200 |
| 0 | 胆巴 | | |

注："–"表示未加。

表 4-29　各饮片中生物碱含量（g/L）

| 炮制方案 | 苯甲酰新乌头原碱 | 苯甲酰乌头原碱 | 苯甲酰次乌头原碱 | 单酯型生物碱总量 | 新乌头碱 | 次乌头碱 | 乌头碱 | 双酯型生物碱总量 | 生物碱总量 |
|---|---|---|---|---|---|---|---|---|---|
| 1 | 0.99 | 0.02 | – | 1 | 0.01 | – | 0.05 | 0.06 | 1.06 |
| 2 | 1.07 | 0.02 | – | 1.09 | 0.03 | – | 0.05 | 0.08 | 1.17 |
| 3 | 1.11 | 0.04 | – | 1.15 | 0.06 | – | 0.08 | 0.14 | 1.28 |
| 4 | 0.94 | 0.02 | – | 0.96 | 0.04 | – | 0.05 | 0.09 | 1.04 |
| 5 | 1.07 | 0.02 | – | 1.09 | 0.03 | – | 0.06 | 0.09 | 1.17 |

| 炮制方案 | 苯甲酰新乌头原碱 | 苯甲酰乌头原碱 | 苯甲酰次乌头原碱 | 单酯型生物碱总量 | 新乌头碱 | 次乌头碱 | 乌头碱 | 双酯型生物碱总量 | 生物碱总量 |
|---|---|---|---|---|---|---|---|---|---|
| 6 | 1.02 | 0.02 | – | 1.04 | 0.03 | – | 0.05 | 0.08 | 1.12 |
| 7 | 1 | 0.02 | – | 1.01 | 0.03 | – | 0.01 | 0.08 | 1.09 |
| 8 | 1.01 | 0.02 | – | 1.03 | 0.04 | – | 0.05 | 0.08 | 1.11 |
| 9 | 1.01 | 0.02 | – | 1.03 | 0.03 | – | 0.05 | 0.08 | 1.11 |
| 10 | 1.04 | 0.02 | – | 1.05 | 0.03 | – | 0.05 | 0.07 | 1.12 |
| 11 | 1.13 | 0.03 | – | 1.16 | 0.03 | – | 0.04 | 0.07 | 1.22 |
| 12 | 0.94 | 0 | – | 0.94 | 0.01 | – | – | 0.01 | 0.95 |
| 13 | 1.06 | 0.03 | – | 1.09 | 0.05 | – | 0.06 | 0.1 | 1.19 |
| 胆巴 | 0.98 | 0.02 | – | 1 | 0.02 | – | 0.03 | 0.05 | 1.05 |
| 生附子 | 1.26 | 0.71 | 0.05 | 1.97 | 0.21 | – | 0.82 | 1.89 | 3.86 |

注:"–"表示未检测出。

## （三）不同炮制时间对附子生物碱类成分的影响

为揭示附子高温无水炮制的机理，研究不同炮制工艺有效成分转化的差异，以去皮炒附片为研究对象，通过与厂家合作的方式在实际生产过程中取样，测定采用高效液相色谱法，对去皮炒附片6种酯型生物碱在炮制过程中的动态变化规律进行详细研究。结果表明，乌头碱和新乌头碱均在炒制2分钟时消失，次乌头碱则下降为原来的18.1%。3种单酯型生物碱中，炒制2分钟时苯甲酰次乌头原碱上升至最大值的48.5%，苯甲酰新乌头原碱上升至62.2%，苯甲酰乌头原碱上升至70.3%；炒制4分钟时，三者分别上升至最大值的100%、96.1%和74.4%。总双酯型生物碱在炒制2分钟后仅剩12.2%，总单酯型生物碱在2分钟时上升至最大值的59.1%，4分钟时上升至98.6%；总酯型生物碱在2分钟时下降为原来的54.8%，4分钟时回升至79.1%，之后基本维持在79.1%～80.5%，10分钟时再次下降为原来的78%。从测定结果可以看出，双酯型生物碱到单酯型生物碱的转化区间集中在炒制4分钟内。存在单酯型生物碱下降区间与双酯型生物碱上升区间不一致现象，且酯型生物碱总量先下降后上升，推测可能由于双酯型生物碱向单酯型生物碱转化过程中存在中间体（表4-30）。

表 4-30　去皮炒附片炮制过程中 6 种酯型乌头碱含量测定结果（$n=3$，mg/kg）

| 炮制时间 | 苯甲酰次乌头原碱 | 苯甲酰新乌头原碱 | 苯甲酰乌头原碱 | 次乌头碱 | 新乌头碱 | 乌头碱 |
|---|---|---|---|---|---|---|
| 0 min | 45.08 | 101.57 | – | 766.722 | 262.43 | 115.52 |
| 2 min | 198.985 | 301.54 | 68.015 | 139.095 | – | – |
| 4 min | 410.455 | 465.715 | 71.965 | 73.24 | – | – |
| 6 min | 380.215 | 484.84 | 96.785 | 77.145 | – | – |
| 8 min | 397.545 | 454.88 | 95.98 | 77.51 | – | – |
| 10 min | 380.39 | 447.675 | 92.21 | 87.045 | – | – |

注："–"表示未检测到。

　　有人采用控制温度的方法，考察不同时间对干热高温烘制法（200℃）中附子 6 种酯型生物碱含量的影响，使用高效液相色谱检测炮制品内 6 种生物碱的含量情况，检测结果见表 4-31。结果显示干热烘制附子时，双酯生物碱的含量开始下降，单酯生物碱先升高后下降，在 30 分钟时为高峰。《中国药典》内规定附片的双酯生物碱含量要低于 0.02%，单酯生物碱的含量要高于 0.01%，但干热烘制 7 分钟时没有达到《中国药典》的要求，其他干热烘制都符合规定。另外，也考察了不同时间对湿热蒸制（120℃）中附子 6 种酯型生物碱含量的影响，检测结果见表 4-32。结果显示双酯生物碱快速消退，而单酯生物碱含量则先升高后下降，在 60 ～ 90 分钟时为高峰，且都符合《中国药典》要求。提示高温炮制可达到减毒增效作用，但若过度高温炮制则会影响附子的药效。

表 4-31　不同时间干热高温烘制法中附子生物碱含量检测结果（mg）

| 成分 | 生附片 | 200℃/7 分钟 | 200℃/15 分钟 | 200℃/30 分钟 | 200℃/60 分钟 |
|---|---|---|---|---|---|
| 乌头碱 | 5.74 | – | – | – | – |
| 次乌头碱 | 143.57 | 30.02 | 8.61 | 3.41 | 3.10 |
| 新乌头碱 | 40.02 | 3.20 | – | – | – |
| 苯甲酰新乌头原碱 | 6.19 | 14.65 | 21.75 | 77.36 | 43.97 |
| 苯甲酰次乌头原碱 | 1.70 | 10.09 | 29.17 | 28.71 | 12.08 |
| 苯甲酰乌头原碱 | 1.19 | 0.44 | 0.74 | 21.19 | 9.49 |

注："–"表示未检测到。

表 4-32　不同时间湿热蒸制法中附子生物碱含量检测结果（mg）

| 成分 | 生附片 | 120℃/20 分钟 | 120℃/60 分钟 | 120℃/90 分钟 | 120℃/120 分钟 |
|---|---|---|---|---|---|
| 乌头碱 | 5.74 | – | – | – | – |
| 次乌头碱 | 143.57 | – | – | – | – |
| 新乌头碱 | 40.02 | – | – | – | – |
| 苯甲酰新乌头原碱 | 6.19 | 83.02 | 101.89 | 91.02 | 73.59 |
| 苯甲酰次乌头原碱 | 1.70 | 19.57 | 28.57 | 48.55 | 28.46 |
| 苯甲酰乌头原碱 | 1.19 | 18.95 | 24.53 | 18.89 | 17.47 |

　　蒸法中不同蒸制时间对附子总生物碱及酯型生物碱含量有明显的影响。有人研究了不同煮制时间对附子总生物碱及酯型生物碱含量的影响，结果见表 4-33，随加热时间延长，附子总生物碱含量逐渐降低，酯型生物碱含量同样逐渐降低，10～12 小时后含量趋于稳定。

表 4-33　蒸法中时间对附子生物碱含量的影响

| 时间（h） | 总生物碱含量 | | | 酯型生物碱含量 | | |
|---|---|---|---|---|---|---|
| | 含量 | 相对含量 | 降低率 | 含量 | 相对含量 | 降低率 |
| 0 | 0.9756 | 100 | 0 | 0.2024 | 100 | 0 |
| 2 | 0.894 | 91.64 | 8.36 | 0.1227 | 60.62 | 39.38 |
| 4 | 0.7342 | 75.07 | 24.93 | 0.0951 | 46.99 | 53.01 |
| 6 | 0.7206 | 73.86 | 26.14 | 0.0759 | 37.5 | 62.5 |
| 8 | 0.7069 | 72.46 | 27.54 | 0.0536 | 26.48 | 73.52 |
| 10 | 0.6652 | 68.18 | 31.82 | 0.036 | 17.79 | 82.21 |
| 12 | 0.5901 | 60.49 | 39.51 | 0.0329 | 16.25 | 83.75 |

　　有人以研究附子泡胆时间对黑顺片的质量影响规律为目的，为规范黑顺片炮制提供科学依据。其采用乙二胺四醋酸二钠滴定法测定附片中的胆巴残留量，应用高效液相色谱法测定附子中双酯型生物碱和单酯型生物碱的含量，并测定水溶性浸出物，结果见表 4-34。泥附子泡胆 20 天后钙离子含量趋于平衡，平均含量为 9.21%～9.39%；泡胆 10～106 天水溶性浸出物无明显趋势变化，平均含量为 67%～73%；双酯型生物碱由 0.058% 下降至 0.029%，单酯型生物碱基本稳定不变，平均含量为 0.014%～0.018%。表明泡胆能有效降低毒性双酯型生物碱

含量，为有效保证黑顺片饮片的安全有效，建议泥附子泡胆应控制在 20 天以上。

表 4-34　泡胆不同时间附子中钙离子含量、生物碱含量测定结果（$\bar{x} \pm s$，%）

| 附子泡胆时间 | Ca²⁺ 含量 | 单酯型生物碱总量 | 双酯型生物碱总量 | 水溶性浸出物 |
|---|---|---|---|---|
| 泡胆 10 天 | 8.667±0.241 | 0.016±0.006 | 0.058±0.009 | 67±1.8 |
| 泡胆 20 天 | 9.394±0.504 | 0.018±0.005 | 0.050±0.005 | 73±2.0 |
| 泡胆 40 天 | 9.212±0.202 | 0.017±0.005 | 0.035±0.002 | 70±4.3 |
| 泡胆 60 天 | 9.432±0.065 | 0.014±0.002 | 0.031±0.002 | 71±3.6 |
| 泡胆 106 天 | 9.388±0.026 | 0.017±0.005 | 0.029±0.002 | 68±3.7 |

为研究蒸制和烘制对附子生物碱含量的影响，有人采用高效液相色谱联用质谱方法，多反应监测模式同时测定附子中 13 种生物碱成分的含量，结果见表 4-35 和表 4-36。结果表明蒸制过程中附子双酯型生物碱含量迅速降低，单酯型生物碱含量先升后降，于 40 分钟时达到最高峰，原碱中乌头原碱、新乌头原碱、次乌头原碱快速增加，附子灵、宋果灵、多根乌头碱和去甲猪毛菜碱含量相对稳定或略有降低。烘制过程中生物碱成分的动态变化趋势与蒸制过程有明显差异，双酯型生物碱降解速度比蒸制稍慢，单酯型生物碱、原碱和总生物碱被不同程度破坏，含量显著低于同时间点蒸制附片。

表 4-35　附子不同蒸制时间 13 种生物碱含量测定

| 化合物 | 生附片 | 10 分钟 | 20 分钟 | 40 分钟 | 60 分钟 | 90 分钟 | 120 分钟 |
|---|---|---|---|---|---|---|---|
| 去甲猪毛菜碱 | 273.53 | 256.22 | 258.65 | 239.35 | 245.34 | 242.69 | 240.73 |
| 新乌头原碱 | 19.98 | 37.11 | 41.86 | 70.68 | 77.42 | 144.66 | 152.20 |
| 多根乌头碱 | 199.22 | 195.67 | 190.65 | 185.75 | 186.64 | 188.63 | 186.77 |
| 乌头原碱 | 3.26 | 8.30 | 10.71 | 15.40 | 17.39 | 35.00 | 36.98 |
| 宋果灵 | 440.67 | 438.07 | 430.53 | 432.21 | 433.50 | 429.24 | 425.04 |
| 次乌头原碱 | 6.47 | 17.24 | 23.72 | 44.38 | 58.58 | 114.14 | 148.66 |
| 附子灵 | 450.48 | 448.06 | 452.14 | 442.87 | 447.33 | 438.98 | 436.14 |
| 苯甲酰新乌头原碱 | 137.02 | 770.28 | 897.51 | 1022.57 | 905.26 | 878.91 | 851.51 |
| 苯甲酰乌头原碱 | 15.67 | 85.89 | 109.96 | 167.35 | 151.07 | 145.25 | 139.03 |
| 苯甲酰次乌头原碱 | 22.79 | 163.79 | 293.20 | 491.71 | 543.68 | 632.14 | 626.09 |
| 新乌头碱 | 736.29 | 32.53 | 6.08 | 1.46 | 0.99 | 0.47 | 0.36 |

| 化合物 | 生附片 | 10min | 20min | 40min | 60min | 90min | 120min |
|---|---|---|---|---|---|---|---|
| 乌头碱 | 184.03 | 17.75 | 3.73 | 1.20 | 0.78 | 0.45 | 0.34 |
| 次乌头碱 | 829.53 | 395.34 | 156.04 | 15.31 | 8.64 | 3.84 | 3.05 |
| 双酯型生物碱总量 | 1749.85 | 445.61 | 165.85 | 17.97 | 10.41 | 4.77 | 3.75 |
| 单酯型生物碱总量 | 175.48 | 1019.96 | 1300.67 | 1681.63 | 1600.01 | 1656.30 | 1616.63 |
| 13 种生物碱总量 | 3318.94 | 2866.24 | 2874.78 | 3130.24 | 3076.63 | 3254.42 | 3246 |

表 4-36　附子不同烘制时间 13 种生物碱含量测定

| 化合物 | 生附片 | 10 分钟 | 20 分钟 | 40 分钟 | 60 分钟 | 90 分钟 | 120 分钟 |
|---|---|---|---|---|---|---|---|
| 去甲猪毛菜碱 | 273.53 | 218.96 | 189.64 | 190.25 | 178.56 | 164.96 | 144.66 |
| 新乌头原碱 | 19.98 | 23.30 | 24.56 | 26.41 | 28.15 | 27.24 | 26.55 |
| 多根乌头碱 | 199.22 | 189.57 | 174.24 | 174.96 | 153.14 | 135.38 | 102.25 |
| 乌头原碱 | 3.26 | 5.38 | 6.36 | 6.95 | 6.92 | 6.17 | 6.03 |
| 宋果灵 | 440.67 | 421.2 | 425.05 | 414.01 | 410.35 | 405.05 | 396.47 |
| 次乌头原碱 | 6.47 | 10.93 | 11.01 | 11.69 | 15.64 | 15.56 | 12.01 |
| 附子灵 | 450.48 | 443.48 | 434.76 | 436.62 | 428.21 | 426.53 | 425.39 |
| 苯甲酰新乌头原碱 | 137.02 | 439.69 | 518.19 | 547.32 | 594.39 | 532.00 | 507.43 |
| 苯甲酰乌头原碱 | 15.67 | 63.43 | 67.82 | 88.53 | 92.61 | 84.28 | 80.53 |
| 苯甲酰次乌头原碱 | 22.79 | 243.36 | 247.75 | 331.37 | 335.99 | 364.91 | 295.57 |
| 新乌头碱 | 736.29 | 92.25 | 70.58 | 30.86 | 27.46 | 26.23 | 23.47 |
| 乌头碱 | 184.03 | 26.27 | 22.77 | 10.09 | 9.07 | 8.10 | 7.51 |
| 次乌头碱 | 829.53 | 150.40 | 111.45 | 49.33 | 48.25 | 45.46 | 41.72 |
| 双酯型生物碱总量 | 1749.85 | 268.92 | 204.80 | 90.28 | 84.78 | 79.79 | 72.70 |
| 单酯型生物碱总量 | 175.48 | 746.48 | 833.76 | 967.22 | 1022.99 | 981.19 | 883.53 |
| 13 种生物碱总量 | 3318.94 | 2328.22 | 2304.18 | 2318.39 | 2327.74 | 2241.87 | 2069.59 |

　　有研究者考察附子煎煮过程中 13 种生物碱含量的动态变化规律时发现，生附片煎煮过程中双酯型生物碱（乌头碱、新乌头碱、次乌头碱）含量迅速降低，4 小时后趋于稳定且含量很低；单酯型生物碱（苯甲酰乌头原碱、苯甲酰新乌头原碱、苯甲酰次乌头原碱）含量先升后降，于 4 ～ 6 小时达到高峰；原碱中乌头

原碱、新乌头原碱、次乌头原碱含量一直快速增加，而附子灵、宋果灵、多根乌头碱和去甲猪毛菜碱含量缓慢增加，约在 4 小时达到最高峰，后趋于稳定或略有降低。黑顺片煎煮过程中生物碱成分的动态变化趋势与生附片相似，但变化幅度显著小于生附片。表 4-37 为生附片及水煎液中 13 种生物碱成分的含量。

表 4-37　生附片及水煎液中 13 种生物碱成分的含量

| 化合物 | 生附片 | 水煎液 | | | | | | | | | | |
|---|---|---|---|---|---|---|---|---|---|---|---|---|
| | | 0.1 小时 | 0.25 小时 | 0.5 小时 | 1 小时 | 2 小时 | 4 小时 | 6 小时 | 8 小时 | 10 小时 | 12 小时 | 24 小时 |
| 去甲猪毛菜碱 | 273.53 | 112.27 | 162.66 | 189.48 | 239.41 | 264.44 | 287.93 | 281.62 | 278.12 | 261.40 | 254.06 | 242.29 |
| 附子灵 | 450.48 | 160.59 | 226.17 | 252.34 | 324.08 | 395.31 | 464.90 | 456.34 | 453.75 | 436.72 | 433.52 | 426.68 |
| 宋果灵 | 440.67 | 187.79 | 256.41 | 286.68 | 355.85 | 405.65 | 460.12 | 448.13 | 450.20 | 435.29 | 430.23 | 423.04 |
| 多根乌头碱 | 199.22 | 69.08 | 112.14 | 126.10 | 162.24 | 185.78 | 205.20 | 200.24 | 202.60 | 199.17 | 193.98 | 190.12 |
| 新乌头原碱 | 19.98 | 14.83 | 26.98 | 36.29 | 67.79 | 113.84 | 213.76 | 286.27 | 342.25 | 387.74 | 420.08 | 658.67 |
| 乌头原碱 | 3.26 | 3.38 | 4.77 | 7.94 | 12.02 | 22.39 | 44.45 | 59.29 | 74.31 | 81.51 | 88.38 | 149.64 |
| 次乌头原碱 | 6.47 | 6.20 | 12.40 | 20.39 | 40.08 | 74.94 | 160.29 | 225.75 | 302.97 | 346.95 | 360.48 | 636.34 |
| 苯甲酰新乌头原碱 | 137.02 | 155.68 | 387.36 | 508.67 | 680.43 | 807.78 | 864.65 | 840.41 | 807.34 | 717.25 | 589.62 | 397.70 |
| 苯甲酰乌头原碱 | 15.67 | 9.94 | 37.96 | 61.95 | 97.10 | 128.57 | 149.66 | 149.86 | 145.86 | 128.86 | 112.61 | 80.60 |
| 苯甲酰次乌头原碱 | 22.79 | 19.93 | 95.18 | 190.45 | 341.60 | 471.44 | 570.95 | 585.84 | 584.59 | 543.01 | 478.16 | 373.71 |
| 新乌头碱 | 736.29 | 40.91 | 4.85 | 1.89 | 1.11 | 0.75 | 0.59 | 0.56 | 0.52 | 0.51 | 0.51 | 0.50 |
| 乌头碱 | 184.03 | 13.93 | 2.59 | 1.21 | 0.66 | 0.48 | 0.45 | 0.48 | 0.39 | 0.34 | 0.31 | 0.28 |
| 次乌头碱 | 829.53 | 257.12 | 177.39 | 111.18 | 53.34 | 12.46 | 2.95 | 2.25 | 2.00 | 1.58 | 1.41 | 1.40 |
| 单酯型生物碱总量 | 175.48 | 185.55 | 520.50 | 761.07 | 1119.13 | 1407.79 | 1585.26 | 1576.11 | 1573.79 | 1389.12 | 1180.39 | 852.01 |
| 双酯型生物碱总量 | 1749.85 | 311.96 | 184.83 | 114.28 | 55.11 | 13.69 | 3.99 | 3.59 | 2.91 | 2.43 | 2.23 | 2.18 |
| 13 种生物碱总量 | 3318.94 | 1051.64 | 1506.86 | 1794.58 | 2375.71 | 2883.83 | 3425.90 | 3573.04 | 3644.90 | 3540.33 | 3363.35 | 3585.97 |

有研究者比较不同煎煮时间对附子成分和体内毒性的影响，结果显示附子 0 分钟水煎液乌头碱、新乌头碱、次乌头碱含量分别为 97.28、176.28、648μg/g；

30 分钟水煎液中 3 种成分含量分别为 2.23、1.87、8.52μg/g；60 分钟水煎液中 3 种成分含量分别为 0.00（未检测到）、1.88、2.95μg/g（表 4-38）。与空白对照组相比，附子 0 分钟和 30 分钟水煎液均有毒性，而 60 分钟毒性不显著。

表 4-38  样品中 3 种乌头碱的含量（*n*=3，μg/g）

| 水煎时间 | 新乌头碱 | RSD% | 乌头碱 | RSD% | 次乌头碱 | RSD% |
|---|---|---|---|---|---|---|
| 附子水煎 0 分钟 | 176.28 | 2.6% | 97.28 | 2% | 648 | 1.2% |
| 附子水煎 30 分钟 | 1.87 | 1.9% | 2.23 | 1.9% | 8.52 | 2.1% |
| 附子水煎 60 分钟 | 1.88 | 2.7% | – | – | 2.95 | 2.1% |

注："–"表示未检测出。

## （四）其他因素对附子生物碱类成分的影响

有人以研究附子漂洗次数对黑顺片的质量影响规律为目的，为规范黑顺片炮制提供科学依据，其采用乙二胺四醋酸二钠滴定法测定附片中的胆巴残留量，应用高效液相色谱法测定附子中双酯型、单酯型生物碱含量，并测定水溶性浸出物。结果见表 4-39，附片漂洗 1 ~ 5 次，胆巴残留量由平均 3.86% 下降至 0.73%，单酯型生物碱由 0.027% 下降至 0.011%，水溶性浸出物由 29% 下降至 12%，双酯型生物碱漂洗 1 次后含量下降至 0.013% 以下，漂洗 5 次时含量下降至 0.001%。表明随着漂洗次数的增加，浸出物、生物碱含量、胆巴残留量逐渐降低。为有效保证黑顺片饮片的安全有效，建议泥附子应漂洗 3 ~ 4 次为宜。

表 4-39  附片炮制过程钙离子含量、生物碱含量测定结果（$\bar{x} \pm s$，%）

| 附片漂洗次数 | Ca²⁺ 含量 | 单酯型生物碱总量 | 双酯型生物碱总量 | 水溶性浸出物 |
|---|---|---|---|---|
| 胆附子* | 9.388±0.026 | 0.017±0.005 | 0.029±0.002 | 68±3.7 |
| 煮附子 | 7.472±0.476 | 0.021±0.003 | 0.027±0.004 | 59±2.1 |
| 漂洗 1 次 | 3.857±0.672 | 0.027±0.003 | 0.013±0.001 | 29±1.2 |
| 漂洗 2 次 | 2.158±0.098 | 0.022±0.003 | 0.004±0.001 | 20±1.0 |
| 漂洗 3 次 | 1.225±0.134 | 0.018±0.002 | 0.002±0.000 | 17±2.2 |
| 漂洗 4 次 | 0.963±0.081 | 0.014±0.001 | 0.004±0.000 | 15±2.7 |
| 漂洗 5 次 | 0.725±0.087 | 0.011±0.001 | 0.001±0.000 | 12±3.4 |

注：胆附子*是以前期泡胆 106 天的附子为目标。

## 二、炮制对附子其他成分的影响

炮制或多或少会破坏多糖的结构，使原先的多糖产生部分降解，生成单糖或低聚糖等。有研究者采用蒽酮 – 硫酸法测定附子无胆炮制品中可溶性多糖的含量，结果表明 4 种附子炮制品中所含可溶性多糖的含量差异显著，其中可溶性多糖含量从低到高的顺序依次为蒸附片、白附片、炒附片、黑顺片，黑顺片可溶性多糖含量为蒸附片的 6 倍多（表 4-40）。

表 4-40　附子不同炮制品中可溶性多糖的含量

| 品种 | 含量 | RSD（%） |
| --- | --- | --- |
| 蒸附片 | 0.41 | 2.34 |
| 炒附片 | 3.18 | 2.59 |
| 黑顺片 | 4.62 | 2.05 |
| 白附片 | 2.85 | 2.87 |

有人采用蒽酮 – 硫酸法测定生附片、黑顺片、白附片的多糖含量，并用气质联用分析附子不同加工品中多糖的单糖组成。结果显示，不同加工品的总多糖含量基本一致；多糖的单糖组成亦变化不大，所占比例最高的为葡萄糖，其他单糖组分较少，但各单糖比例有所变化。因此，附子不同加工品总多糖含量和多糖的单糖组成差异较小。附子不同加工品中多糖含量测定结果及附片不同加工品多糖中各单糖相对峰面积见表 4-41、表 4-42。

表 4-41　附子不同加工品中多糖含量测定结果（%）

| 样品 | 1 | 2 | 3 | 平均值 |
| --- | --- | --- | --- | --- |
| 生附片 | 4.65 | 4.80 | 4.86 | 4.77 |
| 黑顺片 | 4.44 | 4.51 | 4.64 | 4.53 |
| 白附片 | 4.78 | 5.08 | 4.87 | 4.91 |

表 4-42　附片不同加工品多糖中各单糖相对峰面积

| 样品 | 鼠李糖 | 阿拉伯糖 | 木糖 | 甘露糖 | 葡萄糖 | 半乳糖 |
| --- | --- | --- | --- | --- | --- | --- |
| 生附片 | 0.30 | 0.94 | – | 0.35 | 100 | 0.71 |
| 黑顺片 | 0.28 | 1.08 | – | 0.85 | 100 | 0.98 |
| 白附片 | 0.20 | 1.46 | – | 1.06 | 100 | 0.95 |

注："–"表示未检测出。

有人采用电感耦合等离子体光谱仪法测定了生附子、白附片、黑顺片、盐附子、黄附片样品的无机元素，炮制后浓度增加的是 Cu、Cr、V、Ni（白附片除外），而以 Sr 的增加量最为显著，以盐附子 Ca 量增加最多，达 2 个数量级；炮制后浓度降低的元素是 Zn、Fe、Mn、Cd、Pb、Al、Ba、P，其中 Pb 和 Al 的降低极为显著。有人采用硝酸－高氯酸湿法消解，火焰原子吸收法测定中药附子炮制前后 Cu、Zn、Fe、Mn、Cr 含量，无火焰原子吸收分光光度法测定 Ni、Cd、Pb 含量，并用冷原子吸收法测定痕量 Hg 含量，结果 Cu、Cr 和 Ni 含量增加，Fe、Zn、Cd 和 Pb 含量降低，Hg 含量极微，变化不大，并且低于世界上土壤 Hg 的背景值。有人采用火焰原子吸收法测定了附子不同炮制品的微量元素含量，结果 Cu 的含量顺序为盐附子＞白附片＞黑顺片，Fe 的含量顺序为黑顺片＞盐附子＞白附片，Mg 的含量顺序为盐附子＞黑顺片＞白附片，Zn 的含量顺序为白附片＞盐附子＞黑顺片，Ca 的含量顺序为白附片＞盐附子＞黑顺片。有人采用电感耦合等离子发射光谱法测定附子及不同姜制附子 10 种微量元素（Cu、Fe、Mn、Pb、Cd、Zn、Ca、Cr、Ni、Mg）的含量变化，结果显示附子经过不同的姜汁炮制之后，微量元素有明显变化，其中生姜片和干姜片拌蒸附子变化最为明显。从以上附子不同的炮制方法中元素的变化研究可见，实验结果不一致，这可能与药材的产地、采集炮制方法、粉碎等样品处理过程、测定方法等不同有关，应该采用规范化的炮制方法进行规范化、系统化的研究，建立科学的标准。

## 参考文献

［1］彭成 . 有毒中药附子、川乌、草乌的安全性评价与应用［M］. 成都：四川科学技术出版社，2014.

［2］叶祖光 . 有毒中药附子［M］. 北京：中国中医药出版社，2015.

［3］张世臣，李可 . 中国附子［M］. 北京：中国中医药出版社，2013.

［4］张晓晨，郑清阁，杨菁华，等 . 附子 C19 二萜生物碱结构及活性研究进展［J］. 中草药，2020，51（2）：531-541.

［5］刘卓，晏星，徐春霞，等 . 附子总生物碱的提取工艺研究［J］. 安徽农业科学，2012，40（9）：5199-5201.

［6］罗春梅，黄志芳，汤依娜，等 . 附子水溶性生物碱提取纯化工艺研究［J］. 中草药，2017，48（12）：2415-2424.

［7］刘敏，张海，蔡亚梅，等.附子总生物碱提取物中3个双酯型和3个单酯型乌头碱成分的含量测定［J］.药学实践杂志，2013，31（3）：181-184.

［8］林佳娣，闫静，许庆轩.制附子中脂类生物碱快速提取及化学性质研究［J］.中华中医药杂志，2020，35（10）：390-394.

［9］董运苗，王淳，宋志前，等.黑顺片中6种酯型生物碱提取方法对比研究［J］.药物分析杂志，2016，36（8）：1495-1502.

［10］赵祎镭，唐星.附子总生物碱的提取纯化工艺［J］.沈阳药科大学学报，2007，24（7）：433-437.

［11］吴平.附子生物碱提取分离与水解规律研究［D］.成都：成都中医药大学，2007.

［12］罗一帆，吴伟康，陈学文，等.正交试验优化附子生物碱提取条件的实验研究［J］.中药材，2005，28（12）：1109-1111.

［13］匡青芬，侯大斌，孙鸿，等.煎煮时间对附子水煎液总生物碱和6种酯型生物碱含量的影响［J］.辽宁中医杂志，2014，41（8）：1707-1710.

［14］李孝栋，李程勇，杨志琦，等.酸性染料比色法测定附子理中片中总生物碱含量［J］.康复学报，2007，17（6）：25-69.

［15］张强，巨博雅，韩素芹，等.附子汤中单酯型生物碱含量测定及指纹图谱研究［J］.辽宁中医药大学学报，2017，19（9）：55-59.

［16］刘言浩，梁大虎，孙华，等.HPLC-MS/MS法同时测定参附强心丸中制附子6种生物碱含量［J］.皖南医学院学报，2021，40（1）：18-21.

［17］Guo N，D Yang，Ablajan K，et al.Simultaneous quantitation of seven alkaloids in processed Fuzi decoction by rapid resolution liquid chromatography coupled with tandem mass spectrometry［J］.Journal of Separation Science，2013，36（12）：1953-1958.

［18］宋志前，甘嘉荷，董运苗，等.附子理中丸中制附子的6种生物碱成分含量测定［J］.中国实验方剂学杂志，2017，23（10）：55-60.

［19］周思思，马增春，梁乾德，等.基于UPLC/Q-TOF-MS分析附子煎煮过程中化学成分的变化［J］.中西医结合学报，2012，10（8）：894-900.

［20］袁玥.UPLC/Q-TOF定性定量检测乌头类植物中14种乌头类生物碱及其代谢产物方法的建立及大理、红河州乌头类植物成分分析和毒性评价［D］.昆明：昆明医科大学，2019.

［21］He F，Wang C J，Xie Y，et al. Simultaneous quantification of nine aconitum alkaloids in Aconiti Lateralis Radix Praeparata and related products using UHPLC-QQQ-MS/MS［J］. Scientific Reports，2017，7（1）：13023.

［22］邓芳，杨学军，罗准. 近红外光谱技术快速测定附子及其炮制品中双酯型生物碱含量［J］. 中国药业，2018，27（14）：12-15.

［23］戴胜云，马青青，蒋双慧，等. 近红外光谱法快速测定附子中 6 种生物碱的含量［J］. 分析测试学报，2021，40（1）：57-64.

［24］卢佳杰，闫静，许庆轩. 使用木尖喷雾和直接电离质谱对比分析制附子新乌头碱类生物碱［J］. 药学学报，2019，54（7）：1271-1276.

［25］越皓，皮子凤，宋凤瑞，等. 生附片化学成分的 HPLC/ESI-MSn 研究［J］. 化学学报，2008，66（2）：211-215.

［26］罗春梅，夏燕莉，黄志芳，等. 附子水溶性生物碱含量测定与道地性相关分析［J］. 天然产物研究与开发，2019，31（10）：1704-1711.

［27］秦利芬，杨玉琴. HPLC 法测定不同产地附子中主要成分的含量［J］. 医学信息，2018，31（8）：62-64.

［28］张定堃，韩雪，李瑞煜，等. UPLC-Q-TOF-MS 分析不同产地泥附子化学成分的差异［J］. 中国中药杂志，2016，41（3）：463-469.

［29］王晓雅，熊亮，蒙春旺，等. 基于指纹图谱和化学计量法评价不同产地黑顺片的质量［J］. 中药新药与临床药理，2020，31（3）：353-358.

［30］刘科兰，刘荣华，黄慧莲. 附子不同炮制品三种单酯型生物碱的含量差异研究［J］. 时珍国医国药，2016，27（4）：864-866.

［31］余阳. 附子炮制机理及质量控制研究［D］. 上海：中国科学院大学（中国科学院上海药物研究所），2022.

［32］阮期平，周立，赵莉. 黄附子中性多糖和酸性蛋白多糖的分离、纯化与鉴定［J］. 中国生化药物杂志，2000，21（1）：20-22.

［33］付业佩，杜宝香，范珊珊，等. 附子黑顺片多糖的提取及对免疫活性的研究［J］. 中华中医药杂志，2018，33（9）：4147-4150.

［34］付昆，叶强. 高效毛细管电泳法分析附子多糖中单糖组分［J］. 中国药业，2014，23（13）：17-19.

［35］马鸿雁，刘小彬，李楠，等. 附子粗多糖提取工艺的优化［J］. 时珍国医国药，2005，16（1）：22-23.

[36] 舒晓燕, 刘慧, 梁静, 等. 川附子粗多糖提取工艺的研究 [J]. 中药材, 2006, 29（12）: 1349-1352.

[37] 鲁静, 牛晓静. 均匀设计法优化附子中多糖的超声提取工艺 [J]. 中国药房, 2017, 28（13）: 1834-1836.

[38] 朱盛林, 郑玲利, 袁明勇, 等. 响应曲面法优化附子多糖的微波提取工艺 [J]. 中国医药导报, 2015, 12（16）: 48-51.

[39] 丁兴杰, 蒲忠慧, 熊亮, 等. 附子多糖纯化工艺的优化及其毒性 [J]. 中成药, 2019, 41（11）: 2737-2740.

[40] 杨帆, 郝爱国, 徐恒瑰, 等. 附子多糖的含量测定 [J]. 大连医科大学学报, 2007, 29（5）: 453-454.

[41] 吕永磊, 王丹, 李向日, 等. 附子多糖的含量测定 [J]. 药物分析杂志, 2011, 31（5）: 835-838.

[42] 赵祥升, 王惠, 许源, 等. 江油附子多糖含量的测定 [J]. 安徽农业科学, 2009, 37（2）: 650-651.

[43] 张晓琳. 酶辅助提取法制备附子多糖及其体外抗氧化活性研究 [J]. 浙江中医杂志, 2016, 51（12）: 912-913.

[44] 舒晓燕, 侯大斌. 不同采收期附子多糖含量的比较研究 [J]. 中成药, 2008, 30（10）: 1512-1514.

[45] 许莉, 耿昭, 罗方利, 等. 附子不同加工品中多糖含量及单糖组成分析 [J]. 时珍国医国药, 2014, 25（6）: 1388-1390.

[46] 王飞娟, 景鹏. 陕产中药附子中多酚含量的测定 [J]. 化学与生物工程, 2018, 35（7）: 65-68.

[47] 侯大斌. 川乌（Aconitum carmichaeliDebx.）生物学与遗传多样性研究 [D]. 成都: 四川农业大学, 2005.

[48] 周婷婷. 乌头类中药的氨基酸种类与含量研究 [J]. 中药与临床, 2019, 10（1）: 1-3.

[49] 艾克拜尔江·阿巴斯, 李冠, 王强, 等. 白喉乌头挥发油的 GC-MS 分析 [J]. 药物分析杂志, 2010, 30（9）: 1756-1759.

[50] 徐颖, 郭增军, 谭林, 等. 太白乌头石油醚萃取部分的 GC-MS 分析 [J]. 中药材, 2008（11）: 1659-1661.

[51] 贾雪岩, 林华, 沈玉巧, 等. 附子新型炮制品中乌头类生物碱测定及其强

心作用研究 [J].药物评价研究, 2016, 39 (2): 224-229.

[52] 国伟, 谭鹏, 费淑琳, 等.炮制对淡附子中 3 种双酯型生物碱及其水解产物的影响 [J].河南中医, 2016, 36 (6): 1096-1099.

[53] 王瑞, 刘芳, 孙毅坤, 等.不同附子炮制品乌头碱、新乌头碱、次乌头碱含量的 HPLC 测定 [J].药物分析杂志, 2006, 26 (10): 1361-1363.

[54] 周林, 任玉珍, 杜杰, 等.附子不同炮制方法比较分析 [J].中国现代中药, 2013, 15 (2): 135-139.

[55] 程芬, 杨长花, 宋艳丽.膨化技术对附子总生物碱含量的影响研究 [J].湖北农业科学, 2020, 59 (S1): 424-426.

[56] 张钰明, 谭佳威, 洪婷婷, 等.砂烫附片炮制前后的质量属性变化研究 [J].现代中药研究与实践, 2021, 35 (2): 44-48.

[57] 余葱葱, 彭成, 郭力, 等.《中国药典》收载附子 3 种加工品中生物碱的含量分级对比测定 [J].时珍国医国药, 2010, 21 (2): 262-264.

[58] 匡青芬, 侯大斌, 孙鸿, 等.附子无胆炮制品的生物碱与可溶性多糖含量检定 [J].时珍国医国药, 2014, 25 (4): 850-852.

[59] 陈炯, 谭鹏, 吴月娇, 等.砂烫生附片与炮附片制备前后 6 种生物碱的变化 [J].中成药, 2016, 38 (6): 1342-1345.

[60] 朱日然, 李启艳, 朱宗敏, 等.HPLC 法测定附子与其炮制品中双酯型生物碱 [J].中成药, 2011, 33 (8): 1375-1378.

[61] 叶强, 刘雨诗, 刘红梅, 等.不同炮制工艺对附子生物碱类成分的影响 [J].中成药, 2019, 41 (3): 123-129.

[62] 王小平, 王进, 陈建章.不同炮制方法对附子中 3 种双酯型生物碱含量的影响 [J].时珍国医国药, 2010, 21 (11): 2939-2940.

[63] 王小平, 胡志方, 肖小梅, 等.江西建昌帮不同附子炮制品中 6 种酯型生物碱的含量比较研究 [J].时珍国医国药, 2016, 27 (7): 1622-1624.

[64] 周林, 任玉珍, 李飞, 等.不同炮制方法对附子生物碱类成分的影响 [J].安徽中医学院学报, 2012, 31 (5): 71-74.

[65] 刘雨诗, 刘红梅, 叶强, 等.胆巴炮制对附子生物碱类成分的影响研究 [J].中药新药与临床药理, 2019, 30 (4): 472-477.

[66] 陈雪, 毕淮龙, 牛豆, 等.基于 HPLC 法考察不同盐配比对附子片型及 6 种生物碱含量的影响 [J].西北药学杂志, 2020, 35 (3): 325-329.

［67］胡静远，舒晓燕，孙鸿，等.去皮炒附片炮制过程中酯型乌头碱动态变化规律的研究［J］.中国农学通报，2018，34（28）：153-159.

［68］益德新，益德芳，刘艳秋.干热高温对比湿热高压对附子中6种酯型生物碱含量影响［J］.四川中医，2018（7）：77-79.

［69］王昌利，雷建林，张军武，等.炮制条件对附子总生物碱及酯型生物碱含量影响的动态研究［J］.陕西中医学院学报，2009，32（2）：61-63.

［70］侯新莲，刘杰，周鑫，等.泡胆和漂洗炮制环节对黑顺片质量影响研究［J］.时珍国医国药，2020，31（7）：1626-1628.

［71］杨昌林，黄志芳，张意涵，等.蒸制和烘制对附子生物碱成分含量的影响研究［J］.中国中药杂志，2014，39（24）：4798-4803.

［72］张意涵，杨昌林，黄志芳，等.附子煎煮过程中13种生物碱含量的动态变化规律研究［J］.药物分析杂志，2015，35（1）：16-23.

［73］孙婉，刘福存，袁强，等.煎煮时间对附子毒性的影响研究［J］.中国中医急症，2018，27（5）：761-764，768.

［74］张彩霞，彭晓霞，陈晖，等.火焰原子吸收法测定真菌茯苓不同药用部位及中药附子不同炮制品中微量元素的含量［J］.甘肃中医学院学报，2010，27（2）：52-55.

［75］徐婷，钟凌云.附子及不同姜制附子中十种微量元素的ICP-AES测定［J］.时珍国医国药，2017，28（10）：2405-2407.

［76］卢竞，顾兴平，顾永祚.ICP-AES法测定中药川附子中硫、硅和钴［J］.成都中医药大学学报，2004，27（4）：53-54.

# 第五章　附子的药理作用研究

现代药理学证明附子具有明显的强心、抗心律失常、扩张血管、抗炎、镇痛、抗衰老等作用，甚至对于抗肿瘤也具有独特的效果。现就附子所具有的显著而又特别的药理作用进行总结，为附子的深入研究与合理应用提供参考依据。

## 第一节　附子对心血管的作用

### 一、强心作用

附子对心脏的强心作用，中医药效体现在回阳救逆。实验证实，附子对蛙、兔、蟾蜍等动物均有一定的强心作用，尤其在心功能不全的情况时效果更为显著。经过较长时间煎煮后，可以降低附子的毒副作用，增强附子回阳救逆的功效。目前的研究证实附子中强心成分主要是水溶性成分，其中包括生物碱类去甲乌药碱（强心），去甲猪毛菜碱（增加收缩频率、升压），乌头原碱（抑制心收缩力、降压），苷类有附子苷（强心），香豆素苷（增加外周血流量）及尿嘧啶（强心、升压），氯化甲基多巴胺（强心、升压）等。

附子的强心作用主要表现在增强心肌收缩力，升高心室内压变化速率，增强心室收缩压和舒张压，改善血流动力学，从而达到治疗心力衰竭的目的。其强心机制主要有 5 点：①调节心肌细胞离子浓度：提高细胞内 $Na^+$、$Mg^{2+}$ 含量，而 $Ca^{2+}$、$K^+$ 含量下降。②对肾上腺素能受体的影响：可作为 β 受体激动剂选择性激活 $β_2$ 肾上腺素受体，抑制心肌细胞的凋亡。③调节细胞因子及神经内分泌因子：降低肿瘤坏死因子 -α（TNF-α）、白细胞介素 -6（IL-6）等炎性细胞因子的水平，抑制肾素 - 血管紧张素 - 醛固酮系统（RAAS）活性，降低血管紧张素 Ⅱ（Ang Ⅱ）和醛固酮的含量。④抗氧化损伤：提高心肌组织超氧化物歧化酶（SOD）、过氧化氢酶（CAT）、谷胱甘肽过氧化物酶（GSH-Px）活性，降低丙二醛（MDA）含量，降低心肌细胞的凋亡。⑤调节心肌细胞能量代谢和其他蛋白通路抑制心肌细胞的凋亡：通过腺苷酸活化蛋白激酶 / 哺乳动物雷帕霉素靶蛋白（AMPK/mTOR）信号通路的活化增加心肌细胞能量代谢，增加细胞自噬，通过激活磷脂酰肌醇 3 激酶（PI3K）和蛋白激酶 B（Akt）磷酸化以抑制心肌细胞凋亡，缓解心力衰竭进程。但是关于其强心作用机制尚存争议，主要与 β 肾上腺素受体、钙调磷酸酶 CaN 的表达、RAAS、细胞内的酶活性及离子浓度等有关（图 5-1）。

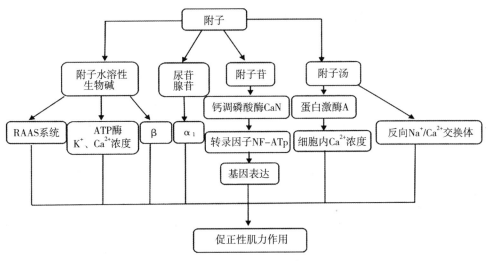

图 5-1　附子促正性肌力的作用机制

## （一）调节心肌细胞离子浓度

附子的强心作用与其调节心肌细胞内离子的转运有关，有研究不同附子炮制品对阿霉素致急性心力衰竭的作用。使用阿霉素腹腔注射制备急性心力衰竭模型，造模后给予附子不同炮制品后，采用生物信号采集系统记录心电图并计算心率，计算心脏系数，检测心肌钙酶、HE 染色观察心肌组织，发现在心肌组织衰竭时，心肌细胞膜及肌浆网的 $Ca^{2+}$-ATP 酶活性显著下降，心肌组织收缩力下降。

有研究者以乳鼠心肌细胞缺氧 / 复氧模型模拟在体心肌缺血再灌注损伤，观察附子多糖后处理对缺氧 / 复氧后心肌细胞的作用及机制。通过建立乳鼠心肌细胞缺氧 / 复氧模型，将乳鼠心肌细胞分为正常对照组、缺氧 / 复氧组、缺氧后适应组和附子多糖组，使用 MTT 法检测细胞活力，流式细胞仪测定细胞内 $Ca^{2+}$ 浓度和心肌细胞凋亡率，检测细胞培养液中乳酸脱氢酶（LDH）和肌酸激酶（CK）的活性。结果发现与缺氧／复氧组比较，经附子多糖后处理，可以增加心肌细胞存活率（$P < 0.01$），减少 LDH（$P < 0.01$）和 CK（$P < 0.05$）的释放，降低细胞内 $Ca^{2+}$ 浓度（$P < 0.05$），有效抑制心肌细胞的凋亡（$P < 0.05$）。提示附子多糖对缺氧／复氧后心肌细胞产生保护效应，机制与其抑制钙超载，减轻线粒体的损伤有关。

有研究者取新生大鼠心室肌细胞原代培养至细胞成熟，用戊巴比妥钠造模后，分别给予附子水溶性生物碱，以及阳性药物去乙酰毛花苷注射液作用后检测心肌细胞 ATP 酶活性及各相关离子浓度，研究附子水溶性生物碱对心力衰竭大鼠心肌细胞膜 ATP 酶及相关离子的影响，以揭示其对急性心力衰竭细胞的治疗作用。结果发现模型组与正常组比较，心肌细胞活力明显减小，细胞内 $Ca^{2+}$-ATP 酶、$Ca^{2+}$-$Mg^{2+}$-ATP 酶的活性与 $Na^+$、$Mg^{2+}$ 含量降低，$K^+$、$Ca^{2+}$ 的含量与 $Na^+$-$K^+$-ATP 酶的活性上升；去乙酰毛花苷 4mL/L 及附子水溶性生物碱各剂量组均能提高心力衰竭细胞的细胞活性，并能升高模型细胞 $Na^+$、$Mg^{2+}$ 含量，提高细胞内 $Ca^{2+}$-ATP 酶和 $Ca^{2+}$-$Mg^{2+}$-ATP 酶的活性，降低 $K^+$、$Ca^{2+}$ 的含量与 $Na^+$-$K^+$-ATP 酶的活性。提示了附子水溶性生物碱能调节心力衰竭细胞内酶的活力与离子浓度使之趋于正常。心力衰竭时，去甲肾上腺摄取功能遇到障碍，导致肾上腺素能受体过度激活，诱导心肌肥厚和心室重构，心肌细胞内出现钙离子超载的现象。有实验证明，附子去甲乌药碱可以通过肾上腺素能 $\beta_2$ 受体作用增强心肌细胞 $K^+$ 的分泌和 $Na^+$ 的吸收，通过 $Na^+$-$K^+$ 交换机制，使细胞内 $K^+$ 减少，从而发挥正性肌力的作用。

## （二）对肾上腺素能受体的影响

肾上腺素能受体（AR）是介导茶酚胺作用的一类组织受体，为 $G^-$ 蛋白耦联型。有研究表明附子水煎液可激动心力衰竭模型猫心脏 $\beta_1$ 受体而产生正性肌力作用，兴奋 $\alpha$ 受体升压的药理作用更为明显，附子兴奋心力衰竭模型猫心脏 $\beta_1$ 受体产生的正性肌力作用迅速，而兴奋 $\alpha$ 受体也产生正性肌力作用，但作用效果较为缓慢持久。

有研究者复制急性心力衰竭模型，基于 $\alpha$、$\beta$ 肾上腺素能受体探讨附子抗急性心力衰竭药效作用及相关机制。采用静脉注射大剂量戊巴比妥钠的方法复制大鼠急性心力衰竭模型，分别设附子高、低剂量组及附子与 $\alpha$、$\beta$ 肾上腺素受体阻断药合用组，动态监测模型大鼠左室收缩压、心率、左室内压上升 / 下降最大速率（ $\pm dp/dt_{max}$ ）等血流动力学相关指标，评价附子对急性心力衰竭大鼠心功能的影响。结果发现与模型组相比，附子具有显著升高血压，加快心率及加强心肌收缩力的作用，且表现出一定程度的量 – 效、时 – 效关系。与附子给药组相比，$\alpha$ 、$\beta$ 受体阻断药均能显著拮抗附子升压作用，$\beta$ 受体阻断药能显著拮抗附子加快心率作用。有研究者从四川江油附子分离得到的新的强心成分——尿嘧啶，在离体灌流动脉条实验中发现，尿嘧啶加强离体肺动脉条对电场刺激的收缩反应不是通过突触后 $\alpha$ 受体作用，而可能增加交感神经末梢去甲肾上腺素（NE）的释放产生效应，对血管平滑肌亦无直接激动。

有学者采用家兔离体肺动脉平滑肌标本，以 NE 预收缩肺动脉后，给予不同剂量的附子观察其张力变化，研究附子水煎剂对肺动脉环的舒张作用及机制，发现附子对血管环静息张力无明显影响，但不同剂量的附子可使 NE 预收缩血管产生明显舒张。提示附子水煎剂对肺动脉的舒张作用是内皮依赖性，与内皮细胞释放的一氧化氮（NO）有关，而与平滑肌细胞膜上的受体依赖性 $Ca^{2+}$ 通道和电压依赖性 $Ca^{2+}$ 无关。进一步研究发现，附子水煎液提取分离得到的去甲乌药碱和去甲猪毛菜碱均可作为 $\beta$ 受体激动剂作用于心肌 $\beta$ 肾上腺素受体，对离体心房产生正性肌力作用，而高浓度的去甲猪毛菜碱通过刺激乙酰胆碱的释放间接产生负性肌力作用。具有强心作用的去甲乌药碱还可以选择性激活 $\beta_2$ 肾上腺素受体激动剂，兴奋受体，抑制心肌细胞的凋亡，防止心肌细胞缺血再灌注损伤。

运用虚拟筛选和双荧光素酶报告基因检测的方法发现附子中 45 种化合物能够作为 $\beta_2$ 受体激动剂，其主要作用成分是醇胺型二萜生物碱和单酯型二萜生物碱。Bai 等通过转染细胞系 CHO $\beta_2$–AR–CRE–EGFP 进一步证实去甲乌药碱能够激活 $\beta_2$ 受体，从而松弛气管平滑肌，并改善支气管哮喘模型豚鼠的症状。通过实验明确去甲乌药碱通过 $\beta_2$ 受体而不是 $\alpha$ 或者 $\beta_1$ 受体介导使心肌细胞增强 $K^+$ 分泌和 $Na^+$ 吸收，再通过 $Na^+$–$Ca^{2+}$ 交换机制，使细胞内 $Ca^{2+}$ 增多，从而发挥正性肌力作用。此外，研究发现去甲乌药碱以剂量依赖型方式诱导大鼠阴茎海绵体松弛，这种松弛可被 $\beta$ 受体阻断剂阻断，因此，去甲乌药碱有希望作为一种通过 $\beta$ 受体介导治疗勃起功能障碍的先导化合物。用放射性同位素检测方法发现去甲乌药碱通过 $\beta$ 受体介导在小鼠运动神经末梢释放乙酰胆碱，从而发挥镇痛作用。现有观点多认为附子是作为一种 $\beta$ 受体激动剂发挥强心作用，但上述研究表明附子多通过激动 $\beta_2$ 受体发挥松弛平滑肌、保护心肌细胞等作用，而不

是通过激动 $\beta_1$ 受体发挥强心作用。一种可能是附子对肾上腺素能受体作用的现有研究主要集中在其成分去甲乌药碱，附子可能通过其他成分比如乌头碱及其代谢产物发挥强心作用；另一种可能是附子通过其他途径，如线粒体途径发挥"回阳救逆"的功效，这都需要深入研究。

### （三）对细胞因子及神经内分泌因子的影响

IL-6 与 TNF-$\alpha$、IL-1 相似，IL-6 是一种多功能细胞因子，可来源于单核或吞噬细胞、某些活化 T 细胞、血管内皮细胞和纤维细胞，IL-6 通过核因子-$\kappa$B（NF-$\kappa$B）的核结合蛋白来诱导基因表达。

据有关报道，38 例严重慢性心力衰竭患者体内 IL-6 水平增加，与 TNF-$\alpha$ 水平呈现正相关，表示 IL-6 水平与心力衰竭有一定关联。在附子治疗大鼠急性心力衰竭实验中发现，附子对急性心力衰竭导致的大鼠肾素-血管紧张素-醛固酮系统（RAAS）活性升高具有一定的抑制作用，另外，各剂量的附子组对心力衰竭大鼠的心钠肽（ANP）、脑钠素（BNP）等细胞因子有不同程度的降低作用。

有研究者探讨附子抗心力衰竭的疗效及作用机制，采用尾静脉注射盐酸阿霉素损伤大鼠心肌致心力衰竭；各组分别用药治疗后，测定大鼠血清中 TNF-$\alpha$、NO 水平，并应用光镜观察心肌组织的病理变化。与正常对照组比较，心力衰竭模型组大鼠血清中 TNF-$\alpha$、NO 水平升高；与心力衰竭模型组比较，使用地高辛及附子水煎剂高、低剂量组均能显著降低心力衰竭模型大鼠血清中 TNF-$\alpha$、NO 水平，差异显著，但附子高、低剂量组与地高辛组差异也显著。结果显示附子水煎剂高、低剂量组心肌细胞损伤度均轻于心力衰竭模型组，而地高辛组心肌细胞损伤度明显轻于心力衰竭模型组。附子高、低剂量组能轻微改善心功能，减轻心力衰竭症状，调节神经内分泌细胞因子水平。

有研究者探讨附子汤抗心力衰竭的疗效及作用机制。大鼠随机分正常对照组、模型组、卡托普利组、附子汤组。除正常对照组外均采用尾静脉注射盐酸阿霉素损伤大鼠心肌致心力衰竭，各组分别用药治疗后，测定大鼠血清中脑钠素、IL-6 水平，并应用光镜观察心肌组织的病理变化。结果发现与正常对照组比较，心力衰竭模型组大鼠血清 BNP 及 IL-6 水平升高；与心力衰竭模型组比较，使用附子汤及卡托普利均能降低心力衰竭模型大鼠 BNP 及 IL-6 水平；光镜结果显示附子汤组心肌细胞损伤度明显轻于心力衰竭模型组，提示附子汤能显著改善心功能，减轻心力衰竭症状，调节神经内分泌细胞因子水平。

有研究者探讨附子水溶性生物碱对急性心力衰竭大鼠的治疗作用。采用盐酸普罗帕酮复制大鼠急性心力衰竭模型，采用 BL-420 系统记录大鼠心率、心室内压，随后静脉注射附子水溶性生物碱，或记录给药不同时间段时的 HR、+dp/dt$_{max}$ 及 -dp/dt$_{max}$ 的变化；另取一批动物，采用相同方法给药，并于给药后 20 分钟取血，采用酶联免疫法（ELISA）测定血清 Ang-Ⅰ、Ang-Ⅱ、ANP、BNP、醛固酮（ALD）含量。结果显示附子水溶性生物碱静脉给药，可有效升高模型大鼠的心率和 LV+dp/dt$_{max}$，降低 LV-dp/dt$_{max}$，且能降低急性心力衰竭大鼠血清 Ang Ⅱ、TNF-α、ANP、BNP、ALD 水平。提示附子水溶性生物碱具有强心作用，治疗急性心力衰竭的机制与调节 RAAS 有关。

## （四）抗氧化损伤及调节信号通路

腺苷酸活化蛋白激酶（AMPK）是一种异源三聚体蛋白，作为感受细胞能量的开关，在细胞的代谢调控中起到十分重要的作用。AMPK 的活性主要受细胞中 ADP/ATP 比值的影响，可以被细胞内 ATP 的减少而激活。哺乳动物雷帕霉素靶蛋白（mTOR）是一种非典型丝氨酸 / 苏氨酸蛋白激酶，AMPK 通过抑制其下游信号分子 mTOR 调控细胞自噬。研究发现附子多糖在 H9c-2 心肌细胞中通过 AMPK/mTOR 信号通路的活化增加细胞自噬，从而减轻因缺血诱导的心肌细胞凋亡。

观察附子对缓慢性心律失常大鼠模型 cAMP-PKA 信号转导通路的影响。用普萘洛尔制备缓慢性心律失常大鼠模型，观察附子对缓慢性心律失常大鼠心率、SOD、MDA、谷草转氨酶（AST）、乳酸脱氢酶（LDH）、CK、Na$^+$-K$^+$-ATP 酶、环磷酸腺苷（cAMP）及 cAMP-PKA 信号转导通路的影响。实验结果显示附子水提物能升高大鼠心肌 Na$^+$-K$^+$-ATP 酶的活性和 cAMP、蛋白激酶 A（PKA）的含量，这可能是其治疗缓慢性心律失常的机制之一。磷脂酰肌醇 3 激酶 / 蛋白激酶 B（PI3K/Akt）信号通路广泛存在于细胞中，参与细胞生长、繁殖，调节细胞分化。有研究发现附子去甲乌药碱可以通过引起 PI3K/Akt 级联反应，减轻缺血再灌注引起的心肌细胞损伤。有研究人员通过建立灌服附子多糖小鼠力竭性游泳实验模型，观察小鼠心肌自由基代谢和细胞凋亡的变化，探讨附子多糖对运动过程中心肌过氧化损伤的保护作用。将小鼠随机分成安静组、力竭组、力竭 +VitC 对照组、力竭 + 附子多糖组，采用一次性力竭游泳建立模型。观察小鼠游泳耐力，测定心肌组织 SOD、CAT、GSH-Px 的活性及 MDA 的含量；用 Hoechst 荧光染色法观察凋亡细胞核并计算凋亡指数，并检测心肌组织 Bcl-2 和半胱氨酸蛋白酶 3（Caspase-3）的基因表达情况。研究发现附子多糖能够显著提高力竭小鼠的心肌 SOD、CAT、GSH-Px 活性，降低 MDA 含量；降低心肌细胞凋亡指数，增强 Bcl-2 的表达，抑制 Caspase-3 的表达降低，提高运动耐力。说明附子多糖能够通过其抗氧化作用及影响相关凋亡基因的表达，发挥抗过氧化损伤的作用，增强运动能力。

有研究者考察附子与半夏配伍对阿霉素心肌病大鼠的毒效表征并初步阐明其机制。采用阿霉素腹腔注射复制大鼠心力衰竭模型，造模同时进行药物干预，实验设置正常对照组、阿霉素组、附子低剂量组、半夏组、附子与半夏配伍组和附子高剂量组。给药结束后，检测大鼠心功能、心电图、心肌酶；H.E. 染色观察心脏病变；Masson 染色观察心肌纤维化程度；Western blot 检测 PKA/$\beta_2$AR-Gs/Gi 信号表达。结果与正常对照组比较发现，阿霉素组心功能显著下降，心肌细胞凋亡显著增加，PKA 和 GRK2 蛋白表达显著下降。附子低剂量、半夏及其配伍组对阿霉素诱导的心功能损伤无明显影响，但附子高剂量组显著升高射血分数和每搏输出量，且伴随 PKA 蛋白水平表达增加。附子低剂量组能改善 QT/QTc 间期延长，减少心肌细胞凋亡，促进 PKA 蛋白表达。与之相反，附子与半夏反药配伍促进 QT/QTc 间期延长，增加心肌细胞凋亡，下调 PKA、pSer346 蛋白表达。与此同时，半夏单药组也促进心肌细胞凋亡，下调 PKA、pSer346 蛋白表达。此外，附子高剂量组可增加心肌细胞凋亡。该研究发现附子与半夏反药配伍能够加重阿霉素心肌病大鼠心肌细胞凋亡，其机制可能与抑制 PKA/$\beta$2AR-Gs 信号相关。

### （五）调节心肌细胞能量代谢和其他蛋白通路抑制心肌细胞的凋亡

附子总生物碱可调节缺血心肌的能量代谢、信号传导、机能、细胞修复和抗氧自由基损伤等多组相关蛋白的表达，对缺血心肌产生保护作用。有研究者探讨附子总生物碱对缺血心肌蛋白质组的影响。利用二维凝胶电泳分离左心室肌总蛋白，通过 PDQuest 7.1.1 软件分析 2-DE 图谱，比较和确定各组间差异蛋白的表达量，然后利用 MALDI-TOF-MS 制作差异蛋白点的肽谱确定各差异蛋白的种类，通过生物信息学分析所得蛋白的功能，发现附子总生物碱可调节缺血心肌多组蛋白表达，具有良好的保护缺血心肌作用。

　　附子强心作用与心肌细胞能量代谢及钙稳态相关，而线粒体功能是联系细胞能量代谢和钙稳态的一个枢纽，因此可以调控线粒体与胞质内钙离子浓度变化的关键通路 MCU 为切入点，将 AMPK-CaM 通路相结合探究附子的强心作用。乌头碱配伍甘草次酸可显著降低心肌细胞乌头碱中毒所致的 RyR2 过表达，同时增加 NCX1 的表达，缓解细胞内钙超载，并通过调控心肌细胞膜 L 型电压门控钙通道蛋白的表达，增强心肌细胞的收缩功能。有人研究附子对 H9c2 心肌细胞的线粒体毒性作用与机制，应用附子水提取物作用于 H9c2 细胞 24 小时，荧光染色和 CCK-8 法检测细胞存活率；流式细胞仪检测线粒体膜电位和活性氧（ROS）生成的变化；使用相应的荧光探针，结合激光扫描共聚焦显微镜观察细胞内 $Ca^{2+}$、线粒体内 $Ca^{2+}$ 及线粒体内超氧化物水平的变化；萤火虫荧光素法检测细胞内 ATP 浓度变化；实时荧光定量 PCR 检测过氧化物酶体增殖活化受体共激活因子 -1α（Pgc-1α）、Bcl-2 和 Bax mRNA 的表达；Western 蛋白印迹法检测 Pgc-1α 蛋白的表达；发现附子煎液可降低线粒体膜电位，增加细胞内活性氧含量，破坏线粒体功能，并可抑制 Pgc-1α 的表达，从而起到降低线粒体缓冲细胞内 $Ca^{2+}$ 浓度的作用。而干姜附子汤在改善心力衰竭的同时可上调 MCU、MICU1、MICU2 蛋白的表达，提示其治疗心力衰竭的作用可能与调控 MCU 改善线粒体功能有关。

　　有学者在研究参附注射液可改善心力衰竭大鼠心肌细胞内线粒体结构及功能时发现，参附注射液能够增加 ATP 产量，还可增加衰竭心肌细胞的肌浆网钙储量，降低胞质内 $Ca^{2+}$ 浓度，间接增强心肌细胞收缩力，促进心力衰竭大鼠心功能的恢复，这与附子能够改善线粒体功能及调节钙稳态相关。有研究者探究附子水溶性生物碱对心力衰竭大鼠心肌细胞膜 ATP 酶及相关离子的影响，以揭示其对急性心力衰竭细胞的治疗作用。通过取新生大鼠心室肌细胞原代培养后使用戊巴比妥钠造模，再分别给予附子水溶性生物碱及阳性药物去乙酰毛花苷注射液后，检测心肌细胞 ATP 酶活性及各相关离子浓度。实验结果表明模型组与正常组比较，心肌细胞活力明显减小，细胞内 $Ca^{2+}$-ATP 酶和 $Ca^{2+}$-$Mg^{2+}$-ATP 酶的活性与 $Na^+$、$Mg^{2+}$ 含量降低，$K^+$、$Ca^{2+}$ 的含量与 $Na^+$-$K^+$-ATP 酶的活性上升；去乙酰毛花苷及附子水溶性生物碱各剂量组均能提高心力衰竭细胞的细胞活性，并能升高模型细胞 $Na^+$、$Mg^{2+}$ 含量，提高细胞内 $Ca^{2+}$-ATP 酶和 $Ca^{2+}$-$Mg^{2+}$-ATP 酶的活性，降低 $K^+$、$Ca^{2+}$ 的含量与 $Na^+$-$K^+$-ATP 酶的活性。

　　有学者以信号转导子与转录激活子 3（STAT3）为切入点，探讨附子多糖后

处理对乳鼠缺氧 / 复氧后心肌细胞的保护机制。通过建立乳鼠心肌细胞缺氧 / 复氧模型，将乳鼠心肌细胞分为正常对照组、缺氧 / 复氧组、附子多糖组、STAT3 特异性的阻断剂 Stattic 加附子多糖组、Stattic 组。使用流式细胞仪测定心肌细胞凋亡率，Western blot 法分析磷酸化 –STAT3（P–STAT3）、细胞色素 C（CytC）和 Caspase–3 的表达，荧光定量 PCR 检测 Bcl–xl mRNA 及 Bcl–xs mRNA 的表达量。实验结果显示与缺氧 / 复氧组相比较，附子多糖后处理可以促进 P–STAT3 的表达，上调 Bcl–xl 基因表达而下调 Bcl–xs 基因表达，阻碍 CytC 自线粒体的释放及 Caspase–3 的表达，抑制心肌细胞凋亡发生。而 Stattic 可以逆转附子多糖后处理对心肌细胞的保护效应及 P– STAT3 的表达增加，提示附子多糖后处理对缺氧 / 复氧心肌细胞的保护效应与其激活 STAT3，促进抑凋亡蛋白 Bcl–xl 表达，保护线粒体，阻断细胞凋亡的线粒体通路有关。

研究发现，乌头类生物碱乌头原碱能够通过抑制 NF–κB 活化从而抑制 RAW 264.7 细胞中由核因子 B 受体活化因子配体（RANKL）诱导的破骨细胞分化，表明乌头原碱可以通过下调 NF–κB 信号通路从而抑制破骨细胞的生成，揭示了附子治疗风湿性关节疾病的一种可能的机制。研究发现附子成分去甲乌药碱能够在 Raw 264.7 细胞中通过抑制 NF–κB 活化从而抑制由脂多糖（LPS）和干扰素 –γ 诱导的 NO 产生和诱导型一氧化氮合酶（iNOS）表达，发挥抗炎作用，并且去甲乌药碱可能在脓毒性休克或者内毒素诱导的炎症性疾病等心肌收缩力降低的情况下更有效。在体内实验中，研究发现附子水提物可以提高肝功能从而减轻大鼠急性肝衰竭的严重程度，其机制可能为下调细胞外高迁移率族蛋白 1（HMGB1）从而降低 Toll 样受体 4（TLR4），最终致 NF–κB 下调发挥肝细胞保护作用。同时观察到附子水提液可以显著降低 Caspase–3 mRNA 水平，而在受损组织 NF–κB mRNA 表达与 Caspase–3 水平密切相关，由此推测附子水提液可能通过抑制 Caspase–3 途径减少了肝细胞的凋亡。上述研究表明附子水提物对 NF–κB 信号转导通路具有抑制作用，但具体机制的研究仅处于起始阶段，其上下游机制仍未明确，需进一步研究。

## 二、抗心律失常作用

附子对心律的影响具有双重性，其中生物碱可以诱导心律失常，但同时也有研究证明附子中非生物碱的水溶性成分可以对抗生物碱引起的心律失常。附子对心律的双重作用与所含的化学成分有关。附子中含有双酯型生物碱（如乌头碱和次乌头碱等）和苄基异喹啉类生物碱（如去甲乌药碱）等生物碱，前者能诱发心律失常，而后者具有抗心律失常作用。这可能与生物碱的结构有关，如乌头碱结构改变，其毒性降低，降低程度与 C-14 位苯甲酰基和 C-8 位乙酰基的水解，以及羟基的数目和位置有关，其中 C-14 位苯甲酰基是主要的致心律失常基团。此外，附子生物碱对心律影响具有浓度依赖性，小剂量静脉注射次乌头碱能对抗乌头碱、氯化钡诱发的大鼠心律失常；提高哇巴因诱发豚鼠心律失常的剂量，而大剂量的次乌头碱则诱发心律失常。

研究发现附子次乌头碱既能诱发心律失常又能对抗乌头碱诱发的心律失常，是因为次乌头碱能上调心肌 β-AR 和增加血清 cAMP 的含量，具体是哪一种机制占主导地位仍有待进一步研究。研究认为附子新乌头碱通过促进 $Ca^{2+}$ 回流和内皮细胞中一氧化氮合酶（NOS）的活性对兔的心律和心率产生影响。附子去甲乌药碱的抗心律失常作用同样显著，作用机制可能与激动心肌 β-AR，轻微阻断 $Ca^{2+}$ 内流及降低细胞内 $Ca^{2+}$ 浓度有关。附子中非生物碱的水溶性成分同样可以对抗生物碱引起的心律失常。如附子正丁醇提取物、乙醇提取物及水提物预防氯仿所致小鼠室颤，且以水提物作用最为明显，其具体机制尚不完全清楚（图 5-2）。

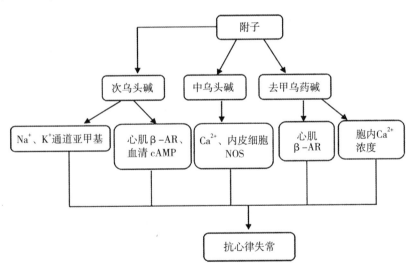

图 5-2 附子抗心律失常作用机制

引起附子毒性的乌头碱，能导致机体心律失常，而附子水煎液可显著改善毒性导致的心律失常。根据已有的研究资料认为，附子中的非双酯型二萜生物碱的主要作用是降压，抑制心收缩力和减慢心率，扩张血管及抗心律失常；如去甲乌药碱能使血管扩张，对防治异位搏动型心律失常有显著功效。附子调节心律的主要机制是附子能增加缺血心肌活力，增加对缺血心肌供氧供能，使心肌氧的供求趋向平衡，从而减少缺氧导致的心律失常。这些作用对高血压、冠心病、缺血性心脏病及其伴有心律失常的患者是十分有益的。

有研究显示给大鼠静脉注射炮附子（白附片）注射液（含乌头碱类双酯型二萜生物碱）后快速逆转乌头碱（静脉注射）诱发的室性心律失常为窦性心律，但又很快为更强的心律失常取代，推测其原因为附子中含有已知的致心律失常成分 $C_{19}$ 乌头碱类双酯型生物碱，也含有未知的抗心律失常成分。由于抗心律失常成分发挥作用快，致使乌头碱引起的异常心律很快转变为窦性心律；但由于乌头碱致心律失常有一定潜伏期，当其附子注射液中所含的乌头碱发挥作用时，加强了作为诱导剂的乌头碱的作用，这就是为什么已经转为窦性心律后又很快被更强的异常心律取代。根据上述推测，若除尽附子中的乌头碱类双酯型二萜生物碱，则抗心律失常作用会更明显而持久。正如预料，无论口服或静脉注射除净乌头碱类双酯型二萜生物碱的附子水溶部分均能明显的预防和治疗乌头碱引起的心律失常作用，还表现出明显的量－效关系。该研究证明附子不但含有主要表现为心律失常的毒性作用和毒性物质，也存在明显对抗心律失常的作用及其物质。作用相反、相互矛盾的物质存在于同一物体中，起着相互平衡和制约的作用；如果用人为的方法打破这种平衡，去毒存益，将是一个崭新的思路和不错的选择。用附子的石油醚、乙醚、醋酸乙酯、正丁醇、95% 乙醇和水提取物分别给小鼠静脉注射后发现，除石油醚组大多出现扭体的毒性反应无法记录外，其余组分别使氯仿引起的室颤减少，可见正丁醇、95% 乙醇和水提出物均有明显的抗心律失常作用，以水提物的作用最强。

研究证明了附子的水溶部分具有显著的预防和治疗乌头碱诱发的心律失常作用，但其抗心律失常的有效成分并不清楚。1983 年，有研究比较详细地叙述了 64 个不同结构和类型的二萜生物碱的毒性和药理作用，在这些单体生物碱中，有些也从附子中分得，如乌头原碱具有轻度减慢心率并有明显抗心律失常的作用；苯甲酰乌头原碱小剂量引起心动过速，较大剂量引起心率减慢，同时出现心律失常。给麻醉猫次乌头碱也出现心动过缓并伴有明显的血压降低，接受氨茴酰次乌头原碱的麻醉兔也表现出心脏节律不齐和血压减低。海替生能延长 PQ 和 QRST 间期并可对抗乌头碱和 $CaCl_2$ 诱发的心律失常；Napelline 10 ～ 20mg/kg 使猫的血压减低，剂量增加到 40mg/kg 则见麻醉猫的心电图 PQ 和 QRST 间期延长，较小剂量则可对抗 $CaCl_2$ 和乌头碱诱发的心律失常，其作用随剂量的增加而加强。可见它们对心脏节律和血压存在不同程度的影响。研究发现，次乌头碱明显地表现出小剂量对抗心律失常，大剂量诱发心律失常的双重作用。有研究用乌头碱致麻醉大鼠产生心律失常和小鼠不可逆的心脏纤颤两个模型来判断化合物抗心律失常的活性。其方法是给麻醉大鼠该类二萜生物碱后 3～5 分钟，再给乌头碱 Ac10～12μg/kg 诱发心律失常。以抗心律失常和抗纤颤指数（LD50/抗心律失常有效量、AAI 和 LD50/心脏颤动、AFI）来衡量抗心律失常活性的大小或抗纤颤宽度或强弱，并与临床治疗心律失常有效药物普鲁卡因胺进行比较。在研究的 112 个二萜生物碱中，除 9 个具有致心律失常作用的双酯型 $C_{19}$ 型二萜生物碱外的 103 个二萜生物碱，有 71 个具有抗心律失常作用。其中属 $C_{19}$ 型牛扁碱和乌头碱骨架的 73 个化合物中有 46 个具有抗心律失常活性；属 $C_{20}$ 型 heteratisine 骨架的 9 个化合物和 Napelline 骨架的 17 个化合物全部有抗心律失常作用。应该特别指出，这些具有抗心律失常的二萜生物碱的作用均强于普鲁卡因胺，最强者在 100 倍以上。还有人发现，附子中去甲乌药碱通过降低细胞内钙 $Ca^{2+}$ 浓度和轻微阻断 $Ca^{2+}$ 内流，保护心肌细胞，防止细胞钙超载，起到治疗心律失常的作用。

## 三、扩张血管作用

现代药理学研究显示附子具有扩张血管、增加血流量、改善血液循环的作用；对血压的影响既有升压作用，也有降压作用，这与其成分有关。附子对血管微循环的作用机制可能与上调血管中活性物质 Ang Ⅱ 和 CGRP 有关；NO 是舒张血管的主要因子，附子舒张血管和内皮 NO 释放关系密切，与平滑肌细胞膜上的受体依赖性的 $Ca^{2+}$ 通道无关。如附子注射液具有明显的血管舒张作用，能使麻醉犬的心输出量、冠状动脉血流量、脑血流量和股动脉血流量明显增加。综上所述，目前对于附子扩张血管作用的研究主要包括以下几个方面。

**1. 对主动脉的舒张作用** 观察附子水煎剂对主动脉环的舒张作用及机制发现，附子水煎剂对血管环静息张力无明显影响，但不同剂量的附子水煎剂可使去甲肾上腺素（NE）预收缩血管产生明显舒张，给予左旋硝基精氨酸或给予甲烯蓝可减弱附子水煎剂对血管的舒张作用，但吲哚美辛和普萘洛尔对此无影响。同时发现附子水煎剂对无内皮细胞血管环 NE 和 KCl 的量效收缩反应无明显影响，提示附子对主动脉的舒张作用是内皮依赖性，与内皮细胞释放的 NO 有关，而与平滑肌细胞膜上的受体依赖性 $Ca^{2+}$ 通道和电压依赖性 $Ca^{2+}$ 无关。研究发现，附子注射液或去甲乌药碱静脉注射液的扩张血管作用尤为明显，在对麻醉犬注射后，其股动脉血流量及脑血流量均有所增加，其血管阻力也有所减小。

**2. 改善微循环作用** 研究发现，附子对血管微循环具有明显影响，由附子等4种中药组成的制剂四逆汤能降低肾血管性高血压大鼠的血压，减少肾小球凋亡，上调肾组织中 Ang Ⅱ。发现附子水煎剂对离体家兔的主动脉具有舒张作用，但在用 NOS 抑制剂（L-NNA）处理后或者去除内皮细胞后，其舒张血管作用明显减弱，说明舒张血管作用具有一定的内皮依赖性，并且可能与 NO 的释放有关。用活体微循环观测技术观察到制附子不同配伍对小鼠耳郭微血管有扩张作用，加快血流速度，增加血流量，促使肾上腺素导致的小鼠耳郭微循环障碍消除。研究发现附子配伍干姜可以明显改善冠脉血流量情况，改善心肌受损的情况，明显增强 SOD 活性，降低丙二醛的含量，可降低 L-NNA 所致高血压小鼠的血压情况。

有研究采用活体微循环观测技术，观察附子、干姜配伍对正常小鼠耳郭微循环及局部滴加肾上腺素所致微循环障碍的影响，结果发现附子、干姜配伍能提高阳虚大鼠体重、体温，明显扩张小鼠耳郭微血管，增加血流速度，对抗肾上腺素所致微循环障碍。有研究发现参附注射液能增加大鼠心肌收缩力、心排血量而不消耗氧气，同时能恢复由心肌缺血导致的血压的异常，但不影响正常血压和继发性高血压，进一步证明附子之所以能降血压、保护目标器官，主要通过降低 Ang Ⅱ 和增加降钙素基因相关肽来实现。研究发现附子汤能内皮依赖性地舒张主动脉来降低血压，与内皮释放的 NO 有关，与电压依赖性 $Ca^{2+}$ 通道、受体阻滞无关。

## 四、心肌保护作用

附子对多种因素造成的心肌损伤具有保护作用。附子对心肌损伤均具有保护作用，附子总生物碱通过细胞修复和抗氧化酶等相关蛋白表达，调节缺血心肌的能量代谢、信号传导机能来保护缺血心肌；附子多糖保护心肌缺血作用也较显著，多糖处理后可以抑制缺氧 / 复氧引起的 GRP78、CHOP 和 Caspase-3 的表达上调，提高心肌细胞的存活率，抑制心肌细胞凋亡，其心肌保护作用机制，可能与抑制内质网应激所介导的细胞凋亡途径有关，也可能与抑制细胞凋亡有关。

实验证明，附子总生物碱具有多种生理调节作用，对心肌缺血造成的能量循环、信号疏导、机能调控等症状具有明显的治疗效果，同时在保护缺血心肌方面的疗效显著。有研究表明，心肌缺血—再灌注等过程能严重损伤线粒体，附子为主药的复方四逆汤，能显著减轻该损伤。研究发现，通过模拟心肌线粒体损伤大鼠进行实验发现，附子可以有效调节线粒体，起到调节细胞生理状况，保护心肌的作用。

附子多糖作为从附子中提取出的区别于乌头碱的另一类成分，因其具有降糖调脂、增强免疫力和辅助抗肿瘤等药理活性，正逐渐受到人们的关注。有人通过建立新生大鼠心肌细胞缺氧/复氧损伤模型来模拟体内心肌缺血—再灌注损伤，通过给予附子多糖来观察其对心肌的保护作用，并以细胞凋亡的线粒体信号转导通路作为着眼点，进一步探讨附子多糖在心肌缺血—再灌注损伤中的保护机制。从生化→蛋白→基因的角度证明了附子多糖对缺氧/复氧乳鼠心肌细胞具有良好的保护作用，发现了其对缺氧/复氧心肌细胞的保护与其抗氧化应激、保护线粒体、抑制细胞凋亡的线粒体信号通路的转导密切相关。实验发现，附子多糖能促进锰超氧化物歧化酶的表达合成进而使线粒体膜电位稳定在一定水平，抑制心肌细胞异常死亡。同时还发现，附子多糖能保护由于缺氧而导致心肌受损的细胞，对其损伤具有显著恢复作用，机制为附子多糖能促进合成金属硫蛋白，使心肌细胞衰老延缓或抑制。

有研究通过建立灌服附子多糖小鼠力竭性游泳实验模型，观察小鼠心肌自由基代谢和细胞凋亡的变化，探讨附子多糖对运动过程中心肌过氧化损伤的保护作用；采用一次性力竭游泳建立模型，观察小鼠游泳耐力，测定心肌组织 SOD、CAT、GSH-Px 活性及 MDA 的含量；用 Hoechst 荧光染色法观察凋亡细胞核并计算凋亡指数，并检测心肌组织 Bcl-2 和 Caspase-3 的基因表达情况。发现附子多糖能够显著提高力竭小鼠的心肌 SOD、CAT、GSH-Px 活性，降低 MDA 含量，降低心肌细胞凋亡指数，增强 Bcl-2 的表达，抑制 Caspase-3 的表达降低，提高运动耐力，表明附子多糖能够通过其抗氧化作用及影响相关凋亡基因的表达，发挥抗过氧化损伤的作用，增强运动能力。

# 第二节　附子的镇痛抗炎作用

《本草求真》记载附子辛热燥烈，能温阳散寒、燥湿止痛，走而不守，通行十二经，故善能温通经脉以止痛。附子有显著的麻醉止痛作用，常配伍桂枝、白术、麻黄、防风等药。其作用机制可能是通过 κ－阿片受体介导，并与 NO、前列腺素 $E_2$（$PGE_2$）、SOD 及 Ang Ⅱ有关。

## 一、镇痛作用

附子总生物碱水煮模拟炮制品在低毒剂量下（不致死）可以减少醋酸引起的小鼠扭体次数，镇痛效果明显，但有研究发现生附子对热板法引起的疼痛没有作用。附子炮制品与吗啡联合用药可以延长吗啡的镇痛作用，减轻吗啡耐受。通过大鼠甩尾法证实附子生品及其炮制品具有显著的镇痛作用，阿片受体基因敲除及应用拮抗剂纳洛酮均可以减弱其镇痛作用。上述研究显示附子镇痛机制可能与激活阿片受体有关。此外，有研究证明生物碱类化合物结构与其活性关系密切，其芳香环上的 C-5'的活性指数对镇痛作用影响较大。

观察附子对大鼠坐骨神经分支选择性损伤（SNI）模型神经病理性疼痛的镇痛作用，观察给药前和给药后不同时间点各组大鼠机械性缩足反射阈值（MWT）及热缩足反射维持时间（TWD）的测定值，并取大鼠腰段脊髓采用双抗体夹心ELISA 法测定细胞因子的含量。结果发现附子能明显缓解 SNI 大鼠的机械和热痛觉过敏现象，使脊髓细胞因子的表达减少，达到镇痛效果。

有研究附子对神经病理性疼痛大鼠的镇痛作用，将大鼠结扎坐骨神经（CCI）模型制成后，观察给药前和给药后不同时间点各组大鼠机械性痛敏实验的压力阈值（PWPT）和热痛敏实验的潜伏期（PWL），结果显示附子通过 κ－阿片受体介导，对神经病理性疼痛大鼠产生镇痛作用。

以附子汤君药附子为核心考察附子不同配伍的镇痛抗炎作用。将附子汤按附子不同配伍药对进行拆方分组，运用热板法、扭体法、福尔马林（甲醛）致痛法，考察附子汤及方中附子不同配伍的镇痛作用，以腹腔毛细血管通透性变化和二甲苯所致耳郭肿胀度和抑制率为指标，分析附子汤及各配伍组的镇痛抗炎作用；检测扭体小鼠血清 SOD 活力及 MDA 含量。结果显示附子汤及其不同配伍的镇痛作用可能与其提高机体抗氧化系统能力，减少自由基对机体的损伤有关。全方及各配伍组均能使热板小鼠痛阈延长，醋酸刺激所致的小鼠扭体反应次数减少及潜伏期延长，升高血清 SOD 活力，降低血清 MDA 含量；各给药组都能不同程度地抑制甲醛致痛反应，抑制醋酸所致的小鼠腹腔毛细血管通透性增高及二甲苯所引起的耳郭肿胀。

## 二、抗炎作用

在临床中，附子可用于治疗风湿性关节炎、肠炎、前列腺炎等，疗效显著而明确。在抗炎过程中，乌头类生物碱起着重要作用，表现出抑制发炎、炎性渗出、发热、疼痛等主要症状的抗炎机制与降低炎性介质的产生与释放有关。附子总碱能有效缓解过敏性鼻炎的症状。乌头碱可以抑制角叉菜胶诱导的正常小鼠及肾上腺素小鼠的足跖肿胀，还能抑制小鼠前爪注射组胺、5-羟色胺（5-HT）及前列腺素（PGE）引起的肿胀，但不会影响 PGE 的合成，对吗啡镇痛也没有增强作用。其机制可能与吗啡一样，与神经系统有关，通过神经系统调节炎性介质的产生与释放。研究发现，附子煎剂有抑制急性炎症的作用，用蛋清或甲醛作为诱发剂，达到使大鼠的关节肿胀的目的，用附片水煎剂给大鼠口腔灌注，明显改善大鼠的关节肿胀症状。附子煎剂对巴豆油所致小鼠耳部炎症，甲醛所致大鼠足跖肿胀均有明显抑制作用；在切除双侧肾上腺的大鼠，附子煎剂对甲醛性足跖肿胀有明显的抑制作用，与对照组比较差异显著，表明附子煎剂的抗炎作用与垂体-肾上腺系统无明显关系，即无促肾上腺皮质激素样作用。研究表明，附子生物碱能对过敏性鼻炎的症状有所缓解，表现为血氨水平明显降低，鼻黏膜炎症导致黏膜浸润显著改善。

此外，还有研究证明附子生物碱芳香环上的 C-5′位的活性对其镇痛作用有较大影响。还有研究观察和比较了附子中 3 种乌头原碱对巨噬细胞的体外抗炎作用。使用体外培养小鼠巨噬细胞系 RAW 264.7 细胞，采用 CCK8 法测定附子中 3 种单酯型生物碱苯甲酰乌头原碱（BAC）、苯甲酰新乌头原碱（BMA）、苯甲酰次乌头原碱（BHA）对 RAW 264.7 细胞增殖的影响；以不同浓度的 3 种乌头原碱干预脂多糖（LPS）诱导的巨噬细胞炎症模型，采用 ELISA 法检测 TNF-$\alpha$ 及 IL-6 的分泌量；评价其抗炎作用。实验结果显示 LPS 诱导的 RAW 264.7 细胞中 TNF-$\alpha$、IL-6 的分泌量显著增加；BAC、BMA、BHA 能显著抑制 LPS 诱导的 RAW 264.7 细胞中 TNF-$\alpha$、IL-6 分泌量的增加，证明了附子中 3 种乌头原碱对 LPS 刺激的巨噬细胞均有抗炎作用，BAC 的有效抗炎剂量低于 BMA 和 BHA；并初步研究了 3 种乌头原碱与青藤碱（SIN）合用的抗炎作用，结果显示在所检测剂量下与 SIN 联用表现出拮抗作用。

制附子温经通络，是治疗类风湿疾病的重要药物之一，以弗氏完全佐剂所诱导的佐剂性关节炎（AA）大鼠模型为基础，通过动态观察制附子用药 2 周、4

周时对 AA 大鼠足肿胀率、血清 NO、IL-1β 水平及滑膜血管新生、软骨破坏等病理过程中相关因子的影响，探讨该药治疗大鼠佐剂性关节炎的初步机制。发现制附子用药 2 周时可通过抑制促炎因子表达，降低 AA 大鼠足肿胀率，调整细胞因子的网络失衡，干预免疫炎症。制附子用药 4 周组可明显抑制部分促血管新生相关因子的表达，减少滑膜血管新生；同时可降低部分软骨破坏相关因子的表达，对佐剂性关节炎大鼠关节软骨破坏起到一定的抑制作用，从而改善了 AA 大鼠病情。提示制附子具有减缓类风湿关节炎免疫介导炎症反应，改善滑膜血管新生和软骨破坏的作用，为单味中药多靶点治疗类风湿关节炎提供了实验依据。

有研究观察附子理中汤灌肠对脾肾阳虚型溃疡性结肠炎（UC）大鼠肠黏膜 NF-κB，血清 TNF-α、白介素 -1β（IL-1β）表达的影响。与正常组相比，模型组大鼠肠黏膜炎症面积和损伤评分明显升高，较模型组而言，不同剂量附子理中汤组大鼠肠黏膜炎症面积和损伤评分明显下降；与正常组相比，模型组大鼠肠黏膜 NF-κB 的含量及血清 TNF-α、IL-1β 的含量明显增多；与模型组比较，不同剂量的附子理中汤均能不同程度降低大鼠肠黏膜 NF-κB 的含量及血清 TNF-α、IL-1β 的含量。附子理中汤灌肠对脾肾阳虚型 UC 大鼠肠黏膜具有抗炎和修复作用，其机制可能与其抑制 NF-κB 的激活，下调 TNF-α、IL-1β 的表达有关。另有研究表明大黄附子汤通过下调 TNF-α、IL-1β 及 IL-18 等促炎细胞因子的释放，清除循环中已产生的炎性因子，打断重症急性胰腺炎（SAP）的"瀑布式"反应，进而阻止 SAP 的发生发展。芍药甘草附子汤能降低佐剂性关节炎大鼠血液浓、黏、聚程度，降低红细胞聚集性，增强红细胞的变形能力，改变血浆中大分子物质的量；还可以显著降低风湿性关节炎模型大鼠血清中 IL-1β、PGE₂ 水平，明显改善关节病理损害。

# 第三节　附子的增强免疫作用

免疫力是人体自身的防御功能，是人体识别和消灭外来侵入的异物（细菌、病毒等），防止体内细胞突变和病毒感染细胞的一种能力。而免疫力低下是多种慢性病的结果，同时也是引发更多慢性病的原因。附子的主要活性成分单酯型乌头碱和附子多糖具有强心、抗氧化、抗肿瘤、抗炎、镇痛及免疫调节等多种药理作用。研究表明黑附片单独蒸煮去毒或与甘草等药材配伍熬制后服用能提高人体免疫力。附子中多糖成分对正常小鼠机体免疫力有增强作用，可以显著提高免疫力低下小鼠体液免疫和细胞免疫功能，并减轻由于环磷酰胺引起的白细胞水平降低。

单味中药附子免煎颗粒剂则能明显降低免疫性肝损伤大鼠的谷丙转氨酶（ALT）、谷草转氨酶（AST）、总胆红素（TBIL）水平；减轻肝组织的损伤及肝损伤所造成的小分子代谢物的改变。通过探讨黑附片水提物是否能提高免疫抑制小鼠的免疫力及改变其肠道微生物组成发现，其中极低剂量的黑附片水煎剂治疗效果最好，7 天后小鼠免疫功能接近正常组；黑附片水煎剂和黑附片多糖作用效果相似，均可显著提高小鼠的脏器指数，脾脏中 $CD^{4+}$、$FOXP^{3+}$ 阳性细胞比例和 IL-6、TNF-$\alpha$、NF-$\kappa$B mRNA 的相对表达量，降低 IFN-$\gamma$、$COX_2$、CXCL、CXCR mRNA 的相对表达量，各个剂量的黑附片均能不同程度地提高免疫抑制小鼠的脏器指数、外周白细胞数和淋巴细胞数。由此说明，黑附片水煎剂和黑附片多糖均可从不同途径发挥免疫调节作用，加速炎性进程，促使机体免疫功能恢复，且二者功效相似。有人探讨附子对急性免疫性肝损伤动物模型的干预和保护作用。采用卡介苗联合 LPS 法建立免疫性肝损伤的大鼠模型，治疗组采用低、中、高剂量附片免煎颗粒剂进行干预。取大鼠血清观察 ALT、AST、TBIL 的改变情况，取肝组织进行病理组织学检查、代谢组学检测。结果发现各用药组均能明显降低免疫性肝损伤大鼠的 ALT、AST、TBIL，与模型组比较有显著性差异，附子免煎剂能够减轻免疫性肝损伤大鼠的肝损害，具有一定的保肝降酶作用。

从黑顺片中提取粗多糖，并对其体内外免疫活性进行研究，发现黑顺片多糖对固有免疫及适应性免疫均有一定增强作用；对于环磷酰胺所致的免疫功能低下小鼠，附子粗多糖和附子酸性多糖可以通过增加正常小鼠脾脏重量，提高小鼠碳粒廓清能力，促进抗体生成，提高小鼠淋巴细胞转化能力，提高 CD8 细胞数目来缓解小鼠的免疫功能低下状态。证实附子粗多糖和附子酸性多糖可以提高机体的体液免疫和细胞免疫功能，缓解免疫抑制剂造成的免疫功能低下，具有明显的免疫调节作用，值得进一步研究、开发和利用。有研究观察附子酸性多糖对环磷酰胺所致免疫低下小鼠免疫功能的影响。显示附子酸性多糖可显著提高正常小鼠和免疫低下小鼠的脾脏和胸腺指数，提高小鼠的腹腔巨噬细胞吞噬功能和抗体产生能力，促进淋巴细胞增殖，增强自然杀伤细胞活性，并且可以显著提高白细胞数量，腹腔注射较灌胃给药的效果更为明显。证明了附子酸性多糖可以显著提高免疫低下小鼠体液免疫和细胞免疫功能，并可减轻由于环磷酰胺引起的白细胞降低，减轻化疗药的毒副作用，且不同给药途径可影响其疗效。

有研究证实大黄附子汤能有效调节 BALB/c 小鼠腹腔巨噬细胞免疫及抗氧化功能，改善 LPS 对 BALB/c 小鼠腹腔巨噬细胞的诱导作用。通过观察麻黄附子细辛汤含药血清对抗原诱导 RBL-2H3 肥大细胞释放组胺的影响发现，麻黄附子细辛汤各时间点含药血清均能抑制抗原诱导的 RBL-2H3 肥大细胞释放组胺。其中麻黄附子细辛汤 2 小时含药血清抑制抗原诱导 RBL-2H3 肥大细胞释放组胺强度明显优于麻黄附子细辛汤其他时间观测点。有研究观察附子理中汤对免疫细胞因子的影响，发现与模型组比较，附子理中汤中、高剂量组胸腺指数、脾指数、IL-2、IL-6、TNF-α 均升高，IL-10 降低。表明附子理中汤对细胞免疫因子产生影响，这种影响可能是改善脾阳虚大鼠免疫功能的机制。

# 第四节　附子的抗肿瘤作用

《本经》指出附子有"破癥坚积聚，血瘕"的功效，《本草纲目》又称附子主"反胃噎膈"，后世很多医学家将附子应用于恶性肿瘤的治疗与研究。附子可诱导 B 淋巴瘤 Raji 细胞凋亡，并随药物浓度增加和作用时间延长，凋亡细胞数逐渐增多。对胃癌细胞 SGC-7901 的增殖抑制作用也具有明显的浓度和时间依赖性。有研究发现附子粗多糖和酸性多糖对两种荷瘤小鼠肿瘤有显著的抑瘤作用，两种多糖均可明显增加小鼠脾脏的质量，提高荷瘤小鼠的淋巴细胞转化能力和 NK 细胞活性，提高抑癌基因 p53 和 Fas 的表达及肿瘤细胞凋亡率，延长荷瘤小鼠存活时间。

附子抗癌机制主要与抑制肿瘤细胞增殖，诱导肿瘤细胞凋亡和调节癌基因的表达，增强机体细胞免疫功能有关。

## 一、抑制肿瘤细胞增殖

恶性肿瘤细胞新陈代谢旺盛，抑制肿瘤细胞增殖为直接治疗方式。肿瘤发生过程中，有两种重要的供能方式：糖酵解和线粒体氧化。在低氧条件下，低氧诱导因子（HIF-1α）为高表达状态，通过调控下游 iNOS 等增强糖酵解，促使肿瘤生长。附子可降低 HIF-1α 的表达，抑制肿瘤生长。以人肺癌细胞株 A549、人肝癌细胞株 HepG2、人大细胞肺癌细胞株 H460、人宫颈癌 HeLa 细胞为研究对象，用 MTT 法测定不同浓度附子多糖胶囊对肿瘤细胞生长的影响；用 PI 染色的方法通过流式细胞仪分析其对 A549 细胞周期分布的影响；用 MTT 法考察附子多糖胶囊对小鼠巨噬细胞 RAW 264.7 生长的影响，并制定附子多糖胶囊与 RAW264.7 共培养上清，观察共培养上清对 A549 细胞的生长影响。发现附子多糖胶囊对 HepG2 细胞的生长有一定的抑制作用，但抑制率低，也无剂量依赖关系。附子多糖胶囊分别对 HeLa、H460、A549 细胞的生长均有明显的抑制作用。附子多糖使 A549 细胞 G1 期增加 7.8%，S、G2 期均略有减少。提示附子多糖有抗肿瘤作用，能明显降低顺铂化疗引起的肾毒性；提高荷瘤小鼠外周血的白细胞、淋巴细胞、中性粒细胞、红细胞、血红蛋白水平；减轻荷瘤小鼠因化疗药引起的脾脏系数降低，并对荷瘤小鼠的食欲无影响。

肿瘤治疗的一个重要方面为抑制肿瘤细胞转移或控制已经扩散的肿瘤细胞。PI3K/Akt 信号通路过度激活是影响肿瘤细胞高侵袭、高转移的首要因素，TGF-β1/SMAD2/3 信号通路是调控恶性肿瘤细胞扩散转移机制的重要途径，并调控下游上皮间质转化（EMT）因子 Snail、Zeb、E-cantein，参与血管生成因子（VEGF）等的反馈调控。有实验发现乌头汤可影响 TNF-α 和 PI3K/Akt 信号通路，对乳腺癌、肠癌、前列腺癌、肺癌、胃癌和骨肉瘤等肿瘤细胞的黏附和迁移起到明显抑制作用。在肺癌模型中附子能够改善肺癌小鼠的外观、体温、外耳循环变化，加快能量代谢，使血流动力学指标得以改善，显著缩小皮下移植瘤体积，抑瘤率高达 25%。而附子总生物碱可改善乳腺癌小鼠畏寒喜暖、蜷缩少动等阳虚症状，升高血雌二醇和孕酮激素水平。肝癌患者的外周血单核细胞可被附子多糖诱导分化为树突状细胞，进而加强 T 淋巴细胞杀伤能力。有研究表明附子对胃癌细胞 SGC-7901 的增殖有抑制作用，表现出明显的浓度和时间依赖性，肿瘤细胞有明显的凋亡趋势。

## 二、诱导肿瘤细胞凋亡

因肿瘤细胞凋亡受抑制，肿瘤细胞可以无节制生长。乌头碱能显著抑制胃癌 SGC-7901 细胞的生长，诱导 HepG2、HeLa、A549、MCF-7、SW480、miapaca-2 细胞凋亡，产生抗肿瘤的作用。

以附子主要活性成分之一去甲乌药碱为代表，探究附子治疗肿瘤的作用及其可能的机制，利用预测分析工具 BATMAN-TCM 及多种生物数据库预测去甲乌药碱调控肿瘤发生发展的可能机制。通过体内外实验进行效应及机制的验证，结果分析显示，去甲乌药碱可能直接调控肿瘤细胞增殖、凋亡，或通过影响心脏功能而间接影响肿瘤的发生发展。动物实验表明，去甲乌药碱可显著减小结肠癌皮下移植瘤的体积，促进瘤组织中肿瘤细胞的凋亡，并能显著提高结肠癌模型裸鼠体内 ANP 水平，但细胞实验发现去甲乌药碱对肿瘤细胞无直接杀伤作用，说明附子主要活性成分之一去甲乌药碱可抑制结肠癌皮下移植瘤的生长，诱导其凋亡，从而发挥抗肿瘤作用，其机制可能与促进心脏肽类激素 ANP 的释放有关。

研究表明，附子在肿瘤治疗方面有明确而显著的作用，附子提取物具有显著抑制移植性肝癌 H22 生长的作用，与环磷酰胺协同作用时，可促进 TNF-α 和 Caspase-3 表达，抑制 NF-κB 表达，其作用机制可能是活化细胞凋亡信号的传导通路，继而诱导肿瘤细胞的凋亡。观察附子多糖与阿霉素长循环热敏脂质体（ALTSL）联合靶向治疗荷肝癌 H22 小鼠的作用，探讨其抗肿瘤作用机制。以荷瘤小鼠的瘤重为指标，观察药物的抗肿瘤活性；以荷瘤小鼠的存活天数计算生命延长率；以 LDH 释放法检测 NK 细胞的杀伤活性；以 MTT 比色法检测淋巴细胞的转化率；以流式细胞术检测肿瘤细胞的凋亡及 p53、Fas、FasL 和 Caspase-3 的表达；用 RT-PCR 法测定 IL-2 mRNA 及 IL-12 mRNA 的表达；制作病理切片观察肿瘤、心、肝、肾脏的组织学变化，探讨抗肿瘤机制。研究结果显示热敏脂质体联合应用重组人白细胞介素 -2（rhIL-2），可见肿瘤组织中出现大量的淋巴细胞浸润；ALTSL 能提高化疗药物阿霉素的抗肿瘤效果，并降低其心肺毒性，保护机体的免疫功能；rhIL-2+ALTSL 能进一步诱导肿瘤细胞凋亡，激活并促进 T 细胞转化和 NK 细胞的杀伤活性，增强机体的免疫功能，发挥抗肿瘤的协同作用。

## 三、影响肿瘤相关信号通路

研究发现附子粗多糖和酸性多糖均能显著抑制 S180 和 H22 荷瘤小鼠的肿瘤生长，两种多糖对小鼠脾脏的质量有增重作用，对荷瘤小鼠的淋巴细胞转化能力和 NK 细胞活性有增强作用，对抑癌基因 p53、Fas 的表达和肿瘤细胞凋亡率都有不同程度的提高，诱导肿瘤细胞凋亡，增强了机体细胞免疫力，此外还有上调抑癌基因的表达。同时附子多糖与阿霉素联用，能进一步诱导肿瘤细胞凋亡，其次该联用能有效激活特异性（T 细胞）免疫，且 NK 细胞的杀伤活性显著提高，达到抗肿瘤效果。

有学者研究附子乌头碱调节 $PGE_2$/COX2 通路对荷胃癌小鼠 Treg 的干预作用，探究中药克服肿瘤免疫抑制的可能作用靶点时发现，乌头碱高剂量抑瘤效果最显著，较塞来昔布抑瘤效果明显，低剂量促进肿瘤发展。乌头碱高剂量可显著降低 615 荷胃癌小鼠外周血及脾脏单个核细胞 Treg 细胞比例，较塞来昔布效果显著，乌头碱高剂量能延缓肿瘤进展及逆转肿瘤免疫逃逸，低剂量促进 Treg 表达；附子乌头碱高剂量可介导 $PGE_2/COX2$ 通路调控荷胃癌小鼠 Treg 调节免疫抑制而发挥抗肿瘤作用。乌头碱抗肿瘤免疫抑制作用呈剂量相关性，具有双向调节作用，且较塞来昔布抗肿瘤效果更佳，乌头碱高剂量能显著延长荷胃癌 615 小鼠生存期及中位生存期，较塞来昔布效果显著，乌头碱低剂量促进肿瘤发展。

有研究对附子进行基因 / 蛋白质相互作用网络的构建及靶点选择，通过 TCM Database、BioSystems、Uniprot 等数据库，对加味附子理中汤进行研究，发现其抑制肺癌细胞小鼠作用机制可能与调控 TGF–β 1/SMAD2/3、Gli/Hedgehog 信号通路有关，其中附子作用的基因多达 132 个。此外，加味附子理中汤通过调控 Wnt/β–catenin 信号通路，将 β–链蛋白（β–catenin）降解，使丝氨酸 / 苏氨酸激酶（GSK–β）突变，引起 β–catenin 蛋白水平增加，进一步刺激下游靶基因（c–myc、cyclinD1、MMPs）的表达，实现抑瘤作用；对脾肾阳虚型胃癌术后化疗患者的血清肿瘤标志物（CYFRA21–1、HE4、Pentraxin–3、TTF–1）影响明显，治疗后 CEA、CA125 水平较治疗前下降。

## 四、提高机体免疫功能

提高肿瘤患者的免疫功能可在一定程度上调动机体自身的抗肿瘤能力。已有研究发现通过腹腔和灌胃给药，附子粗多糖和酸性多糖可以加强机体的免疫细胞活性，促使肿瘤细胞凋亡，调控癌基因的表达，延长 Hepal–6、S180 和 H22 荷瘤小鼠的存活时间。适当浓度的附子多糖在体外实验可以有效诱导肝癌外周血单核细胞分化为树突状细胞，使细胞增殖为成熟表型，从而活化 T 淋巴细胞，激发肿瘤免疫。

为进一步研究附子多糖抗肿瘤作用机制，有学者研究附子多糖是否能在体外诱导肝癌患者外周血单核细胞向树突状细胞分化并成熟表达细胞表面分子。结果发现一定浓度附子多糖组能够诱导肝癌患者外周血单核细胞分化为树突状细胞，并促进细胞增殖，高度表达 CD80、CD83、CD86 等共刺激分子和表面标记物。表明适当浓度附子多糖能够在体外有效诱导肝癌患者外周血单核细胞分化为树突状细胞并表达成熟表型，从而作为第二信号活化 T 淋巴细胞，激发肿瘤免疫。

临床辨证施治恶性肿瘤化疗后疲乏无力、周身水肿，常用中药附子，并在温阳的基础上加减配合升降散，调节全身气机，恢复升清降浊，疗效显著。晚期恶性肿瘤发热患者予以附子为主的麻黄附子细辛汤加减辅助治疗，体温可明显下降，其具体作用机制可能与抗炎、免疫调节相关。

此外，附子的抗肿瘤作用还表现在与西医化疗药物的联合应用，可以降低化疗药物的毒副作用。梅全喜教授带领李涵博士的课题组从动物和细胞水平研究了附子炮制品黑顺片的抗肿瘤作用，以及黑顺片与化疗药物顺铂联合使用减缓顺铂引起的脏器损伤作用。结果显示，黑顺片水煎液灌胃 [10g/（kg·d），2 周 ] 可显著抑制荷瘤小鼠的肿瘤生长。在体外实验中也观察到黑顺片冻干粉可有效抑制肿瘤细胞的增殖、迁移和侵袭。值得一提的是，以往研究多认为附子有大毒，可能具有肝肾毒性，但本研究中给予黑顺片干预的小鼠并未出现明显的血清生化指标异常，同时各脏器的病理组织切片未观察到明显的细胞损伤。

顺铂是临床常用化疗药物之一，但其非靶向组织的毒性和副作用不容忽视。在研究观察到黑顺片与顺铂联合给药后，不仅不会干扰顺铂杀伤肿瘤细胞的效果，且对顺铂引起的脏器损伤具有一定的保护作用，具体表现：①黑顺片可改善顺铂造成的小鼠体重骤减。②黑顺片可改善顺铂引起的血清生化指标异常，如 ALT、AST、血清肌酐（Scr）和尿素氮（BUN）等。③通过肾脏病理切片观察到，黑顺片拮抗了顺铂造成的肾脏细胞损伤。④在分子层面上，黑顺片可抑制顺铂通过 P–p53 和 P–H2A.X 介导的 DNA 损伤。⑤在体外细胞实验中也观察到黑顺片可有效改善顺铂造成的增殖抑制（正常心肌细胞系、正常肺上皮细胞系、正常肾上皮细胞系）。综上，黑顺片具有显著的抗肿瘤效应，同时可在一定程度上改善顺铂化疗过程中的非靶向组织毒性。

# 第五节　附子的其他作用

## 一、抗衰老作用

附子能提高老年大鼠血清总抗氧化能力（TAA）及红细胞 SOD 的活性，降低脑组织脂褐素（LPF）和肝组织 MDA 的含量，增加心肌组织 $Na^+$-$K^+$-ATP 酶的活性，可改善肝细胞膜脂流动性，增强机体抗氧化能力。其抗氧化、抗衰老作用的机制可能与下调超氧阴离子生成催化酶基因水平，上调自由基清除相关基因表达水平，减少自由基生成，调控性激素代谢相关基因表达有关。

研究表明附子多糖对心肌细胞具有保护作用，但机制不明确，对附子多糖延缓心肌衰老的研究进行了总结，归纳了附子多糖延缓心肌衰老的可能机制，包括提高组织抗氧化酶活性，通过线粒体机制抑制细胞凋亡，促进金属硫蛋白合成对抗氧化应激损伤，抑制内质网应激从而抑制心肌细胞凋亡及提高自噬活性。通过实验发现，附子泻心汤能延长小白鼠负重游泳的存活时间，提高负重游泳的耐力，可能具有抗疲劳作用；同时该方使狗脑电图显示慢波周波数增多，表明有促进脑电活动的作用，对于老年性易疲劳及老年性心、脑和血管功能衰退等生理病理性改变可能有一定的防治作用。小鼠脑皮质脂质在 8Hz、130dB 次声暴露下产生过氧化反应，附子汤可以提升小鼠身体内部 GSH-Px 及 SOD 活力，从而可以清除过量的体内自由基，减少 MDA 含量，起到防护作用。在基因水平中，附子表现出了对自由基清除相关基因表达的上调作用，对自由基生成的减少并促进自由基的清除，对超氧阴离子生成催化酶水平的下调作用；表现出对性激素代谢相关基因表达的调节和促进性激素的转化作用，发挥抗氧化、抗衰老作用。

## 二、降血脂、降血糖作用

糖尿病是一种体内胰岛素相对或绝对不足或靶细胞对胰岛素敏感性降低，或胰岛素本身存在结构上的缺陷而引起的碳水化合物、脂肪和蛋白质代谢紊乱的一种慢性疾病。中药在糖尿病治疗中所起的作用越来越受到关注，附子对糖尿病的治疗取得一定的研究进展。附子多糖对脂肪细胞毒副作用较小，并可促进 3T3-L1 脂肪细胞对葡萄糖的消耗，可促进胰岛素抵抗模型脂肪细胞对 3H- 葡萄糖的摄取。随着附子降糖作用机制的发现及有效成分的研究，附子在糖尿病治疗中的作用会越来越大。

有学者探讨附子多糖预防大鼠食诱性高胆固醇血症的作用及其机制，发现附子多糖能抑制高胆固醇血症大鼠血清中总胆固醇（TC）和低密度脂蛋白胆固醇（LDL-C）的水平；RT-PCR 和 Western blot 结果显示附子多糖能上调高胆固醇大鼠肝脏低密度脂蛋白受体（LDL-R）的胆固醇 7α- 羟化酶（CYP7α-1）mRNA 水平和蛋白表达，下调大鼠肝脏 3- 羟基 -3- 甲基戊二酰辅酶 A（HMG-CoA）还原酶 mRNA 水平；放射配基结合分析法结果表明褐藻糖胶 (FPS) 组大鼠肝脏 LDL-R 的密度和亲和力均明显升高；提示附子多糖具有明显的降血胆固醇作用，其机制与上调大鼠肝脏 LDL-R 的基因水平、蛋白表达及受体的活性有关。附子多糖 Aconitans A、B、C 对正常和高血糖模型小鼠（四氧嘧啶造模）的血糖均有显著降糖作用。

有研究附子多糖对胰岛素抵抗脂肪细胞模型葡萄糖摄取的影响，并对其机理进行探讨。用高糖和高胰岛素联合诱导培养脂肪细胞，造成胰岛素抵抗脂肪细胞模型，干预培养 24 小时，通过 3H- 葡萄糖的摄取实验鉴定各组脂肪细胞对 3H- 葡萄糖的摄取率。结果显示附子多糖在对脂肪细胞毒副作用较小的基础上可促进 3T3-L1 脂肪细胞对葡萄糖的消耗，附子多糖可促进胰岛素抵抗模型脂肪细胞对 3H- 葡萄糖的摄取。在此基础上有人研究附子多糖对胰岛素抵抗脂肪细胞模型葡萄糖转运 4（GLUT4）蛋白表达和转位的影响，发现附子多糖对胰岛素抵抗脂肪细胞模型全细胞 GLUT4 蛋白表达无影响，但可促进其转位，认为其促进胰岛素抵抗脂肪细胞对葡萄糖的摄取可能与这一机理有关。

## 三、对肾功能的影响

慢性肾脏病（CKD）是各种原因引起的慢性肾脏结构和功能的障碍，从而导致的一系列临床综合征的统称。CKD 尤其是晚期患者病情复杂沉重，非一般轻灵药物能取效。附子药峻性亦强，可速达病所，复其阳气，在各种原发及继发 CKD 中均有较为广泛的应用。附子和硫黄、干姜配伍后对腺嘌呤所致慢性肾衰小鼠肾功能有显著改善作用，作用机制可能与激活相关黄嘌呤氧化还原酶的 Fe-S 中心有关。附子煎剂可以对阿霉素肾病模型鼠温补肾阳，减轻肾损害；并对关木通致慢性马兜铃酸肾病的肾脏酸中毒的纠正情况较为明显。附子理中免煎颗粒可增加急性马兜铃酸肾病大鼠肾组织 SOD 活性，降低 MDA 的表达，和强的松联合处理后更能明显增加急性马兜铃酸肾病大鼠肾组织 SOD 活性，降低 MDA 的表达，减轻肾脏病理损害。

真武汤是附子类方中温阳利水法的代表方，多项基础研究已证实其可改善阿霉素肾病大鼠肾脏水肿程度及肾小球萎缩、硬化等病理变化，减少大鼠尿蛋白定量，提高血浆蛋白水平，改善血液高凝状态，其机制可能与降低 IL-6 及 TGF-$\beta_1$ 水平有关。附子水煎剂可通过阻断 Ang II 与受体结合，从而改善微小病变肾病大鼠肾脏损伤；金匮肾气丸可降低 2 型糖尿病肾病大鼠血糖及尿白蛋白排泄率，提高肾组织一氧化氮、一氧化氮合酶及血清胰岛素样生长因子 -1 的含量，降低 TGF-$\beta_1$、结缔组织生长因子及血浆内皮素水平，从而起到防治糖尿病肾病的作用。肾小管及间质损害是尿酸性肾病的主要病理改变，大黄附子汤可通过调节肾组织 JNK/Bcl-2 信号通路，减少肾组织内 TGF-$\beta_1$ 的表达和肾小管上皮细胞凋亡，进而改善肾间质纤维化，延缓疾病进展。

# 四、其他作用

附子应用广泛，对多种病症具有独特的疗效。附子还能增加小鼠的热量释放，其机制为附子能显著增加受寒冷刺激小鼠的棕色脂肪组织中解偶联蛋白的表达，进一步促进小鼠产生体内产热机制，增加热量的释放；对脾阳虚小鼠具有良好的抗寒泻作用；在治疗脾胃虚寒型慢性荨麻疹的治疗中疗效确切；从附子中得到的去甲基乌头碱是很好的 $\beta_2$ 肾上腺素受体激动剂，对缓解支气管狭窄有很好的疗效。

有学者通过去卵巢小鼠的抗抑郁作用实验研究附子多糖的抗抑郁作用，其作用机制可能与脑源性神经营养因子（BDNF）信号传导通路有关。

## 参考文献

［1］周炜炜，王朋倩，戴丽，等．辛热药附子调节心血管作用和机制研究进展［J］．中南药学，2017，15（5）：615-619.

［2］于武华，钟凌云．附子的强心作用及其机理研究进展［J］．江西中医药，2021，52（3）：77-80.

［3］马君，程阳阳，谭鹏，等．附子炮制品对阿霉素致急性心力衰竭的实验研究［J］．时珍国医国药，2017，28（9）：2136-2138.

［4］刘颖，纪超．附子多糖对 SD 乳鼠缺氧/复氧心肌细胞的保护作用及其机制研究［J］．中药新药与临床药理，2012，23（5）：504-507.

［5］靳文英，乔正国，郑春华，等．阿霉素诱导的心力衰竭小鼠心脏去甲肾上腺素转运蛋白的表达变化［J］．中国循环杂志，2013，28（6）：458-462.

［6］Liu W，Sato Y，Hosoda Y，et al. Effects of higenamine on regulation of ion transport in guinea pig distal colon［J］．Jpn J Pharmacol，2000，84（3）：244-251.

［7］Praman S，Mulvany M J，Williams D E，et al. Crude extract and purified components isolated from the stems of Tinosporacrispa exhibit positive inotropic effects on the isolated left atrium of rats［J］．Journal of ethnopharmacology，2013，149（1）：123-132.

［8］卢志强，张艳军，庄朋伟，等．附子对急性心力衰竭大鼠血流动力学影响及其机制研究［J］．中草药，2015，46（21）：3223-3234.

［9］袁祥鹏，林树新，张福琴，等.四川江油附子提取物对离体肺动脉条收缩活动影响的研究［J］.心肺血管学报，1992（4）：37-39.

［10］李红专，刘行海，牛彩琴，等.附子水煎剂对家兔离体主动脉血管张力的影响［J］.中国组织工程研究，2015，19（33）：5312-5317.

［11］张团笑，牛彩琴，秦晓民.附子水煎剂对家兔离体肺动脉血管的舒张作用［J］.中成药，2005，27（6）：694-697.

［12］Dong Y，Zhou Q，Jian X，et al. Higenamine protects ischemia/reperfusion induced cardiac injury and myocyte apoptosis through activation of β2-AR/PI3K/AKT signaling pathway［J］. Pharmacological Research，2016，1（104）：115-123.

［13］Yang Z，Lu Z Q，Zhang Y J，et al. Looking for agonists of β2 adrenergic receptor from Fuzi and Chuanwu by virtual screening and dual-luciferase reporter assay.［J］. Journal of Asian Natural Products Research，2015，18（6）：550-561.

［14］Bai G，Yang Y，Shi Q，et al. Identification of higenamine in Radix Aconiti Lateralis Preparata as a beta2-adrenergic receptor agonist1［J］. Acta PharmacologicaSinica，2010，29（10）：1187-1194.

［15］Liu W，Sato Y，Hosoda Y，et al. Effects of higenamine on regulation of ion transport in guinea pig distal colon［J］.Jpn J Pharmacol，2000，84（3）：244-251.

［16］Kam S C，Do J M，Choi J H，et al. The relaxation effect and mechanism of action of higenamine in the rat corpus cavernosum［J］. International Journal Of Impotence Research，2012，24（2）：77-83.

［17］Nojima H，Okazaki M，Kimura I. Counter Effects of Higenamine and Coryneine，Components of Aconite Root，on Acetylcholine Release from Motor Nerve Terminal in Mice［J］. Journal of Asian Natural Products Research，2000，2（3）：195-203.

［18］张俊平，杨卫平.附子对慢性充血性心力衰竭模型大鼠NO、TNF-α水平的影响［J］.浙江中医药大学学报，2009，33（1）：38-39，42.

［19］黄惠刚，朱奔奔，黄波.附子汤对慢性充血性心力衰竭模型大鼠BNP、IL-6水平的影响［J］.陕西中医，2009，30（6）：745-746.

［20］贺抒，戴鸥，刘建林，等.附子水溶性生物碱治疗急性心力衰竭的研究
　　　［J］.中药药理与临床，2014，30（2）：89-92.

［21］韦祎，唐汉庆，李晓华，等.附子理中汤对脾阳虚证大鼠免疫细胞因子的
　　　影响［J］.中国实验方剂学杂志，2013，19（21）：179-182.

［22］Gwinn D M，Shackelford D B，Egan D F，et al. AMPK Phosphorylation of
　　　Raptor Mediates a Metabolic Checkpoint［J］.Molecular cell，2008，30（2）：
　　　214-226.

［23］Liao L Z，Chen Y L，Lu L H，et al. Polysaccharide from Fuzi likely protects
　　　against starvation-induced cytotoxicity in H9c2 cells by increasing autophagy
　　　through activation of the AMPK/mTORpathway.［J］.Am J Chin Med，2013，
　　　41（2）：353-367.

［24］童妍，李娜，吴晓青.附子对缓慢性心律失常大鼠 cAMP-PKA 信号转导通
　　　路的影响［J］.中药药理与临床，2013，29（4）：90-92.

［25］Dong Y，Zhou Q，Jian X，et al. Higenamine protects ischemia/reperfusion
　　　induced cardiac injury and myocyte apoptosis through activation of β 2-AR/
　　　PI3K/AKT signaling pathway［J］.Pharmacological Research，2016（104）：
　　　115-123.

［26］刘古锋，吴伟康，段新芬，等.附子多糖对力竭运动小鼠心肌过氧化损伤
　　　的保护作用［J］.海南医学，2008，19（7）：67-69.

［27］李劲平，吴伟康，曾英，等.附子总生物碱对缺血心肌蛋白质组的影响
　　　［J］.中南药学，2008，6（1）：18-21.

［28］Zhang Y，Yu L，Jin W，et al. Reducing toxicity and increasing effiiency:
　　　aconitine with liquiritin and glycyrrhetinic acid regulate calcium regulatory
　　　proteins in rat myocardial cell［J］. African Journal of Traditional
　　　Complementary & Alternative Medicines，2017，14（4）：69-79.

［29］赵佳伟，何家乐，马增春，等.附子对 H9c2 心肌细胞系线粒体的毒性作用
　　　机制［J］.中国药理学与毒理学杂志，2015，29（5）：816-824.

［30］Zhang L，Lu X，Wang J，et al. Zingiberisrhizoma mediated enhancement
　　　of the pharmacological effect of aconiti lateralis radix praeparata against acute
　　　heart failure and the underlying biological mechanisms［J］.Biomedicine &
　　　Pharmacotherapy，2017，96：246-255.

［31］李石清，宋洁，张春椿，等.参附注射液对慢性心力衰竭大鼠心功能及心肌细胞内 $Ca^{2+}$ 浓度的影响［J］.浙江中医杂志，2017，52（6）：435-437.

［32］刘颖，纪超，吴伟康.STAT3 在附子多糖后处理保护缺氧/复氧乳鼠心肌细胞机制中的作用［J］.北京中医药大学学报，2012，35（3）：169-173.

［33］贺抒，谢晓芳，张雪，等.附子水溶性生物碱对心力衰竭细胞模型的治疗作用［J］.中国实验方剂学杂志，2014，20（16）：127-127.

［34］Kang Y J，Lee Y S，Lee G W，et al. Inhibition of activation of nuclear factor kappaB is responsible for inhibition of inducible nitric oxide synthase expression by higenamine, an active component of aconite root［J］. Journal of Pharmacology & Experimental Therapeutics，1999，291（1）：314-320.

［35］Jian-Xing，Luo，Yang，et al.Aqueous extract from Aconitum carmichaeliiDebeaux reduces liver injury in rats via regulation of HMGB1/TLR4/NF-ΚB/caspase-3 and PCNA signaling pathways［J］. Journal of Ethnopharmacology，2016，183：187-192.

［36］Belgium L B，Handley U A，Marsden U A，et al. The effects of Aconitum alkaloids on the central nervous system［J］. Progress in Neurobiology，1998，56（2）：211-235.

［37］Xie S，Jia Y，Liu A，et al. Hypaconitine-induced QT prolongation mediated through inhibition of KCNH2（hERG）potassium channels in conscious dogs［J］. Journal of Ethnopharmacology，2015，166：375-379.

［38］Ling-Wen L I，Qiu Q M，Bin W U . Characteristics and significances of ECG in the patients with acute aconitine poisoning［J］. Chinese Journal of Critical Care Medicine，2007.

［39］Mitamura M，Horie S，Sakaguchi M，et al. Mesaconitine-induced relaxation in rat aorta：involvement of Ca influx and nitric-oxide synthase in the endothelium［J］. European Journal of Pharmacology，2002，436（3）：217-225.

［40］侯平，杨丽，刘宁，等.麻黄碱、β-细辛醚和去甲乌药碱对大鼠心肌细胞钙离子浓度和细胞膜钙通道的影响［J］.中国医科大学学报,2013,42（3）：201-203.

［41］丁涛.附子的现代药理研究与临床新用［J］.中医学报，2012，27（12）：

1630-1631.

［42］马宗超，唐智宏，张海.谈附子的药理及临床应用［J］.时珍国医国药，
2004，15（11）：790-790.

［43］邵陆，周远鹏.附子水溶部分对心律失常的影响［J］.中国中药杂志，
1988，13（6）：42.

［44］张梅，张艺，陈海红，等.附子抗心律失常有效组分研究［J］.时珍国医
国药，2000，11（3）：193-194.

［45］Benn M H，Jacyno J. The toxicology and pharmacology of diterpenoid alkaloids
［J］. Alkaloids：Chemical and Biological Perspectives，1983，1：153-210.

［46］王培德.尼奥林与拉巴乌头碱对乌头碱诱发大鼠心律失常的影响［J］.包
头医学院学报，1997，13（3）：1-2.

［47］Yunusov M S. Antiarrhythmic agents based on diterpenoid alkaloids［J］.
Russian Chemical Bulletin，2011，60（4）：633-638.

［48］李红专，刘行海，牛彩琴，等.附子水煎剂对家兔离体主动脉血管张力的
影响［J］.中国组织工程研究，2015，19（33）：5312-5317.

［49］朱常美.附子的现代药理与不良反应及临床合理用药研究［J］.医学信息，
2013（19）：444.

［50］杨学伟，郭云良，崇卓，等.四逆汤（附子，干姜，甘草）对肾血管性高
血压大鼠血压调节作用的实验研究［J］.中华高血压杂志，2007，15（3）：
206-209.

［51］牛彩琴，张团笑，徐厚谦，等.附子水煎剂对家兔离体主动脉血管舒张作
用的研究［J］.四川中医，2007，25（4）：23-25.

［52］韩涛，程小丽，刘晓东，等.制附子及其不同配伍对小鼠实验性微循环障
碍的影响［J］.中药药理与临床，2007，23（2）：40-41.

［53］张雅倩，陈燕乔，王友群.附子干姜合用二甲双胍对NO抑制型高血压模
型小鼠影响观察［J］.亚太传统医药，2015，11（2）：8-10.

［54］黎同明，王桂香，高洁，等.附子干姜配伍温阳通脉作用的实验研究［J］.
中药新药与临床药理，2011，22（4）：373-375.

［55］Yang F J，Wang Z R，Lin D P，et al. The influence on hemodynamics of
myocardial ischemic dogs and blood pressure of animals with shenfu injection［J］.
China Journal of Chinese Materia Medica，2003，28（3）：259-262.

［56］Miller M W，Knaub L A，Olivera-Fragoso L F，et al. Nitric oxide regulates vascular adaptive mitochondrial dynamics ［J］. Am J Physiol Heart Circ Physiol，2013，304（12）：1624-1633.

［57］Li S H，Zi T Y，Wang X Q.（1α，2β，3α，7α，11α，13β）-1，3，11-Triacetoxy-2，13 -bis（benzyloxy）-7-hydroxy -21-methyl-N，19-secohetisan-19-al ［J］. A ctaCrystallographica Section E：structure Reports Online，2008，64（8）：o1394-o1394.

［58］李劲平，吴伟康，曾英，等.附子总生物碱对缺血心肌蛋白质组的影响 ［J］.中南药学，2008，6（1）：18-21.

［59］赵丹洋，赵明奇，吴伟康，等.四逆汤抗心肌缺血—再灌注线粒体氧化损伤作用及机制的研究 ［J］.中药材，2008，31（11）：1681-1685.

［60］范颖，于彩娜，徐丹，等.人参、黄芪、附子、干姜对阿霉素心脏毒性损伤大鼠线粒体途径细胞凋亡的影响 ［J］.辽宁中医杂志，2011，38（6）：1030-1032.

［61］刘颖，纪超.附子多糖对 SD 乳鼠缺氧/复氧心肌细胞的保护作用及其机制研究 ［J］.中药新药与临床药理，2012，23（5）：504-507.

［62］刘颖，纪超，吴伟康.金属硫蛋白介导附子多糖对缺氧复氧心肌细胞的保护 ［J］.中国实验方剂学杂志，2012，18（4）：172-175.

［63］纪超.附子多糖对缺氧/复氧乳鼠心肌细胞的保护及其线粒体机制探讨 ［D］.广州：广东药学院，2012.

［64］王铁东，刘皎，曲雷鸣.附子对神经病理性疼痛大鼠的影响 ［J］.中华中医药学刊，2010，28（5）：1083-1085.

［65］姜慧卿.附子对神经病理性疼痛大鼠的镇痛作用 ［J］.中华麻醉学杂志，2005，25（5）：381-384.

［66］邓家刚，范丽丽，杨柯，等.附子镇痛作用量效关系的实验研究 ［J］.中华中医药学刊，2009，27（11）：2249-2251.

［67］邵峰，李赛雷，刘荣华，等.附子不同炮制品镇痛抗炎作用研究 ［J］.时珍国医国药，2011，22（10）：2329-2330.

［68］Liou S S，Liu I M，Lai M C，et al. Comparison of the antinociceptive action of crude Fuzei, the root of Aconitum, and its processed products ［J］. Journal of Ethnopharmacology，2005，99（3）：379-383.

［69］Iuv N, Povet' Eva T N, Aksinenko S G, et al. Evaluation of anti-inflammatory activity of extracts from Siberian plants［J］. Vestn Ross Akad Med Nauk, 2009（11）: 30-34.

［70］徐志敏, 马春力, 郑淑琴, 等. 附子对大鼠的抗炎作用［J］. 黑龙江医药科学, 1994,（5）: 1-2.

［71］Jiang B, Sheng L, Zhu C, et al. Diterpenoid alkaloids from the lateral root of Aconitum carmichaelii.［J］. Journal of Natural Products, 2012, 75（6）: 1145-59.

［72］梁少瑜, 谭晓梅, 高婕, 等. 制附子总碱的急性毒性及对过敏性鼻炎豚鼠鼻黏膜和组胺的影响［J］. 中华中医药杂志, 2011, 26（12）: 2986-2989.

［73］刘建磊. 制附子干预大鼠佐剂性关节炎作用研究［D］. 天津: 天津医科大学, 2012.

［74］张维敏. 附子抗炎症作用的实验研究［J］. 中医药信息, 1995, 12（5）: 41-42

［75］朱瑞丽, 易浪, 董燕, 等. 附子中 3 种乌头原碱对巨噬细胞的抗炎作用［J］. 广州中医药大学学报, 2015, 32（5）: 908-913.

［76］姬培震, 张怡, 李雪萍, 等. 附子理中汤灌肠对脾肾阳虚型溃疡性结肠炎大鼠 NF-κB, TNF-α, IL-1β 表达的影响［J］. 中国实验方剂学杂志, 2015, 21（14）: 124-128.

［77］赵秋芳. 黑附片对免疫抑制小鼠免疫功能及肠道菌群的影响［D］. 西安: 陕西师范大学, 2017.

［78］郭尹玲, 扈晓宇, 钟森, 等. 附子对免疫性肝损伤模型大鼠的影响及代谢组学研究［J］. 西部医学, 2010, 22（5）: 797-799.

［79］付业佩, 杜宝香, 范珊珊, 等. 附子黑顺片多糖的提取及对免疫活性的研究［J］. 中华中医药杂志, 2018, 33（9）: 4147-4150.

［80］刘京生, 苗智慧, 董兰凤, 等. 附子多糖提高小鼠免疫功能的实验研究［R］. 中国免疫学会第四届学术大会论文, 石家庄: 河北省医科院生物研究室, 2002.

［81］李发胜, 徐恒瑰, 李明阳, 等. 附子多糖的提取及免疫活性研究［J］. 现代预防医学, 2008, 35（12）: 2290-2291.

［82］沈玉巧, 林华, 邓广海, 等. 附子不同炮制品对阳虚小鼠免疫功能的影响

[J].亚太传统医药,2020,16(4):28-30.

[83] 吴丽,刘晓,蔡皓,等.大黄附子汤对 BALB/c 小鼠腹腔巨噬细胞功能的影响 [J].中国实验方剂学杂志,2012,18(9):176-179.

[84] 李媛,李贞.基于血清药物化学和血清药理学研究麻黄附子细辛汤抗炎和免疫抑制的物质基础 [J].课程教育研究:学法教法研究,2017,(12):29-30.

[85] 韦祎,唐汉庆,李晓华,等.附子理中汤对脾阳虚证大鼠免疫细胞因子的影响 [J].中国实验方剂学杂志,2013,19(21):179-182.

[86] 徐春波,沈敏鹤,阮善明.温阳法治疗肿瘤研究概况 [J].新中医,2019,51(8):51-53.

[87] 王贤慧,刘敏,邹汐洋.顺铂诱导肺腺癌 H1650 细胞线粒体氧化应激损伤的实验研究 [J].湖北医药学院学报,2020,39(1):22-25,29.

[88] 翟美丽,于漫,刘俊兰.附子理中汤对脾阳虚大鼠脂质过氧化损伤和能量代谢障碍的影响 [J].中华中医药学刊,2017,35(11):2889-2891.

[89] 张选红.附子多糖胶囊剂的制备工艺及其抗肿瘤作用的研究 [D].广州:中山大学,2007.

[90] GU C J, XIE F, ZHANG B, et al. High glucose promotes epithelial-mesenchymal transition of uterus endometrial cancer cells by increasing ER/GLUT4-mediated VEGF secretion [J].Cellular Physiology and Biochemistry,2018,50(2):640-653.

[91] JEONG B Y, CHO K H, JEONG K J, et al. Rab25 augments cancer cell invasiveness through a β1 integrin/EGFR/VEGF-A/snail signaling axis and expression offascin [J]. Experimental and Molecular Medicine,2018,50(9):1-2.

[92] LIU J, NI X, LI Y, et al. Downregulation of IQGAP1 inhibits epithelial-mesenchymal transition via the HIF1α/VEGF-A signaling pathway in gastric cancer [J]. Journal of Cellular Biochemistry, 2019, 120(9): 15790-15799.

[93] 李国卫.乌头汤配伍减毒及对 RA-HFLSPI3K/AKT 信号通路调控的研究 [D].广州:广州中医药大学,2015.

[94] 李洪霖,吴建春,崔亚静.基于温里药抑制肺癌的药物筛选及对肿瘤相关

巨噬细胞的影响［J］.中华中医药学刊，2018，36（6）：1359-1362.

［95］张巍，邵明亮，苗同国.原发性肝癌外周血免疫抑制细胞表达与中医辨证
　　　关系［J］.世界科学技术—中医药现代化，2018，20（12）：2276-2281.

［96］张晓迪，吴酉霆.附子提取物抗胃癌 SGC-7901 细胞增殖及诱导癌细胞凋
　　　亡实验研究［J］.浙江中医药大学学报，2011，35（5）：665-668.

［97］JI B L，XIA L P，ZHOU F X，et al. Aconitine induces cell apoptosis in human
　　　pancreatic cancer via NF-κB signaling pathway［J］. European Review for
　　　Medical and Pharmacological Sciences，2016，20（23）：4955-4964.

［98］唐振.温阳化瘀法联合吉西他滨治疗中晚期胰腺癌的临床观察［D］.成都：
　　　成都中医药大学，2016.

［99］宋莉，贾琦，周银银，等.基于生物大数据库分析并验证附子去甲乌药碱
　　　抗肿瘤潜在作用机制［J］.南京中医药大学学报，2020，36（5）：89-94.

［100］任丽娅，曾升平.附子提取物对移植性肝癌 H22 细胞凋亡影响的实验研究
　　　　［J］.河南中医，2008，28（11）：37-40.

［101］董兰凤，张英俊，刘京生，等.附子多糖与阿霉素长循环热敏脂质体的
　　　　抗肿瘤作用及其机制探讨［J］.细胞与分子免疫学杂志，2006，22（4）：
　　　　458.

［102］李洪霖，黄莉，马纯政.加味附子理中汤抑制肺癌作用及基于网络基因/
　　　　蛋白组学的抗肿瘤靶点预测［J］.时珍国医国药，2018，29（9）：2142-
　　　　2146.

［103］李玲慧，詹红生，丁道芳.温肾阳滋肾阴中药复方对大鼠成骨细胞活性及
　　　　Wnt/β-catenin 通路影响的差异［J］.中华中医药杂志，2015，30（1）：
　　　　70-73.

［104］张至惠，李沐.附子理中汤加减对脾肾阳虚型胃癌术后化疗患者血清肿瘤
　　　　标志物的影响［J］.陕西中医，2019，40（2）：171-173.

［105］程诚.乌头碱调节 PGE₂/COX2 通路对荷胃癌小鼠 Treg 的干预作用［D］.
　　　　合肥：安徽中医药大学，2019.

［106］张佳艺，闫梓乔，杜璐瑶.乌头抗肿瘤的应用及研究［J］.中医药导报，
　　　　2019，25（10）：45-49.

［107］盛凤，闫玉兰，刘晓智.四逆汤在肿瘤治疗中的应用进展［J］.山西中医，
　　　　2019，35（8）：58-60.

［108］VATNER R E, JANSSEN E M. STINg, DCs and the link between innate and adaptive tumor immunity［J］. Molecular Immunology, 2019, 110: 13-23.

［109］高林林, 曾升平, 潘力弢. 附子多糖诱导肝癌患者外周血树突状细胞分化成熟的实验研究［J］. 中国肿瘤临床, 2012 (13): 12-15, 24.

［110］雷臻, 石慧, 梁晓彦. 麻黄附子细辛汤加减治疗晚期肿瘤发热的疗效及部分机制［J］. 世界中医药, 2019, 14 (9): 2440-2443.

［111］蔡德珺, 王唐恩, 蒋晓松. 加味附子理中汤减轻直肠癌化疗后骨髓抑制临床研究［J］. 新中医, 2015, 47 (10): 169-170.

［112］黄灵珠, 黄婷, 林榕, 等. 附子多糖延缓心肌衰老的研究进展［J］. 中国临床药理学杂志, 2018, 34 (24): 96-98.

［113］田秋芬, 龚传美, 李松风, 等. 附子泻心汤煎剂抗衰老药理作用的实验观察［J］. 解放军医学高等专科学校学报, 1996, 21 (3): 61-62.

［114］张涛, 王桂杰, 白书阁. 附子对老年大鼠抗氧化系统影响的实验研究［J］. 中国老年学杂志, 2001, 21 (2): 135-136.

［115］邱燕祥. 附子汤对次声损伤的防护作用［J］. 中国医药指南, 2012 (5): 230-231.

［116］王世军, 于华芸, 季旭明, 等. 附子对氧自由基及性激素代谢相关基因表达的影响［J］. 中国老年学, 2012, 32 (5): 961-963.

［117］周芹, 段晓云, 武林鑫, 等. 附子多糖对大鼠食诱性高胆固醇血症的预防作用及机制研究［J］. 中国药理学通报, 2011, 27 (4): 492-496.

［118］Konno C, Murayama M, Sugiyama K, et al. Isolation and hypoglycemic activity of aconitans A, B, C and D, glycans of Aconitum carmichaeli roots［J］. Planta Med, 1985, 51 (2): 160-161.

［119］于乐, 吴伟康. 附子多糖对胰岛素抵抗脂肪细胞模型葡萄糖摄取的影响［J］. 亚太传统医药, 2009, 5 (7): 11-13.

［120］于乐, 吴伟康. 附子多糖对胰岛素抵抗脂肪细胞模型 GLUT4 蛋白表达和转位的影响［J］. 热带医学杂志, 2014, 14 (7): 856-858.

［121］李莎莎, 韩凌, 肖雪, 等. 真武汤对阿霉素肾病大鼠治疗作用研究［J］. 中药药理与临床, 2011, 27 (2): 16-19.

［122］梁春玲, 周玖瑶, 周园, 等. 真武汤对渗透泵恒释 ADR 肾病综合征大鼠的干预作用［J］. 中国实验方剂学杂志, 2013, 19 (6): 215-219.

［123］梁然淑，范颖.真武汤对阿霉素肾病大鼠治疗与机制初探［J］.中华中医药学刊，2013，31（11）：2491-2493.

［124］黄刚，叶一萍.真武汤合当归芍药散治疗原发性肾病综合征的疗效观察［J］.中华中医药学刊，2017，35（2）：488-491.

［125］杨金风，王长松，王媛媛，等.附子对微小病变肾病大鼠的影响［J］.辽宁中医杂志，2010，37（S1）：245-247.

［126］黄刚，叶一萍.金匮肾气丸治疗痛风性肾病疗效评价［J］.中华中医药学刊，2016，34（11）：2808-2810.

［127］金智生，陈雪，李甜.金匮肾气丸对实验性 2 型糖尿病肾病大鼠血清 TGF-$\beta_1$、CTGF 的影响［J］.中医药学报，2012，40（3）：136-139.

［128］金智生，陈雪，李甜.金匮肾气丸对实验性 2 型糖尿病肾病大鼠肾脏组织 NO、NOS 的影响［J］.中医药学报，2012，40（1）：56-59.

［129］金智生，李甜，陈雪.金匮肾气丸对 2 型糖尿病肾病大鼠 IGF1 及 ET 的影响［J］.上海中医药杂志，2011，45（11）：76-79.

［130］涂玥，孙伟，万毅刚，等.大黄附子汤调控 JNK/Bcl-2 信号通路而改善尿酸性肾病肾小管/间质损伤的机制［J］.中华中医药杂志，2013，28（5）：1351-1356，1636.

［131］Mkino T，Kato K，Mizukami H，et al. Processed aconiteroot prevents cold - stress - induced hypothermia and immuno- suppression in mice［J］. Biol Pharm Bull，2009，32（10）：1741.

［132］周芹，段晓云，武林鑫，等.附子多糖对大鼠食诱性高胆固醇血症的预防作用及机制研究［J］.中国药理学通报，2011，27（4）：492-496.

［133］Yan H C，Qu H D，Sun L R，et al. Fuzi polysaccharide- 1 produces antidepressant-like effects in mice［J］. Inter J Neuropsychopharmacol，2010，13（5）：623-633.

［134］贺抒，谢晓芳，张雪，等.附子水溶性生物碱对心力衰竭细胞模型的治疗作用［J］.中国实验方剂学杂志，2014，20（16）：127-131.

［135］杨洋，朱婧，梅全喜，等.附子强心作用机制研究进展［J］.中国合理用药探索，2022，19（6）：1-5.

［136］杨洋，杨光义，梅全喜，等.附子炮制前后化学成分及药效毒理学研究［J］.时珍国医国药，2019，30（11）：2724-2727.

［137］刘诗韵，杨洋，梅全喜，等 . 附子抗心律失常作用机制研究进展［J］. 中国医院药学杂志，2023（2）：221-225.

［138］李涵 . 附子的抗肿瘤作用及其改善顺铂致非靶向组织毒性的研究［D］. 广州：广州中医药大学，2023.

# 第六章 附子的毒性研究

　　附子在《本经》中被列为下品，其毒性的记录可追溯于西汉时期，《淮南子》载："天下之物，莫凶于鸡毒。"这里"鸡毒"指就是乌头，为附子的母根。附子生用有大毒，《本草经集注》言："（草乌）捣榨茎取汁，日煎为射罔，猎人以傅箭，射禽兽，中人亦死，宜速解之。"附子毒性的临床表现，清代张志聪《本草崇原》载："……发狂而九窍流血……发火而痈毒顿生。"历代本草经典均告诫慎用附子，如《本草衍义补遗》载："无人表其害人之祸，相可用为治风之药，杀人多矣……又堕胎为百药之长，慎之！"《本草纲目》言："乌附毒药，非危病不用。"《本草经疏·附子简误》列举七十余附子禁忌证，告诫医者慎用："而误用之于阴虚内热……阳厥等证，靡不立毙……犯之，轻变为重，重者必死，枉害人命，此药居多……故特深著其害，以表其非尝试轻用之药也。"《得配本草》载："若血虚生热，热生风者，投之立毙。"《本草蒙筌》载："孕妇忌煎，堕胎甚速。"但应用附子是否出现毒性反应则因人而异，如《本草纲目》记载："有人才服钱匕即发燥不堪，而昔人补剂用为常药……若此数人，皆其脏腑禀赋之偏……不可以常理概论也。"

# 第一节 附子的毒性成分

　　附子作为有毒类中药的代表，其毒性大小与所含成分的化学结构息息相关。双酯型生物碱毒性远高于单酯型生物碱，故附子毒性来源主要为乌头类二萜双酯型生物碱，如乌头碱、新乌头碱和次乌头碱等。这类双酯型生物碱虽具有强烈的毒性，但也是附子的有效成分。本节具体介绍附子的生物碱成分的毒性研究。

　　附子作为《中国药典》的法定品种，是有毒中药的代表。附子与川乌药材为同一植物来源，其有毒成分亦为乌头类二萜双酯型生物碱。有研究评价生附子、白附片和黑顺片急性毒性，其中生附子灌胃后，小鼠和大鼠的半数致死量

（LD$_{50}$）分别为 46.1g（生药）/kg 和 30.9g（生药）/kg；白附片和黑顺片提取物灌胃正常小鼠、大鼠的最大给药量分别为 60g（生药）/kg 和 96g（生药）/kg。生附子炮制为白附片和黑顺片后，其毒性明显降低。对其组分研究发现，附子水溶性生物碱和附子多糖灌胃小鼠的最大耐受量均为 20mL/kg，无明显毒性；总生物碱是附子的毒性部位，灌胃小鼠的 LD$_{50}$ 为 5.68mL/kg；附子主要含乌头类生物碱，其中双酯型生物碱含量较高，如乌头碱、新乌头碱和次乌头碱等既是有效成分，同时具有强烈的毒性，其新乌头碱毒性最大，2～4mg 乌头碱即可致死。乌头类生物碱主要损害神经、消化、心血管等系统，主要的 3 种双酯型生物碱毒性研究如下。

## 一、乌头碱

乌头碱（aconitine，AC）是附子最主要的活性成分之一，其药理和毒性作用均研究得较为深入。乌头碱皮下注射小鼠 LD$_{50}$ 为 0.295mg/kg，乌头碱主要影响神经系统和循环系统。乌头碱作用于神经系统，对神经细胞先兴奋后抑制，对大脑皮质神经元具有神经毒性效应，可影响神经元的结构和功能。不同浓度的乌头碱作用于脑神经元细胞，48 小时后，其生长会受到明显的抑制。乌头碱具有明显的心脏毒性，表现为诱发心律失常。乌头碱诱发的心律失常往往是 2～3 种不同类型同时出现。乌头碱对心脏的毒性作用是通过兴奋中枢和对心脏的直接作用引起的。有研究表明切断迷走神经后乌头碱不能引起心搏变慢和传导阻滞，但用乌头碱灌流无神经的离体心脏仍可使收缩频率变慢和传导阻滞。进一步的实验结果指出乌头碱对心脏的直接毒性作用是使心肌细胞 Na$^+$ 通道开放，加速 Na$^+$ 内流，促使细胞膜去极化，从而引起心律失常。乌头碱还可直接作用于心脏，兴奋心肌，导致传导和不应期不一致，引起严重的心律失常。乌头碱中毒出现室性早搏的超过 90%，ST-T 段改变超过 80%，几乎所有中毒患者都伴随心电图改变。室颤的发生是由于乌头碱使心肌兴奋性增高，促进膜去极化而产生异位节律的结果。高浓度 Mg$^{2+}$ 可抑制乌头碱引起的室颤。

## 二、新乌头碱

新乌头碱（mesaconitine，MA）是附子中的主要活性成分之一，该成分也具有明显的心脏毒性。大鼠经持续缓慢静脉注射后，随着药物在体内蓄积，依次出现室性期前收缩（PVC）、室性心动过速（VT）、心室纤颤（VF）、心室扑动

（VFL）直至停搏（CA），动物死亡。该化合物成分持续缓慢灌注后，使大鼠离体心脏停搏的量为 21.0±7.7μg。新乌头碱的毒性较乌头碱弱，但较次乌头碱强。除此之外，以斑马鱼为动物模型，研究新乌头碱对斑马鱼的心脏毒性。实验结果表明不同浓度的新乌头碱对斑马鱼胚胎呈现显著升心率的作用。给药 10 小时后，升心率作用减弱，低剂量组出现降心率的作用，但没有显著性差异。给药 24 小时后，除新乌头碱浓度 62.5μM 组呈现显著升心率作用，其他各组均呈现降心率作用。新乌头碱对斑马鱼形态也有影响。给药后 2 小时，斑马鱼出现尾部上翘畸形，心包囊肿、充血，心脏搏动异常，主要表现为心室停搏和房室不齐。在给药 24 小时后，躯体畸形、心包囊肿、充血的症状加剧，在最高剂量组斑马鱼表现为濒死状态。

## 三、次乌头碱

次乌头碱（hypaconitine，HA）也具有明显的心脏毒性。次乌头碱引起 PVC、VT 的剂量较乌头碱高约 3 倍，引起 VFL 的剂量较乌头碱高约 30 倍，引起室颤、心脏骤停（CA）的剂量较乌头碱高约 60 倍。使大鼠离体心脏停搏的量为 226.7±73.3μg。次乌头碱对心率有一定的影响。次乌头碱对斑马鱼胚胎心率影响比乌头碱和新乌头碱相对较弱，心率增幅在 ±7.5% 以内。给药后 2 小时，低剂量组呈现降心率作用，次乌头碱浓度 31.3μM 组具有显著性差异，中高剂量组呈现不显著升心率作用。给药后 10 小时，中低剂量组降心率作用加剧，高剂量组呈现升心率作用，最高剂量组具有显著性差异。给药后 24 小时，低剂量组显著降心率，中剂量呈现不显著的升心率作用，高剂量组转变为降心率作用，且最高剂量组具有显著性差异。次乌头碱对于斑马鱼胚胎形态的影响在给药后 2 小时并不显著，只有轻微尾部上翘畸形，心脏搏动正常。但在给药后 24 小时，出现严重的躯体畸形和轻微心包囊肿，未出现充血和心脏搏动异常症状，在最高剂量组斑马鱼表现为濒死状态。与乌头碱和新乌头碱相比，次乌头碱的心脏毒性较弱，对心率主要呈现中低剂量组降心率、高剂量组升心率，次乌头碱对于形态的影响起效时间较长，但具有更严重的致斑马鱼胚胎躯体畸形的作用。

除此以外，如苯甲酰乌头原碱（BAC）、苯甲酰新乌头原碱（BMA）和苯甲酰次乌头原碱（BHA）3 个单酯型生物碱，在给药 24 小时内对斑马鱼胚胎只造成心律失常，对躯体形态均没有显著影响，无尾部上翘、心包囊肿、充血等症状，心脏搏动正常，有规律。且 3 个单酯型生物碱的给药剂量是双酯型生物碱的

2 倍，可见单酯型生物碱毒性远低于双酯型生物碱。单酯型生物碱造成的心律失常主要表现为降心率。

# 第二节　附子毒效标志物的研究

附子是确有疗效的常用有毒中药，现行毒效标志物无法准确量化其毒效。附子临床中毒事件频频发生，因此，对其进行潜在质量标志物的挖掘研究有重要意义。广州中医药大学刘中秋教授团队对附子饮片化学成分，以及其水提物体内暴露进行分析，共发掘了 7 个附子潜在毒效标志物，分别是塔拉萨敏（TE）、尼奥灵（NE）、附子灵（FE）、宋果灵（SE）、异塔拉定（IE）、16β – 羟基心瓣翠雀碱（16β –OH CE）和 10– 羟基新乌头碱（10–OH MA）。7 个生物碱不仅在附子饮片中含量高，也是附子水提取物在血中的主要暴露成分。下面对部分附子毒效标志物的药效、毒性、药动学及代谢的研究情况进行介绍。

## 一、附子潜在毒效标志物的药效研究

刘中秋教授团队对发掘出的 7 个附子潜在毒效标志物中 4 种成分 10–OH MA、NE、FE 和 SE 的药效进行了评价研究，结果显示 10–OH MA、NE、FE 和 SE 均有显著的抗炎活性，不仅能显著降低小鼠的足肿胀率，还能显著降低 LPS 诱导的巨噬细胞中炎性因子 IL-1β 的 mRNA 相对表达量。10–OH MA、NE、FE 和 SE 的抗炎活性呈明显的剂量依赖性。而且，相同剂量下，10–OH MA 的抗炎活性优于新乌头碱；NE、FE 和 SE 的抗炎活性优于苯甲酰新乌头原碱。通过醋酸致小鼠疼痛扭体模型和热板实验模型，发现 10–OH MA、NE、FE 和 SE 有显著的镇痛活性，能显著减少小鼠的疼痛扭体次数，显著提高小鼠的热敏阈值。10–OH MA、NE、FE 和 SE 的镇痛作用均与双氯芬酸钠相当，且 NE、FE 和 SE 的镇痛作用强于苯甲酰新乌头原碱，10–OH MA 的镇痛作用强于新乌头碱。NE、FE、SE 和 TE 治疗不仅能显著改善佐剂性关节炎大鼠的关节肿胀、发红和变形情况，还能显著降低佐剂性关节炎大鼠的足肿胀率评分、关节肿胀数评分、关节炎指数评分和全身评分，并且能使佐剂性关节炎大鼠的体重显著恢复，同时显著性降低佐剂性关节炎大鼠血清中关节炎标志物基质金属蛋白酶 3（MMP3）的浓度。而且，NE、FE、SE 和 TE 对大鼠佐剂性关节炎的治疗效果均优于非甾体抗炎药吲哚美辛。

## 二、附子潜在毒效标志物的毒性研究

有学者对部分附子潜在毒效标志物的毒性进行了研究，结果表明 10-OH MA 对昆明（KM）小鼠的静脉注射 $LD_{50}$ 为 0.11mg/kg。10-OH MA 的急性毒性显著大于附子现行毒性标志物乌头碱（0.12mg/kg）、新乌头碱（0.13mg/kg）和次乌头碱（0.47mg/kg）。小鼠口服 10-OH MA 后，心肌组织出现明显的病变。具体表现为心肌细胞纤维变性，部分发生断裂，心肌纤维弯弯曲曲，呈波浪状，在心肌纤维间质可见炎性细胞浸润。而且，10-OH MA 组小鼠的心肌组织病变情况要严重于 MA 组。小鼠口服 10-OH MA 后，脑组织出现明显的病理变化。主要病理表现为脑内神经细胞肿胀，形态不规则，细胞核大而淡染，染色质溶解，神经纤维变性等。而且，10-OH MA 组比 MA 组小鼠脑组织神经纤维变性更加显著。研究发现，NE、FE、SE、TE 对 KM 小鼠的口服 $LD_{50}$ 分别为 500mg/kg、2000mg/kg、683mg/kg 和 > 2000mg/kg，急性毒性显著小于附子现行药效标志物 BAC（70mg/kg）、BMA（240mg/kg）和 BHA（120mg/kg）。NE、FE 和 SE 对小鼠基本无心脏和神经毒性，对小鼠单核巨噬细胞白血病细胞（RAW264.7）和人结直肠腺癌细胞（Caco-2 细胞）也无明显毒性。

## 三、附子潜在毒效标志物的药代动力学研究

刘中秋教授团队还对附子潜在毒效标志物的药代动力学开展研究，结果发现 NE、FE、SE、TE 和 10-OH MA 在小鼠体内吸收迅速，驻留时间短，口服生物利用度分别为 63.82%、18.14%、49.51%、83.84% 和 7.02%。Caco-2 细胞模型结果表明，NE、FE、SE、TE、10-OH MA 的吸收良好，渗透率高，外排转运蛋白（ETs）Mdr1、Bcrp 和 Mrp2 均参与了 NE、FE、SE、TE、10-OH MA 的外排，但外排率较低。NE、FE、TE 和 10-OH MA 的血浆蛋白结合率分别是 14.82%、14.86%、8.43% 和 25.86%。组织分布结果表明 SE、TE 和 10-OH MA 在小鼠体内分布迅速，30 分钟即可分布到各组织。SE 在各组织中的分布高低为肝＞脾＞肾＞肺＞心＞脑，TE 在各组织中的分布高低为肾＞脾＞小肠＞肝＞肺＞结肠＞胸腺＞心＞脑，10-OH MA 在各组织中的分布高低为脾＞肾＞肺＞肝＞心＞脑。

此外，草乌甲素（BLA）和滇乌头碱（YAC）是两种高毒乌头生物碱，虽然不存在于附子中，但可以污染附子，部分附子中毒患者的血浆或尿液样本中可检测到 BLA 和 YAC。阐明 BLA 和 YAC 的体内代谢和处置特征对提高附子临

床应用的安全性有重要意义。刘中秋教授团队发现，BLA 和 YAC 吸收较快，在 50 分钟左右能达到血药浓度峰值，且两者的消除半衰期短，在体内滞留时间较短，消除较快，生物利用度分别为 15.36% 和 5.77%。BLA 和 YAC 表观渗透系数 $P_{app\,(AP \to BL)}$ 分别约为 $3.0 \times 10^{-6}$ cm/s 和 $1.9 \times 10^{-6}$ cm/s；在 Caco-2 细胞上存在明显外排，P-gp、Bcrp 和 Mrp2 均参与了 BLA 和 YAC 的外排转运。BLA 和 YAC 在人肝微粒体的作用下分别代谢生成 16 和 20 个代谢物，主要的代谢途径包括去乙基脱二甲基、去乙基脱甲基、去甲基、去二甲基、去乙基、脱氢和羟基化，参与 BLA 和 YAC 代谢的主要酶亚型是 CYP3A4 和 CYP3A5。BLA 和 YAC 均是 CYP3A4 的敏感性底物和特异性抑制剂。

## 四、附子现有 3 种毒性标志物的代谢和外排研究

乌头生物碱是附子的主要毒效成分，阐明其体内代谢和处置调控机理对附子的毒效控制有重要意义。刘中秋教授团队的研究结果表明，乌头生物碱主要被 CYP450 酶代谢，主要的代谢途径包括脱甲基、脱乙基、脱氢、脱甲基脱氢和羟基化，附子 6 种毒效标志物的代谢产物有 6 ～ 11 个。参与 6 种标志物代谢的主要酶亚型是 CYP3A4 和 CYP3A5。ETs 在乌头生物碱的体内处置中扮演着重要角色，ETs 对乌头生物碱的阻抗作用呈现出毒性越大，阻抗作用越强的趋势。P-gp、Bcrp 和 Mrp2 缺失后，AC、MA 和 HA 在脑和心脏的分布量显著增加，而生物利用度无明显改变。研究还发现，CYP450 酶和 ETs 很可能通过调控乌头生物碱的组织分布来影响附子的毒效。在 CYP3A 抑制小鼠上，乌头生物碱的体内暴露和心脏、神经毒性均显著增加。AC 在 Mdr1a（P-gp）基因敲除小鼠上的镇痛作用显著增强，同时毒性亦显著增加；MA 和 HA 在 Mdr1a、Bcrp 和 Mrp2 基因敲除小鼠上的镇痛和抗炎作用均显著增强，同时心脏和脑毒性也显著增加。AC、MA 和 HA 在基因缺失小鼠上的组织分布较野生型 FVB 小鼠显著改变，主要表现为在脑和心脏的分布显著增加，而它们在血中的暴露量及生物利用度则无明显变化。

## 第三节　附子的毒性部位及机制研究

近年来，附子的临床应用越来越广，但由于本身的毒性反应和不恰当的炮制、煎煮、配伍、用法用量等，关于附子的中毒事件报道越来越多。附子的不

良反应可在用药后 3 小时内发生，亦有长达 15 天后发生，主要累及循环、神经、呼吸、泌尿等系统。

## 一、循环系统毒性

心脏是附子的药效靶器官，也是附子的主要毒性靶器官。附子具有显著的强心和抗心律失常作用，临床用于治疗衰竭和心律失常的疗效显著。然而，用药不当也可产生心脏毒性，主要表现为各种类型的心律失常、心悸、血压异常等，严重者可出现心源性休克甚至死亡。在附子干预的实验动物心脏中可以观察到血管扩张、炎性浸润、水肿、细胞核大小不一的现象。学者对附子心脏毒性作用机制的研究也较深入，其中附子的心脏毒性机制主要包括细胞内 $Ca^{2+}$ 超载、脂质过氧化反应、细胞凋亡、间接兴奋迷走神经。

**1. 细胞内 $Ca^{2+}$ 超载**　附子中主要的活性成分之一乌头碱能兴奋钠通道，增加 $Na^+$ 内流引起细胞膜去极化，L- 型钙通道（LTCC）异常开放和钠钙交换体（NCX）活性增强引起心肌细胞钙超载是附子致心律失常的主要机理之一。实验结果表明 1μM 的乌头碱能促进大鼠心肌细胞 L 型 $Ca^{2+}$ 通道电流（$I_{Ca-L}$）活化，并上调 NCX 的水平，增加 $Ca^{2+}$ 内流，而当乌头碱浓度达到 5 ~ 10μM 时，会引起大鼠心律失常。乌头碱还能上调钠离子通道基因（SCN5A），提高 $Na^+$ 通道电流（INa）和内向整流 $K^+$ 电流（IK1），延长动作电位，引起折返冲动，导致快速性心律失常。研究提示附子中毒大鼠的心脏自主活动节律、振幅和心肌细胞内 $Ca^{2+}$ 浓度都出现明显异常，$Ca^{2+}$ 通道蛋白 mRNA 水平、蛋白表达水平和细胞膜 $Ca^{2+}$ 交换均有升高，且能被 $Ca^{2+}$ 通道抑制剂逆转，因此认为细胞内 $Ca^{2+}$ 稳态的破坏是附子引起心脏毒性的主要机制之一。此外，心肌细胞肌浆网 $Ca^{2+}$ 通道 Ryanodine 受体（RyR2）在乌头碱所致心律失常中具有重要作用。在正常的心肌细胞中，可以观察到稳定和周期循环 $Ca^{2+}$ 自发性振动，3μM 的乌头碱可使 $Ca^{2+}$ 振动的频率升高、振幅降低，3μM 的乌头碱作用 5 分钟后，可使咖啡因诱导的 $Ca^{2+}$ 释放水平增加；RyR2 敲除的心肌细胞中，稳定和周期循环的 $Ca^{2+}$ 自发性振动几乎消失，但是可以被乌头碱重新诱导，咖啡因诱导的 $Ca^{2+}$ 释放水平增加，$Ca^{2+}$ 电流被抑制，结果提示，RyR2 与乌头碱引起的心律失常有一定的关系。研究结果表明乌头碱不仅能诱导心肌细胞 Cx43 PKCα 的去磷酸化，还可以改变细胞内 $Ca^{2+}$ 振动模式。因此，上述实验均提示附子引起的心脏毒性主要与双酯型生物碱影响心肌细胞离子通道、电生理活动及信号转导，引起细胞内 $Ca^{2+}$ 超载密切相关。

**2. 脂质过氧化反应**  有研究显示附子的乌头类生物碱能够降低细胞 SOD 含量，导致自由基清除能力减弱，心肌细胞活性氧（ROS）蓄积，损伤细胞膜和线粒体膜，导致脂质过氧化反应，最终诱导心肌细胞能量代谢障碍，造成细胞毒性。此外，当能量供应不足时，ATP 降解产物在代谢过程产生大量 ROS，导致过氧化反应的恶性循环。有研究报道 25mg/mL 附子水提物作用 H9c2 细胞 24 小时后，细胞 ROS、$Ca^{2+}$ 等均升高，线粒体膜电位（MMP）、ATP 和过氧化物酶体增殖活化受体共激活因子 $-1\alpha$（Pgc-$1\alpha$）降低，其机制可能与激活 AMPK 信号途径导致的线粒体损伤相关。

**3. 细胞凋亡**  乌头碱作用后，H9c2 细胞核发生皱缩和染色质浓缩，导致细胞膜破坏，产生大量凋亡小体，诱导心肌细胞发生线粒体依赖的凋亡。有学者用 0、100、200μM 的乌头碱处理 H9c2 细胞 24 小时后，发现 200μM 的乌头碱显著降低 Pgc-$1\alpha$ 的表达，诱导线粒体功能障碍，并增加细胞质细胞色素 C（Cyt C），上调促凋亡蛋白 Bax 和 Caspase-3 蛋白表达，下调抑凋亡蛋白 Bcl-2 的表达，提示乌头碱可能通过线粒体途径介导心肌细胞凋亡。此外，附子还可以通过调节转化生长因子 β（TNF-β）信号传导途径，并激活 PI3K/Akt/mTOR 信号通路，诱导心肌细胞炎症反应，促进心肌细胞凋亡。

**4. 间接兴奋迷走神经**  此外，附子及其成分还通过兴奋迷走神经诱导心律失常。乌头碱可提高迷走神经兴奋性，促进乙酰胆碱（Ach）的释放，阻断神经 - 肌肉传导，降低窦房结、房室结等的自律性和传导性，引起房室内异位起搏点兴奋性增高，造成心律失常。过量的 Ach 能促进 $K^+$ 外流和 $Ca^{2+}$ 内流，诱发室性早搏和房室传导阻滞，心肌细胞暴露于乌头碱 5 分钟即出现心律失常。乌头碱虽然能引起心肌细胞凋亡，但其心脏毒性的主要原因还是对心律的影响。此外，有研究发现乌头碱除直接作用于心肌细胞引起心律失常和心脏毒性外，还间接通过迷走神经介导造成心脏毒性，具有明显的抗胆碱和阻断迷走神经特性，从而诱导心律失常。

心脏毒性是附子生物碱的主要毒性作用。尽管现在对其作用机制的认识并不完全统一，但随着研究的深入，研究水平不断提高，一定能得到更加明确的阐释。

## 二、神经系统毒性

附子有明显的神经毒性，主要表现为口、舌、唇麻木，逐渐进展为四肢及全身麻木，感觉消失，皮肤感觉异常，甚至烦躁不安、昏迷、瞳孔改变等，其机制主要与诱导神经元凋亡相关。有研究生附子提取物对大鼠海马神经元具有细胞毒性，半抑制液度（$IC_{50}$）为 22.04mg/μL。有研究生附子对大鼠海马神经元细胞的毒性，发现生附子提取液能显著抑制海马神经元生长，其有效成分乌头碱也能诱导脑神经元凋亡。灌胃给予 SD 大鼠 1.46mg/kg 乌头碱（1/6LD$_{50}$），大鼠在 6 小时内精神萎靡，仅进食水，12 小时后逐渐恢复活动和正常进食。分别于灌胃后第 1、2、3、5 天处死动物，取大脑进行病理组织学检查和免疫组化观察。显微镜下可见大脑淤血，部分脑神经细胞肿胀变性。灌胃第 1 天即出现明显的脑神经元细胞凋亡，且达到高峰，其后几天细胞凋亡数逐级减少，但均明显高于正常大鼠脑神经元细胞凋亡。形态学检测显示乌头碱对神经细胞形态有明显的影响，细胞发生肿胀，线粒体、溶酶体、内质网等细胞器受到损伤，细胞核破坏，最后细胞破碎、死亡，其毒性可能与影响细胞膜稳定性、细胞内离子通道功能和离子浓度、细胞能量代谢、细胞神经递质分泌有关。

**1. 离子通道**　离子通道是调控神经传导和神经系统的关键，早期实验显示乌头类生物碱的镇痛和毒性作用与 $Na^+$ 通道的激活与抑制相关，现在研究表明 $Na^+$ 通道的持续开放和激活可能是其神经毒性的主要原因。此外，附子神经毒性也能通过抑制 $Na^+$-$K^+$-ATP 酶，影响细胞内 $Na^+$、$K^+$ 和 $Ca^{2+}$ 稳态，最终导致神经元损伤。采用基因表达谱对乌头类中药的毒性机制进行探讨，结果提示乌头碱可破坏 $Ca^{2+}$ 转运 ATP 酶，造成 $Ca^{2+}$ 运输紊乱，也影响 $H^+$、$Na^+$、$K^+$ 等 ATP 酶的表达，引起能量代谢和神经冲动传递障碍，甚至引起神经元损伤和死亡。

**2. 神经递质**　乌头类中药中毒的主要表现为肢体麻木甚至麻痹，也可引起四肢到身体进行性感觉寒冷。也有研究表明，乌头碱的典型神经毒性症状表现为不自主震颤和渐进性运动障碍。基于 PC12 细胞模型，有学者研究了乌头对中枢多巴胺神经元的影响，结果发现乌头可诱导多巴胺过度释放，提示多巴胺神经递质可能是附子神经毒性的重要靶点。此外，也有研究表明乌头碱可以诱导强啡肽 A 过度表达，可能与急性神经毒性相关。乌头碱腹腔注射后，大鼠大脑皮质中乙酰胆碱释放显著增加，其机制与 $Na^+$-$K^+$-ATP 酶活力抑制，$Ca^{2+}$ 超载及细胞膜通透性增加相关。

**3. 能量代谢**　神经系统对能量的需求极其敏感，能量代谢的缺乏会严重影响神经调控功能。研究表明 0.05% ～ 8% 乌头碱可损伤星形间质细胞细胞膜的完整性，导致细胞内离子溢出和 $Na^+–K^+–ATP$ 酶失活，进一步引起细胞呼吸链中断，使无氧呼吸增加，糖原大量分解，最终造成细胞能量代谢受阻而受到损伤，并且这种毒性可以被布洛芬拮抗。还有研究表明附子可通过调控代谢相关基因表达，影响糖、脂肪和氨基酸代谢过程。此外，乌头碱暴露会损伤线粒体、内质网、核糖体等细胞器，影响细胞器通信功能，造成蛋白质合成和能量供应障碍。

**4. 信号转导**　信号转导分子突变或表达异常可导致细胞对外界信号反应失控。有研究应用生物信息学手段筛选生草乌、生川乌的毒性相关基因，结果提示生草乌可能通过调控 MAPK 通路的相关基因产生毒性；而生川乌可能对小鼠黏着斑（Focal Adhesion）信号通路中黏附素（ECM）、局部黏附激酶（FAK）和GTP 结合蛋白（Cdc42）等关键基因表达产生影响。基于大鼠视网膜神经细胞，有研究发现乌头碱、新乌头碱和次乌头碱作用后，细胞增殖受到抑制，Ras 基因表达显著下降，提示 Ras/Raf/MEK/MAPK 信号通路可能是乌头类（含附子）中药毒性的重要靶点之一。

## 三、呼吸系统毒性

附子中毒后患者主要表现为呼吸不规则、呼吸困难、频率加快、咳嗽，重者可出现呼吸麻痹、衰竭等。实验研究发现乌头碱可损害肺成纤维细胞的 DNA，对肺成纤维细胞形成无氧化损伤，造成细胞凋零死亡，导致实验犬呼吸频率加快，幅度增大。

## 四、泌尿系统毒性

乌头碱能诱导肾小管上皮细胞凋亡。给予 SD 大鼠一次性灌胃乌头碱 46mg/kg（1/6 $LD_{50}$），大鼠在 6 小时内精神萎靡，仅进食水，12 小时后逐渐恢复活动，正常进食，分别于灌胃后 2、3、4、6 天处死，分离肾脏进行病理组织学检查和免疫组化法细胞凋亡观察。结果显示，显微镜下可见肾淤血，部分肾小管上皮细胞肿胀、变性。灌胃第 2 天起可在肾小管上皮细胞观察到凋亡细胞数明显增多，第 3 天达到高峰，至第 4 天后凋亡细胞数逐渐减少。有研究者用代谢组学分析方法研究乌头碱、新乌头碱和次乌头碱导致的大鼠代谢的改变。大鼠分别给予单剂量的 3 种生物碱，结果显示肾小管的功能在给药 24 小时内受到较大干扰，并且乌头碱组的影响比新乌头碱和次乌头碱组的影响大。通过质谱联用技术对代谢物分析显示乌头碱和新乌头碱的毒性机制亦可能不同。

## 五、胚胎毒性

附子有一定的胚胎毒性。有研究将大鼠在器官发育关键时期的胚胎分离出来暴露于不同浓度的乌头碱下，结果发现胚胎在 2.5g/mL 的乌头碱中受到明显的影响，主要表现为冠臂和头部长度减少，体节数下降，身体形态改变。当乌头碱浓度上升到 5mg/mL 时会导致胚胎严重畸变，包括心脏缺损（如心血管的粘连和心包腔的膨大），体节不规则脑畸变等。因此，临床用药时孕妇应该谨慎。除此之外，还有研究发现，乌头碱 0.05μg/mL、0.5μg/mL 和 5μg/mL 剂量组均可刺激睾丸支持细胞分泌乳酸，5μg/mL 和 50μg/mL 组抑制睾丸支持细胞增殖；0.05μg/mL、0.5μg/mL、5μg/mL 和 50μg/mL 乌头碱对体外培养的大鼠睾丸间质细胞（Leydig 细胞）作用 24 小时、48 小时无明显的毒性，对 HCG 诱导的 Leydig 细胞分泌无明显影响。

雌性大鼠妊娠第 7 天至 15 天灌服 1.14g/kg、3.43g/kg、10.3g/kg 盐附子浸膏，其中高剂量对孕鼠体重和摄食量有明显影响，有一定的母体毒性，但未发现其具有致畸性。乌头碱 2.5μg/mL 可影响体外大鼠胚胎生长发育和器官形态，诱发以心脏和神经系统为主的器官畸形；$5 \times 10^2$ng/mL 乌头碱可明显抑制黄体细胞孕酮的分泌；$5 \times 10^3$ng/mL 乌头碱抑制大鼠卵巢颗粒细胞和大鼠睾丸支持细胞的增殖，降低其对乳酸分泌的刺激作用；$5 \times 10^4$ng/mL 乌头碱可升高大鼠卵巢颗粒细胞 MDA 含量，明显抑制大鼠黄体细胞的增殖。

## 六、消化系统毒性

乌头附子类有毒中药中毒患者常有恶心呕吐、腹痛腹泻的现象。对 508 例附子不良反应进行文献分析，发现其中 390 例出现消化系统损害。对 38 例附子中毒的临床病例进行统计分析，发现有 30 例患者出现上腹部灼热、恶心和呕吐；12 例患者出现腹痛，还有 5 例患者出现流涎，这些均表明消化系统是乌头附子类有毒中药的重要毒性靶器官。灌胃给予痛症、炎症、脾阳虚证、肾阳虚证等不同病症小鼠或大鼠模型不同煎煮时间（15 分钟～6 小时）的生附子水煎液，其中生附子煎煮时间在 15 分钟～4 小时，对不同动物模型小鼠均可引起相似的毒性反应，多在用药 2～3 分钟出现呃逆，随后可见剧烈腹泻，肛周污秽，排泄物为淡黄色液体。现代研究表明，附子对消化系统主要表现为对肝脏和结肠间质细胞毒性。

**1. 肝脏毒性** 有研究发现灌胃给予大鼠黑顺片提取液后，肝脏的毒性作用具有剂量依赖性。有研究发现乌头碱和新乌头碱在人体肝脏中具有较高的组织分布，可能与附子对肝脏的毒性有关。有研究发现乌头碱能诱导肝脏细胞凋亡。给予体重 $200\pm10g$ SD 大鼠一次性灌胃乌头碱 1.46mg/kg（$1/6LD_{50}$），分别于染毒后第 2、3、5 天处死，切取肝脏进行病理组织学检查和原位杂交的肝脏细胞凋亡观察。结果显示，光镜下见中毒大鼠肝淤血，肝窦增宽，部分肝细胞变性，少数肝细胞核被缩小。免疫组化法观察到中毒肝脏呈现明显的细胞凋亡，且在第 2 天细胞凋亡数最多，至第 3、5 天有下降趋势。

**2. 结肠间质细胞毒性** 体外实验表明，乌头碱对小鼠结肠间质细胞具有一定毒性。给予浓度为 0.1% 的乌头碱，随着作用时间变长，乌头碱对结肠间质细胞形态学和细胞器等结构的损伤加重，最终使细胞膜破裂，细胞崩解为碎片。除此以外，乌头碱能使结肠间质细胞中 MDA 的含量增加，毒性作用机制与影响结肠间质细胞内 $Na^+$、$K^+$、$Ca^{2+}$ 等离子浓度及细胞膜上 $Na^+$-$K^+$-ATP 酶活性、细胞能量代谢有关。

附子的毒性是多靶点、多系统的。从分子水平来看这些毒性具有相同的机制。基因芯片技术发现，生附子水煎液灌胃小鼠的急性毒性靶器官主要是心和脑，对肝、脾、肺亦有不同程度的毒性。毒性作用机制与干扰离子通道功能、细胞代谢、细胞骨架、信号传导和细胞凋亡等密切相关。

# 第四节　附子的控毒研究

由于附子的毒性之大，附子的解毒控毒就显得格外重要。历代医家在长期的临床实践中，根据附子的药性、毒性特点和用药经验，总结出一系列行之有效的减毒控毒方法。以下主要以炮制解毒和配伍解毒两个方面对附子的控毒研究进行阐述。

## 一、炮制解毒

中药炮制是中医药学的一大特色，炮制在提高中药疗效、降低毒性方面发挥着重要的作用。"炮制不明，药性不确，而汤方无准，病症不验也"，反映了炮制与药物、医疗活动、临床疗效的关系。有毒中药的炮制是中药炮制的重要内容，古人在用药过程中认识了有毒性的中药，并且对其制毒的炮制方法进行了记载。附子是有大毒的药物，毒性剧烈可致人死亡，但是合适的炮制方法不仅可以有效降低附子的各种毒性，减少不良反应及副作用的发生，还可以增强疗效及拓宽使用范围。所以，炮制解毒对附子的应用非常重要。历代医家使用的附子都要经过严格的炮制加工，才能进行临床使用，从而达到安全有效的治疗结果。

附子炮制的文献记载始于汉代，纵观历代本草文献，古代炮制附子的方法，主要分为3个阶段：①从汉代至唐代，对附子的炮制主要为火制法中的"炮""烧""炙"等。②宋代之后，附子的炮制方法更加多样化，在沿用"炮"的基础上，发展到液体辅料制（包括酒制、盐水制、米醋制、童便制、米泔水制等）及药汁浸（如姜汁浸、黄连浸、黑豆浸、甘草浸、生姜蛤粉同煮、辰砂木瓜同蒸等）。③明代以后，基本沿用古法，其中以蒸煮等湿法为主，辅料也较为固定（如甘草、姜、童便、黑豆、盐等）。

随着现代科技的发展，在继承传统炮制方法的基础上，运用现代技术，又衍生出许多新的附子炮制方法，对附子的减毒存效、临床应用具有重要意义。如《中国药典》收载的盐附子、白附片和黑顺片，各地方炮制规范收载的淡附片、黄附片、炮附片，还有"樟树帮"特色炮制的阴附片和阳附片等。附子新型炮制工艺的不断完善，给临床安全高效的应用附子提供了技术支持。

## （一）传统炮制解毒技术

**1. 火制**　这是历史上最早使用的减毒方法。通过高温，附子的毒性成分被分解或破坏，从而达到减毒目的。如《景岳全书·本草正》指出："附子之性刚急而热，制用失宜，难云无毒，故欲制之得法。夫天下之制毒者，无妙于火。火之所以能制毒者，以能革物之性，故以气而遇火则失其气，味而遇火则失其味，刚者革其刚，柔者失其柔。"

**2. 水制**　是利用附子的有毒成分易被水解的特性，经过多次漂洗而减毒。如《本草崇原》指出："制附子之法，以刀削去皮脐，剖作四块，切片，用滚水连泡二次，去盐味、毒味。"

这种千百年沿用下来的水处理炮制技术，在除去附子的毒性方面虽有合理的一面，但过度的浸泡也导致药效成分大量丢失，从而影响附子的疗效。清代就有医家对当时浸泡处理附子的方法提出质疑，如《本草从新》曾说附子"市医漂淡用之，是徒用附子之名尔"。《女科要旨》也说："时行《临证指南》，其药惯用生姜渣、泡淡附子……皆无气无味之类。"而且现代研究表明，浸漂过程中总生物碱损失达80%以上，无法保证其减毒效果。所以，现代为减少附子毒性，长时间浸泡并非妥当之法，应进一步改进，以既要保证无毒又不损失药效为前提。

**3. 水火共制** 蒸制可在破坏毒性成分结构的同时保存水解产物，在宋代《十便良方》中就曾记载："用大附子或大川乌头二枚，去皮蒸过。"清代《握灵本草》描述附子"去皮蒸过"。且在现代加工黑顺片、白附片等炮制品时蒸制仍是必要环节。

从宋代开始新增了煮制的炮制方法，《十便良方》云："用大附子十两连皮，同大枣二升，于石器内，以水煮一日，常令水过两指。取出，每个切作三片，再同煮半日，削去皮，切焙为末。"明代《普济方》也谈及了"煮"。但在明清时期，有医家对煮制的方法提出质疑，如《景岳全书·本草正》云："又若煮法，若不浸胀而煮，则其心必不能熟；即浸胀而煮，及其心熟，则边皮已太熟而失其性矣。虽破而为四，煮亦不匀。且煮者必有汁，而汁中所去之性亦已多矣，皆非制之得法者。"煮制的方法虽然可以使毒性成分加热水解，但是同时也会造成附子的有效成分流失。然而从现代安全角度考虑，煮制依然是必不可少的环节。

**4. 加辅料制** 这一方法主要是利用辅料中的某些成分与有毒物质作用后，可结合转化成无毒而又不影响疗效的物质。此法常与加热法、水浸法合用。

（1）辅料浸漂法

①黑豆汁浸漂：早在《吴普本草》中就记载大豆能"杀乌头毒"。《本草经集注》又云："乌头、天雄、附子毒，用大豆汁、远志、防风、枣肌、饴糖并解之。"《雷公炮炙论》记载了采用将黑豆加入水中浸漂以降低附子毒性的方法，其谓："若阴制，使即生去尖皮底，薄切，用东流水并黑豆浸五日夜，然后漉出，于日中晒令干用。凡使，须阴制去皮尖了，每十两，用生乌豆五两，东流水六升。"这一方法后世仍有沿用，如《本草真诠》记载："黑豆水浸五日，去皮脐，面裹煨，外黄内白，须炒至俱熟用。"

②童便浸漂：明代《本草发挥》云："有必须用附子、乌头者，当以童便浸之，以杀其毒，且可助下行之力。"其法"以小便浸二七日，拣去坏者，以竹刀每切四片，井水淘净，逐日换水，再浸七日，晒干用"（《本草述钩元》）。但也有医家对此法持有疑义，如《本草从新》认为："用童便，是反抑其阳刚之性矣，尤非法之善者。"

③甘草汤浸漂:《备急千金要方·解毒杂治方》云:"甘草解百药毒,此实如汤沃雪,有同神妙。有人中乌头、巴豆毒,甘草入腹即定。"《医学要诀》曰:"甘草杀附子毒。"《本草从新》认为附子炮制减毒法虽多,"唯用甘草汤泡浸,则毒解而力不减,允为尽善矣"。《本草新编》也认为用甘草炮制减附子之毒,正是"取甘草至仁,以制不仁也"。具体炮制方法则云:"每个用甘草五钱,煮水一碗,将附子泡透,不必去皮脐尖子,正要全用为佳。"

(2)辅料加热法

①蜂蜜炙:陈藏器《本草拾遗》云:"去皮炮令坼,以蜜涂上炙之,令蜜入内。"《太平圣惠方》记载炮裂去皮脐、涂蜜炙令黄。《得配本草》云:"或蜜炙用,或蜜煎用。"

②姜汁煮:《本草经集注》云:"俗方每用附子,须甘草、人参、生姜相配者,正制其毒故也。"说明生姜有解附子毒的作用,所以,《圣济总录》载"炮裂去皮脐,趁热切作片子,厚薄如钱,用生姜半斤取汁,以慢火煮附子令汁尽,焙干"。《博济方》有"用生姜半斤,以水一碗,同煮附子,汁尽为度"等去附子毒的炮制法。

③姜枣煮:《本草经集注》云:"乌头、天雄、附子毒,用大豆汁、远志、防风、枣肌、饴糖并解之。"说明枣肉也可解附子之毒,故《圣济总录》有"以生姜半两,枣四枚,同煮一时辰,去皮脐,切碎"的方法。

④童便煮:《本草衍义补遗》云:"每以童便煮而浸之,以杀其毒,且可助下行之力,入盐尤捷。"《本草述钩元》云:"凡乌附天雄,须用童便浸透,煮过,以杀其毒,并助下行之力,入盐少许尤好。"以童便煮法减毒,古代医家也颇多争议。有推崇者,如《炮炙大法》谓:"此物(附子)性太烈,古方用火炮,不若用童便煮透尤良。"有非议者,如《本草图解》曰:"或用童便制者,止可速用,不堪藏也。"《本草崇原》云:"近世皆以童便煮之,乃因讹传讹,习焉不知其非耳。"《本草经集注》谓:"近世以便煮之,非法也。"《本草求原》也提倡"水浸、火炒用",认为"若童便煮,则力减"。该法现代已不用。

⑤甘草煮:《景岳全书·本草正》云:"其所以必用甘草者,盖以附子之性急,得甘草而后缓;附子之性毒,得甘草而后解;附子之性走,得甘草而后益心脾;附子之性散,得甘草而后调营卫,此无他,亦不过济之以仁,而后成其勇耳。"《本草图解》记载了"沸汤泡少顷,去皮脐,切作四椏,用甘草浓汁二钟,慢火煮之,汁干为度"的减毒炮制法。

⑥黑豆煮：明代李中梓《雷公炮制药性解》曰附子"畏人参、甘草、黄芪、防风、黑豆"。《本草备要》谓："今人用黑豆煮亦佳。"

⑦多种辅料共煮：《本草蒙筌》主张："制宗陶氏槌法，以刀去净皮脐，先将姜汁、盐水各半瓯，入沙锅紧煮七沸；次用甘草、黄连各半两，加童便缓煮一时，捞贮罐中，埋伏地内，昼夜周毕，囫囵曝干。藏须密封，用旋薄锉，仍文火复炒，庶劣性尽除。气因浮中有沉，功专走而不守，凡和群药，可使通行诸经……除四肢厥逆，去五脏沉寒。"

（3）复合减制毒法：《本草从新》载"修治法"，其云："煎极浓甘草水，将附子泡浸，剥去皮脐，切作四块，再浓煎甘草汤，泡浸令透，然后切片，慢火炒黄而干，放泥地上出火毒。"《长沙药解》云："纸包数层，水湿，火中灰埋，煨熟，去皮脐，切片，沙锅隔纸焙焦用，勿令黑。庸工用童便、甘草水浸，日久全是渣滓，毫无辣味，可谓无知妄作之至矣。"《本草原始》云："酿之法。先于六月内踏造大小面曲，未采前半月，用大麦煮成粥，以曲造醋，候熟，去糟，其醋不用太酸，酸则以水解之。将附子去根须，于新瓮内淹七日，每日搅一遍，捞出，以稀筛摊之，令生白衣，乃向微风淡日中晒百十日，以透干为度。若于烈日中晒，则皱而皮不附肉。"

## （二）目前常用的附子饮片

**1. 盐附子**　2020年版《中国药典》：选择个大、均匀的泥附子，洗净，浸入胆巴的水溶液中过夜，再加食盐，继续浸泡，每日取出晒晾，并逐渐延长晒晾时间，直至附子表面出现大量结晶盐粒（盐霜）、体质变硬为止。

**2. 黑顺片**　2020年版《中国药典》：取泥附子，按大小分别洗净，浸入胆巴的水溶液中数日，连同浸液煮至透心，捞出，水漂，纵切成厚约0.5cm的片，再用水浸漂，用调色液使附片染成浓茶色，取出，蒸至出现油面、光泽后，烘至半干，再晒干或继续烘干。

**3. 白附片**　2020年版《中国药典》：选择大小均匀的泥附子，洗净，浸入胆巴的水溶液中数日，连同浸液煮至透心，捞出，剥去外皮，纵切成厚约0.3cm的片，用水浸漂，取出，蒸透，晒干。

**4. 淡附片**　2020年版《中国药典》：取盐附子，用清水浸漂，每日换水2～3次，至盐分漂尽，与甘草、黑豆加水共煮透心，至切开后口尝无麻舌感时，取出，除去甘草、黑豆，切薄片，晒干。每100kg盐附子，用甘草5kg、黑豆 10kg。《浙江省中药炮制规范》：①一法：取盐附子，用清水浸漂至咸味基本消失，与豆腐加水共煮至内无白心，口尝微具有麻舌感时，取出附子，刮去外皮，晾至半干，切厚片，干燥。②二法：取盐附子，用清水浸漂至盐分漂尽，与甘草、黑豆加水共煮透心，至切开后口尝无麻舌感时，取出，切薄片，晒干。

**5. 黄附片**　《四川省中药饮片炮制规范》：取泥附子，按大小分别洗净，浸入附子炮制用胆巴的水溶液中数日，连同浸液煮至透心，捞出，剥去外皮，切成厚约 7mm 的片，用水浸漂，取出，用调色液染成黄色，晒干或烘干。

**6. 卦附片**　《四川省中药饮片炮制规范》：选择个大均匀的泥附子，洗净，浸入附子炮制用胆巴的水溶液中数日，连同浸液煮至透心，捞出，剥去外皮，对剖，成为两瓣如卦形的附片，再用水浸漂，用调色液染成浅茶色，取出，蒸制至出现油面光泽，晒干或烘干。

**7. 炮附片**　《重庆市中药饮片炮制规范及标准》：将净砂置锅内用武火炒热，取淡附片倒入，搅拌急炒，待全部鼓起，急速出锅，立即筛去砂，摊开，晾凉。

**8. 阴附片**　《樟树药帮中药传统炮制法经验集成及饮片图鉴》：取盐附子，洗净，用清水浸漂 7 ～ 10 日，每日换水 2 ～ 3 次，至盐分漂尽，取出，晾干；再加明矾、甘草漂 1 日，每盐附子 100kg 加生姜片 5.4kg，分 3 层蒸，蒸约 4 小时，至内无白心、口尝无麻舌感时，取出，摊晾至七八成干后，切或刨成薄片，干燥。

**9. 阳附片**　《樟树药帮中药传统炮制法经验集成及饮片图鉴》：将盐附子纵切厚片，河水洗净，漂 9 次水，晒干，砂炒（清油先炼砂）至鼓起、变白色入药。

**10. 其他**　除了上述常见的附子炮制方法，还有一些其他的现代炮制方法，如微波炮制、烘箱烘烤、煻灰火炮等。①煻灰火炮：将盐附子漂至微咸为度，捞出晾干表皮，然后用柳木火或谷壳灰进行煨制。煨后用姜汁制即可。此法炮制的附子性质温和，毒性经漂、煨、姜汁制后，毒性小，副作用少，其性温和。②微波炮制：先将泥附子制成淡附片，再蒸制 10 ～ 20 分钟，晾干或烘干后，选用 2450MHz 或 915MHz 的微波进行辐射干燥，制得含水量为 10% 以下的附子片。该法生产效率高，易控制火候，成本低，制得附子毒性低，药效好。

### （三）附子炮制减毒机理

附子主要成分是乌头碱类生物碱，可分为单酯型、双酯型和胺基型类生物碱，其中以双酯型生物碱如乌头碱、新乌头碱、次乌头碱毒性大，但同时又是附子的有效成分。附子经各种方法加工炮制后，能使附子中的生物碱含量降低，但附子中总生物碱含量的多少不能准确反映其毒性大小，其中双酯型生物碱的含量是决定其毒性大小的主要因素。生品中双酯型生物碱的含量高，炮制后双酯型生物碱的含量减少，单酯型乌头碱类含量增加。

采用溴甲酚绿染色法对附子生品及不同炮制品中总生物碱含量进行测定，研究表明，对于总生物碱含有量来说，炮制品的含有量相比较生品而言都有所降低，即生附子＞盐附子＞黑顺片＞白附片＞卦附片＞熟附片＞淡附片＞黄附子＞刨附片＞炮天雄。对于不同炮制品酯型生物碱含量来说，则有生附子＞盐附子＞黑顺片＞白附片＞卦附片＞熟附片＞淡附片＞黄附子＞刨附片＞炮天雄。相比生附子，炮制后的附片单酯型生物碱含有量明显升高，双酯型生物碱含有量明显降低，单酯型生物碱与双酯型生物碱含有量占比发生改变，双酯型生物碱含有量为生附子＞盐附子＞黑顺片＞白附片＞卦附片＞熟附片＞淡附片＞黄附子＞刨附片＞炮天雄。检测分析表明，不同的炮制方法，能不同程度地降低附子中毒性成分双酯型生物碱的含有量，增加有效成分单酯型生物碱的含有量，达到增效减毒的目的。依法炮制可明显减少附子中双酯型生物碱含量，说明炮制控毒是附子重要的控毒方法。然而，炮制后附子中总生物碱含量有减少，为保证其疗效，应注意依法炮制，但也不可炮制太过。

现代所用附子大多是经过胆巴炮制。胆巴炮制能降低附子中双酯型生物碱的含量，但胆巴中 $MgCl_2$、$CaCl_2$ 等成分进入人体后可凝固组织蛋白，对心血管系统和神经系统产生抑制作用，且经过胆液多次漂洗后，毒性成分减少的同时有效成分也大量丢失，故近年来，无胆巴炮制的附子研究受到重视。梅全喜教授带领博士研究生占心佾开展了无胆巴蒸附片的研究，并比较了有胆巴炮制的黑顺片与无胆巴炮制的蒸附片的肝毒性，结果表明黑顺片高剂量组肝脏指数显著升高，提示黑顺片高剂量可能影响了小鼠肝脏的正常功能，引发肝脏损伤；蒸附片组小鼠血清中 ALT 含量显著低于黑顺片组，蒸附片高剂量组比黑顺片高剂量组显著降低血清中 AST 含量，表明各炮制品附子对肝脏均会产生一定程度的损伤，而无胆巴炮制对肝脏的损伤相比有胆巴炮制较小；各给药组肝组织中 CYP450 酶含量显著下降，表明药物会在体内蓄积产生毒性，而蒸附片组能有效升高 CYP450 含量，表明无胆巴炮制法可在一定程度上减少附子在体内毒性的蓄积；附子对肝脏的毒性与氧化应激有关，而采用无胆巴炮制，可提高小鼠体内抗氧化剂含量，减少附子对肝脏的损伤。

## （四）生品与炮制品的动物长期毒性试验

有学者进行附子不同的炮制品及其部位的急性毒性实验发现，生附片水提液的 $LD_{50}$ 为 22.4g/kg，醇提液的 $LD_{50}$ 为 13.2g/kg；白附片、黑顺片和炮附片 95% 醇提液的 $LD_{50}$ 为 131.7g/kg、44.8g/kg、254.3g/kg。

在对盐附子、黑顺片和白附片的标准提取物灌胃小鼠、大鼠的急性毒性试验观察中发现，盐附子毒性较大，小鼠从给药后 1 小时开始出现毒性症状，大鼠从给药后 0.5 小时开始出现毒性症状，主要表现为抽搐、跳跃、翻滚。小鼠于给药 1～2 小时出现死亡，大鼠于给药 0.5 小时出现死亡，盐附子经口灌胃小鼠的 $LD_{50}$ 为 46.1g（生药）/kg；灌胃大鼠的 $LD_{50}$ 为 30.9g（生药）/kg。而经炮制后的黑顺片、白附片毒性明显降低，分别以最大给药剂量 96g（生药）/kg，96g（生药）/kg 灌胃大鼠、小鼠，均未见死亡及其他毒性反应，给药剂量相当于人日用量的 384 倍、240 倍。

对生附子、黑顺片和白附片的醇提物灌胃小鼠的急性毒性试验结果显示，黑顺片醇提物、白附片醇提物、生附子醇提物的 $LD_{50}$ 值相当于生药量分别为 49.853g/kg、42.550g/kg、22.168g/kg，以生附子醇提物毒性最大，黑顺片毒性最小。以上结果从毒理学角度体现了炮制控毒的科学性。研究表明，经过炮制之后的附子毒性已经很小，同时不同提取溶剂和炮制方法对于毒效的影响也存在差异。大量实验表明经过炮制后双酯型生物碱如乌头碱的含量大大降低，毒性很小的单酯型生物碱含量却大大升高。

## （五）附子炮制检验标准

2020 版《中国药典》采用乌头碱限量法。取黑顺片、白附片或淡附片粗粉 20g，置具塞锥形瓶中，加乙醚 150mL，振摇 10 分钟，加氨试液 10mL，振摇 30 分钟，放置 1～2 小时，分取醚层，蒸干，加无水乙醇 2mL 使溶解，作为供试品溶液。另取乌头碱对照品，加无水乙醇制成每 1mL 含 2mg 的溶液，作为对照品溶液。照薄层色谱法（《中国药典》2020 年版附录ⅥB）试验，吸取供试品溶液 6μL，对照品溶液 5μL，分别点于同一碱性氧化铝薄层板上，以正己烷 - 乙酸乙酯（1:1）为展开剂，展开，取出，晾干，喷以碘化钾碘试液与碘化铋钾试液的等容混合液。供试品色谱中，在与对照品色谱相应的位置上出现的斑点应小于对照品的斑点或不出现斑点。

## 二、配伍解毒

中药配伍的减毒增效是中医的医学特色和医学优势，配伍是指有目的地按病情需要和药性特点，有选择地将两位以上药物配合使用。前人把单味药的应用及药物之间的配伍关系概括为七种情况，称为"七情"。"七情"始载于《本经》。其《序例》云："药……有单行者，有相须者，有相使者，有相畏者，有相恶者，有相反者，有相杀者。"其中相杀、相畏配伍是专门针对有毒中药配伍减毒的论述和经验总结。《本经》提出："若有毒宜制，可用相畏、相杀者，不尔，勿合用也。"因此，附子作为一味有大毒的中药，不仅可以通过炮制的方法减毒，也可以用配伍的方法使附子增效减毒。附子通过与其他药物配伍，利用药物的互相制约，降低毒性、缓和烈性、提高疗效，达到治疗的目的。

### （一）相须、相使

**1. 附子配甘草**　炙甘草、甘草是与附子配伍最多的两种药物，甘草炙后性微温，味甘，可助附子扶阳之力，缓急止痛，还可以起着调和解毒的作用。《景岳全书·本草正》谓："盖以附子之性急，得甘草而后缓；附子之性毒，得甘草而后解。"二药配伍，取长补短，并且甘草有补土伏火之功。现代实验证明甘草与附子一起煎煮会使后者的毒性大大降低。

大量的实验研究证实甘草配伍附子使附子毒性成分乌头碱的溶出降低。研究表明，甘草与附子配伍后能明显增加甘草总黄酮含量。甘草总黄酮可能是抑制附子毒性的主要物质。甘草中的甘草酸促进附子中的乌头碱水解，从而起到解毒的功效。对四逆汤的配伍研究发现，甘草配伍附子能使游离的乌头碱含量显著减少。甘草酸及甘草次酸与乌头碱结合成盐，延缓或减少乌头碱的吸收，从而起到解毒的作用。

附子、甘草共煎后，总生物碱含量明显升高，双酯型生物碱含量明显下降，升高及下降幅度与附子配伍甘草量成正比；同时总黄酮含量明显升高，而总皂苷含量明显下降，升高及下降幅度与配伍甘草量成正比；附子总生物碱配伍甘草各相关有效部位表明，总生物碱含量升高，而双酯型生物碱含量在配伍甘草多糖后略有升高，在配伍甘草总黄酮、总皂苷后降低，且降低幅度与甘草总黄酮、总皂苷含量成正比。对乌头碱与甘草酸铁配伍不同比例、不同煎煮时间等影响因素进行的研究表明，配伍后的乌头碱含量明显降低，且随着甘草酸铁比例增加，乌头碱含量下降幅度增大。其减毒机理主要表现为甘草中的酸性物质与附子中的双酯型生物碱发生沉淀反应。甘草酸分子中含多个羧基，具有较强的酸性，可与附子中的多种生物碱（包括双酯型生物碱）发生沉淀反应，生成不溶于水的大分子络合物，从而降低药液中双酯型生物碱含量。

**2. 附子配干姜**　附子配伍干姜，以守约行，首见于《伤寒论》。《本草经集注》中记载"俗方每用附子，皆须甘草、人参、生姜相配者，正制其毒故也"。《伤寒杂病论》中亦以附子多配伍生姜、甘草、人参或干姜、大黄减轻其毒性。附子辛甘大热，走而不守，是回阳救逆、散寒除湿的要药；干姜辛热，守而不走，长于逐寒气、温脾胃、散中寒。两药同用，一走一守，治疗阳气虚脱、阴寒内盛。二药配伍，相须并用，干姜能增强附子回阳救逆的作用，正如前人所说"附子无干姜不热"。且附子有毒，配伍干姜能减低附子毒性。附子配干姜有增效减毒之功。

附子配伍干姜减毒的研究主要集中在干姜对附子毒性成分的影响方面。例如借助现代药理实验，可以得知附子、干姜共煎液新乌头碱的溶出量明显减少。干姜中的化学成分与附子的双酯型生物碱生成酯型生物碱，且抑制了双酯型生物碱的溶出，从而达到解毒的目的。有学者采用多指标评价体系评价附子、干姜药对的不同配伍比例在水煎液、人工胃液、人工肠液环境中，以及附片、干姜提取物不同配伍比例在不同的配伍环境中，总生物碱、酯型生物碱、双酯型生物碱及干姜相关成分的含量结果：①附子配伍干姜对总生物碱含量的影响：总体上讲，配伍干姜后总生物碱的含量呈上升趋势，总生物碱的含量随着干姜的增加呈正相关，煎煮 6 小时比 2 小时则更能促进总生物碱的溶出，在人工胃液、肠液环境中，干姜与白附片配伍能明显升高其总生物碱的含量；且随着干姜用量的增加，配伍样品中总生物碱的含量升高，提示干姜对总生物碱具有促进溶出的作用。②附子配伍干姜对单酯型生物碱含量的影响：附子配伍干姜后单酯型生物碱的含量呈上升趋势，随着干姜用量的增加而增加，且煎煮 6 小时比 2 小时则更能促进单酯型生物碱的溶出，在人工胃液、肠液环境中，干姜与白附片配伍能明显升高其对单酯型生物碱的含量；发现随着干姜用量的增加，配伍样品中对单酯型生物碱的含量升高，提示干姜对单酯型生物碱具有促进溶出的作用。③附子配伍干姜对双酯型生物碱含量的影响：附子配伍干姜后双酯型生物碱的含量呈下降趋势，在人工胃液、肠液环境中，干姜与白附片配伍能明显降低其双酯型生物碱的含量。

**3. 附子配大黄** 附子与大黄配伍源于《金匮要略》所载的大黄附子汤。方中以大黄苦寒攻下、通腑降浊，附子辛热散寒、温阳气，并以大黄的苦寒佐制附子刚燥之性。二药相合，寒热并用，温通并行，辛苦通降，相反相成，主治寒积里实证。附子温阳通脉、温经散寒止痛，大黄荡涤胃肠积滞而泄浊、清热解毒、祛血热瘀滞。两药相配，温凉并用，补泻并用，如附子泻心汤，附子配伍大黄、黄芩、黄连以清上焦之热，用附子逐下焦的寒气，上用凉药而下用温药，可以治疗阳热结于上，阴寒结于下的痞证而兼阳虚者。吴鞠通将附子、大黄用于寒滞之痛，称其配伍为"苦辛温下法"。两者配伍的临床应用范围逐渐增多，但方用附子配伍大黄多取温下和"去性存用"的特点。

现代研究表明，大黄含有鞣质，与附子配伍后可生成不为肠道所吸收的鞣酸乌头碱盐，从而佐制附子新乌头碱的毒性。采用总生物碱—单酯型生物碱—双酯型生物碱含量综合评价模式，对水提成分定量谱进行描述：①附子配伍大黄对附子总生物碱含量的影响：从测定结果可知，大黄配伍附子后总生物碱含量有不同程度增加。在人工胃液、肠液环境下，白附片与大黄配伍能明显促进其总生物碱的溶出。②附子配伍大黄对附子单酯型生物碱含量的影响：从测定结果可知，在人工胃液、肠液环境中，与白附片单煎液相比较，配伍大黄后能够显著升高各配伍组单酯型生物碱的含量。但从整体结果来看，大黄配伍附子后，单酯型生物碱含量呈现不同的变化，变化范围为 62.30% ～ 101.64%，以附子配伍生大黄（1:1）减少至 62.30% 为最低，附子与生大黄配伍后比例为 1:0.5 和 1:1 的单酯型生物碱有所降低，比例为 1:2 时有所增加，但增加不多。③附子与大黄不同比例配伍对双酯型生物碱的影响：结果表明，在人工胃液中，白附片和大黄配伍能增加双酯型生物碱的含量；在人工肠液中，白附片和大黄配伍能降低双酯型生物碱的含量。④附子与大黄配伍对大黄蒽醌类成分的影响：大黄、附子分煎液与合煎液在不同比例配伍时对总蒽醌、游离蒽醌、结合蒽醌的影响趋势基本一致。其中总蒽醌、游离蒽醌在含量上合煎液略低，说明在共同煎煮作用下附子对大黄总蒽醌、游离蒽醌有一定的抑制作用；而结合蒽醌则略有上升说明在共同煎煮作用下附子对大黄结合蒽醌有促进作用。大黄与附子配伍合煎液的总蒽醌、游离蒽醌、结合蒽醌的含量都是在 1:1 时最高，说明大黄与附子配伍时泻下作用最强。

## （二）相畏，相杀

**附子配防风**　防风辛甘微温，升浮为阳，搜肝泻肺，散头目气滞，杀附子毒。清代鲍相璈《验方新编》中有"防风二钱，煎水饮，解附子、乌头、天雄毒"的记载。已故著名中医焦树德强调"防风能杀附子毒"。他的方剂用附子时一般都配伍防风以解毒，以附子配防风治疗风湿痹证，如桂枝芍药知母汤（防风、炮附子、桂枝、芍药、麻黄、生姜等）及竹叶汤（防风、附子、淡竹叶、葛根、桔梗、甘草、桂心等）。

## （三）相反，相恶

相反即两种药物合用，能产生或增强毒性反应或副作用。古人云："两不相合也。"《本草经集注》谓："相反则彼我交仇，必不宜和。"相恶即两药合用，一种药物能使另一种药物原有功效降低，甚至丧失。古人云："相恶者，夺我之能也。"附子反半夏、瓜蒌、白蔹、贝母、白及，恶蜈蚣，故不宜配伍。然而，陶弘景曰："今检旧方用药，并也有相恶、相反者，服之不乃为忤，或能复有制持之者，犹如寇、贾辅汉，程、周佐吴，大体既正，不得以私情为害，虽尔，恐不如不用。"又曰："古方亦有相恶、相反，并乃不为害，非妙达精微者，不能知此理。"明代李时珍《本草纲目》谓："相恶、相反同用者，霸道也，有经有权，在用者，识悟尔。"

**附子反半夏**　半夏辛温，豁痰逐饮，消痞散结，降浊止呕，降气平喘。半夏反附子，是前人教训的总结，出现了毒性，可能指生品、鲜品毒性过大；或炮制不得法，毒性残留；或用量过大，毒性增加；或冷水煎药，时间过短；或药后饮酒、温浴；或季节环境温度过高，使中毒因素增加；或个体差异对两种药物有不良反应等。现代研究利用超高效液相色谱串联飞行时间质谱对乌头与半夏配伍煎煮前后水煎液进行检测，发现二者合煎后剧毒成分乌头碱、新乌头碱和次乌头碱含量显著增加，并分析原因可能是二者配伍促使其非酯化二萜生物碱向酯型二萜生物碱转化，从而使双酯型二萜生物碱显著增加。

附子反半夏的经典案例最早可追溯到张仲景的《伤寒论》与《金匮要略》。附子反半夏运用具体可见于《伤寒论》之小青龙汤加减（小青龙汤之"若噎者，去麻黄，加附子一枚，炮"），以及《金匮要略》之附子粳米汤、竹叶汤加减（竹叶汤之"呕者，加半夏半升"）。后世配伍应用主要有唐代孙思邈《备急千金要方》之大五饮丸；宋代《太平惠民和剂局方》之漯白丸、十四味建中汤，《扁鹊心书》之附子半夏汤，《圣济总录》之半夏汤；元代《世医得效方》之大省风汤；明代《医学入门》之半附汤、《证治准绳》之小半夏汤、《丹台玉案》之调胃和中汤；清代《辨证录》之洗心汤、《张氏医通》之附子散、《赤水玄珠》之三生饮等。现代医家也常使用附子与半夏配伍治疗胃寒反胃、痰饮停滞、寒饮哮喘等。现代姜春华、朱良春、颜德馨、丁甘仁、郑重光、李可、李方洁、梁超等诸位名医的医案中，半夏与附子则作为药对随证加减。《中医方剂大辞典》则收集半夏与附子同方应用者 502 首。

在现代临床实践中，亦有认为附子、半夏配伍使用后几乎未见发生明显毒副反应，反而有相辅相成的作用。二者配伍对心血管系统、消化系统、呼吸系统、泌尿系统等方面的疾病都起到很好的治疗效果。例如，临床上应用附子粳米汤治疗胃及十二指肠溃疡，小青龙汤加附子治疗支气管哮喘，均获得了较好的疗效。

虽然，古今均有应用反药配伍治疗疾病的情况，但在现实的中医临床上，建议仍要遵守中药"十八反""十九畏"的配伍禁忌，尽量做到非必要时不要应用相反、相畏的药物配伍。

# 第五节　附子的药用管理

中药的毒性初指药物的偏性，以偏纠偏是药物治病的基本原理。如何恰当利用"毒"的特殊治疗作用，避免产生毒性反应，保证临床用药的安全和有效至关重要。因此，毒性药物具有特殊的使用管理原则，如禁售、控制剂量、控制疗程、专人专柜管理等。本节介绍附子作为毒性药物的应用管理历史及质量评价标准发展历史。

## 一、毒性中药的管理法规

### （一）附子作为毒剧药物应用的历史

在我国，中药一开始就被称作"毒药"。《周礼·天官冢宰》记载："医师掌医之政令，聚毒药以共医事。"《类经·卷十四》指出："凡可避邪安正者，皆可称之为毒药。"阐明了毒性作为药物性能之一是一种偏性，以偏纠偏是药物治病的基本原理。因此在临证用药时，恰当利用"毒"的某些特殊治疗作用，可以避免其毒性反应而成为治病的良药。对附子"药"与"毒"关系的论述，早在《淮南子》中即有记载："天雄、乌喙，药之凶毒也，良医以活人。"《医法圆通》亦谓："病之当服，附子、大黄、砒霜，皆是至宝；病之不当服，参、芪、鹿茸、枸杞，都是砒霜。"古代的医生正是认识到附子的强烈毒性（偏性），在长期的临床实践中，遵循辨证论治的基本原则，通过配伍其他药物，适度炮制、久煎、适当的剂量，发挥其回阳救逆、散寒止痛的功效，起到"毒药"专注、强大、峻猛的治疗作用。

乌头是古代文献中记载最早的药物之一，其应用历史可以追溯到春秋时期。古人把野生乌头的汁液（汁或煎出的汁叫射罔）涂抹在兵器上应用于狩猎，后来发展为中国古代军事上应用的标准毒药，由于毒性峻烈，称作"一箭封喉"。古人在用药实践过程中，逐渐区分了乌头和附子，汉代的《神农本草经》已对两者进行了明确区分。与名目众多的乌头不同，附子在现存文献中只有"付子"一种称谓。现存的西汉后期文献著作中，"付子"的名称开始出现并逐渐增多。成书于西汉元帝时期（前48—前33）的《急就篇》记载："乌喙，形似乌之觜也；付（附）子，附大根而旁出也。与乌头、侧子、天雄本同一种。"附子的认识与使用虽晚于乌头，但是在东汉时期的医学文献中，附子的使用频率远远超过乌头。

### （二）古代对附子的药用管理

我国的卫生保健与医事制度最早可追溯到夏商时期，《周礼·天官冢宰》中记载："医师掌医之政令，聚毒药以共医事。凡邦之有疾病者、疕疡者造焉，则使医分而治之。"说明在医药理论萌芽时期的周朝已对医疗的分类及职权范围做出了规定。南北朝·宋时期，始设太医署，作为全国最高的医政管理及医疗保健机构。发展到隋唐时期，内分主药、医师、药园师、医博士、助教、按摩博士等职，而唐政府的"太医署"，则由行政、教育、医疗、药工四部分人员组成，设有违反医疗制度及医疗犯罪的惩治法律，《唐律疏议》云："凡以毒药药人，谓以鸩毒、冶葛、乌头、附子之类堪以杀人者，将用药人，及卖者知情，并合科绞。"宋代设翰林医官院（后改称医官局），掌管医之政令、医疗事务和药政管理。设国家药局如"御药院""尚药局""广惠司""惠民药局"等药品管理机构，制订了十分严格的管理制度，如轮值制度（即轮流值班，保证昼夜行诊、售药），检验制度（定期检验药品质量，陈腐过时药品及时废弃），施药制度（遇贫困、水旱、疫疬则施给药剂）。元朝积极推行官药局体制，据《元典章》记载：元政府明令禁售剧毒药品，1268 年禁售乌头、附子、巴豆、砒霜和堕胎药；1269 年禁止假医游街卖药，后又规定卖毒药致人死者，买者、卖者均处死；1311 年又规定禁售大戟、芫花、藜芦、甘遂、附子、天雄、乌喙、莨菪等 12 种。这些政令的颁布对于加强药材流通管理，确保临床用药安全起到了积极的作用。

分析历代本草的文献资料，可以清楚地看到古人对药物分类的原则之一是根据对药性的认识，其中就包括对药物毒性的认识，很早之前就明确了使用毒性药物的原则。历代医家根据药物毒性的强弱，对有毒中药进行了归类和分级，《素问·五常政大论》将药物分大毒、常毒、小毒和无毒四类，形成了中药毒性分级概念的萌芽，《吴普本草》首次真正在具体的药物纲目下记载了毒性，如附子为"有毒"，其后历代本草则多认为附子有"大毒"，如《本草经集注》谓之"大毒"。《本草纲目》记载："乌附毒药，非危病不用。"《本草衍义补遗》中记载："无人表其害人之祸……又堕胎为百药之长，慎之！"《本草崇原》中记载："甚至终身行医，而终身视附子为蛇蝎……服之必发狂而九窍流血；服之必发火而痈毒顿生，服之必烂五脏……"关于毒药的使用原则，早在《神农本草经》中就明确提出剂量递增的方法："若用毒药疗病，先起如黍粟，病去即止。不去，倍之；不去，十之。取去为度。"严格控制使用剂量和疗程以保证临床用药的安全和有效。

## （三）现代对附子的药用管理

**1. 生附子是列入毒性药品管理的 28 种毒性中药之一**　根据中华人民共和国 1988 年 12 月 27 日国务院令（第 23 号）《医疗用毒性药品管理办法》（以下简称《办法》）的规定，凡收购、经营、加工、使用毒性药品都需按照《办法》执行。毒性中药系指毒性剧烈、治疗量与中毒量相近、使用不当会致人中毒或死亡的一类中药。毒性中药的管理品种，由卫生部（现国家卫生健康委员会）会同国家医药管理局（现国家药品监督管理局）、国家中医药管理局规定。

（1）毒性中药年度生产、收购、供应和配制计划，由省、自治区、直辖市医药管理部门根据医疗需要制定，经省、自治区、直辖市卫生行政部门审核后，由医药管理部门下达给指定的毒性药品生产、收购、供应单位，并抄报卫生部、国家医药管理局和国家中医药管理局。生产单位不得擅自改变生产计划，自行销售。

（2）药厂必须由医药专业人员负责生产、配制和质量检验，并建立严格的管理制度，严防与其他药品混杂。每次配料，必须经 2 人以上复核无误，并详细记录每次生产所用原料和成品数，经手人要签字备查。所有工具、容器要处理干净，以防污染其他药品。标示量要准确无误，包装容器要有毒药标志。

（3）毒性中药的收购、经营，由各级医药管理部门指定的药品经营单位负责；配方用药由国营药店、医疗单位负责。其他任何单位或者个人均不得从事毒性药品的收购、经营和配方业务。

（4）收购、经营、加工、使用毒性中药的单位必须建立健全保管、验收、领发、核对等制度；严防收假、发错，严禁与其他药品混杂，做到划定仓间或仓位，专柜加锁并由专人保管。

毒性中药的包装容器上必须印有毒药标志。在运输毒性中药的过程中应当采取有效措施，防止发生事故。

（5）凡加工炮制毒性中药，必须按照《中国药典》或者省、自治区、直辖市卫生行政部门制定的《炮制规范》的规定进行。药材符合药用要求的，方可供应、配方和用于中成药生产。

（6）制备含毒性中药的制剂，必须严格执行制剂工艺操作规程，在本单位检验人员的监督下准确投料，并建立完整的制剂记录，保存 5 年备查。制剂过程中的废弃物，必须妥善处理，不得污染环境。

（7）医疗单位供应和调配毒性中药，凭医师签名的正式处方。每次处方剂量不得超过 2 日极量。调配处方时必须认真负责，使用与之剂量等级相适应的戥秤或天平秤称量，保证计量准确，按医嘱注明要求调配，并由配方人员和具备资格的药学技术人员复核人员签名（盖章）后方可发出。对处方未注明"生用"的毒性中药，应当付炮制品。如发现处方有疑问时，须经原处方医师审定后再行调配。处方一次有效，取药后处方保存 2 年。

（8）科研和教学单位所需的毒性药品，必须持本单位的证明信，经单位所在地县以上卫生行政部门批准后，供应部门方能发售。

（9）群众自配民间单、秘、验方需用毒性中药，购买时要持有本单位或者城市街道办事处、乡（镇）人民政府的证明信，供应部门方可发售。每次购用量不得超过 2 日极量。

附：28 种毒性中药名单

砒石（红砒、白砒）、砒霜、水银、生马钱子、生川乌、生草乌、生白附子、生附子、生半夏、生南星、生巴豆、斑蝥、青娘虫、红娘虫、生甘遂、生狼毒、生藤黄、生千金子、生天仙子、闹阳花、雪上一枝蒿、红升丹、白降丹、蟾酥、洋金花、红粉、轻粉、雄黄。

**2. 生产毒性药材的 GMP 管理要求**　按照 GMP 管理要求，生产加工附子产品的企业应具备加工毒性中药饮片资质。在《药品生产质量管理规范》附录、《中药饮片 GMP 补充规定》中，提出毒性药材等有特殊要求的饮片生产要符合国家有关规定。毒性药材生产应有专用设备及生产线，规定"从事毒性药材等有特殊要求的生产操作人员，应具有相关专业知识和技能，并熟知相关的劳动保护要求"。在目前的 GMP 实施过程中，要求"中药材与中药饮片应分别设库，毒性药材等有特殊要求的药材应设置专库或专柜"。

**3. 毒性中药饮片定点生产管理和经营质量管理的规定**　根据国家中医药管理局 1998 年 4 月 3 日发布执行的《毒性中药材的饮片定点生产企业验收标准》的通知要求，国家中医药管理局决定对毒性中药材的饮片生产企业实行定点发证管理制度。有关定点生产管理和经营质量管理的内容汇总如下。

（1）国家药品监督管理部门对毒性中药材的饮片，实行统一规划，合理布局：定点生产毒性中药材饮片原则包括对市场需求量大，毒性药材生产较多的地区，定点要合理布局，相对集中，按省区确定 2～3 个定点企业；对产地集中的毒性中药材品种，如朱砂、雄黄、附子等要全国集中统一定点生产，供全国使用。逐步实现以毒性中药材主产区为中心择优定点；毒性中药材的饮片定点生产企业要符合《医疗用毒性药品管理办法》。

（2）加强对定点生产毒性中药的饮片企业的管理：建立健全毒性中药材的饮片各项生产管理制度，包括生产管理、质量管理、仓储管理、营销管理等；强化和规范毒性中药材的饮片生产工艺技术管理，制定切实可行的工艺操作规程，建立批生产记录。保证生产过程的严肃性、规范性；加强毒性中药材的饮片包装管理。毒性中药材的饮片严格执行《中药饮片包装管理办法》，包装要有突出、鲜明的毒药标志；建立毒性中药材的饮片生产、技术经济指标统计报告制度；定点生产的毒性中药饮片，应销往具有经营毒性中药饮片的经营单位或直销到医疗单位。

（3）毒性中药饮片的经营管理：有经营毒性中药资格的企业采购毒性中药饮片，须从持有《毒性中药材的饮片定点生产证》的中药饮片生产企业和具有经营毒性中药资格的批发企业购进，严禁从非法渠道购进毒性中药饮片。毒性中药饮片须按国家有关规定，实行专人、专库（柜）、专账、专用衡器，双人双锁保管，做到账、货、卡相符。

## 二、质量标准沿革

### （一）附子传统质量评价标准沿革

古人对附子的评价手段由于科学技术水平的限制，其评价标准主要侧重于外观性状、产地、加工炮制方法等方面，根据附子的形、色、气、味等属性进行品质鉴定，从原始的感官识别发展到品质判定，逐渐形成了附子的传统质量评价方法。查阅历代本草专著中附子相关资料并对附子质量评价的方法进行梳理，古人对附子的质量评价标准主要体现在道地产地、野生与栽培、外观性状、炮制加工方法等方面。

在道地产地方面，认为"陕西出者名西附，四川出者名川附，川附为胜"。川附尤以"西川彰明赤水产者为最"。有认为"附子野生产罕，价贵功力亦大"。

在外观性状方面，古人认为"底平""体圆"者为佳，而在"角"多寡方面，有认为有"八角"或"九角"为良，也有"以蹲坐正节、角少者为上，有节、多鼠乳者次之，形不正而伤缺、风皱者为下"。颜色上认为"皮黑肌白""如铁色"为佳，而后古人多以"花白为上，铁色次之，青绿为下"为质量评价标准。重量上认为"一个重一两，即是气全，堪用"。

在炮制加工方面，《景岳全书》首次对炮制附子方法的优缺点进行了评价，直至清代大多数本草专著中都接受了张介宾的观点，认为"以盐腌之，其性愈减"，水浸、面裹煨、黑豆煮、盐水煮、姜汁煮、童便煮，皆非法之善者；"唯用甘草汤泡浸，则毒解而力不减，尤为尽善矣"。附子传统质量评价见表6-1。

表 6-1　附子的传统质量评价

| 年代 | 本草专著 | 传统质量标准 |
|---|---|---|
| 魏晋 | 《吴普本草》 | 皮黑肌白 |
| 南北朝 | 《雷公炮炙论》 | 底平，有九角，如铁色，一个重一两，即是气全，堪用 |
|  | 《本草经集注》 | 以八月上旬采也，八角者良。今宜都很山最好，谓为西建。钱塘间者，谓为东建，气力劣弱，不相似，故曰西水，犹胜东白也。其用灰杀之时，有冰强者并不佳（天雄） |
| 唐 | 《新修本草》 | 以八月上旬采也，八角者良。天雄、附子、乌头等，并以蜀道绵州、龙州出者佳。余处纵有造得者，气力劣弱，都不相似。江南来者，全不堪用 |

| 年代 | 本草专著 | 传统质量标准 |
|---|---|---|
| 五代 | 《日华子本草》 | 附子大短有角，平稳而实 |
| 宋 | 《本草图经》 | 以八角者为上……绵州彰明县多种之，惟赤水一乡者最佳 |
| | 《彰明附子记》 | 凡种一而子六七以上，则其实皆小；种一而子二三，则其实稍大；种一而子特生，则其实特大，此其凡也。附子之形，以蹲坐正节、角少为上，有节、多鼠乳者次之，形不正而伤缺、风皱者为下。附子之色，以花白为上，铁色次之，青绿为下。天雄、乌头、天锥皆以丰实盈握者为胜，而漏篮、侧子，园人以乞役夫，不足数也 |
| | 《本草衍义》 | 仍取其端平而圆、大及半两以上者，其力全不僭 |
| | 《大观经史证类备急本草》 | 若附子底平有九角，如铁色，一个重一两，即是气全，堪用 |
| | 《重修政和经史证类备用本草》 | 若附子底平有九角，如铁色，一个重一两，即是气全，堪用 |
| 元、明 | 《汤液本草》 | 多有外黄里白，劣性尚在，莫若乘热切做片子，再炒，令表里皆黄，内外一色，劣性皆去，却为良也 |
| | 《本草品汇精要》 | 类乌头而圆大，皮黑肉白 |
| | 《本草蒙筌》 | 皮黑体圆底平，山芋状相仿佛。顶择正圆，一两一枚者力大 |
| | 《景岳全书·本草正》 | 土人腌以重盐，故其味咸而性则降 |
| | | 若制以童便，则比不免于尿气，非惟更助其降……惟是姜汁一制颇通，第其以辛助辛，似欠和平……若煮法，若不浸胀而煮，则其心必不能熟，即浸胀而煮，及其心熟，则边皮已太熟而失其性矣；虽破而为四，煮亦不匀，且煮者必有汁，而汁中所去之性亦已多矣 |
| | | 若炒太干，则太熟而全无辣味，并其热性全失矣 |
| | | 白水煮之极熟，则亦全失辣味，并其热性俱失，形如萝卜不可食矣 |
| | 《本草纲目》 | 附子之形，以蹲坐正节、角少者为上，有节、多鼠乳者次之，形不正而伤缺、风皱者为下矣……附子之色，以花白者为上，铁色者次之，青绿者为下 |
| | | 天雄、乌头、天锥，皆以丰实盈握者为胜 |
| | 《本草真诠》 | 外黄内白，须炒至俱熟用 |
| | 《本草原始》 | 皮黑体圆底平。以八月上旬采，八角者良。一个重一两者，气全堪用 |
| | | 市者有以盐水浸之，取其体重，买者当以体干坚实、顶圆正、底平者为良 |
| | 《炮炙大法》 | 底平有九角，如铁色，一个重一两，即是气全，堪用 |
| | 《药品化义》 | 体重而大实，色肉微黄皮黑，气雄壮 |
| | | 取黑皮顶全圆正者佳，一枚重一两，力大可用 |

续表

| 年代 | 本草专著 | 传统质量标准 |
|---|---|---|
| 元、明 | 《本草乘雅半偈》 | 附子之形，以蹲坐正节、角少者为上，有节、多鼠乳者次之，形不正而伤缺、风皱者为下矣。又附子之色，花白者为上，铁色者次之，青绿者为下<br>天雄、乌头、天锥，皆以丰实盈握者为胜 |
| | 《本草通玄》 | 附子，以蹲坐正节、角少、重一两者佳。形不正而伤缺、风皱者，不堪用也 |
| | 《重订本草征要》 | 重一两以上，矮而孔节稀者佳 |
| | 《医宗必读》 | 重一两以上，矮而孔节稀者佳 |
| 清 | 《本草汇笺》 | 附子大而短，有角平稳 |
| | 《本草述》 | 附子之形，以蹲坐正节、角少者为上，有节、多鼠乳者次之，形不正而伤缺、风皱者为矣；又附子之色，花白者为上，铁色者次之，青绿者为下。天雄、乌头、天锥，皆以丰实盈握者为胜 |
| | 《本草崇原》 | 以蜀地绵州出者为良，他处虽有，为薄不堪用也<br>附子之形以蹲坐正节而侧子少者为上，有节、多乳者次之。行不正而伤缺、风皱者为下。其色以花白者为上，墨色者次之，青色者为下。近世皆以童便煮之，乃因讹传讹，习焉不知其非耳 |
| | 《本草备要》 | 皮黑体圆，底平八角，重一两以上者良 |
| | 《本草易读》 | 切片色光黑而润软。今时一种附子，片色暗黑而干焦，全失附子气味，用者慎之 |

唐代以前，本草专著主要是从外观性状、道地产地上对附子质量评价标准做了描述，记载附子以"皮黑肌白""如铁色""有八角或九角""一个重一两以上者"堪用。在道地性方面首次认为"蜀道绵州、龙州出者佳。余处纵有造得者，气力劣弱，都不相似。江南来者，全不堪用"。

到宋代，附子质量评价标准从外观性状和道地产地方面进行了更加详细的规范，尤其以杨天惠的《彰明附子记》最为详细地记载了附子药材质量评价标准。《大观经史证类备急本草》《重修政和经史证类备用本草》《本草图经》等都以"底平、八角或九角、如铁色、一个重一两者"为最好。而杨天惠所著《彰明附子记》则从附子种植规模、产量、栽培方法、生长采收情况、酿造之法、鉴别等工业、农业方面详细记载了当时彰明县附子种植、加工情况，分别从大小、数目、形、色等方面评价附子质量，认为"附子之形，以蹲坐正节、角少为上，有节、多鼠乳者次之，形不正而伤缺、风皱者为下。附子之色，以花白为上，铁色次之，青绿为下。天雄、乌头、天锥以丰实盈握为胜，而漏篮、侧子，园人以乞役夫，不足数也"。

元明时期，各本草专著中除了从外观性状和道地产地方面记载附子质量评价标准外，还增加了附子炮制加工方法、炮制程度的质量评价标准。外观评价标准方面，仍以附子质量"底平、八角或九角、如铁色、一个重一两者"为佳，以《彰明附子记》所述附子之大小、形和色等为标准。同时还增加了炮制方法、炮制程度的评价标准，如《汤液本草》中"再炒，令表里皆黄，却为良也"。《景岳全书》认为以甘草水制最好，盐腌制、童便制、姜汁制、白水煮等方法欠妥，同时首先提出了炮制过度，"全无辣味"而"功效全失"的炮制程度或饮片标准评价。《本草真诠》则认为"炒制俱熟用"。

在清代，大多数本草专著仍沿用《彰明附子记》中所载附子之大小、形和色等内容评价附子质量，也有以"皮黑""体圆""底平""有八角""一个重一两以上"为标准。在道地性方面，认为"陕西出者名西附，四川出者名川附，川附为胜"，川产附子（川附）优于陕西产附子（西附）。《本草从新》等首次提到野生附子力大于栽培附子，认为"附子野生产罕，价贵功力亦大"。在炮制方法方面，仍认为水浸、面裹煨，黑豆煮、盐水煮、姜汁煮、童便煮，"皆非法之善者"；唯用汤泡浸，"则毒解而力不减，允为尽善矣"。

## （二）历版《中国药典》对附子质量标准沿革

《中国药典》自1953年颁布至今共颁布了11版，第1版《中国药典》（1953年版）没有收载附子，自1963～2020年版均收载附子。历版《中国药典》中附子质量标准收载情况见表6-2。

表6-2 历版《中国药典》附子质量标准收载情况

| 版本 | 来源 | 性状 | 鉴别 | 检查 | 含量测定 | 炮制 | 性味与归经 | 功能与主治 | 用法与用量 | 注意 | 贮藏 |
|---|---|---|---|---|---|---|---|---|---|---|---|
| 《中国药典》（1953年版） | – | – | – | – | – | – | – | – | – | – | – |
| 《中国药典》（1963年版） | + | + | + | – | – | + | + | + | + | + | + |
| 《中国药典》（1977年版） | + | + | + | – | – | + | + | + | + | + | + |

续表

| 版本 | 来源 | 性状 | 鉴别 | 检查 | 含量测定 | 炮制 | 性味与归经 | 功能与主治 | 用法与用量 | 注意 | 贮藏 |
|---|---|---|---|---|---|---|---|---|---|---|---|
| 《中国药典》（1985 年版） | + | + | + | – | – | + | + | + | + | + | + |
| 《中国药典》（1990 年版） | + | + | + | + | – | + | + | + | + | + | + |
| 《中国药典》（1995 年版） | + | + | + | + | – | + | + | + | + | + | + |
| 《中国药典》（2000 年版） | + | + | + | + | – | + | + | + | + | + | + |
| 《中国药典》（2005 年版） | + | + | + | + | – | + | + | + | + | + | + |
| 《中国药典》（2010 年版） | + | + | + | + | + | + | + | + | + | + | + |
| 《中国药典》（2015 年版） | + | + | + | + | + | + | + | + | + | + | + |
| 《中国药典》（2020 年版） | + | + | + | + | + | + | + | + | + | + | + |

注："+"为有收载项，"–"为无收载项。

**1. 来源、性状** 10 版《中国药典》（1963 ～ 2020 年）中，附子的来源均为"毛茛科植物乌头的子根的加工品"。其性状在《中国药典》1963 年版的基础上进行术语的规范，采用国际标准单位，将附子大小表述的"寸"改为"cm"；将俗语"钉角"改为"支根或支根痕"，"纵走的筋脉"改为"纵向导管束"；自《中国药典》1985 年版删除了盐附子以"个大、体重、色灰黑、表面起盐霜者为佳"，黑顺片以"片大、厚薄均匀、切面油润有光泽者为佳"，白附片以"片大、色白、油润、半透明状者为佳"等描述。

**2. 鉴别** 《中国药典》1977 年版首次增加了生物碱鉴别试验；《中国药典》1985 版在前版实验方法基础上进行了完善；至《中国药典》1990 年版删除了生物碱沉淀反应鉴别内容，增加了紫外分光光度法鉴别；到《中国药典》2010 年版，则删除了紫外分光光度法，增加了薄层色谱法鉴别，分别鉴别 3 种双酯型生物碱类成分（新乌头碱、次乌头碱、乌头碱）和 3 种单酯型生物碱类成分（苯甲酰新乌头原碱、苯甲酰乌头原碱、苯甲酰次乌头原碱)。《中国药典》2015年版、2020年版继续沿用此法进行鉴别。

**3. 检查** 自《中国药典》1990年版首次增加了薄层色谱法检查乌头碱限量。至《中国药典》2010年版，删除了薄层色谱法进行乌头碱限量检查，首次采用了高效液相色谱法对附子毒性较大的成分进行控制，增加了水分检查和双酯型生物碱类成分（新乌头碱、次乌头碱、乌头碱）限量检查，3种双酯型生物碱含量总和不得超过0.020%。《中国药典》2015年版、2020年版继续沿用此法进行检查。

**4. 含量测定** 《中国药典》2010年版首次收载了含量测定项，用酸碱滴定法测定附子中的总生物碱的含量。《中国药典》2010年版首次选择以单酯型生物碱类成分（苯甲酰新乌头原碱、苯甲酰乌头原碱、苯甲酰次乌头原碱）为含量测定指标，规定3种单酯型生物碱类成分含量总和不得少于0.010%，保证了附子饮片质量的稳定和可控。《中国药典》2015年版删除了酸碱滴定法测定的内容。《中国药典》2020年版继续沿用此法进行含量测定。

**5. 饮片炮制** 除《中国药典》1953年版外，其余10版《中国药典》都收载了炮附片用砂烫法炮制，淡附片以甘草、黑豆水共煮炮制的加工方法。

**6. 饮片检查** 《中国药典》2020年版首次对附片、淡附片的总灰分、酸不溶性灰分做出规定。附片总灰分不得过6%，酸不溶性灰分不得过1%；淡附片总灰分不得过7%，酸不溶性灰分不得过1%。

**7. 性味与归经、功能与主治、用法与用量、贮藏** 除《中国药典》1953年版外，自《中国药典》1985年版性味与归经增加了"归心、肾、脾经"的内容。功能与主治未做修改。用法与用量上，自《中国药典》1977年版起规范了用量单位，收载了用法；自《中国药典》1985年版至2005年版，删除了用法；《中国药典》2010年版增加了"先煎、久煎"。使用注意上，自《中国药典》1985年版起，增加了"十八反"内容，此后几版《中国药典》中还增加了天花粉、瓜蒌子、瓜蒌皮、浙贝母、平贝母、伊贝母、湖北贝母等禁忌。贮藏方面，历版《中国药典》未做修改。

## （三）地方中药炮制规范中的附子质量标准

从已收集的全国各地方中药炮制规范和《全国中药炮制规范》中进行了梳理，主要包括河北、辽宁、吉林、江苏、浙江、安徽、福建、广东、江西、山东、河南、湖南、四川、贵州、云南、广西、北京、天津、上海、重庆等省、自治区、直辖市的地方中药炮制规范。从中分析可知，附子质量标准内容的修订基本与当时的《中国药典》接轨，并且保留了地方特色炮制工艺。地方中药炮制规范收载附子质量标准情况见表 6-3。

表 6-3 地方中药炮制规范收载附子质量标准情况

| 序号 | 炮制规范 | 来源 | 采收加工 | 性状 | 鉴别 | 检查 | 含量测定 | 炮制 | 性味与归经 | 功能与主治 | 用量与用法 | 注意 | 贮藏 |
|---|---|---|---|---|---|---|---|---|---|---|---|---|---|
| 1 | 《河北省中药材炮制规范》(1979年版) | + | − | + | − | − | − | + | + | + | + | − | − |
| 2 | 《辽宁省中药炮制规范》(1979年版) | + | − | + | − | − | − | + | + | + | + | − | + |
| 3 | 《吉林省中药饮片炮制规范》(1986年版) | + | − | − | + | + | + | + | − | + | + | + | + |
| 4 | 《江苏省中药饮片炮制规范》(2002年版) | + | + | + | + | − | + | + | + | + | + | + | + |
| 5 | 《浙江省中药炮制规范》(2015年版) | + | − | + | − | + | + | + | + | + | + | + | + |
| 6 | 《安徽省中药饮片炮制规范》(2019年版) | + | + | + | + | + | − | + | + | + | + | + | + |
| 7 | 《福建省中药炮制规范》(1988年版) | + | + | + | − | − | − | + | + | + | + | + | + |
| 8 | 《广东省中药炮制规范》(1984年版) | + | + | + | − | − | − | + | + | + | + | + | + |
| 9 | 《江西省中药炮制规范》(1991年版) | + | + | + | + | − | − | + | + | + | + | + | + |
| 10 | 《山东省中药炮制规范》(2002年版) | + | + | + | + | + | − | + | + | + | + | + | + |
| 11 | 《河南省中药饮片炮制规范》(2005年版) | + | + | + | + | + | + | + | + | + | + | + | + |
| 12 | 《湖南省中药饮片炮制规范》(2010年版) | + | − | + | + | + | + | + | + | + | + | + | + |
| 13 | 《四川省中药饮片炮制规范》(2015年版) | + | + | + | + | + | + | + | + | + | + | + | + |

续表

| 序号 | 炮制规范 | 来源 | 采收加工 | 性状 | 鉴别 | 检查 | 含量测定 | 炮制 | 性味与归经 | 功能与主治 | 用量与用法 | 注意 | 贮藏 |
|---|---|---|---|---|---|---|---|---|---|---|---|---|---|
| 14 | 《贵州省中药饮片炮制规范》(2005年版) | + | + | + | + | + | - | + | + | + | + | + | + |
| 15 | 《云南省中药饮片炮制规范》(1986年版) | - | - | + | + | - | - | + | + | + | - | + | + |
| 16 | 《广西壮族自治区中药饮片炮制规范》(2007年版) | + | + | + | + | + | - | + | + | + | + | + | + |
| 17 | 《北京市中药饮片炮制规范》(2005年版) | + | + | + | + | + | + | + | + | + | + | + | + |
| 18 | 《天津市中药饮片炮制规范》(2018年版) | + | + | + | + | + | + | + | + | + | + | + | + |
| 19 | 《上海市中药饮片炮制规范》(2018年版) | + | + | + | + | + | + | + | + | + | + | + | + |
| 20 | 《重庆市中药饮片炮制规范》(2006年版) | + | + | + | + | + | + | + | + | + | + | + | + |
| 21 | 《全国中药炮制规范》(1988年版) | + | + | + | - | - | - | + | + | + | + | + | + |

注："+"为有收载项，"-"为无收载项。

**1. 来源、采收加工、性状** 从已收集的全国地方中药炮制规范和《全国中药炮制规范》中，除《云南省中药饮片炮制规范》(1986年版)没有记载来源外，其他地方中药炮制规范中附子的来源均为"毛茛科植物乌头的子根的加工品"。采收加工内容除河北、辽宁、吉林、湖南、云南的地方中药炮制规范没有收载，其他地方中药炮制规范主要以主产地、采收时间和盐附子、黑顺片、白附片加工方面进行描述，大多数地方中药炮制规范采收加工内容与当时的《中国药典》相同。性状方面，包括形状、大小尺寸、颜色、断面、质地、气、味等方面进行了详细记载的如浙江、安徽、福建、江西、山东、湖南、四川、北京、天津、上海、重庆等地方中药炮制规范和《全国中药炮制规范》；也有简单描述颜色、形状、味道等方面的如河北、辽宁、江苏、云南等地方中药炮制规范。

**2. 鉴别**　其中河北、辽宁、吉林、浙江、福建、云南、天津等地方中药炮制规范和《全国中药炮制规范》未收载鉴别项，安徽、山东、湖南、贵州、上海、重庆等地方中药炮制规范以分光光度法鉴别，即在231nm与274nm的波长处有最大吸收；江苏、江西、四川、广西、北京地方中药炮制规范以薄层色谱法鉴别，江西、广西等地方中药炮制规范以乌头碱作为对照，北京等地方中药炮制规范以新乌头碱、次乌头碱、乌头碱、苯甲酰新乌头原碱、苯甲酰乌头原碱、苯甲酰次乌头原碱为对照。

**3. 检查**　河北、辽宁、江苏、福建、江西、云南等地方中药炮制规范和《全国中药炮制规范》未收载，吉林、浙江、安徽、山东、河南、天津、上海、重庆等地方中药炮制规范采用薄层色谱法对乌头碱进行了限量，展开条件各地方有所不同；北京等地方中药炮制规范则对含水量、双酯型生物碱成分（新乌头碱、次乌头碱、乌头碱）进行限量检查，与《中国药典》2020年版限量标准相同，即水分不得超过15%，3种双酯型生物碱含量总和不得超过0.020%。

**4. 含量测定**　除四川、北京、天津、上海的地方中药炮制规范外，其他地方及《全国中药炮制规范》均无含量测定项，北京、天津、上海的地方中药炮制规范中，对附子含量测定项内容与《中国药典》2020年版相同，以单酯型生物碱成分（苯甲酰新乌头原碱、苯甲酰乌头原碱、苯甲酰次乌头原碱）为含量测定指标，规定3种单酯型生物碱成分含量总和不得少于0.010%。

**5. 炮制**　附子炮制产品中，在地方中药炮制规范中附片（黑顺片、白附片）多为原产地加工，筛去杂质或打碎直接入药，如江苏、浙江、安徽、福建、江西、山东、河南、四川、云南、甘肃、北京、上海等地方中药炮制规范和《全国中药炮制规范》中收载。但《天津中药饮片炮制规范》中将附片（黑顺片、白附片）与甘草汁共煮后入药。淡附片多以甘草、黑豆共煮炮制而得，如吉林、江苏、浙江、安徽、福建、山东、河南、湖南、贵州、广西等地方中药炮制规范和《全国中药炮制规范》中收载，但也有与豆腐共煮炮制而得的淡附片，如浙江、上海等地方中药炮制规范中收载。炮附片则都以砂烫法炮制而得。附子在地方也有其他的炮制方法和炮制产品，如《辽宁中药炮制规范》1957年版收载了取盐附子漂胆后与白矾共煮；《江西省中药饮片炮制规范》1991年版收载了炒附片、熟附片和煨附片；《云南省中药饮片炮制规范》1986年版收载了附片胆炙法（猪胆汁）等。

**6. 性味与归经、功能与主治、用法与用量、注意、贮藏**　辽宁、吉林等地方中药炮制规范未收载附子性味与归经情况，其他地方中药炮制规范均收载附子"辛、甘，大热；有毒。归心、肾、脾经"。功能与主治无明显区别，功能主要为"回阳救逆，补火助阳，逐风寒湿邪"。主要用于"亡阳虚脱，肢冷脉微，阳痿，宫冷，心腹冷痛，虚寒吐泻，阴寒水肿，阳虚外感，寒湿痹痛"。用法与用量上，河北、辽宁、云南等地方中药炮制规范未收载，其他地方中药炮制规范用量均为"3 ～ 15g"。使用注意上，除河北、辽宁、福建等地方中药炮制规范外均收载了十八反和妊娠禁忌内容。贮藏方面，《河北省中药材炮制规范》1979 年版未收载，其他地方中药炮制规范均有收载。

## 三、质量标准研究

**1. 乌头碱限量检查方法**　自《中国药典》1990 年版至 2005 年版，收载了附子乌头碱限量检查的内容，规定薄层样品斑点颜色不得深于乌头碱。但由于实践过程中，出现了斑点拖尾、不集中等问题，不少研究者针对这些问题也进行了方法的改良研究。但由于该方法准确性低、定性不能定量的问题，在《中国药典》2010 年版中予以删除。

有研究者发现《中国药典》（1985、1990、1995、2000 年版）乌头碱限量检查薄层色谱斑点拖尾严重，各成分分离不好，经过改良供试品制备和层析条件后，分析效果较好，斑点规则。有研究者借鉴《中国药典》附子理中丸检查项乌头碱限量的检查方法，结果观察准确，薄层板显色不脱落，斑点清晰易辨。研究者发现《中国药典》规定附子饮片乌头碱限量检查方法采用碱性氧化铝软板，但存在不易保存和色谱出现拖尾等问题，而附子理中丸限量检查方法采取国际禁用的苯试剂，通过采用硅胶薄层层析法，使用非苯类展开剂，结果分离度好，薄层斑点清晰，检测灵敏度高。

**2. 总生物碱的含量测定方法**　附子中总生物碱含量测定的方法种类繁多，有滴定法、电极法、红外漫反射定量法、分光光度法等。特别是分光光度法测定总生物碱含量的研究文献最多，但未收载到国家标准中。而酸碱滴定法被《中国药典》2010 年版收载，用于附子中总生物碱含量测定，但是因其滴定法准确性低、误差大的缺点，被《中国药典》2015 年版删除。

**3. 双酯型生物碱的含量测定方法**　研究双酯型生物碱测定方法的文献也较多，如改良异羟肟酸铁法、薄层扫描法、毛细管电泳法、酶联免疫吸附分析法等。但这些方法从未作为法定的含量测定方法载入《中国药典》。高效液相色谱法作为双酯型生物碱含量测定的现代、准确的方法收入国家标准。液相色谱－串联质谱法用于附子理中丸等中成药质控中测定双酯型生物碱含量，也得到了推广。

**4. 单酯型生物碱和双酯型生物碱的含量测定方法** 附子作为毒性药材，临床应用的安全性要求高，《中国药典》2005 年版以前仅仅是对附子乌头碱定性检查，而毒性较大、安全性较低的乌头碱、次乌头碱、新乌头碱无法定量，以及有效性较高、毒性较低的苯甲酰新乌头原碱、苯甲酰次乌头原碱、苯甲酰乌头原碱也无法定量，因此不能体现临床的安全性和有效性，生产企业也不能保证饮片产品质量的稳定性。在众多研究文献的基础上，《中国药典》2010 年版及以后的版本都收载了以高效液相色谱法同时测定单酯型生物碱和双酯型生物碱的含量，对毒性较大、疗效较好的成分进行了定量限定，保证了附子饮片产品的安全性、有效性和稳定性。如此，有研究者采用高效毛细管电泳法，建立了同时测定乌头类药材次乌头碱、新乌头碱、苯甲酰乌头原碱、苯甲酰次乌头原碱和苯甲酰新乌头原碱含量的方法。

**5. 多糖的含量测定方法** 采用蒽酮－硫酸法测定附子多糖含量，通过对附子多糖类成分的含量测定，探讨附子最佳提取、纯化工艺。研究江油附子的多糖含量，附子粉用 80% 乙醇回流，热水提取，以葡萄糖为对照品，用蒽酮－硫酸比色法测定其中多糖的含量。有学者采用蒽酮－硫酸法，以附子多糖含量为指标确定采收期，并认为附子中多糖的含量因采收期不同而差异较大，在生长期含量较高；并且以蒽酮－硫酸法测定不同品种附子多糖含量，发现 4 个品种生附片中多糖含量为 2.938% ～ 4.295%，经方差分析，不同品种间多糖含量差异不显著。

**6. 尿嘧啶的含量测定方法** 尿嘧啶是附子中水溶性部位发现的一种低含量成分，纯品尿嘧啶对蟾蜍心脏有增强心收缩力的作用。为建立超高效液相色谱法同时测定附子和川乌中尿嘧啶、腺苷、鸟嘌呤核苷和尿嘧啶核苷 4 种核苷类成分含量的方法，采用水超声提取附子和川乌中的核苷类成分，乙腈－水为流动相梯度洗脱，并采用差异显著性分析、聚类热图分析、主成分分析和 TOPSIS 分析进行数据处理，综合评价附子和川乌的质量。以高效液相色谱法测定黑顺片各炮制状态样品（泥附子、胆附子、煮附子、冰附子、漂附片、蒸附片、黑顺片）的冻干粉和水提液中 4 种水溶性成分：盐酸多巴胺、尿嘧啶、尿苷、鸟苷的含量。结果显示泥附子中尿嘧啶、尿苷、鸟苷含量最多，冰附子中盐酸多巴胺含量最多，切片漂洗后 4 种水溶成分含量均大幅度降低。

**7. 微量元素的含量测定方法**　有研究者采用电感耦合等离子发射光谱法测定附子及不同姜制附子十种微量元素（Cu、Fe、Mn、Pb、Cd、Zn、Ca、Cr、Ni、Mg）的含量变化，发现附子经过不同的姜汁炮制之后，微量元素有明显变化，其中，生姜片和干姜片拌蒸附子的变化最为明显。有研究者建立了以空气乙炔火焰原子吸收光谱法测定附子中10种微量元素（Cu、Fe、Mn、Pb、Cd、Cr、Zn、Ni、Ca、Mg）含的方法，证实该法可用于测定中药附子微量元素的含量。

**8. 胆巴限量检查方法**　附子加工炮制过程中加入了胆巴，虽经漂洗，但仍有一定的残留。为了给附子的质量控制和胆巴的规范化使用提供参考依据，有研究者测定了市售附子中的胆巴残留量和部分元素的质量分数。采用微波消解法处理样品，电感耦合等离子体质谱仪测定样品中胆巴残留量和部分元素的质量分数，结果显示市售附子的胆巴残留量中钙残留较低，但多数样品中钠、镁、钾残留过大，重金属质量分数基本符合要求。

附子中胆巴的残留引起社会对附子饮片质量的怀疑，现行的《中国药典》2020年版中未对附子饮片中胆巴的限量做出规定。企业生产附子产品中胆巴含量高低差异较大，导致市场销售附子饮片质量不稳定，直接影响临床应用的安全性。为了保证附子饮片安全、有效、稳定、可控，建议制定胆巴的限量标准，并纳入相关的规范和标准中，以严格控制附子饮片的质量。

## 参考文献

［1］周娟，叶玲，唐斓，等.HPLC同时测定附子乌头碱、新乌头碱、次乌头碱的含量［J］.中华中医药杂志，2012，27（12）：3204-3206.

［2］王世红，陈安宝，李芳，等.乌头碱中毒心脏毒性的分子机制研究进展［J］.西北药学杂志，2020，35（6）：972-975.

［3］张硕峰.附子中三种双酯型生物碱的心脏毒效关系及甘草苷的干预作用［D］.北京：北京中医药大学，2007.

［4］方茂鑫.附子水溶液化学成分及其心脏毒性研究［D］.成都：成都中医药大学，2007.

［5］姜波，常晶晶，张春蕾.附子心脏毒性及配伍减毒增效机制研究进展［J］.药物评价研究，2021，44（6）：1346-1353.

［6］Zhou Y H，Piao X M，Liu X，et al.Arrhythmogenesis toxicity of aconitine is related to intracellular ca（2+）signals［J］.Int J Med Sci, 2013, 10（9）: 1242-1249.

［7］Fu M, Li R X, Fan L, et al.Sarcoplasmic reticulum Ca$^{2+}$ release channel ryanodine receptor（RyR2）plays a crucial role in aconitine-induce arrhythmias ［J］. Biochem Pharmacol, 2008, 75（11）: 2147-2156.

［8］Zhang S W, Liu Y. Aconitine alters connexin43 phospholatin status and［Ca$^{2+}$］ oscillation patterns in cultured ventricular myocytes of neonatal rats［J］.Toxicol in Vitro, 2007, 21: 1476-1485.

［9］Ma L Q, Yu Y, Chen H, et al. Sweroside alleviated aconitine-induced cardiac toxicity in H9c2 cardiomyoblast cell line［J］.Front Pharmacol, 2018, 9: 1138.

［10］赵佳伟, 何家乐, 马增春, 等.附子对 H9c2 心肌细胞系线粒体的毒性作用机制［J］.中国药理学与毒理学杂志, 2015, 29（5）: 816-824.

［11］Gao X, Zhang X, Hu J, et al.Aconitine induces apoptosis in H9c2 cardiac cells via mitochondriamediated pathway［J］. Mol Med Rep, 2018, 17（1）: 284-292.

［12］Huang g, Yang L, Zhou W, et al. Study on cardiotoxicity and mechanism of "Fuzi" extracts based on metabonomics［J］. Int J Mol Sci, 2018, 19（11）: 3506.

［13］简思刚, 刘鑫, 张勇.川乌心血管系统毒性的研究进展［J］.中国现代应用药学, 2019, 36（14）: 1850-1855.

［14］Sheikh-Zade Y R, Cherednik T L, Galenko-Yaroshevskii PA, et al. Peculiarities of cardiotropic effect of aconitine［J］. Bull Exp Biol Med, 2000, 129: 365-366.

［15］张金莲, 曾昭君, 张冰, 等.附子临床不良反应分析［J］.中国实验方剂学杂志, 2014, 20（18）: 228-231.

［16］韩山山, 吕雷, 王汉蓉, 等.三种乌头类中药在大鼠体内外的神经毒性［J］.华西药学杂志, 2007, 22（3）: 286-288.

［17］潘校琦, 彭成.附子神经毒性研究进展［J］.世界中医药, 2017, 12（11）: 2551-2562.

［18］Peng C, Zheng T, Yang F, et al. Study of neurotoxic effects and underlying mechanisms of aconitine on cerebral cortex neuron cells［J］. Arch Pharm Res, 2009, 32（11）: 1533-1543.

［19］张仲林, 彭成.乌头类有毒中药的毒性基因研究［J］.中国药理通讯, 2009（2）: 81.

［20］王彦河.对乌头类药物毒性反应的探讨［J］.中国中医药现代远程教育, 2008, 6（1）: 36-37.

［21］Lin C C, Chan T Y, Deng J F.Clinical features and management of herb-induced aconitine poisoning［J］.Ann Emerg Med, 2004, 43（5）: 574-579.

［22］Zhao Y, Bu Q, Zhou Y, et al. Mechanism study of Aconitum-induced neurotoxicity in PC12 cells: involvement of dopamine release and oxidative damage［J］. Neuro Toxicology, 2010, 31（6）: 752-757.

［23］Li T F, Gong N, Wang YX. Ester Hydrolysis Differentially Reduces Aconitine-Induced Anti-hypersensitivity and Acute Neurotoxicity: Involvement of Spinal Microglial Dynorphin Expression and Implications for Aconitum Processing［J］.Front Pharmacol, 2016, 7: 367.

［24］Kimura I, Takada M, Nojima H, et al.Aconitine, a main component of aconite, increases spontaneous acetylcholine release from the frontal cerebral cortex of freely moving rats［J］. Biol Pharm Bull, 1996, 19（11）: 1440-1442.

［25］Peng C, Wang L, Wang Y H, et al.The toxicity of aconitine, emodin on ICC cell and the antagonist effect of the compatibility［J］.Eur J Drug MetabPharmacokinet, 2009, 34（3-4）: 213-320.

［26］王厚伟, 窦彦玲, 田景振, 等.基于寒/热性对照抗原的斑点免疫印迹法中药药性研究［J］.中国中药杂志, 2009, 34（4）: 438-442.

［27］RamaRaog, Bhattacharya BK.Multiple signal transduction pathways alterations during nerve agent toxicity［J］.Toxicol Lett, 2012, 208（1）: 16-22.

［28］Modis K, Wolanska K, Vozdek R. Hydrogen sulfide in cell signaling, signal transduction, cellular bioenergetics and physiology in C. elegans［J］.Gen Physiol Biophys, 2013, 32（1）: 1-22.

［29］张仲林, 彭成, 刘宏伟.生川乌对小鼠Focaladhesion信号通路毒性影响的实验研究［J］.中草药, 2009, 40（1）: 75-78.

［30］饶朝龙，彭成.乌头类生物碱对 ras 基因表达影响及其抗肿瘤分子机制研究［J］.现代预防医学，2010，37（6）：1098-1100，1103.

［31］蒋旭萍.附子毒性成分及不良反应［J］.实用中医内科杂志，2018，32（12）：73-75.

［32］王金勇，王亚其，张建军，等.乌头类中药对 CHL 细胞的 DNA 损伤作用［J］.现代预防医学，2007，34（7）：1204-1206.

［33］雷怀成，易建华.乌头碱中毒肾小管上皮细胞凋亡的观察［J］.工业卫生与职业病，2005，31（2）：83-85.

［34］Sun B，Li L，Wu S M，et al. Metabolomic analysis of biofluids from rats treated with Aconitum alkaloidsusing nuclear magnetic resoaance and gas chromatography/ time of flight mass spectrome try［J］. Anal Biochem，2009，395：125-133.

［35］Xiao K，Wang L，Liu Y，et al. Study of aconitine toxicity in rat embryos in vitro［J］. Birth Defects Res B Dev ReprodToxicol，2007，80（3）：208-212.

［36］潘黎，张建军，卢豪，等.乌头碱对大鼠睾丸间质细胞的毒性研究［J］.癌变·畸变·突变，2008，20（3）：231-234.

［37］杨雪，夏东胜，田春华，等.508 例附子不良反应文献分析［J］.中国药物警戒，2017，14（10）：615-621.

［38］史国华.乌头碱中毒致心律失常 38 例临床分析［J］.内蒙古中医药，2011，（19）：17-18.

［39］Li L，Sun B，Zhang Q，et al.Metabonomic study on the toxicity of Hei-Shun-Pian,the processed lateral root of Aconitum carmichaeliiDebx.（Ranunculaceae）［J］.J Ethnopharmacol，2008，116（3）：561-568.

［40］Niitsu H，Fujita Y，Fujita S，et al.Distribution of Aconitum alkaloids in autopsy cases of aconite poisoning［J］. Forensic Sci Int，2013，227（1-3）：111-117.

［41］雷怀成，易建华，刘涛.乌头碱中毒肝细胞凋亡的观察［J］.卫生毒理学杂志，2004，4（3）：199-200.

［42］占心佾，罗青，梅全喜，等.不同附子炮制品对肝损伤毒性的作用比较［J］.时珍国医国药，2022，34（3）：609-613.

［43］邵国荣，王志刚.浅谈附子的临床运用体会［J］.天津中医药,2009,26(2):132-133.

［44］浙江省食品药品监督管理局.浙江省中药炮制规范（2005年版）［M］.杭州：浙江科学技术出版社，2006.

［45］四川省食品药品监督管理局.四川省中药饮片炮制规范［M］.成都：四川科学技术出版社，2006.

［46］重庆市食品药品监督管理局.重庆市中药饮片炮制规范及质量标准［S］.重庆：重庆市食品药品监督管理局，2006.

［47］范崔生全国名老中医药专家传承工作室.樟树药帮中药传统炮制法经验集成及饮片图鉴［M］.上海：上海科学技术出版社，2016.

［48］周子渝，熊永爱，黄勤挽，等.附子不同炮制品及其部位急性毒性研究［J］.成都中医药大学学报，2012，35（3）：63-65.

［49］越皓，皮子凤，宋凤瑞，等.附子不同配伍药对中生物碱成分的电喷雾质谱分析［J］.药学学报，2007（2）：201-205.

［50］何忠文，何平文.附子、川乌、草乌中毒12例辨析［J］.江西中医学院学报，2000，12（2）：54.

［51］马鸿雁，刘小彬，李楠，等.乌头碱和甘草酸作用的研究［J］.时珍国医国药，2006，17（2）：208-209.

［52］李丛菊.附子与干姜配伍的物质基础研究［D］.成都：成都中医药大学，2008.

［53］远颖，张增瑞，徐宗佩，等.附子大黄配伍的毒副作用研究［J］.现代中西医结合杂志，2010，19（21）：2625-2626.

［54］焦树德.中药心得十讲［M］.北京：人民卫生出版社，2005.

［55］刘渡舟.金匮要略诠解［M］.天津：天津科学技术出版社，1984.

［56］孙思邈.备急千金要方（卷三）［M］.沈阳：辽宁科学技术出版社，1997.

［57］王超，王宇光，梁乾德，等.UPLC/Q-TOFMS分析十八反乌头半夏配伍化学成分的变化［J］.药学学报，2010，45（10）：1301-1306.

［58］叶俏波，邓中甲.附子与半夏、瓜蒌配伍应用源流考［J］.辽宁中医药大学学报，2011，13（18）：148.

［59］陈思思，李平，邵翠丽，等.李平教授关于附子反半夏用药经验总结［J］.陕西中医，2019，40（9）：1278-1280.

［60］黄德超.火神派组方配伍规律研究［D］.济南：山东中医药大学，2009.

［61］姚军强.半夏的药理作用及其临床配伍运用［J］.四川中医，2013，26（2）：3-5.

［62］王付，王帮众.经方运用半夏配乌头（附子）的探索与实践［J］，中国实验方剂学杂志，2011，17（9）：284.

［63］王艳，李伟，孙宁宁，等.两汉时期乌头与附子的认识及使用［J］.浙江中医杂志，2020，55（9）：628-630.

［64］冯卓慧，王霖冬.从唐开元《医疾令》看唐代的医疗法［J］.西安财经学院学报，2013，26（1）：102-112.

［65］唐廷猷，中国药业史［M］.2版.北京：中国医药科技出版社，2007.

［66］张世臣，李可.中国附子［M］.北京：中国中医药出版社，2013.

［67］岳玲.附子新乌头碱限量检查方法改进［J］.中成药，2002，24（10）：818-818.

［68］宋桂萍.《中国药典》附子乌头碱限量检查方法探讨［J］.中国药事，2008，22（8）：714-714.

［69］王晓晖，谭尧，魏淑萍，等.关于《中国药典》新乌头碱限量检查法改进［J］.中国现代中药，2006，8（12）：11-13.

［70］姚琳，余丽丽，张茹月.附子中总生物碱的提取工艺及含量测定［J］.应用化工，2012，41（3）：486-487.

［71］徐婷，钟凌云，罗诣涵.不同姜制附子中6种生物碱含量的比较［J］.中成药，2017，39（12）：2555-2559.

［72］刘春叶，于周龙，田凯，等.附子在炮制中主要生物碱含量变化的研究［J］.时珍国医国药，2012，23（4）：960-962.

［73］徐红雨.离子选择性电极测定附子中乌头类生物碱含量的初步研究［J］.西南师范大学学报（自然科学版），1992，17（1）：74-78.

［74］薛燕，陈世智.乌头炮制品中酯型生物碱含量的红外光谱定量分析研究［J］.中华中医药学刊，2005，23（6）：987-988.

［75］叶锦雄，孙冬梅，毕晓黎，等.近红外光谱测定桂附止痛凝胶膏单酯型乌头碱的含量［J］.中国实验方剂学杂志，2015，21（16）：56-59.

［76］周竹晨，裴俊弛，武宇佳，等.附子与甘草不同配伍对生物碱溶出及抗炎作用的影响［J］.中国中医急症，2018，248（12）：10-13.

［77］吕定刚.采用一阶导数紫外分光光度法测定制川乌、制草乌、制附子中总生物碱的含量［J］.当代医药论丛，2014，6（6）：54-56.

［78］刘雨诗，刘红梅，叶强，等.胆巴炮制对附子生物碱类成分的影响研究［J］.中药新药与临床药理，2019，30（4）：88-93.

［79］叶强，刘雨诗，刘红梅，等.不同炮制工艺对附子生物碱类成分的影响［J］.中成药，2019，41（3）：123-129.

［80］舒晓燕，余马，侯大斌，等.不同栽培区附子生物碱含量的比较研究［J］.安徽农业科学，2014（30）：10519-10520.

［81］张风雷，李立纪，吴荣祖，等.附子、附片及煎煮液化学成分比较实验及毒性研究［J］.云南中医中药杂志，2004，25（6）：29-31.

［82］杜倩，潘金火，严国俊.复方川乌止痛贴剂中酯型生物碱及总生物碱的含量测定［J］.时珍国医国药，2008，19（1）：158-160.

［83］王丽娜，郭云峰，崔本连，等.薄层扫描法测定肾康胶囊新乌头碱的含量［J］.长春中医药大学学报，2005，21（3）：39-40.

［84］王苏会，闫荟，王瑞，等.消骨增贴质量标准研究［J］.中国医药导报，2011，8（31）：81-82.

［85］展月，徐建，赵俞，等.麝香壮骨膏的薄层鉴别及乌头碱限量的检查方法研究［J］.人参研究，2018，30（3）：27-29.

［86］聂晶.高效液相色谱法和毛细管电泳法对复方制剂中乌头生物碱的分析研究［D］.南京：中国药科大学，2001.

［87］黄磊，许玉，袁帅，等.川乌附子中双酯型生物碱的ELISA法测定［J］.中国医药工业杂志，2015，46（8）：895-897.

［88］邓芳，杨学军，罗准.近红外光谱技术快速测定附子及其炮制品中双酯型生物碱含量［J］.中国药业，2018，27（14）：12-15.

［89］祝现群，雷肖琳.HPLC法同时测定双虎肿痛宁中3种双酯型生物碱［J］.医药卫生（全文版），2017（1）：180.

［90］钱瑛.HPLC法在附子炮制中双酯型生物碱测定的应用价值［J］.浙江临床医学，2015（4）：663-664.

［91］杨海宁，文瑾，孙筱林，等.高效液相色谱法测定生附子中3种双酯型生物碱含量［J］.医药导报，2019，38（11）：1459-1462.

［92］朱月，王瑞忠，张聿梅，等.双酯型乌头生物碱对照提取物的制备及其应

用研究［J］.中国药品标准，2016，17（4）：252-257.

［93］索志荣，徐敏，秦海燕，等.LC-MS 测定附子理中丸中 3 种双酯型生物碱含量［J］.药物分析杂志，2010，30（12）：2279-2282.

［94］马芳，于友华，赵东，等.LC-MS-MS 法检测附子水提液中新乌头碱、次乌头碱的含量［J］.中国实验方剂学杂志，2011，17（13）：95-97.

［95］韩乐，陈巧霞，刘训红，等.毛细管电泳测定乌头类药材中 6 种生物碱的含量［J］.中国药学杂志，2014，49（17）：1559-1564.

［96］王瑞娟，刘耀武.四川产川乌生品及炮制品质量考察［J］.甘肃中医药大学学报，2018，35（2）：40-45.

［97］许文迪，王一涵，王伟楠，等.回阳救逆汤中附子毒性成分的研究［J］.医药卫生（文摘版），2015（10）：266-267.

［98］王一涵，于洋，许文迪，等.HPLC 法同时测定复方制剂中六种乌头碱含量［J］.人参研究，2016，28（3）：67-69.

［99］岳聪慧.附子不同栽培产区质量的比较研究［D］.绵阳：西南科技大学，2015.

［100］贾雪岩，林华，沈玉巧，等.附子新型炮制品中乌头类生物碱测定及其强心作用研究［J］.药物评价研究，2016，39（2）：224-229.

［101］谭茂兰，黄勤挽，肖芳，等.基于酯型生物碱含量变化选择蒸制附片［J］.中成药，2016，38（2）：144-150.

［102］叶强，张丹，郭力.附子多糖提取纯化工艺研究［J］.中药与临床，2013，4（2）：29-31.

［103］舒晓燕，侯大斌.不同采收期附子多糖含量的比较研究［J］.中成药，2008，30（10）：113-115.

［104］杨正明，刘哲，邓秋林，等.四川道地产区江油附子和川乌中 4 种核苷类成分含量测定及多元统计分析［J］.中草药，2018，49（23）：5657-5664.

［105］谭茂兰.黑顺片炮制过程中成分、热性、药效和毒性的变化研究［D］.成都：成都中医药大学，2016.

［106］徐婷，钟凌云.附子及不同姜制附子中十种微量元素的 ICP-AES 测定［J］.时珍国医国药，2017，28（10）：2407.

［107］高志祥，孙淑波，王琳，等.火焰原子吸收光谱法测定附子中微量元素的含量［J］.中国药房，2011，22（47）：4487-4488.

［108］蓝义琨，严慕贤，覃军，等．市售附子中胆巴残留量和部分元素含量的分析研究［J］．广东药科大学学报，2018，34（4）：434-437.

［109］Li X, Hou W, Lin T, et al. Neoline, fuziline, songorine and 10-OH mesaconitine are potential quality markers of Fuzi: In vitro and in vivo explorations as well as pharmacokinetics, efficacy and toxicity evaluations［J］. J Ethnopharmacol, 2022, 303: 115879.

［110］许仪红，黄秋珍，李小翠，等．塔拉萨敏的抗炎镇痛活性评价及体内处置研究［J］．中药新药与临床药理，2022，33（11）：1545-1551.

［111］Li X, Ou X, Ni J, et al. Bulleyaconitine A is a sensitive substrate and competitive inhibitor of CYP3A4: One of the possible explanations for clinical adverse reactions［J］.Toxicol Appl Pharmacol, 2022, 445: 116024.

［112］Li X, Fu Y, Qiu H, et al. Clinical poisoning events involving yunaconitine may be highly correlated with metabolism-based interactions: A critical role of CYP3A4［J］.Food Chem Toxicol, 2023, 179: 113989.

［113］Li X, Ou X, Luo G, et al. Mdr1a, Bcrp and Mrp2 regulate the efficacy and toxicity of mesaconitine and hypaconitine by altering their tissue accumulation and in vivo residence［J］.Toxicol Appl Pharmacol, 2020, 409: 115332.

［114］Zhu L, Wu J, Zhao M, et al. Mdr1a plays a crucial role in regulating the analgesic effect and toxicity of aconitine by altering its pharmacokinetic characteristics［J］.Toxicol Appl Pharmacol, 2017, 320: 32-39.

# 第七章 附子的应用

## 第一节 现代临床中的应用

附子有回阳救逆、助阳补火、散寒止痛的功效。张山雷称其为"通行十二经纯阳之要药"，在阳气虚衰、阴寒内实等危急重症的治疗中发挥了重要作用。研究发现，附子具有心血管系统的正性肌力、抗心律失常、扩张外周血管及增加血流、抗癌、抗衰老、增强机体免疫力、抗炎止痛等作用。张介宾认为，附子"浮中有沉，走而不守，因其善走诸经，故曰与酒同功"。因此，附子作为"扶阳第一要药"的同时，其另外一个特性——"善走诸经"具有更广泛的临床实用性。近年来的临床研究表明附子被广泛应用于心血管系统疾病如高血压、冠心病、心律失常等；消化系统疾病如腹泻、结肠炎、肠易激综合征、胃炎等；神经系统疾病如脑梗死、周围神经病变、失眠、偏头痛、阿尔茨海默病等；风湿性疾病如强直性脊柱炎、类风湿关节炎、痛风性关节炎、腰椎间盘突出症等；内分泌及代谢疾病如甲状腺疾病、糖尿病、骨质疏松症、肾衰竭等；男科疾病如前列腺疾病、性功能障碍、男性不育等；妇科疾病如生殖系统疾病、不孕不育等；五官科疾病如鼻炎等；皮肤科疾病如痤疮等；其他疾病如汗病、呼吸系统疾病等，均取得了较好的治疗效果。现就附子的临床应用予以介绍，以更好地认识附子在临床中的多样应用和良好的发展前景，从而为附子的合理应用及新型制剂的研发提供参考。

### 一、心血管疾病

心血管疾病又称循环系统疾病，主要包括高血压、冠心病、心绞痛、心律失常及心肌梗死等。心血管疾病属中医学"心悸""胸痹心痛""郁病"等范畴。随着近年来人口老龄化的日益严峻，心血管疾病已成为严重威胁人类身心健康的高危疾病。报道显示，全世界每年死于心血管疾病的人数高达 1700 万人，居各种死因的首位。

**1. 高血压** 是临床上常见的心血管疾病，发病率较高，会对患者的身体健康和生活质量造成严重的影响，是一种以体循环动脉压增高为主要表现的临床综合征，也是极其常见的慢性病，全球大约有 10 亿高血压患者。据文献报道，高血压的患病率正在逐年上升。《中国心血管病报告 2017》显示国内大约有 2.7 亿高血压患者，每年新增 1000 万人以上。中医学将高血压归属于"头痛""眩晕"等范畴，历代医家认为病位主要在肝、肾，与心、脾亦相关。附子归心、肾、脾经，含有附子的组方真武汤、四逆汤等，在治疗高血压方面有着良好的效果。

有研究者选取 78 例肾阳虚型高血压患者为研究对象，随机分为观察组与对照组各 39 例，对照组采用西药进行常规治疗，即苯磺酸氨氯地平分散片 5mg，1 天 1 次，口服；观察组在此基础上加用中药经典名方真武汤（茯苓 9g，芍药 9g，生姜 9g，附子 9g，白术 6g，常规水煎煮，浓缩药液至 200mL，每日 1 剂，分早、晚 2 次服用）。两组均连续治疗 8 周，观察组临床总有效率（89.74%）显著高于对照组（66.67%），组间差异具有统计学意义（$P < 0.05$），提示真武汤联合西药治疗肾阳虚型高血压的效果较好。

有研究者将 80 例肥胖相关性高血压属阳虚水停证患者随机分为治疗组及对照组各 40 例，两组均予以替米沙坦片治疗，治疗组加用真武汤合五苓散治疗（制附子 12g，白芍 15g，白术 12g，生姜 10g，茯苓 15g，猪苓 15g，桂枝 10g，泽泻 15g，颗粒制剂为北京康仁堂药业生产，日 1 剂，共 2 包，1 次 1 包，于餐后 0.5 小时开水冲服）。连续治疗 4 周，结果发现治疗组显效 9 例，有效 25 例，无效 6 例，总有效率 85%；对照组显效 4 例，有效 21 例，无效 15 例，总有效率 62.5%，提示真武汤合五苓散辅助治疗肥胖相关性高血压属阳虚水停证的疗效较为理想。

有研究者将 94 例阳虚型原发性高血压患者，按照双盲法随机分为常规组和研究组，每组 47 例，常规组患者采用西医常规治疗，研究组患者采用西医常规治疗联合四逆汤加减治疗（熟附片 9 ～ 45g，干姜 10 ～ 15g，蜜炙甘草 10 ～ 15g，水煎服，每日 1 剂）。连续治疗 2 周，结果发现研究组治疗总有效率为 95.74%（45/47），高于常规组 76.60%（36/47）的总有效率，差异具有统计学意义（$P < 0.05$），提示四逆汤加减治疗阳虚型原发性高血压的效果较为理想。

**2. 冠心病** 在心血管疾病中，冠心病的发病率排名第一。从中医学角度看，冠心病属于"心悸""胸痹"等病范畴。在治疗时，应以补益气血为本，兼以治标，行通补兼施之法。附子具回阳救逆之功效，对伴有面色苍白、四肢厥冷、出汗等阳气虚衰的危重患者，可起到解危的作用，并有良好的疗效。

有研究者将 138 例冠心病心绞痛患者按随机数字表法分为研究组 69 例、对照组 69 例。两组均予以西医常规治疗，在此基础上，对照组加用麝香保心丸；研究组加用四逆汤加减方（制附子 10g，干姜 6g，甘草 4g，水煎服，每日 1 剂）联合麝香保心丸。治疗 3 个月后，研究组的总有效率为 94.20%（65/69），高于对照组（总有效率为 82.61%，57/69），有统计学意义（$P < 0.05$）；治疗后研究组发作频率低于对照组，持续时间短于对照组（$P < 0.05$），提示四逆汤加减方联合麝香保心丸治疗冠心病心绞痛的临床疗效显著。

**3. 肺源性心脏病** 是临床常见的心脏病类型之一，属于中医学"心悸""心痹""饮证""喘证""水肿""心水"等病范畴，对其治疗多选择益气、养阴、复脉、养心的药物，附子则为其中之一。

有研究者将 96 例肺源性心脏病心力衰竭属阳虚水泛证的患者随机分成观察组与对照组，每组 48 例，对照组采用西医常规治疗方法，即吸氧、抗生素、止咳平喘、强心利尿、扩张血管、降压和维持水电解质平衡等；观察组在西医常规治疗的基础上给予自拟车苓附子汤［制附子（先煎）10g，车前子、茯苓、黄芪、人参各 15g，丹参、川芎、葶苈子各 12g，白术、酒大黄、炙甘草各 9g，每日水煎 1 剂，分 2 次服用］。两组均以 7 天为 1 个疗程，连续治疗 4 个疗程。在临床治疗总有效率方面，观察组（91.67%）显著高于对照组（68.75%），差异有统计学意义（$P < 0.05$），可以看出自拟车苓附子汤治疗肺心病心力衰竭阳虚水泛证的疗效良好。

有研究者将 99 例慢性肺源性心脏病患者采取随机数字表法分为两组，对照组的 49 例患者予以托伐普坦常规疗法，观察组的 50 例患者在对照组的治疗方法基础上联合自拟车苓附子汤治疗（车前子、茯苓、制附子、黄芪、人参各 15g，葶苈子、丹参、川芎各 12g，酒大黄、白术、炙甘草各 9g，每日 1 剂，水煎煮，取汁 400mL，早、晚温服）。治疗 1 个月后，观察组的总有效率（96%）高于对照组（85.71%），差异显著（$P < 0.05$），提示自拟车苓附子汤结合托伐普坦治疗慢性肺源性心脏病的临床疗效显著。

有研究者按照随机数字表法将阳虚水泛证慢性肺源性心脏病急性发作期患者分为两组，每组各 57 例，对照组采用西医常规治疗，包括指导患者卧床休息、持续低流量吸氧、控制感染、用平喘祛痰药物，并根据患者心力衰竭程度给予强心、利尿、扩血管等治疗；观察组在对照组治疗方法的基础上加用丹车附子汤〔制附子（先煎）30g，干姜、丹参、车前子、茯苓各15g，桂枝、郁金、泽泻、炙甘草、麦冬、白术、葶苈子各10g，每日1剂，水煎分服〕。14天为1个疗程，结果发现观察组显效33例，有效19例，无效5例，总有效率为91.23%；对照组显效24例，有效18例，无效15例，总有效率为73.68%，差异具统计学意义（$P < 0.05$），提示在常规西医治疗基础上加用丹车附子汤治疗阳虚水泛证慢性肺源性心脏病急性发作期，在改善心肺功能方面的临床疗效优于单纯的西医治疗。

有研究者将68例慢性肺源性心脏病出现水肿的患者随机分为观察组和对照组各34例，对照组予以呋塞米片治疗，观察组采用真武汤合五苓散加减治疗（制附片10g，茯苓20g，白芍18g，白术18g，党参10g，桂枝15g，猪苓15g，泽泻15g，益母草15g，红花10g，三七粉6g，水煎，每日1剂，分早、晚2次服用）。共治疗15天，结果发现观察组的治疗总有效率（91.78%，31/34）明显高于对照组（61.76%，21/34），差异显著（$P < 0.05$），提示真武汤合五苓散加减方可有效治疗慢性肺源性心脏病所致的水肿，能够显著提高临床疗效。

**4. 扩张型心肌病、肥厚心肌病**　扩张型心肌病（DCM）是以左心室或双心室扩大，合并收缩功能减退为特征的一类疾病，多由感染、炎症、内分泌紊乱、遗传等因素引起。中医学并无本病之病名，追溯古代中医典籍的记载，可归属于"心胀""心力衰竭""心悸""怔忡""胸痹""喘证""水肿"等病范畴。治疗多以益气温阳、滋阴养心之法，方以真武汤、参附汤为主，治疗效果已得到广泛认可。

有研究者将40例扩张型心肌病患者随机分为两组，治疗组给予每日口服血管紧张素转换酶抑制剂（ACEI）依那普利、利尿剂螺内酯、强心剂地高辛、β受体阻滞剂美托洛尔，以及参附汤合来复汤加减（党参12g，附子12g，山茱萸20g，生龙骨20g，生牡蛎20g，生白芍10g，炙甘草10g，水煎服，每日1剂）治疗；对照组仅给予西药口服。观察1年后发现，治疗组总有效率为90%，对照组总有效率为70%，提示参附汤合来复汤加减治疗扩张型心肌病的疗效明确。

**5. 心律失常**　属中医学"心悸"范畴，以虚证为主，兼夹瘀血、气滞及水邪等，属本虚标实证。其中临床最为常见的虚证是心之气血不足、心阳不振、肾虚。因此，在对其进行治疗时，应以补气养血、养心安神为主，兼顾治标。临床以真武汤为常用方，在用法上也别具特色。

有研究者将 120 例慢性心律失常患者随机分为治疗组、对照组各 60 例，对照组给予盐酸普罗帕酮片干预，治疗组在对照组的用药基础上给予炙甘草汤合麻黄细辛附子汤（即麻黄附子细辛汤）加减治疗［黄芪 30g，党参 10g，麻黄 9g，附子（先煎）9g，细辛 3g，麦冬 15g，生地黄 10g，桂枝 10g，淫羊藿 10g，肉苁蓉 10g，炙甘草 10g，每日 1 剂，水煎服，分 2 次服用］。治疗 1 个月后，治疗组、对照组的总有效率分别为 93.33%、78.33%，两组比较差异有统计学意义（$P < 0.05$），提示炙甘草汤合麻黄细辛附子汤加减治疗慢性心律失常的效果良好。

有研究者将 68 例缓慢性心律失常患者按照随机数字表法设组，对照组 34 例接受基础治疗，观察组 34 例基于对照组条件再给予真武汤加减治疗［丹参 30g，黄芪 20g，生姜、葶苈子、炮附片（先煎）、茯苓、桂枝、白芍、制大黄、白术各 10g，每日水煎 1 剂，分早、晚各 1 次服］。4 周后观察组的总有效率（94.12%，32/34）明显高于对照组（76.47%，26/34），差异有统计学意义（$P < 0.05$），提示真武汤加减治疗缓慢性心律失常的疗效确切。

有研究者将慢性心力衰竭患者使用随机数字表法分为观察组和对照组，每组各 50 例。对照组采用常规西药治疗，观察组则在此基础上加用真武汤加减治疗（红参 15g，附子 15g，黄芪 15g，茯苓 15g，白术 12g，白芍 12g，泽泻 12g，葶苈子 10g，生姜 10g，肉桂 10g，炮附子 10g，以沸水 1200mL 分 2 次煎煮至 500mL，分早、晚 2 次温水送服，每次服用 250mL）。连续治疗 30 天后，观察组有效率为 90%（45/50），显著高于对照组（74%，37/50），差异有统计学意义（$P < 0.05$），两组患者在治疗过程中均未发生严重不良反应，提示真武汤加减治疗慢性心力衰竭的疗效确切。

有研究者选取 85 例缓慢性心律失常患者并随机分为治疗组 42 例、对照组 43 例，对照组予以常规的治疗措施，治疗组患者予以麻黄附子细辛汤加减治疗（细辛 3g，三七粉 3g，鹿角胶 10g，郁金 15g，附子 10g，炙甘草 5g，丹参 10g，麻黄 10g，石菖蒲 15g，桂枝 15g，桃仁 15g，水蛭 5g，红参 10g，红花 15g，熟地黄 15g，黄芪 30g，每次煎煮 1 剂，约 300mL，每日早、晚饮用）。经过 28 天的治疗，治疗组患者显效 21 例，有效 18 例，无效 3 例，总有效率为 92.86%；对照组显效 16 例，有效 17 例，无效 10 例，总有效率为 76.74%；治疗组患者的不良反应发生率为 4.76%，对照组则为 18.6%，两组数据对比差异均具有统计学意义（$P < 0.05$），提示对缓慢性心律失常的患者应用麻黄附子细辛汤加减治疗可提高临床治疗总有效率。

有研究者将 90 例缓慢性心律失常患者采用随机方式分为对照组和观察组，每组各 45 例，对照组予以参麦注射液治疗，观察组在对照组的给药基础上合用麻黄附子细辛汤加减治疗（麻黄 6g，附子 9g，细辛 3g，丹参、人参、黄芪、炙甘草各 15g，肉桂、桂枝、五味子各 12g）。共治疗 4 周，结果发现，观察组治疗总有效率为 84.44%（38/45），临床疗效明显优于对照组（64.44%，29/45），两组差异有统计学意义（$P < 0.05$），提示临床选用麻黄附子细辛汤加减合用参麦注射液治疗缓慢性心律失常，疗效显著，临床可推广应用。

有研究者将 76 例缓慢性心律失常患者按照随机数字表法分为对照组与观察组，每组各 38 例，对照组单纯接受参麦注射液治疗，观察组在对照组治疗的基础上采用麻黄附子细辛汤加减治疗（麻黄、附子各 10g，细辛 6g，黄芪、人参、丹参、甘草各 15g，五味子、桂枝、肉桂各 12g，水煎煮 300mL，每日 1 剂，早、晚分 2 次服用）。治疗 4 周后，观察组的治疗总有效率（89.5%，34/38）明显高于对照组（78.95%，30/38），差异有统计学意义（$P < 0.05$），提示麻黄附子细辛汤加减联合参麦注射液治疗缓慢性心律失常可以提高治疗效果。

有研究者将 50 例缓慢性心律失常患者，以治疗药物为依据分为观察组和对照组，对照组（25 例）患者服用心宝丸治疗，观察组（25 例）患者服用麻黄附子细辛汤合阳和汤加减治疗（姜炭 1.5g，麻黄 1.5g，细辛 3g，甘草 5g，淡附片 6g，白术 10g，茯苓 10g，制香附 10g，杭芍 12g，桂枝 15g，当归 15g，白芥子 15g，熟地黄 15g，鸡血藤 18g，鹿角胶 18g）。治疗后，观察组的治疗总有效率为 96%（24/25），对照组的治疗总有效率为 72%（18.25），组间数据比较，差异显著（$P < 0.05$），提示采用麻黄附子细辛汤合阳和汤加减治疗缓慢性心律失常，可提高治疗总有效率。

有研究者将 100 例阳虚血瘀证缓慢性心律失常患者按入组顺序随机均分为两组，两组均采用参麦注射液治疗，观察组在此基础上加服麻黄附子细辛汤加减方治疗（麻黄 10g，附子 10g，黄芪 15g，人参 15g，丹参 15g，细辛 3g，桂枝 12g，五味子 12g，甘草 15g，水煎服，每日 1 剂）。两个月后，观察组的总有效率为 90%（45/50），显著高于对照组（72%，36/50），差异显著（$P < 0.05$），提示麻黄附子细辛汤加减方可温阳化气、活血通脉，对阳虚血瘀证缓慢性心律失常患者的临床症状能有效缓解，可供临床应用。

有研究者将 86 例心律失常患者按抽签法分为对照组和研究组，各 43 例。对照组接受阿托品治疗，研究组基于对照组治疗方案联合自拟麻黄附子细辛汤治疗（麻黄 10g，炙附子 10g，细辛 6g，党参、黄芪各 12g，五味子 9g，白术 15g，麦冬 6g，葛根 15g，桂枝 9g，干姜 3g，炙甘草 9g，每日 1 剂，于早、晚各服 1 次）。治疗后，研究组的总有效率为 88.37%（38/43），高于对照组（67.44%，29/43），差异有统计学意义（$P < 0.05$），提示自拟麻黄附子细辛汤联合阿托品治疗心律失常的临床疗效优于单药阿托品，能有效改善心功能。

有研究者将 76 例阳虚血瘀证缓慢性心律失常患者按随机数字表法分成对照组和治疗组，每组各 38 例，对照组用常规西药治疗，治疗组用麻黄附子细辛汤加减治疗［生麻黄（先煎 0.5 小时）10g，黄芪 30g，制附子（先煎 1 小时）15g，生晒参 15g，桂枝 15g，石菖蒲 15g，熟地黄 15g，北细辛（先煎 1 小时）6g，甘草 6g，红花 6g，日 1 剂，水煎取汁 350mL，口服 2 次］。4 周后发现，治疗组的中医症候积分下降幅度大于对照组（$P < 0.05$），总有效率治疗组高于对照组（$P < 0.05$），提示麻黄附子细辛汤治疗缓慢性心律失常阳虚血瘀证效果好，值得推广。

有研究者将 130 例冠心病缓慢性心律失常患者采用摸球法分为观察组和对照组，每组各 65 例，观察组采用以麻黄附子细辛汤为主方（麻黄 6g，制附子 15g，细辛 3g 等中草药组成，水煎取汁，每日 1 剂，分早、晚温服）联合阿托品治疗，对照组采用阿托品治疗。治疗 1 个月，观察组的治疗总有效率（96.92%，63/65）高于对照组（78.46%，51/63），提示以麻黄附子细辛汤为主方联合阿托品治疗冠心病缓慢性心律失常的效果良好，值得临床推广。

**6. 心绞痛** 不稳定型心绞痛是介于稳定型心绞痛和急性心肌梗死之间的临床状态，属于中医学"卒心痛"范畴，是由于心肌缺氧和供氧之间暂时失去平衡而发生心肌缺血的症候群，临床表现多为闷痛、咽喉部紧缩感等，目前多以药物保守治疗或者手术治疗、中西医结合治疗。有研究者将 90 例不稳定型心绞痛患者，根据随机数字表法分为对照组（45 例）、研究组（45 例），对照组口服阿司匹林，研究组基于西医常规治疗的基础上给予桂枝加附子汤合参附汤治疗（桂枝 15g，大枣 4 枚，制附片 30g，炙甘草 10g，党参 30g，生姜 15g，赤芍 15g，水煎服，早、晚服用，每日 1 剂，1 天 2 次）。两组持续治疗 2 周，结果发现，研究组的总有效率（87%）大于对照组（69%），差异有统计学意义（$P < 0.05$），提示在西医常规治疗的基础上运用桂枝加附子汤合参附汤治疗不稳定型心绞痛效果显著，安全性高。

有研究者将 99 例冠心病不稳定型心绞痛随机分为研究组（50 例）和对照

组（49 例）。两组均给予常规西药（口服阿司匹林＋酒石酸美托洛尔＋单硝酸异山梨酯片＋阿托伐他汀钙）治疗，研究组加用参附汤合桂枝甘草汤治疗（党参 15g，制附子 10g，桂枝 10g，炒白术 12g，干姜 10g，炙甘草 6g，日 1 剂，加水 400mL，水煎取汁 200mL，分 2 次服用），2 周为 1 个疗程，治疗 2 个疗程。结果显示，研究组的总有效率（94%）高于对照组（75.59%），差异显著（$P < 0.05$），提示参附汤合桂枝甘草汤辅治冠心病不稳定型心绞痛的效果良好，值得临床推广应用。

有研究者将 62 例心肾阳虚型心绞痛患者随机分为观察组和对照组，每组各 31 例。在常规治疗（口服阿司匹林＋阿托伐他汀胶囊）的基础上，对照组给予单硝酸异山梨酯胶囊治疗，观察组加用加味参附汤治疗（红参 15g，制附片 15g，桂枝 10g，丹参 10g，水煎服，早、晚各 1 次）。2 周后，观察组的总有效率为 87.10%，显著高于对照组（74.19%），观察组的心绞痛发作频数显著少于对照组，持续时间明显短于对照组，差异有统计学意义（$P < 0.01$），提示加味参附汤可以有效缓解心绞痛，临床疗效较好。

有研究者将 60 例变异型心绞痛患者按照治疗方式不同分为观察组和对照组，每组各 30 例。在常规治疗的基础上，对照组采用盐酸地尔硫䓬片治疗，观察组在对照组治疗方案的基础上采用四逆汤联合治疗（干姜、炙甘草各 6g，生附子 10g，上述诸药用水煎服，每日 1 剂，取汁 400mL，分早、晚 2 次服用）。治疗 2 周后，观察组的总有效率为 93.3%（28/30），高于对照组（73.3%，22/30），差异有统计学意义（$P < 0.01$），提示四逆汤联合盐酸地尔硫䓬片治疗变异型心绞痛的效果较好，可进行临床推广应用。

**7. 心肌梗死合并心源性休克**　心肌梗死属中医学"真心痛"范畴，但大多数患者会伴有气短、心悸等心气虚证，也有部分患者伴有口唇青紫、面色苍白、舌苔淡暗且白等瘀血内阻之证。治疗应以回阳救逆为主，并注重并发症的治疗。如合并心源性休克，治疗法则以温肾阳为先，并采用参附汤回阳救逆、真武汤温肾助阳，效果颇佳。

有研究者将 60 例急性心肌梗死合并心源性休克患者按照是否应用参附汤治疗分为对照组 30 例（应用多巴胺联合阿拉明静脉滴注）与实验组 30 例［应用参附汤（选自《严氏济生方》）治疗：人参 15g，附片（炮）30g，生姜 10 片，置于 300mL 清水煎煮，去渣取汁，每日 1 剂，三餐前温服 50 ～ 80mL］。结果发现，实验组患者治疗 1 周的总有效率（96.67%）高于对照组（76.67%），差异有统计学意义（*P* < 0.05）。提示急性心肌梗死合并心源性休克患者以参附汤治疗，可显著提高治疗效果。

有研究者将 130 例急性心肌梗死合并心源性休克患者随机分为两组，每组 65 例。对照组采用西医常规治疗（静脉滴注多巴胺），实验组在对照组治疗方案的基础上采用参附汤治疗（人参 30g，附子 30g，加清水 500mL，大火煎煮至 300mL，去渣取汁，每日 1 剂，分 3 次饭前温服），7 天为 1 个疗程。结果发现，治疗 2 个疗程后，实验组的总有效率（95.38%）高于对照组（83.08%），差异有统计学意义（*P* < 0.05），证明参附汤治疗急性心肌梗死合并心源性休克的临床疗效显著，可有效促进患者恢复。

有研究者将 100 例急性心肌梗死合并休克的患者作为研究对象，根据随机数字表法分为 A 组（50 例）和 B 组（50 例）。A 组患者给予常规西医治疗（吸氧、抗凝、抗血小板、营养心肌等西医基础治疗，出现低血压或心源性休克静脉给予多巴胺），B 组患者在进行常规西医治疗的基础上使用参附汤［人参 30g，附子（炮，去皮、脐）20g，煎煮至 300mL，去滓温服，分 2 次口服］。两组患者均治疗 1 个月，结果显示，B 组的有效率为 84%（42/50），显著高于 A 组（60%，30/50），两组比较，差异有统计学意义（*P* < 0.05），说明参附汤煎剂具有益气回阳救脱的作用，可以明显改善急性心肌梗死合并休克患者的临床症状，效果良好。

有研究者将 90 例急性心肌梗死合并心源性休克患者根据治疗方法不同分为 2 组，每组各 45 例。对照组采用西医常规治疗（吸氧、强心、利尿、扩血管、升压、抗凝、营养心肌、纠正心律失常、维持酸碱平衡及纠正水电解质紊乱、适当应用吗啡及对症治疗），观察组在对照组常规治疗的基础上给予参附汤治疗（附子、人参各 30g，急煎取汁 300mL，入院时立即口服，少量频服，每次 50 ~ 100mL，1 小时内服完 300mL）。结果发现，对照组总的有效率为 75.55%，观察组的总有效率为 91.12%，两组比较，差异有统计学意义（*P* < 0.05），证明参附汤治疗急性心肌梗死合并心源性休克的效果确切，可有效改善患者症状，提高患者生存率，减少不良事件的发生。

**8. 休克**　对 30 例脓毒性休克急性虚证患者，采用随机数字表法分为研究组和对照组，每组 15 例。对照组给予常规对症治疗，研究组患者在对照组治疗方案的基础上给予参附汤合生脉散治疗［红参（另炖）10g，制附子（先煎至少 90 分钟）10g，麦冬 15g，五味子 10g，煎服，煎取 100mL，每日 1 剂，2 天为 1 个疗程〕。结果发现，研究组患者的总有效率（86.67%）高于对照组（46.67%），差异具有统计学意义（$P < 0.05$），提示运用参附汤合生脉散治疗急性虚证型脓毒性休克可改善血流动力学，优化患者生存指标，降低死亡率，临床值得借鉴。

**9. 慢性心力衰竭**　慢性心力衰竭（CHF）是由各种心脏结构或功能改变，导致心室泵血或充盈功能下降，心排血量不能满足机体正常代谢需要的临床复杂综合征。CHF 为各种心脏疾病的危重阶段，是各种心脏病的后期会出现的心血管疾病。其发病率高，预后差，据统计，当前我国 CHF 患病率不断上升，已成为重要的公共健康问题之一。

有研究者将 110 例心阳亏虚型慢性心力衰竭患者分为对照组和观察组，每组各 55 例。对照组采用常规西药治疗（药物包括 β 受体阻滞剂、血管紧张素转换酶抑制剂、利尿剂及醛固酮受体拮抗剂等），观察组在常规西药治疗的基础上加用加味参附汤治疗（人参、制附子各 15g，黄芪 20g，五味子、茯苓、桂枝、麦冬、丹参、葶苈子各 10g，炙甘草 6g，取 1500mL 清水浸泡中药 30 分钟，大火煎沸后转小火熬制，取汤汁 500mL，分 2 次服用，每次 250mL，早、晚各 1 次，每日 1 剂），4 周为 1 个疗程，共治疗 3 个疗程。结果发现，观察组的治疗总有效率为 96.36%，高于对照组（85.45%），差异显著（$P < 0.05$），提示加味参附汤在改善心阳亏虚型慢性心力衰竭患者的凝血功能及心室重构方面，有一定的作用。

有研究者将 192 例慢性心力衰竭患者根据随机数字表法分为两组，每组各 96 例，对照组接受常规西医治疗（抗感染、吸氧、纠正酸碱平衡和电解质紊乱、限制钠盐摄入等），观察组在对照组常规治疗的基础上接受参附汤合桂枝甘草龙骨牡蛎汤加味治疗（党参 10g，制附子 10g，白术 10g，黄芪 30g，桂枝 9g，炙甘草 6g，煅龙骨 30g，煅牡蛎 30g，全自动煎药机煎药，分装于 150mL 小袋，嘱患者保存于 4℃环境中，1 次 1 袋，1 天 3 次）。两组患者均连续治疗 28 天，观察组治疗后显效 56 例，有效 28 例，无效 12 例，总有效率为 87.5%；对照组显效 24 例，有效 44 例，无效 28 例，总有效率为 68.75%，两组临床疗效差异有统计学意义（$P < 0.05$），证明参附汤合桂枝甘草龙骨牡蛎汤加味治疗 CHF 疗效显著，可有效改善心功能，提升生活质量，且安全性高。

有研究者将 86 例心力衰竭患者随机分为两组，对照组采用氟伐他汀 40mg 口服；观察组采用口服氟伐他汀联合加味参附汤治疗〔红参片 10g，熟附子（先煎）15g，生黄芪 15g，桂枝 10g，茯苓 10g，白术 10g，五味子 10g，麦冬 10g，川芎 10g，炙甘草 10g，随证加减。以上诸药加水 800mL，大火煮沸，小火煮取 400mL，早、晚 2 次温服，一次 200mL，每日 1 剂］。治疗 1 个月后评价疗效，结果发现，对照组的有效率（82.40%）低于观察组（95.35%），$P < 0.05$；对照组与观察组的不良反应率比较，差异无统计学意义（$P < 0.05$），提示加味参附汤联合氟伐他汀治疗心力衰竭的疗效显著，有助于改善中医症状，且安全性高。

有研究者将 92 例缺血性心肌病伴心力衰竭患者采用随机数字表法分为对照组和研究组，每组各 46 例。两组均用西药治疗（利尿剂如呋塞米，强心剂如地高辛、西地兰等，抗心肌缺血药如曲美他嗪，β 受体阻滞剂，硝酸酯类，他汀类等药物）；研究组加用参附汤合乌头赤石脂汤治疗（党参 10g，附子 10g，制川乌 3g，赤石脂 10g，干姜 6g，花椒 6g。制川乌、附子先煎，日 1 剂，每剂煎至 250mL，日 2 次，分早、晚饭后服用），治疗 6 个月后发现，研究组的治疗总有效率（91.30%）高于对照组（71.74%），差异显著（P < 0.05），提示参附汤合乌头赤石脂汤辅治缺血性心肌病伴心力衰竭的效果良好，还可以保护心功能。

有研究者将 100 例符合冠心病引起的心力衰竭属阳虚水泛证的患者，按随机数字表法随机分为治疗组及对照组，每组各 50 例。两组均予以常规西医治疗，治疗组加用参附汤合苓桂术甘汤加味治疗［党参 30g，熟附子（先煎）15g，茯苓 20g，桂枝 12g，白术 15g，干姜 10g，黄芪 20g，葶苈子 10g，大枣 10g，三七 3g，炙甘草 10g，日 1 剂，水煎 600mL，分 3 次温服］，以 2 周为 1 个疗程。结果发现，治疗组的总有效率（92%）优于对照组（70%），差异有统计学意义（$P < 0.05$），提示参附汤合苓桂术甘汤加味治疗冠心病引起的心力衰竭属阳虚水泛证有较好的临床疗效，值得临床推广应用。

有研究者将 156 例心阳亏虚型原发性慢性心力衰竭患者按给药方案不同分为两组，对照组（78 例）予以常规西药综合治疗（β 受体阻滞剂、血管紧张素转换酶抑制剂或血管紧张素 II 受体拮抗剂、醛固酮受体拮抗剂、利尿剂、扩张血管药、正性肌力药、短期使用多巴胺受体激动剂等），观察组（78 例）在西医常规治疗的基础上辅以加味参附汤治疗（人参、制附子各 15g，黄芪 20g，茯苓、桂枝、五味子、丹参、麦冬、葶苈子各 10g，炙甘草 6g，水煎服，每日 1 剂，分早、晚温服）。两组均治疗 12 周，结果发现，观察组的总有效率为 93.6%（73/78），高于对照组（79.5%，62/78），差异显著（$P < 0.05$），提示对心阳亏虚型原发性慢性心力衰竭患者辅以加味参附汤治疗，可提高治疗有效率，改善患者心功能，用药安全可靠。

有研究者将慢性心力衰竭阳虚血瘀证患者随机分为治疗组 26 例、对照组 27 例，治疗组在对照组治疗（利尿剂、血管紧张素转换酶抑制剂 / 血管紧张素 II 受体拮抗剂、β 受体阻滞剂，必要时加用地高辛、血管扩张药等）基础上加四逆汤合参附汤加味治疗［熟附子（先煎）10g，干姜 10g，党参 15g，扶芳藤 30g，三七 5g，泽兰 10g，炙甘草 6g，水煎服，1 次 100mL，1 天 2 次］，疗程为 6 个月。结果发现，治疗组的心功能分级、中医四诊要素积分、临床疗效有效率较对照组高，中医四诊要素积分等各领域积分改善均优于对照组（$P < 0.05$），证明四逆汤合参附汤加味可改善慢性心力衰竭阳虚血瘀证患者的心功能，提高生活质量。

有研究者将 70 例慢性心力衰竭心阳虚血瘀证患者随机分为对照组、观察组，对照组行西医常规治疗（洋地黄类药物、吸氧、利尿剂及硝酸酯类药物，并纠正电解质平衡），观察组给予参附汤合桃红四物汤加味治疗（炙甘草 10g，白芍、当归、桃仁、炮附子、川芎、熟地黄、红花、人参、泽泻、薤白各 15g，水煎 300mL，每日 1 剂，分早、中、晚服用，每次 100mL）。治疗 2 周后发现，观察组的治疗总有效率为 97.14%，相比对照组更具有优势（$P < 0.05$），提示参附汤合桃红四物汤加味治疗慢性心力衰竭心阳虚血瘀证的效果显著，值得推广。

有研究者将 114 例阳虚水泛型慢性心力衰竭患者按照随机数字表法分为实验组（给予真武汤加味：制附子 9g，生姜 15g，猪苓、泽泻、茯苓各 20g，白芍、白术各 30g，每日 1 剂，水煎取汁 300mL，分早、晚 2 次服，用 14 天）与对照组（常规西医治疗），结果发现，实验组、对照组的疗效分别为 91.2%（52/57）、71.9%（41/57），结果有显著性差异（$P < 0.05$），提示采用真武汤加味治疗阳虚水泛型慢性心力衰竭能获得较常规西医治疗更为显著的效果，值得临床推广应用。

有研究者将 92 例慢性心力衰竭患者随机分为观察组和对照组，每组各 46 例，对照组给予单纯西药治疗，观察组在对照组治疗方案的基础上，再予中药保元真武汤治疗（人参 3g，黄芪 20g，肉桂 6g，制附子 9g，茯苓 20g，白术 20g，生姜 3 片，桂枝 15g，川芎 15g，丹参 25g，红花 7g，桃仁 5g，炙甘草 9g，每日 1 剂，水煎取汁 200mL，每次 100mL），两组疗程均为 4 周。结果显示，观察组显效 28 例，有效 14 例，无效 4 例，总有效率为 91.30%；对照组显效 18 例，有效 15 例，无效 13 例，总有效率为 71.74%，两组比较，差异有显著性（$P < 0.05$），观察组效果明显优于对照组，提示保元真武汤治疗慢性心力衰竭的效果良好，值得推广。

有研究者将 120 例原发性高血压合并慢性心力衰竭老年患者随机分为治疗组和对照组，每组各 60 例。两组患者均采用西药基础治疗，治疗组加用加味真武汤治疗（制附子 10g，茯苓 30g，炒白术 15g，白芍 15g，肉桂 8g，黄芪 30g，人参 15g，车前草 15g，葶苈子 15g，益母草 15g，生姜 10g，炙甘草 10g，每日 1 剂，分早、晚 2 次服用）。疗程 3 个月，结果发现，治疗组的总有效率为 90%，高于对照组（70%），差异有统计学意义（$P < 0.05$），提示加味真武汤具有改善心力衰竭、减少心肌损伤、改善内皮功能、降低炎症反应的作用。

有研究者将 60 例慢性心力衰竭肾阳虚证患者随机分为治疗组和对照组，每组各 30 例。对照组给予西医常规治疗，治疗组在对照组治疗方案的基础上加用真武汤合桂枝茯苓丸治疗［炮附子（先煎）10g，茯苓 9g，芍药 9g，白术 6g，生姜 9g，桂枝 6g，桃仁 9g，牡丹皮 9g，煎煮 2 次，两次共浓煎约 150mL，混合后分 2 次服］。结果发现，对照组有效率为 71.4%，治疗组有效率为 89.7%，两组患者疗效比较，差异具有统计学意义（$P < 0.05$），提示真武汤合桂枝茯苓丸治疗慢性心力衰竭的临床疗效良好，既能改善患者生存质量，又能提高患者心功能。

有研究者将 110 例阳虚血瘀型慢性射血分数降低性心力衰竭患者按治疗方式不同分为西医组及中西医结合组，每组各 55 例。西医组给予血管紧张素转换酶抑制剂、β 受体阻滞剂、醛固酮受体拮抗剂治疗，中西医结合组在西医组治疗方案的基础上加用真武汤合桃红四物汤加味治疗（附子、当归各 6g，茯苓、白术、白芍各 12g，生姜、桃仁、红花、川芎、生地黄、葶苈子各 9g，赤芍 15g，水煎服，200mL 分早、晚 2 次服用，每次 100mL）。两组患者均治疗 1 个月，结果发现，中西医结合组的总有效率为 96.4%，其中显效 41 例，有效 12 例，无效 2 例；西医组的总有效率为 85.5%，其中显效 38 例，有效 9 例，无效 8 例，中西医结合组的临床治疗总有效率高于西医组，差异有统计学意义（$P < 0.05$），提示中西医结合治疗阳虚血瘀型慢性射血分数降低性心力衰竭患者具有良好的效果，可改善患者心功能。

有研究者将 80 例阳虚水泛型急性左心衰竭患者随机分组，对照组进行常规治疗，观察组在此基础上给予真武汤合葶苈大枣泻肺汤辅助治疗（茯苓 20g，熟附子 15g，白芍、白术、葶苈子各 12g，泽泻、车前子、桃仁、地龙、煅牡蛎、煅龙骨各 10g，炙甘草 5g，水煎煮后取药汁 400mL，分早、中、晚 3 次温服），两组均连续治疗 7 天。结果发现，观察组的治疗总有效率为 95%，高于对照组

（82.5%），有统计学意义（$P < 0.05$），提示阳虚水泛型急性左心衰竭患者采用真武汤合葶苈大枣泻肺汤辅助治疗的效果良好，明显改善患者的生活质量。

有研究者将 90 例符合纳入标准的冠心病心力衰竭患者随机分为两组，即治疗组 45 例和对照组 45 例。对照组给予常规药物治疗，治疗组在对照组用药基础上加用真武汤合血府逐瘀汤治疗［茯苓 15g，白芍 15g，生姜 15g，白术 15g，炮附片（先煎半小时）10g，生地黄 10g，当归 10g，川芎 10g，赤芍 10g，桔梗 10g，川牛膝 30g，柴胡 10g，枳壳 10g，炙甘草 6g，桃仁 10g，红花 10g，水煎，每日 1 剂，每次取 200mL，分 2 次早、晚饭前温服］。用药 4 周后发现，治疗组的前后治疗综合情况优于对照组（$P < 0.05$），提示与常规治疗相比，真武汤合血府逐瘀汤治疗冠心病心力衰竭，治疗过程中不良反应较少，并能提高患者的生活质量，值得大力推广和应用。

有研究者将 88 例心力衰竭患者随机分为观察组和对照组，每组各 44 例。对照组给予西药治疗，观察组在对照组西药治疗的基础上给予真武汤加黄芪治疗（白术 6g，生姜 9g，芍药 9g，茯苓 9g，附子 9g，黄芪 30g，水煎取汁 200mL，早、晚服用）。结果发现，观察组的总有效率为 95.5%（42/44），对照组的总有效率为 81.8%（36/44），有统计学意义（$P < 0.05$），提示心力衰竭患者给予真武汤加黄芪联合西药的治疗效果良好，患者的心功能指标有明显改善。

有研究者将 60 例心肾阳虚型慢性心力衰竭患者根据数字随机原则分成两组，对照组（30 例）选择常规抗心力衰竭药物治疗，实验组（30 例）则选择常规抗心力衰竭药物联合真武汤加减治疗（陈皮 5g，麦门冬、附子、赤芍各 10g，泽泻 12g，茯苓 15g，党参、葶苈子、黄芪各 20g，丹参 30g，水煎，每日 1 剂，早、晚各服用 1 次）。共治疗 8 周，对照组的显效例数、有效例数、无效例数分别为 4 例、10 例、16 例，临床治疗总有效率为 46.7%（14/30）；实验组的显效例数、有效例数、无效例数分别为 5 例、20 例、5 例，临床治疗总有效率为 83.3%（25/30）；在改善心功能的总有效率方面，实验组显著高于对照组（$P < 0.05$），提示选择真武汤加减治疗心肾阳虚型慢性心力衰竭能显著提高患者的心功能。

有研究者将 68 例慢性心力衰竭患者按随机数字表法分为研究组和对照组，每组各 34 例。两组均接受一般内科治疗，研究组加用真武汤（白术 6g，附子、茯苓、生姜、芍药各 9g，加适量清水煎煮，留取药汁约 200mL，让患者于每日早、晚饮服，每次 100mL，每日 1 剂）联合生脉注射液治疗。治疗 2 周后，研究组的治疗总有效率为 91.18%（31/34），高于对照组（73.53%，25/34），差异有统计学意义（$P < 0.05$）；研究组的不良反应发生率（8.82%）比对照组（23.53%）低，差异有统计学意义（$P < 0.05$），提示真武汤联合生脉注射液治疗慢性心力衰竭的效果显著。

有研究者将 90 例慢性心力衰竭患者依据治疗方法不同分为对照组（40 例）和研究组（50 例）。对照组予以常规西药治疗，研究组在对照组西药治疗的基础上予以真武汤治疗（茯苓、白术、炮附子各 15g，甘草 5g，芍药 20g，水煎，每日 1 剂）。持续用药 14 天后，研究组的总有效率为 96%，高于对照组（65%），差异有统计学意义（$P < 0.05$），提示真武汤联合西药治疗慢性心力衰竭，不仅可改善心功能指标，还可显著提升其临床总有效率，安全性较高，值得临床推广应用。

有研究者将 90 例慢性肺源性心脏病心力衰竭患者按随机数字表法分为两组，每组各 45 例。对照组给予常规治疗，观察组在常规治疗的基础上给予芪苈真武汤治疗（黄芪 30g，葶苈子 15g，附片 10g，白术 15g，茯苓 20g，白芍 10g，生姜 3 片，杏仁 10g，陈皮 10g，丹参 15g，加水 800mL 煎煮，得药液 400mL，分早、晚 2 次温服），持续治疗 14 天。结果发现，从临床疗效对比，观察组的总有效率为 91.11%（41/45），对照组的总有效率为 80%（35/45），两组数据比较差异具统计学意义（$P < 0.05$），提示在治疗慢性肺源性心脏病心力衰竭的过程中，实行在西医治疗基础上合用芪苈真武汤的效果显著。

有研究者将 110 例慢性心力衰竭患者随机分为对照组和治疗组，每组各 55 例。两组均采用西医常规治疗，治疗组在此基础上加用丹参饮合真武汤加减（丹参 20g，檀香 10g，砂仁 10g，附子 10g，茯苓 15g，白术 12g，赤芍 12g，生姜 3 片，每日 1 剂，水煎至 300mL，早、晚分 2 次服），疗程 4 周。结果发现，治疗组的总有效率为 92.73%，明显高于对照组（78.18%），差异显著（$P < 0.05$），提示丹参饮合真武汤加减治疗慢性心力衰竭，可以改善患者的心功能，提高患者的生活质量。

有研究者选取 84 例阳虚水泛型慢性心力衰竭患者，并随机分为观察组和对照组，每组各 42 例。对照组给予常规西药治疗，观察组在常规治疗的基础上给予加味真武汤治疗（君药以炮附片 10g，臣药以生白术 10g，芍药 15g，茯苓 25g，黄芪 25g，葶苈子 15g，生姜 15g，炙甘草、人参、车前子、益母草各 10g，肉桂 8g 等）。2 周后，对两组患者的临床疗效进行比较，观察组的总有效率为 92.86%，对照组的总有效率为 76.19%，差异有统计学意义（$P < 0.05$），提示加

味真武汤可以改善慢性心力衰竭患者的中医证候和心功能，减轻临床症状，改善患者的生活质量。

有研究者将 101 例收治的阳虚水泛型慢性心力衰竭患者分成两组，对照组（50 例）按《中国心力衰竭诊断和治疗指南 2014》中拟定的治疗方案（利尿剂、醛固酮受体拮抗剂、血管紧张素转换酶抑制剂或者血管紧张素 II 受体拮抗剂、β 受体阻滞剂等）进行标准化治疗，治疗组（51 例）在对照组治疗方案的基础上加用加味真武汤治疗（炮附片 10g，茯苓 40g，炒白术 30g，白芍 20g，干姜 15g，黄芪 50g，葶苈子 30g，泽泻 40g，猪苓 10g，桂枝 20g，益母草 15g，牛膝 40g，浓煎，每袋 100mL，每日 2 次口服，7～14 天为 1 个疗程）。两组均治疗 6 周，治疗组的总有效率为 94.1%，对照组的总有效率为 82%，差异有统计学意义（$P < 0.05$），提示在西医常规治疗的基础上，加味真武汤在阳虚水泛型慢性心力衰竭治疗中的疗效显著，优于单纯的西医治疗。

有研究者将 91 例肺源性心脏病急性发作期合并左心衰竭患者按照抽签法分为对照组（45 例）和观察组（46 例）。对照组采用常规西医治疗，观察组在此基础上用真武汤合苏葶丸治疗（炮附子 30g，茯苓 30g，苏子 20g，葶苈子 20g，赤芍 15g，白芍 15g，白术 12g，生姜 10g，水煎，每日 1 剂，分早、晚 2 次服用）。结果发现，观察组的总有效率为 95.7%（43/45），对照组的总有效率为 80%（36/45），两组比较差异有统计学意义（$P < 0.05$），提示真武汤合苏葶丸治疗肺源性心脏病急性发作期合并左心衰竭的临床效果显著，值得临床推广。

有研究者将 60 例冠心病慢性心力衰竭患者随机分成两组，每组各 30 例。对照组采用常规西药方案治疗，观察组在此基础上采用真武汤加减治疗（炮附子、白术、茯苓各 15g，丹参、川芎、赤芍、当归各 12g，红花、炙甘草各 6g，水煎煮，每日 1 剂）。4 周后，观察组的治疗有效率（90%）明显高于对照组（66.67%），差异有统计学意义（$P < 0.05$），提示真武汤加减治疗冠心病慢性心力衰竭的效果良好，值得推广。

有研究者将 86 例难治性心力衰竭患者随机分为对照组与治疗组，每组各 43 例。对照组采用西医常规治疗，治疗组在此基础上采用丹蒌真武汤治疗（制附子 15g，炙黄芪 30g，桂枝 10g，茯苓 30g，猪苓 15g，炒白术 15g，泽泻 15g，生姜 10g，丹参 30g，川芎 15g，赤芍 12g，郁金 15g，瓜蒌 15g，薤白 15g，白芍 15g，陈皮 12g，每日 1 剂，浓煎至 200mL，早、晚分服）。两组均治疗 28 天，治疗组的总有效率高于对照组（88.37% 与 72.09%，$P < 0.05$），提示丹蒌真武汤

能够改善难治性心力衰竭患者的临床症状，增强心功能。

有研究者将 120 例原发性高血压伴舒张性心力衰竭患者随机分为两组，对照组（59 例）采用常规治疗，观察组（61 例）在常规治疗的基础上加用桂枝茯苓汤合真武汤加减治疗［桂枝、制附子（先煎）各 10g，白术、茯苓、赤芍、白芍、党参、葶苈子、淫羊藿、仙茅各 15g，泽泻、桃仁、当归各 12g，黄芪、丹参 30g，每日 1 剂，水煎，分 2 次口服］。两组治疗周期为 12 周，观察组的总有效率为 95.08%（58/61），对照组的总有效率为 71.19%（42/59），差异有统计学意义（$P < 0.05$），提示桂枝茯苓汤联合真武汤加减治疗原发性高血压伴舒张性心力衰竭的疗效显著，可有效改善患者的心脏功能及临床症状，且无不良反应，提高了患者的生活质量。

有研究者将 76 例阳虚血瘀型慢性心力衰竭患者随机分为治疗组及对照组，每组各 38 例。两组均采用西医治疗，治疗组在此基础上加用真武汤合丹参饮加减治疗（附片 10g，茯苓 20g，白术 15g，白芍 10g，生姜 10g，桂枝 10g，丹参 20g，檀香 10g，黄芪 20g，红参 10g，砂仁 10g，葶苈子 10g，大枣 10g，车前子 10g，每日 1 剂，水煎至 200mL，分早、晚 2 次服）。疗程为 4 周，对照组的总有效率为 78.95%（37/38），治疗组的总有效率为 97.37%（30/38），与对照组相比，治疗组总有效率明显高于对照组，差异有统计学意义（$P < 0.05$），提示真武汤合丹参饮加减治疗能改善阳虚血瘀型慢性心力衰竭患者的临床症状，提高生活质量，改善心功能，值得借鉴。

有研究者将 68 例老年心功能衰竭患者随机分为对照组与观察组，每组各 34 例。对照组给予常规西药治疗，观察组在此基础上给予真武汤合苓桂术甘汤加减治疗（茯苓 12g，炮附子 10g，白芍 10g，炒白术 10g，生姜 10g，桂枝 12g，生龙骨、生牡蛎各 30g，炙甘草 9g，水煎取汁 300mL，1 天 2 次，早、晚餐后 1 小时服用）。连续治疗 8 周，结果发现，观察组的治疗总有效率为 91.18%（31/34），显著高于对照组（70.59%，24/34），差异具有统计学意义（$P < 0.05$），提示老年心功能衰竭患者给予真武汤合苓桂术甘汤加减治疗，能提高治疗效果。

有研究者将 100 例心力衰竭合并肺部感染患者随机分组，西医组采取西医抗心力衰竭、平喘止咳、抗感染治疗，中西医组则采取西医治疗联合真武汤合三子养亲汤加减治疗（附子 10g，茯苓 20g，紫苏子 30g，黄芪 30g，白术 12g，白芥子 30g，莱菔子 30g，赤芍 9g，丹参 12g，葶苈子 15g，大枣 15g，党参 20g，生姜皮 9g，泽泻 10g，猪苓 10g，桂枝 10g，炙甘草 5g，水煎取汁 200mL，每日分

2 次口服）。治疗 10 天发现，西医组显效 16 例，有效 19 例，无效 15 例，总有效率为 70%；中西医组显效 29 例，有效 21 例，无效 0 例，总有效率 100%，中西医组有更高的疗效（$P < 0.05$），提示中西医结合治疗心力衰竭合并肺部感染的效果较好。

有研究者将 130 例心肾阳虚型慢性心功能不全患者随机分为两组，对照组（65 例）行西医常规治疗，观察组（65 例）在对照组治疗的基础上加服真武汤加减（白芍、制附子、茯苓、葶苈子、五加皮、党参各 15g，白术、赤芍、生姜各 10g，丹参 20g，每日 1 剂，加水煎至 300mL，分早、晚服用）。两组均连续治疗 4 周，观察组的总有效率为 95.38%（52/65），对照组的总有效率为 80%（62/65），两组比较，差异有统计学意义（$P < 0.05$），提示真武汤联合常规西药治疗心肾阳虚型慢性心功能不全的疗效显著，具有临床推广价值。

有研究者将 92 例阳虚水泛型充血性心力衰竭患者纳入研究中，随机分为对照组与研究组，每组 46 例。对照组按西医常规治疗，研究组给予真武汤联合苓桂术甘汤加减治疗（炮附片 10g，干姜 10g，白芍 30g，茯苓 20g，白术 20g，桂枝 10g，温水煎煮，取汁 300mL，日用 1 剂，每日 2 次）。结果发现，研究组的治疗总有效率（95.65%，44/46）较对照组（80.43%，37/46）更高（$P < 0.05$），提示阳虚水泛型充血性心力衰竭患者应用真武汤联合苓桂术甘汤加减，可减轻临床症状，有助于患者心功能的改善。

有研究者将 300 例阳虚水泛型心力衰竭患者以随机数字表法分为实验组与对照组，每组各 150 例。对照组给予西医常规治疗，实验组在常规治疗的基础上加服真武汤治疗（制附子 24g，茯苓 15g，白术 12g，白芍、生姜各 9g，水煎服，每日 1 剂，早、晚各 1 次），疗程均为 2 周。结果发现，实验组的治疗总有效率（90.67%，136/150）高于对照组（76.67%，115/150），差异有统计学意义（$P < 0.05$），提示服用真武汤可有效改善阳虚水泛型心力衰竭患者的心功能，效果显著，值得临床借鉴实施。

有研究者将 100 例老年收缩性心力衰竭患者按数字表法随机分为两组，治疗组（50 例）在西医常规治疗的基础上加服真武汤 [ 制附片（先煎）9g，茯苓 15g，生姜、白术、芍药各 10g，水煎至 300mL，早、晚温服，每次 150mL ]，对照组（50 例）在西医常规治疗的基础上加参麦注射液静滴。治疗 14 天后发现，对照组显效 18 例，有效 21 例，无效 11 例，总有效率为 78%；治疗组显效 22 例，有效 25 例，无效 3 例，总有效率为 94%，两组差异有统计学意义（$P$

< 0.05），治疗组优于对照组，提示在西医常规治疗的基础上联用真武汤、参麦注射液治疗老年收缩性心力衰竭，能明显改善心功能，改善患者的临床症状，且加用真武汤的效果更好，值得临床进一步应用。

有研究者将 120 例心肾阳虚型慢性心力衰竭患者按照就诊顺序及随机数字表法，分为治疗组（60 例）和对照组（60 例）。对照组采用常规慢性心力衰竭药物治疗，口服利尿剂、血管紧张素转换酶抑制剂（ACEI）、β 受体阻滞剂，必要时加服强心药地高辛；治疗组患者在对照组治疗的基础上加用加味真武汤治疗［炮附子（先煎 60 分钟）10g，茯苓 16g，猪苓 12g，白芍 10g，干姜 10g，白术 10g，桂枝 8g，细辛 4g，甘草 5g，分 2 次加水煎至 200mL，每日 1 剂，于早、晚 2 次分服，每次 100mL］，4 周为 1 个疗程，连续服用 3 个疗程。结果发现，治疗组的总有效率为 93.33%（56/60），对照组的总有效率为 78.33%（47/60），治疗组总有效率高于对照组（P < 0.05），提示加味真武汤可以有效改善心肾阳虚型慢性心力衰竭患者的心功能，提高临床疗效。

有研究者将 66 例利尿剂抵抗急性心力衰竭患者随机分为对照组与治疗组，每组各 33 例。对照组采用西医常规治疗，治疗组在此基础上加用苓桂真武汤（制附子 15g，干姜 10g，生姜 10g，茯苓 30g，白芍 15g，桂枝 10g，生白术 15g，丹参 20g，川芎 15g，薤白 15g，红花 6g，甘草 6g，每日 1 剂，水煎至 200mL，早、中、晚分服）。两组均治疗 7 天，治疗组的临床疗效（93.94%，31/33）优于对照组（81.82%，27/33），差异显著（P < 0.05），提示苓桂真武汤治疗利尿剂抵抗急性心力衰竭，能够改善临床症状及心功能，提高临床疗效。

有研究者将 80 例阳虚水泛证慢性心力衰竭患者按照随机数字表法分为治疗组与对照组，每组各 40 例。对照组给予西医常规抗心力衰竭治疗，治疗组在此基础上加用真武汤合葶苈大枣泻肺汤治疗（附子 15g，白术 20g，白芍 15g，茯苓 20g，葶苈子 15g，桂枝 10g，生姜 10g，大枣 10g，水煎煮取 300mL，每日 1 剂，分早、晚 2 次温服）。两组疗程均为 14 天，治疗组的中医症候积分总有效率为 82.50%（33/40），对照组的中医症候积分总有效率为 67.50%（27/40），治疗组优于对照组（P < 0.05），提示在西医常规治疗的基础上联合真武汤合葶苈大枣泻肺汤，可提高慢性心力衰竭阳虚水泛证的临床疗效，改善症状。

有研究者将 96 例心力衰竭患者根据治疗方法分为两组，每组各 48 例。对照组给予常规西医治疗，观察组在此基础上给予真武汤、五苓散合抵当汤治疗［附子（先煎）10g，赤芍 12g，茯苓 15g，泽泻 20g，泽兰 15g，桂枝 10g，白术

15g，猪苓 15g，水蛭 6g，大黄 6g，土鳖虫 6g，熟地黄 15g，山茱萸 15g，黄芪 30g，党参 15g，每日 1 剂，加水煎煮 2 次，合并煎液 300mL，分早、晚 2 次温服］。治疗 4 周后，观察组的总有效率（91.67%，44/48）高于对照组（77.08%，37/48），差异显著（$P < 0.05$），提示真武汤、五苓散合抵当汤治疗心力衰竭可有效改善心脏功能，减轻临床症状，提高疗效。

有研究者将 142 例心肾阳虚型心力衰竭患者按照随机数字表法分为观察组（71 例）和对照组（71 例）。观察组用加味当归四逆汤［当归、附子（先煎）、丹参、干姜、茯苓、瓜蒌各 15g，桂枝、白芍、薤白、葶苈子各 10g，甘草、通草各 6g，细辛 3g，每日 1 剂，煎 2 次，将药液混合均匀后取 400mL，早、晚饭后约 1 小时各服用 200mL］联合西药治疗，对照组常规西药治疗。结果发现，观察组的总体有效率为 97.18%（69/71），明显高于对照组（88.73%，63/71），两组比较有统计学意义（$P < 0.05$），提示加味当归四逆汤联合西药治疗心肾阳虚型心力衰竭的临床疗效优于常规西药治疗，可改善心功能，减少不良反应的发生。

有研究者将 80 例心力衰竭老年患者按照随机数字表法分为两组，观察组和对照组例数均为 40 例。对照组口服美托洛尔、曲美他嗪，观察组在此基础上给予加味茯苓四逆汤治疗（人参 15g，炙甘草 15g，茯苓 30g，制附子 10g，干姜 10g，丹参 20g，葶苈子 15g，每日 1 剂，早、晚各温服 1 次）。治疗 12 周后发现，观察组的总有效率为 90%（36/40），对照组的总有效率为 70%（28/40），观察组的总有效率高于对照组（$P < 0.05$），提示加味茯苓四逆汤联合西药治疗心力衰竭老年患者的临床疗效显著，可改善心功能。

有研究者将 80 例肺心病心力衰竭患者采用随机数字表法分为观察组和对照组，其中观察组 39 例，对照组 41 例。观察组采用麻黄附子细辛汤合五苓散治疗（茯苓、太子参各 30g，泽泻 20g，白术、猪苓、熟附子各 10g，桂枝 8g，炙麻黄 6g，细辛 4g，黄芩、葶苈子各 15g，水煎服，每日 1 剂），对照组采用常规西药治疗。1 周后，观察组显效 17 例，有效 20 例，无效 1 例，加重 1 例；对照组显效 10 例，有效 24 例，无效 4 例，加重 3 例，比较两组差异有统计学意义（$P < 0.05$），提示麻黄附子细辛汤合五苓散对肺心病心力衰竭的治疗有效，能显著改善患者的心功能。

**10. 心肾综合征** 有研究者将 94 例阳虚血瘀型心肾综合征患者按照随机数字表法分成观察组和对照组，每组各 47 例。对照组给予血管紧张素转换酶抑制剂、利尿剂、醛固酮受体拮抗剂、血管紧张素 II 受体拮抗剂、β 受体阻滞剂、扩张血管药物及强心药物等西药治疗；观察组在常规西药治疗的基础上加服参芪附子汤（黄芪 30g，人参、附子、茯苓各 15g，淫羊藿、山茱萸、桃仁、川芎、白术各 12g，红花、葶苈子各 10g，地龙、甘草各 6g，每日 1 剂，水煎 2 次，取汁 300mL，分早、晚 2 次服用）。两组均连续治疗 4 周。观察组的总有效率为 93.62%，明显高于对照组（76.60%），差异具有显著性（$P < 0.05$），说明参芪附子汤能够显著改善阳虚血瘀型心肾综合征患者的肾功能。

有研究者将 100 例 2 型和 4 型心肾综合征患者，随机分成对照组（50 例）和真武汤组（50 例）。真武汤组和对照组均采用常规西药治疗，真武汤组加用真武汤治疗（淡附片 12g，茯苓 10g，白术 10g，生姜 9g，白芍 10g，每日 1 剂，分早、晚 2 次水煎服）。治疗 1 周后，真武汤组的中医症候积分总有效率显著高于对照组（$P < 0.05$），提示在西药常规治疗的基础上加用真武汤可进一步改善 2 型和 4 型心肾综合征患者的心脏及肾脏功能，对心脏及肾脏起同步保护作用。

有研究者将 76 例 2 型心肾综合征患者采用随机数字表法分为观察组和对照组，每组各 38 例。对照组给予常规西药治疗，观察组在常规西药治疗的基础上辅以真武汤合保元汤加味治疗［人参 10g，茯苓 30g，白术 20g，炙甘草 6g，黄芪 30g，白附片（先煎）15g，肉桂 5g，生姜 10g，白芍 15g，丹参 20g，红花 5g，三七粉（冲服）6g，川芎 10g，每日 1 剂，水煎后取汁 400mL，分 2 次服用］。两组均连续治疗 14 天，观察组的治疗总有效率为 97.37%（37/38），高于对照组（78.95%，30/38），差异显著（$P < 0.05$），提示真武汤合保元汤加味辅治 2 型心肾综合征的临床效果突出。

**11. 胸痹**　有研究者将 120 例心肾阳虚型胸痹患者采用随机数字表法分为观察组和对照组，每组各 60 例。对照组采用常规治疗方法，观察组在此基础上加用加味附子理中汤（附子、人参、炙甘草、干姜、砂仁、檀香各 10g，白术 15g，丹参 30g，用水煎取 400mL，每日 1 剂，1 日 2 次）。共治疗 28 天，观察组治疗后的总有效率为 93.33%（56/60），明显高于对照组（73.33%，44/60），差异有统计学意义（$P < 0.05$），提示针对心肾阳虚型胸痹患者，用加味附子理中汤治疗可增强临床疗效。

有研究者将 64 例心肾阳虚型胸痹患者随机分为两组，每组各 32 例。对照组给予口服单硝酸异山梨酯缓释片 10mg，1 日 2 次；阿司匹林肠溶片 100mg，1 日 1 次；辛伐他汀片 20mg，1 日 1 次。观察组在对照组治疗方案的基础上予以加味附子理中汤治疗（丹参 30g，附子 10g，人参 10g，白术 15g，炙甘草 10g，干姜 10g，砂仁 10g，檀香 10g，水煎煮取汁 400mL，每日 1 剂，早、晚服，14 天为 1 个疗程）。两组均治疗 2 个疗程，结果发现，观察组的总有效率为 90.63%（29/32），高于对照组（62.50%，20/32），有显著差异（$P < 0.05$），提示加味附子理中汤治疗心肾阳虚型胸痹的临床疗效显著。

## 二、消化系统疾病

**1. 腹泻**　是消化系统的常见疾病，相当于中医学"泄泻""痢疾"等范畴。腹泻是夏秋季的常见病，多由食物中毒和肠道感染引起。金代名医李东垣倡导"人以胃气为本""内伤脾胃，百病由生"的学术观点，强调疾病的防治以调理脾胃为主，对腹泻的防治具有指导意义。而由附子组成的附子理中汤等对腹泻有一定的治疗作用。

有研究者将 46 例抗生素相关性腹泻脾肾阳虚型患者采用随机数字表法分成观察组和对照组，每组各 23 例。两组患者均给予常规基础治疗，对照组在此基础上加用培菲康治疗，观察组在此基础上加用附子理中汤加减治疗（制附子 6g，党参 10g，炒白术 10g，干姜 6g，补骨脂 10g，肉豆蔻 6g，五味子 6g，吴茱萸 6g，茯苓 10g，砂仁 6g，陈皮 10g，厚朴 10g，甘草 6g，大枣 2 枚，水煎，每日服用 1 剂，早、晚各 1 次，每次 200mL），疗程 2 周。结果发现，观察组的有效率为 95.65%（22/23），高于对照组（69.57%，16/23），差异有统计学意义（$P < 0.05$），提示对于抗生素相关性腹泻脾肾阳虚型患者，在常规治疗基础上加用附子理中汤加减治疗，可有效减轻临床症状，提高生活质量。

有研究者将 80 例寒热错杂型慢性腹泻患者随机分为对照组和观察组，每组各 40 例。对照组给予蒙脱石散口服治疗，观察组给予乌梅丸加减联合穴位贴敷治疗（乌梅 20g，细辛 3g，蜀椒 9g，干姜 6g，附子 6g，肉桂 6g，黄连 3g，黄柏 12g，党参 15g，当归 9g，每日 1 剂，水煎取汁 400mL，每日分 2 次于早、晚饭后 30 分钟温服），疗程均为 6 周。治疗后，观察组的临床总有效率为 95%（38/40），对照组的临床总有效率为 75%（30/40），观察组的疗效优于对照组（$P < 0.05$），提示乌梅丸加减联合穴位贴敷治疗可明显改善寒热错杂型慢性腹泻患者的临床症状，提高临床疗效。

有研究者将 40 例寒热错杂型功能性腹痛患者根据随机数字表法分为甲组和乙组，每组各 20 例。甲组给予西药盐酸多塞平片治疗，乙组给予乌梅丸加减治疗［乌梅、党参（气虚者可改用人参 20g）各 30g，细辛、黄连、干姜（阴血不足者可使用炮姜）各10g，肉桂15g，当归、制附子（先煎）各20g，川黄柏24g，川椒3g，水浸泡后煎煮，留汁450mL，每日分3次温服，每次服用150mL，每日1剂 ]。治疗14天后，乙组总有效率为95%，高于甲组（70%），有显著差异（$P < 0.05$）；乙组的不良反应的总发生率为15%，低于甲组（45%），差异显著（$P < 0.05$），提示寒热错杂型功能性腹痛可采用乌梅丸加减治疗，疗效显著。

**2. 结肠炎**　是一种慢性炎症疾病，临床表现为腹痛、腹泻、里急后重、脓血便等，易反复发作，属于中医学"久痢""休息痢""肠澼"的范畴。其发病机制较为复杂，与免疫、遗传、环境、精神心理等多种因素有关。临床上常结合实际情况，用附子理中汤、真武汤等进行治疗。

有研究者将94例慢性溃疡性结肠炎患者随机分为研究组和对照组，每组各47例。对照组应用常规对症支持治疗，研究组在此基础上加用加味附子理中汤治疗 [ 制附子（先煎）10g，人参（另煎）10g，干姜10g，白术20g，党参20g，三七20g，黄连10g，炙甘草10g，水煎煮，每日1剂，分早、晚服用 ]。两组均持续治疗4周，结果发现，研究组的治疗总有效率为89.36%（42/47），明显高于对照组（72.34%，34/47），差异显著（$P < 0.05$），提示加味附子理中汤治疗慢性溃疡性结肠炎的临床疗效突出，值得临床推广。

有研究者将68例溃疡性结肠炎患者按照随机数字表法分为对照组及研究组，每组各34例。对照组给予柳氮磺吡啶联合泼尼松治疗，研究组给予加味附子理中汤治疗（制附子10g，干姜10g，人参10g，炙甘草10g，三七10g，黄连5g，用水煎成300mL，每日1剂，每日2次口服）。两组均治疗4周，结果发现，研究组的治疗总有效率为88.2%（30/34），高于对照组（73.%，25/34），差异有统计学意义（$P < 0.05$），提示加味附子理中汤治疗溃疡性结肠炎的临床疗效良好，可有效改善患者的临床症状。

有研究者将116例脾肾阳虚型溃疡性结肠炎患者随机分为观察组和对照组，每组各58例。两组患者均接受西药柳氮磺吡啶治疗，观察组在此基础上给予加味附子理中汤治疗（黄连5g，三七10g，炙甘草10g，人参10g，干姜10g，制附子10g，煎煮后分早、晚服）。共治疗1个月，结果发现，观察组显效36例，有效18例，无效4例，治疗总有效率为93.1%（54/58）；对照组显效25例，有效21例，无效12例，治疗总有效率为79.31%（46/58），观察组的治疗总有效率明显高于对照组，差异有统计学意义（$P < 0.05$），提示加味附子理中汤治疗脾

肾阳虚型溃疡性结肠炎可保证确切的疗效，值得临床推广。

有研究者将 60 例脾肾阳虚型慢性结肠炎患者依据治疗方式差异随机划分成西医组与中医组，每组各 30 例。西医组采取柳氮磺吡啶肠溶片进行治疗，中医组则联合真武汤合六君子汤加减治疗（附子 30g，白术 30g，党参 30g，芍药 15g，茯苓 20g，葛根 20g，泽泻 15g，干姜 15g，建曲 15g，仙鹤草 15g，黄连 10g，陈皮 12g，败酱草 15g，每日 1 剂，水煎分 3 次服）。共治疗 6 周，中医组的治疗总有效率为 96.67%（29/30），西医组的治疗总有效率为 80%（24/30），两组结果对照存在统计学差异（P < 0.05），提示脾肾阳虚型慢性结肠炎患者联合真武汤合六君子汤加减治疗能够改善患者的临床症状，值得借鉴。

有研究者将 92 例慢性结肠炎患者随机分为观察组和对照组，观察组接受乌梅丸（汤剂）治疗（乌梅 15g，干姜 10g，黄连 10g，川椒 5g，附子 10g，当归 10g，党参 10g，黄柏 6g，桂枝 10g，细辛 3g，地榆炭 15g，白及 6g，水煎 450mL，分 2 次温服，1 次 150mL），对照组接受柳氮磺吡啶片和灭滴灵治疗，10 天为 1 个疗程。3 个疗程结束后发现，观察组的总有效率为 97.83%（45/46），显著高于对照组（86.96%，40/46），差异显著（P < 0.05），提示乌梅丸（汤剂）可以有效治疗慢性结肠炎。

有研究者将 60 例放射性直肠炎（脾胃气虚型）患者随机分为治疗组和对照组，其中对照组给予蒙脱石散口服；治疗组在对照组基础上给予乌梅丸合四君子汤颗粒剂治疗（乌梅 30g，淡附片 18g，蜀椒 12g，细辛 6g，桂枝 24g，黄连 6g，当归 18g，党参 30g，白术 10g，茯苓 20g，甘草 12g，每日 1 剂，水冲服）。服用 14 剂颗粒剂后，治疗组的完全缓解率为 56.6%，部分缓解率为 26.6%，总缓解率为 83.3%；对照组的完全缓解率为 30%，部分缓解率为 36.7%，总缓解率为 66.7%，总缓解率对比有统计学意义（P < 0.05），提示乌梅丸合四君子汤颗粒剂治疗放射性肠炎（脾胃气虚型）的确有疗效。

有研究者将 50 例寒热错杂型溃疡性结肠炎患者随机分成两组，每组各 25 例。对照组服用美沙拉嗪肠溶片，每次 1g，每日 4 次；治疗组采用加味乌梅丸（乌梅 9g，细辛 6g，肉桂 9g，党参 12g，附子 9g，花椒 9g，干姜 12g，黄连 4g，黄柏 6g，当归 12g，佛手 9g，苏梗 9g，茜草炭 15g，仙鹤草 15g，蜈蚣 6g，水蛭 6g，马齿苋 15g，冬瓜皮 20g，三七 6g，水煎服，每日 1 剂）口服结合中药灌肠治疗。两组均连续治疗 3～6 个疗程，治疗第 24 周后，治疗组的完全缓解率为 68%（17/25），明显高于对照组（32%，8/25），P < 0.05。治疗第 48 周后，

治疗组的完全缓解率为60%（15/25），治疗的总有效率为68%（17/25）；对照组的完全缓解率为16%（4/25），治疗的总有效率为24%（6/25），两组比较差异均有统计学意义（$P < 0.05$），提示对于寒热错杂型溃疡性结肠炎，以乌梅丸口服结合中药灌肠的治疗效果良好，值得在临床推广。

**3. 肠易激综合征**　是临床上较为常见的一种功能性疾病，发病率较高，以腹泻型肠易激综合征较为常见。临床主要采用西医治疗，但停药后病情易复发。从中医学角度讲，肠易激综合征属于"痛泻""濡泻""泄泻"等范畴，以肝郁脾虚型所占比例最高，约为45.8%。目前，中医临床上对腹泻型肠易激综合征经辨证分型治疗的常用药物主要有附子理中汤、真武汤等。

有研究者将120例腹泻型肠易激综患者作为研究对象，按随机数字表法分为对照组和治疗组，每组各60例。对照组给予匹维溴铵，治疗组给予附子理中汤治疗（党参20g，白术20g，干姜6g，附子12g，炙甘草6g，煎煮后分2次服，每日1剂）。结果发现，治疗组的总有效率为91.67%（55/60），对照组的总有效率为75%（45/60），治疗组总有效率优于对照组（$P < 0.05$），提示附子理中汤治疗腹泻型肠易激综合征的临床疗效较好。

有研究者将86例腹泻型肠易激综合征患者依照随机数字表法分为观察组和对照组各43例，对照组用匹维溴铵片治疗，观察组用加味附子理中汤治疗（炙甘草6g，白术15g，吴茱萸5g，补骨脂12g，党参12g，大枣5枚，制附子10g，干姜10g，木香10g，五味子6g，白芍10g，肉豆蔻6g，煎取400mL药汁，分早、晚2次温服）。持续治疗20天，结果发现，观察组基本治愈28例，显效8例，有效4例，无效3例，总有效率为93.02%；对照组基本治愈11例，显效15例，有效7例，无效10例，总有效率为76.74%，观察组的总有效率高于对照组（$P < 0.05$），提示加味附子理中汤治疗腹泻型肠易激综合征的效果较好，改善患者的炎症反应效果更理想。

有研究者将60例腹泻型肠易激综合征患者随机分为观察组与对照组，每组各30例。对照组单纯应用柳氮磺吡啶肠溶片治疗，观察组在对照组治疗方案的基础上联合附子理中汤治疗（炙甘草3g，炒白术15g，人参15g，干姜15g，制附子15g，每日1剂，水煎，分早、晚服用）。治疗4周，结果发现，观察组的总有效率（28/30，93.33%）高于对照组（22/30，73.33%），差异显著（$P < 0.05$），提示腹泻型肠易激综合征应用附子理中汤联合柳氮磺吡啶肠溶片口服治疗，比单一西药治疗的临床效果好，值得临床应用推广。

有研究者将 90 例腹泻型肠易激综合征患者根据治疗方法不同分为观察组和对照组各 45 例，对照组给予口服匹维溴铵片治疗，观察组采取真武汤合柴胡疏肝散治疗（茯苓、芍药、白术各 15g，生姜、附子各 6g，柴胡、陈皮各 15g，川芎、香附、枳壳各 8g，炙甘草 6g，浓煎 30 分钟后取药液 300mL，早、晚 2 次分服）。两组均连续治疗 20 天后发现，观察组的治疗总有效率（40/45，88.89%）明显高于对照组（31/45，68.89%），差异显著（$P < 0.05$），提示真武汤合柴胡疏肝散治疗腹泻型肠易激综合征的临床疗效突出，值得推广应用。

有研究者将 60 例腹泻型肠易激综合征患者随机分为对照组和治疗组，每组各 30 例。对照组用黄连素片，每日 2 片治疗；治疗组用乌梅丸加减治疗（乌梅 15g，细辛 3g，干姜 10g，附子 6g，黄连 6g，当归 10g，川椒 10g，桂枝 10g，党参 15g，黄柏 6g，陈皮 6g，白芍 15g，防风 10g，白术 10g，补骨脂 15g，每日 1 剂，水煎取汁 500mL，早、晚分服），疗程均为 6 周。结果发现，治疗组的总有效率为 86.7%（29/30），优于对照组（80%，27/30），差异显著（$P < 0.05$），有统计学意义，提示乌梅丸加减治疗腹泻型肠易激综合征安全且效果较好，可以缓解临床症状。

有研究者使用随机平行对照方法将 46 例腹泻型肠易激综合征（寒热错杂型）患者按就诊顺序号随机分为两组。对照组（23 例）应用匹维溴铵，每次 4mg，每日 2 次；治疗组（23 例）在此基础上联合应用乌梅丸治疗（桂枝 10g，乌梅、黄柏、炮姜各 15g，制附子 6g，细辛 3g，党参 15g，当归 9g，花椒 6g，黄连 10g，水煎 400mL，每日 1 剂，每日 2 次）。连续治疗 3 周为 1 疗程，结果发现，治疗组治愈 5 例，显效 11 例，有效 4 例，无效 3 例，总有效率为 86.96%；对照组治愈 3 例，显效 8 例，有效 4 例，无效 8 例，总有效率为 65.22%，治疗组的疗效优于对照组（$P < 0.05$），提示乌梅丸联合匹维溴铵治疗腹泻型肠易激综合征（寒热错杂型）的疗效较为满意。

**4. 胃炎** 是常见的消化系统疾病之一，是由各种因素引起胃黏膜发生的炎症性病变，饮食不规律、作息不规律的人群尤为高发。胃炎根据病程可分为急性和慢性两种。本病属于中医学的"胃痞"范畴，病机多变，但不离气（气机郁滞）、湿（湿阻中焦）、热（热毒蕴结）、瘀（瘀血停滞）、虚（阴液亏虚）5 种。临床治疗常以附子理中汤、乌梅丸等，均取得了较好的效果。

在研究者将 100 例脾胃虚寒型慢性萎缩性胃炎患者随机分为对照组和治疗组各 50 例，对照组服用替普瑞酮胶囊作为基础治疗，治疗组在此基础上使用加味附子理中汤治疗［盐附子（先煎）15～51g，干姜9g，红参9g，麸炒白术15g，炙甘草3g，煨木香15g，酒制白芍15g，三七粉（冲服）3g，黄连6g，水煎，每日1剂，分2次早、晚餐后口服］。疗程4个月，结果发现，治疗组完成治疗的有46例，显效26例，有效14例，无效6例，总有效率为86.96%；对照组完成治疗的有44例，显效11例，有效21例，无效12例，总有效率为72.73%，两组比较差异有统计学意义（$P < 0.01$），提示加味附子理中汤辅助治疗脾胃虚寒型慢性萎缩性胃炎，可使临床症状得以改善，且用药相对安全。

有研究者将100例符合纳入标准的脾肾阳虚型慢性萎缩性胃炎患者随机分成治疗组与对照组，对照组（50例）予以维酶素片，治疗组（50例）应用加味附子理中汤治疗［熟附子（先煎）15g，党参15g，干姜10g，炙甘草10g，炒白术12g，砂仁（后下）6g，姜半夏12g，生姜6g，水煎后分早、晚服，每日1剂］。连服6周，结果发现，治疗组的总有效率（45/48，93.8%）高于对照组（24/52，46.2%），差异显著（$P < 0.05$），提示加味附子理中汤能有效改善脾肾阳虚型慢性萎缩性胃炎患者的临床症状，值得借鉴。

有研究者将70例慢性胃炎患者按照随机分配原则分为对照组和观察组，每组各35例。对照组接受泮托拉唑+多潘立酮治疗，观察组接受附子理中汤加减［熟附子（先煎）15g，干姜15g，炙甘草15g，红参15g，白术20g，茯苓20g，砂仁（后下）10g，桂枝20g，白芍20g，佩兰15g，厚朴15g，陈皮10g，每日1剂，煎取300mL，分2次饭后服用］联合"老十针"治疗。治疗1个月后，观察组的总有效率为94.29%（33/35），高于对照组（77.14%，27/35），差异有统计学意义（$P < 0.05$），提示应用附子理中汤加减联合"老十针"治疗慢性胃炎，其治疗效果较为确切。

有研究者将98例慢性萎缩性胃炎患者随机分为对比组和联合组各49例，对比组用甲硝唑、阿莫西林、奥美拉唑、莫沙必利治疗，联合组用艾灸联合加减乌梅丸治疗（细辛5g，熟附子9g，肉桂3g，黄柏8g，乌梅（先煎）25g，鸡内金10g，当归10g，党参10g，莪术3g，干姜6g，黄连5g，花椒5g，水煎400mL，每日1剂，早、晚分服）。连续治疗90天，结果发现，联合组的总有效率为95.92%（47/49），对比组的总有效率为75.51%（37/49），两组比较差异有统计学意义（$P < 0.05$），提示艾灸联合加减乌梅丸治疗慢性萎缩性胃炎的疗效突出。

有研究者将84例寒热错杂型慢性萎缩性胃炎患者随机分为对照组与观察组，每组各42例。对照组单用埃索美拉唑治疗，观察组应用加减乌梅丸（乌梅

10g，当归10g，党参10g，附子6g，干姜6g，桂枝6g，黄连6g，细辛6g，蜀椒6g，黄柏6g，水煎至300mL，每日1剂，温开水冲调后分2次服用）联合埃索美拉唑治疗。治疗4周后，观察组的总显效率（35.7%，15/42）、总有效率（78.6%，33/42）均显著高于对照组的总显效率（23.8%，10/42）、总有效率（69%，29/42），差异显著（$P < 0.05$），提示加减乌梅丸联合埃索美拉唑可改善寒热错杂型慢性萎缩性胃炎患者的临床症状，临床治疗效果得以提高，值得推广。

**5. 呃逆（胃溃疡）** 在古时称为"哕"，现在俗称"打嗝"，指胃气上逆，气逆上冲，以喉间呃呃连声、声短而频、不能自止为主要症状的病症，西医学称其为膈肌痉挛。胃溃疡是临床常见且多发的全球性疾病，一般多发于冬春季，中医学将其归属于"胃脘痛""胃痛"范畴。临床多以附子理中汤、乌梅丸等方治疗此类疾病，且疗效确切。

有研究者将82例脾胃病呃逆患者按照随机数字表法将分为对照组与实验组，每组各41例。对照组单纯接受西药治疗，实验组在此基础上联用加味附子理中汤治疗（熟附子9g，干姜6g，党参15g，黄芩15g，白花蛇舌草15g，半枝莲15g，陈皮12g，白术12g，炙甘草6g，每日1剂，每日2次服用）。两组均治疗10天，结果发现，实验组的治疗总有效率（40/41，97.56%）显著高于对照组（33/41，80.49%），差异显著（$P < 0.05$），提示加味附子理中汤对脾胃病呃逆的治疗效果突出。

有研究者将50例脾胃虚寒型胃溃疡患者随机分为两组，西医治疗组（25例）实施常规三联用药治疗，附子理中汤组（25例）实施常规三联用药＋加味附子理中汤治疗［炒白术15g，干姜10g，熟附子（先煎）18g，肉桂12g，炙甘草10g，党参24g，每日1剂，分为早、晚2次服用］。治疗4周，结果发现，西医治疗组显效10例，有效10例，无效5例，总有效率为80%；附子理中汤组显效17例，有效8例，无0例，总有效率为100%，差异显著（$P < 0.05$），提示常规三联用药＋加味附子理中汤治疗脾胃虚寒型胃溃疡的效果较好，值得临床推广。

有研究者将非糜烂性胃食管反流病患者随机分配两组，分别为治疗组和对照组，每组各60例。对照组使用雷贝拉唑治疗，治疗组在此基础上加用乌梅丸水煎剂治疗（乌梅30g，川椒15g，干姜15g，附子10g，桂枝10g，黄连15g，黄柏15g，党参15g，当归10g，细辛5g，每日1剂，煎煮2次，共得300mL）。共治疗8周，对照组显效20例，有效15例，无效25例，治疗总有效率为

58.3%；治疗组显效 31 例，有效 20 例，无效 9 例，治疗总有效率为 91.7%，两组总有效率比较具有统计学意义（ $P < 0.05$ ），提示加用乌梅丸水煎剂治疗非糜烂性胃食管反流病临床效果比常规服药方式更加显著，在临床中具有广泛的应用价值。

有研究者将 60 例寒热错杂型痞满证患者随机分为对照组和治疗组，每组各 30 例。对照组采用莫沙必利片治疗，治疗组在此基础上采用乌梅丸加减治疗［乌梅 6g，木瓜 6g，黄连 6g，干姜 6g，制附片（先煎）6g，川椒目 6g，党参 10g，炒白芍 6g，炙甘草 6g，水煎，分 2 次温服］。两组均持续治疗 4 周，治疗组痊愈 9 例，显效 10 例，有效 6 例，无效 5 例，总有效率为 83.3%；对照组痊愈 5 例，显效 8 例，有效 8 例，无效 9 例，总有效率为 70%，治疗组的治疗总有效率高于对照组，差异显著（ $P < 0.05$ ），提示加用乌梅丸加减治疗寒热错杂型痞满证的临床疗效突出，患者的临床症状改善显著。

**6. 肝硬化腹水** 为肝硬化晚期的症状，预后较差。门脉高压、毛细血管通透性改变是导致肝硬化腹水的重要原因，腹腔穿刺引流、利尿及保肝降酶等为治疗常用方法。中医药治疗肝硬化腹水颇具特色，在抗肝纤维化、促进腹水消退、预防腹水复发等方面具有重要作用。因此，中西医结合诊治肝硬化腹水具有独特的优势。

有研究者将 48 例脾肾阳虚型肝硬化并腹腔积液患者按照随机数字表法分为对照组和研究组，每组各 24 例。对照组采用对症治疗，研究组在此基础上采取真武汤加减治疗（白芍 15g，茯苓 15g，白术 15g，制附子 10g，生姜 10g，水煎煮，每日 1 剂，分 2 次服）。两组患者均持续治疗 1 个月，研究组的总有效率（22/24，91.7%）高于对照组（19/24，79.2%），差异显著（ $P < 0.05$ ），提示加用真武汤加减治疗脾肾阳虚型肝硬化并腹腔积液的临床疗效显著。

# 三、神经系统疾病

神经系统疾病的种类繁多，最常见的有脑血管疾病，包括脑梗死、脑出血等。头痛是神经系统疾病最常见的临床表现，可分为偏头痛、紧张性头痛等。

**1. 脑梗死** 是临床常见的脑血管类疾病，具有较高的发病率。患者即使经过有效的抢救，仍可能留有不同程度的偏瘫、失语等后遗症，面临较大的经济负担。脑梗死属于中医学"中风"范畴，病因病机复杂，为本虚（肝、脾、肾三脏亏虚，气血衰弱）标实（风、火、痰、瘀逆乱气血，脉络痹阻）之证。因此，本病需辨证论治，标本兼顾。

有研究者将 80 例脑梗死恢复期患者按照随机数字表法分为对照组和观察组，每组各 40 例。对照组采用阿司匹林肠溶片、阿托伐他汀钙片治疗，观察组在此基础上加用加味桂枝去芍药合麻黄细辛附子汤（即麻黄附子细辛汤）治疗（桂枝、附子、炮姜各 30g，大枣 3 枚，白术、麻黄、烫狗脊、细辛各 20g，淫羊藿、续断、制巴戟天、川芎、乌药、羌活各 15g，甘草 5g，每日 1 剂，水煎煮，每日 2 次服用）。连续治疗 1 个月，结果发现，对照组的有效率为 80%，观察组的有效率为 95%，两组差异有统计学意义（$P < 0.05$），提示加味桂枝去芍药合麻黄细辛附子汤治疗脑梗死恢复期，可有效改善患者的神经功能及血液流变学指标，提高患者的生活质量，值得临床借鉴。

有研究者将 60 例恢复期脑梗死患者随机分为治疗组和对照组，每组各 30 例。对照组给予西医常规治疗（包括口服阿司匹林肠溶片及阿托伐他汀钙片），治疗组在对照组西医常规治疗的基础上给予杜氏附子汤加减治疗（黑顺片（先煎）15 ~ 60g，桂枝 30g，白术 30g，淫羊藿 15g，制巴戟天 20g，烫狗脊 30g，续断片 15g，乌药 15g，炮姜 30g，葛根 30g，川芎 15g，羌活 15g，甘草 5g，水煎煮后分 2 次服用）。治疗 1 个月后，治疗组的总有效率为 90%，对照组的总有效率为 63.33%，治疗组的疗效明显优于对照组，差异有统计学意义（$P < 0.05$），提示在西医常规治疗基础上结合杜氏附子汤加减治疗恢复期脑梗死的效果突出。

**2. 周围神经病变** 是肿瘤治疗过程中常见的并发症。可引起周围神经病变的化疗药物众多，发生机理复杂，临床难以预防，缺少有效治疗药物。化疗药物导致的周围神经病变的症状表现以肢端麻木、痛觉异常多见，可对应中医"痹证"辨证治疗。

有研究者将 60 例化疗药物导致周围神经病变患者按随机数字表法分组，治疗组（31 例）予甘草附子汤［炙甘草、白术各 12g，炮附子（先煎）15g，桂枝 24g，每日 1 剂，水煎 200mL，煎 2 次混合药液，分早、晚 2 次服用；第 3 次煎取 500 ~ 800mL，水温 40 ~ 50℃熏洗四肢，持续 30 分钟，每日 1 次］联合甲钴胺片治疗，对照组（29 例）给予甲钴胺片治疗（每次 500mg，每日 3 次口服），15 天为 1 个疗程。结果发现，治疗组完全缓解 7 例，部分缓解 17 例，无效 7 例，总有效率为 77.4%；对照组完全缓解 3 例，部分缓解 12 例，无效 14 例，总有效率为 51.7%，两组总有效率比较有统计学意义（$P < 0.05$），提示甘

草附子汤联合甲钴胺片治疗化疗药物导致周围神经病变的疗效优于单独使用甲钴胺，在治疗化疗药物导致周围神经毒副反应方面具有一定的优势，值得推广。

有研究者将 101 例急性面神经炎患者采取随机数字表法分为两组，对照组（50 例）采取西医常规治疗（口服强的松加肌注维生素 $B_{12}$），观察组（51 例）采取西医常规治疗＋加味附子理中汤（制附子、人参各 30g，焦白术、干姜、柴胡、升麻各 15g，每日 1 剂，水煎煮，取药汁 300ml，分为早、中、晚服药）结合子午流注针法治疗。连续治疗 1 个月，结果发现，观察组的治疗有效率（98.04%）高于对照组（86%），差异显著（$P < 0.05$），提示加味附子理中汤结合子午流注针法治疗急性面神经炎的临床疗效显著。

有研究者将 200 例糖尿病周围神经病变患者随机分为两组，治疗组（100 例）在常规西医降糖配合下服用加味麻黄附子细辛汤治疗（生麻黄 3g，北细辛 3g，制附子 6g，桑枝 13g，川牛膝 13g，赤芍 10g，红花 5g，三七 3g，土鳖虫 6g，当归 10g，没药 10g，党参 15g，黄芪 20g，乳香 10g，忍冬藤 15g，桃仁 10g，加水 800mL，煮取 200mL，复煎 500mL，煮取 100mL，2 次汤液混合，分 2 次服用），对照组（100 例）在常规西医降糖配合下口服维生素 $B_{12}$ 片。治疗 4 个月后发现，治疗组的总有效率为 90%，对照组的总有效率为 82%，两组差异有统计学意义（$P < 0.05$），提示加味麻黄附子细辛汤治疗糖尿病周围神经病变的疗效显著，能明显改善患者的临床症状，提高患者的生活质量。

有研究者按随机数字表法将 82 例风寒型周围性面瘫患者分为观察组和对照组，每组各 41 例。对照组给予雷火灸治疗，观察组在此基础上给予麻黄附子细辛汤加减治疗（麻黄 10g，炮附片 10g，细辛 6g，当归 15g，薏苡仁 30g，黄芪 30g，白术 15g，炙甘草 10g，代赭石 15g，取水煎汁 400mL，分 2 次温服，每日 1 剂）。治疗 10 天发现，观察组的总有效率为 92.68%，显著高于对照组（$P < 0.05$），提示麻黄附子细辛汤加减配合雷火灸治疗风寒型周围性面瘫的疗效显著。

有研究者将 76 例风寒型周围性面瘫患者采用随机分组法分为研究组和对照组，每组各 38 例。两组患者均行针灸治疗，研究组搭配麻黄附子细辛汤治疗（细辛 3g，麻黄 6g，附子 9g，每日 1 剂，加水先煮附子，去上沫后煮诸药，去滓后分早、中、晚 3 次温服）。治疗 1 个月，结果发现，研究组痊愈 31 例，好转 4 例，有效 2 例，无效 1 例，痊愈率为 81.6%；对照组痊愈 23 例，好转 7 例，有效 5 例，3 例无效，痊愈率为 60.5%，两组差异有统计学意义（$P < 0.05$），提示

麻黄附子细辛汤联合针灸治疗风寒型周围性面瘫的效果佳、起效快，值得临床推广应用。

**3. 不宁腿综合征（RLS）** 是一种神经系统疾病，以强烈的活动双腿的冲动为主要特征，在休息期间症状产生或加重，可通过运动缓解，仅在夜间出现症状的患者病情更加严重。全世界大约 15% 的人口患有本病，患病率伴随着年龄的增长而增加，女性的患病率是男性的 2 倍。近年来，中医药治疗 RLS 的有效性及安全性得到了越来越多的肯定。

有研究者将 38 例维持性血液透析合并 RLS 患者随机分为两组，对照组（19 例）给予维持性血液透析联合血液灌流治疗及补铁、补充叶酸、纠正贫血、纠正钙磷代谢紊乱等对症治疗，治疗组（19 例）在此基础上加服当归芍药散合干姜附子汤加减治疗（当归 15g，白芍 15g，川芎 15g，茯苓 15g，泽泻 10g，白术 15g，附子 10g，干姜 10g，每日 1 剂，水煎 2 次，取汁 200mL，分早、晚 2 次服）。两组疗程均为 4 周，治疗组的总有效率为 84.2%，对照组的总有效率为 52.6%，两组的总有效率差异有统计学意义（$P < 0.05$），提示在西医治疗的基础上，加用当归芍药散合干姜附子汤加减能使维持性血液透析合并 RLS 患者的临床症状明显改善，临床应用安全。

**4. 失眠** 世界卫生组织针对失眠问题进行的研究发现，有 25% 左右的人存在着失眠问题。失眠会对人的精神产生一定的影响，随着失眠的加剧，可引发抑郁、焦虑等问题。西医治疗失眠存在一定的毒副作用，中医治疗失眠不仅治疗成本低，还可降低不良反应发生率。临床常应用乌梅丸等治疗失眠，体现出良好的治疗效果。

有研究者将 78 例失眠症患者按照随机数字表法分为对照组和观察组，每组各 39 例。对照组行针刺治疗，观察组在此基础上予以乌梅丸加味治疗（乌梅肉 15g，黄连、黄柏各 6g，桂枝、人参、当归各 10g，制附子（先煎）15g，干姜 10g，细辛 3g，炒酸枣仁 30g，川椒 3g，炙甘草 10g，医者可根据患者病情增减药量，每丸重 3g，每次 2 丸，每日 2 ～ 3 次，连服 40 天）。结果发现，观察组的治疗总有效率（94.9%）高于对照组（79.5%），提示乌梅丸加味联合针刺治疗失眠症的疗效优于单纯针刺治疗，可有效优化患者的睡眠质量，改善临床症状。

有研究者将 60 例帕金森病睡眠障碍患者，按照随机数字表法分为治疗组与对照组，每组各 30 例。对照组给予美多芭口服，同时对患者实施睡眠干预；治疗组在此基础上，使用新加附子汤加减治疗［桂枝 25g，制巴戟天 15g，白术

25g，葛根25g，乌药20g，川芎15g，炮姜25g，烫狗脊25g，淫羊藿20g，续断20g，附子（先煎2小时）25g，甘草8g，熟地黄15g，当归20g，石菖蒲15g，远志15g，茯苓15g，生龙骨30g，生牡蛎30g，水煎至300mL，早、晚温服，每日1剂，3剂为1个疗程，连用4个疗程]。结果发现，治疗组的治疗总有效率（93.3%）高于对照组（63.4%），差异有统计学意义（$P < 0.05$），提示新加附子汤加减治疗帕金森病睡眠障碍的临床疗效确切，临床应用价值较高。

**5. 偏头痛** 是一种周期发作性的神经血管性头痛，是一种反复性发作的顽固性头痛，发作时常常表现为头侧部的反复剧烈疼痛，伴有恶心、呕吐等症状。偏头痛多起病于青春期，可因劳累、精神紧张、外界环境变化和不良生活习惯而加重。除了疾病本身带来的损害，偏头痛还会提高焦虑、抑郁等的发病率，给患者的工作和生活带来诸多不便。中医学没有偏头痛这一病名，一般认为属于"头风""首风""偏头风"的范畴。中医学对于偏头痛的治疗方式包括针灸、推拿、穴位注射、中药口服等，常用方剂有麻黄附子细辛汤等，临床治疗效果显著。

有研究者将80例偏头痛患者随机分为观察组与对照组，每组各40例。对照组采用盐酸氟桂利嗪胶囊治疗；观察组在对照组用药的基础上，给予麻黄附子细辛汤治疗［炮附子（先煎）15g，炙麻黄、辽细辛各10g，水煎至200mL，分早、晚2次温服，每日服用1剂]。治疗1个月，结果发现，观察组的总有效率为92.5%，高于对照组（75%），两组比较差异有统计学意义（$P < 0.01$），提示针对偏头痛患者采用盐酸氟桂利嗪胶囊与麻黄附子细辛汤联合治疗，疗效较好，值得临床推广应用。

有研究者将60例偏头痛患者随机分为对照组与观察组各30例，对照组用常规西药治疗，观察组用川芎葛根汤合麻黄附子细辛汤加减治疗［葛根30g，川芎15g，白芍30g，桂枝10g，附子（先煎）10g，炙甘草6g，生麻黄9g，细辛3g，大枣9枚，水煎后留汁200mL，分早、晚服用，每日1剂，连续服用15天]。结果发现，观察组的总有效率高于对照组（$P < 0.05$），观察组疼痛评分低于对照组（$P < 0.05$），提示川芎葛根汤合麻黄附子细辛汤加减治疗偏头痛获得满意的治疗效果。

有研究者将96例血管性头痛寒湿瘀滞型患者随机分为观察组和对照组，每组各48例。两组均用循经针刺治疗，观察组加用麻黄附子细辛汤加减治疗（炙麻黄11g，细辛13g，炮附子17g，天花粉19g，防风9g，生黄芪18g，生甘草7g，煎药时首先将炮附子先煎1～2小时，随后再放入其他药，水煎至200mL，早、晚各服 1 次，1 次 100mL）。治疗 14 天，结果发现，观察组的总有效率（95.83%）高于对照组（77.08%），差异显著（$P < 0.05$），提示麻黄附子细辛汤加减联合循经针刺治疗血管性头痛寒湿瘀滞型的临床效果较好，具有较高的临床价值。

有研究者将 94 例瘀血阻络型三叉神经痛患者随机分为两组，每组各 47 例。对照组给予卡马西平口服，观察组在此基础上加服柴芩蝎僵附子汤治疗［柴胡、黄芩、炒僵蚕、川芎各 10g，全蝎、细辛、制附子（先煎）、甘草各 5g，炒白芍15g，每日 1 剂，加水煎至 300mL，上午 9～10 点、下午 3～4 点分服 150mL］。结果发现，观察组的总有效率为 93.62%，对照组的总有效率为 70.21%，两组比较，差异有统计学意义（$P < 0.05$），提示柴芩蝎僵附子汤治疗瘀血阻络型三叉神经痛的疗效显著，值得推广。

**6. 阿尔茨海默病（AD）** 是一种多发生于老年或老年前期的慢性进行性神经系统退行性疾病，在中医学多属于"痴呆""健忘""呆病"等病范畴。据报道，年龄超过 65 岁者的患病率为 5.5%，且随着年龄的增长，AD 的患病率升高，女性的患病率约为男性的 2 倍。本病目前已成为老年人主要的死亡原因之一。中医主要用麻黄附子细辛汤等配合西医治疗本病，疗效较好。

有研究者将 98 例 AD 患者采用随机数字奇偶法分为对照组和观察组，两组均用多奈哌齐及美金刚治疗，观察组联合麻黄附子细辛汤加减治疗（麻黄6g，附子 15g，细辛 6g，肉桂 30g，白芍 30g，干姜 30g，菟丝子 30g，制巴戟天 30g，枸杞子 30g，天麻 20g，淫羊藿 15g，炙甘草 10g，附子浸泡 1 小时后先煎，其余药物浸泡 20 分钟后煎煮，留汁 300mL，分早、晚 2 次温服，每日 1剂）。治疗 6 个月，结果发现，观察组的总有效率为 93.88%，对照组的总有效率为 77.55%，提示麻黄附子细辛汤加减辅治 AD 的疗效突出，值得推广。

有研究者将 104 例骨科手术后认识功能障碍（POCD）患者分为对照组和观察组各 52 例，对照组口服氟哌啶醇片，每日 4～20mg，分 3 次服用；观察组在对照组治疗方案的基础上给予加味参附汤合黄连阿胶汤治疗［人参 10g，白附片（先煎）10g，黄连 6g，黄芩 10g，白芍 15g，鸡子黄 2 枚，阿胶（烊化）10g，郁金 10g，石菖蒲 10g，按药物规定要求煎煮，常规水煎煮 2 次，混合药液共400mL 内服，每日 1 剂］。两组的疗程均 10 天，结果发现，观察组的显效率为88.64%，高于对照组（69.23%），差异有统计学意义（$P < 0.05$），提示在西医治疗的基础上服用加味参附汤合黄连阿胶汤治疗 POCD，可改善临床症状，改善患

者的日常生活水平，值得临床推广。

## 四、风湿性疾病

**1. 强直性脊柱炎** 为临床较为常见的一种慢性风湿性疾病，多从骶髂关节起病，主要累及中轴关节组织，中晚期可延及其他关节，严重者可致脊柱强直和功能丧失，致残率较高。

有研究者将 96 例强直性脊柱炎患者随机分为联合组和对照组各 48 例，对照组采用西药治疗（常规西药治疗，先给予美洛昔康 7.5mg，每日 2 次；再给予阿法骨化醇，每次 0.5μg，每日 1 次。根据患者实际情况适当调整药物剂量，直至停用美洛昔康。当患者病情有所改善，改服柳氮磺砒啶，每次 0.5g，每日 3 次，持续服用 1 周后，改为每次 1g，每日 2 次），联合组在此基础上联合加味甘草附子汤治疗（附子、白术各 15g，桂枝 20g，甘草、肉桂各 10g。若患者病情严重，则酌加延胡索 15g，三七 5g，乳香、没药各 10g），30 天为 1 个疗程，共 3 个疗程。结果发现，联合组的总有效率（95.83%）高于对照组（79.17%），差异显著（$P < 0.05$），提示加味甘草附子汤联合西药治疗强直性脊柱炎具有良好的疗效，值得临床借鉴。

有研究者将 60 例强直性脊柱炎患者依据治疗措施的差异进行分组，对照组（30 例）以西药治疗（餐中口服 0.5g 柳氮磺吡啶片，每日 2 次，连续 4 周，同时服用 60mg 依托考昔片，每日 1 次，连续 7 天），观察组（30 例）则以甘草附子汤为主方（桂枝 20g，白术 15g，附子 15g，甘草 10g，随症加减，以 500mL 清水对药材进行浸泡，1 小时后煎煮，于午饭后、晚饭后取汁温服，每日 1 剂，连续 4 周）联合西药治疗。结果发现，观察组的有效率是 93.33%，而对照组的有效率是 70%，有显著性差异（$P < 0.05$），提示甘草附子汤联合西药治疗强直性脊柱炎的效果突出，值得选用。

有研究者选取 144 例肾虚督寒型强直性脊柱炎患者，按随机数字表法分成对照组及观察组，每组各 72 例。对照组给予柳氮磺吡啶肠溶片治疗（每次 1g，每日 2 次），观察组在此基础上给予甘草附子汤治疗（桂枝 20g，白术、附子各 15g，甘草 10g，每日 1 剂，500mL 清水煎煮 60 分钟，煎取 200mL，分早、晚 2 次温服）。两组均连续治疗 4 周后发现，观察组的腰椎功能优良率为 90.3%，高于对照组（76.4%），差异有统计学意义（$P < 0.05$），提示甘草附子汤联合西药治疗对肾虚督寒型强直性脊柱炎患者的骨质具有较好的保护作用。

有研究者将 108 例强直性脊柱炎活动期患者作为研究对象，随机分为对照组和观察组，每组各 54 例。对照组采用塞来昔布胶囊口服，观察组在此基础上辅以甘草附子汤治疗（桂枝 20g，附子、白术各 15g，甘草 10g，以文火水煎，每日 1 剂，分早、晚温服）。两组均连续用药 3 个月，观察组的总有效率为 92.6%（50/54），对照组的总有效率为 72.2%（39/54），观察组明显高于对照组（$P < 0.05$），提示甘草附子汤治疗强直性脊柱炎活动期的疗效较优。

**2. 类风湿关节炎（痛风性关节炎）** 类风湿关节炎（RA）多属中医学"痹证""历节""尪痹"等病范畴，是慢性炎症性自身免疫性疾病的一种，是临床的常见病与多发病。RA 的主要病理特点为关节滑膜炎症、积液、血管翳形成、软骨和骨降解，可并发引起心血管疾病或肺部疾病，严重降低患者生活品质。RA 的发病机制可能与免疫、感染、雌激素、遗传、劳累和环境等因素有关。根据世界卫生组织数据，全球 RA 患病率为 0.5% ～ 1%，我国患病率约为 0.3%，患者数量随年龄增长呈上升趋势，65 岁以上患者数量最多，男女患病比为 1∶3。本病目前尚无有效的根治方法，中医多以附子汤加减等治疗，疗效突出。

有研究者将 100 例类风湿关节炎患者随机分为两组，对照组（50 例）采用雷公藤多苷片治疗，实验组（50 例）采用加味芍药甘草附子汤治疗（白芍、鸡血藤、制附子、青风藤、牛膝各 15g，甘草 10g，每日 1 剂，水煎取汁，分早、晚服用）。3 个月后发现，对照组的晨僵时间、关节疼痛度均高于实验组，对照组的治疗有效率（70%）低于实验组（88%），差异均有统计学意义（$P < 0.05$），提示采用加味芍药甘草附子汤治疗类风湿关节炎，能有效改善患者的临床症状，治疗效果较为突出。

有研究者将 96 例类风湿关节炎患者分为联合组及对照组各 48 例。对照组采用西医常规治疗，联合组在对照组西医常规治疗的基础上给予桂枝附子汤治疗（桂枝 18g，制附子 12g，干姜、大枣各 9g，甘草 6g，每日 1 剂，水煎，每剂煎煮 2 次，取汁 300mL，分早、晚 2 次温服）。治疗 3 个月发现，联合组显效 19 例，有效 25 例，无效 4 例；对照组显效 11 例，有效 24 例，无效 13 例，两组比较，差异有统计学意义（$P < 0.05$），联合组的疗效优于对照组，提示桂枝附子汤联合西医常规治疗能减轻类风湿关节炎患者的临床症状，改善炎症反应。

有研究者将 60 例类风湿关节炎寒湿痹阻型患者随机分为治疗组与对照组各 30 例，对照组予甲氨蝶呤和（或）来氟米特，治疗组在此基础上联合加味芍甘附子汤治疗（炮附片 15g，白芍 15g，甘草 10g，青风藤 15g，鸡血藤 15g，每日 1 剂，早、晚 2 次口服）。两组疗程均为 12 周，结果发现，治疗组临床痊愈 2 例，显效 3 例，有效 24 例，无效 1 例，总有效率为 96.67%；对照组临床无痊愈、显效患者，有效 20 例，无效 10 例，总有效率为 66.67%，治疗组总有效率高于对照组（$P < 0.01$），提示加味芍甘附子汤联合西药治疗在改善类风湿关节炎寒湿痹阻型患者的全身症状及体征方面，优于单用传统西药。

有研究者将 50 例急性痛风性关节炎患者按随机分组方法分为对照组（25 例）和观察组（25 例）。对照组给予西医治疗，观察组在此基础上给予加味附子汤治疗（炮附片 18g，党参 15g，茯苓 12g，炒白术 18g，炒白芍 18g，细辛 6g，麻黄 6g，鸡血藤 15g，地龙 12g，乌梢蛇 9g，水煎服，每日 1 剂，早、中、晚饭后服用）。两组均连续治疗 30 天，结果发现，观察组与对照组的临床总有效率分别为 96%、76%，观察组显著高于对照组（$P < 0.05$），提示加味附子汤联用西药可有效改善急性痛风性关节炎患者的临床症状，且疗效优于单用西药治疗，值得临床推广应用。

有研究者选择 127 例急性痛风性关节炎患者作为研究对象，按照乱数表法分为对照组（63 例）和研究组（64 例），对照组采用口服依托考昔片，研究组在此基础上联用加味桂枝附子汤治疗（桂枝 20g，制附子 15g，土茯苓 20g，千斤拔 15g，苏木 15g，海桐皮 10g，延胡索 10g，细辛 10g，炙麻黄 15g，蚕沙 9g，萆薢 15g，甘草 10g，每日 1 剂，加水 400mL 煎至 200mL，饭后温服）。2 周后发现，研究组的总有效率明显高于对照组（$P < 0.05$）；提示加味桂枝附子汤联合依托考昔片治疗急性痛风性关节炎的疗效显著。

有研究者将 84 例活动期类风湿关节炎患者采用随机数字表法分为对照组和观察组，每组各 42 例。对照组给予双氯芬酸钠缓释片联合氨甲蝶呤片治疗，观察组在此基础上给予加味芍甘附子汤（制附子、白芍、青风藤、鸡血藤各 15g，甘草 10g，煎煮前先用水浸泡制附子 30 分钟，之后加水适量，常规煎煮 2 次，合并两次汤汁约 300mL，分早、晚 2 次温服，每日 1 剂）。治疗 12 周后，观察组的总有效率（95.24%）高于对照组（76.19%），差异显著（$P < 0.05$），提示加味芍甘附子汤治疗活动期类风湿关节炎，可提高临床治疗效果，值得推广和应用。

有研究者将 80 例类风湿关节炎患者作为研究对象，按照随机数表法分为对照组和观察组，每组各 40 例。对照组采用常规西医治疗，观察组采用麻黄细辛附子汤（即麻黄附子细辛汤）治疗（细辛 8g，麻黄 10g，附子 6g，先将诸药置于饮用水中浸泡约半小时，随后加水至 800mL，煎至 400mL 后去渣留汤服用，单次服用 200mL，早、晚各服用 1 次）。连续治疗 8 周后发现，观察组的有效率为 95%（38/40），对照组的有效率仅为 75%（30/40），差异有统计学意义（$P < 0.05$），提示以中药方剂麻黄细辛附子汤治疗类风湿关节炎的临床疗效显著。

有研究者将 620 例寒湿痹阻型类风湿关节炎患者按照随机数字表法分为对照组（310 例）和观察组（310 例），对照组给予常规治疗，观察组在常规治疗的基础上给予加味芍甘附子汤（白芍、炙甘草各 9g，炮附子 3g，青风藤、鸡血藤各 5g，加水煎煮至 300mL，每日 1 剂，早、晚各温服 1 次）。连续治疗 1 个月后发现，两组的临床症状均有所缓解，观察组缓解效果更显著（$P < 0.05$）；观察组的总有效率（87.42%）明显高于对照组（80.97%），差异显著（$P < 0.05$），提示加味芍甘附子汤对寒湿痹阻型类风湿关节炎的疗效较好，能有效改善患者的临床症状，进一步提高患者的生活质量。

有研究者将 80 例急性痛风性关节炎寒湿痹阻型患者随机分为研究组和对照组，每组各 40 例。研究组给予依托考昔联合桂枝附子汤加减治疗（土茯苓 20g，桂枝 25g，绵马草薢 15g，炙麻黄 15g，苏木 15g，千斤拔 15g，制附子 15g，细辛 10g，延胡索 10g，海桐皮 10g，甘草 10g，水煎取汁 400mL，每日早、晚饭后温服），对照组予依托考昔治疗。两组均治疗半个月，研究组治愈 34 例，好转 4 例，无效 2 例，总有效率为 95%；对照组治愈 22 例，好转 7 例，无效 11 例，总有效率为 72.5%，研究组的临床总有效率显著高于对照组（$P < 0.05$），提示急性痛风性关节炎寒湿痹阻型患者予以依托考昔联合桂枝附子汤加减治疗，可明显抑制机体的炎性反应，值得临床推广应用。

**3. 肩关节痛**　肩周炎目前已成为我国一种常见的骨伤科疾病，是以肩关节活动障碍受限、疼痛为特征的慢性无菌性炎症，又称"冻结肩""五十肩""漏肩风"等，发病前期的表现以疼痛为主，逐渐加重，尤其夜间痛甚；随着疾病发展，肩关节活动逐渐受限，严重影响日常生活及工作、学习。西医主要采用药物治疗或手术治疗，中医治疗主要以活血行气、通痹止痛、温通经脉为主，临床多以附子汤加减等配合针灸等进行治疗。

有研究者将 78 例中风偏瘫后肩关节疼痛患者按照随机数字表法分为对照组和观察组，每组各 39 例。对照组在常规治疗基础上结合针刺治疗（主要穴位有人中、通里、绝骨、足三里、内关、极泉、涌泉、三阴交），观察组则采用针刺联合甘草附子汤治疗［桂枝 15g，生白术 15g，炮附子（先煎）15g，炙甘草 10g，加水 1500mL，煎煮至 500 ～ 600mL，去渣取汁，每日 1 剂，每日 3 次。随证加减：湿盛加重者，白术 30g，或加茯苓 15g；热盛者，加忍冬藤 15g，黄连 10g；寒盛加重者，附片 30g，或加威灵仙 15g；风盛者，加羌活、桑枝各 15g〕。治疗 1 个月后发现，观察组的临床总有效率（94.87%）高于对照组（69.23%），组间比较差异有统计学意义（$P < 0.05$），提示甘草附子汤联合中医针刺治疗中风偏瘫后肩关节疼痛，可显著缓解患者的肩关节疼痛，提高生活质量。

有研究者将 120 例肩周炎患者随机分为对照组和观察组，每组各 60 例。两组均给予康复锻炼治疗，观察组加用加味桂枝附子汤治疗〔桂枝（去皮）12g，制附子（去皮）15g，川芎 10g，当归 10g，大枣 6g，生姜 9g，炙甘草 6g，红花 5g，每日 1 剂，用 1800mL 的清水煎煮附子，煮取 600mL，再用文火将其他各药同煎 10 分钟，早、晚各温服 1 次〕。治疗 8 周，结果发现，对照组治愈 19 例，显效 15 例，有效 13 例，无效 13 例，总有效率为 78.33%；观察组治愈 22 例，显效 19 例，有效 15 例，无效 4 例，总有效率为 93.33%，提示加味桂枝附子汤联合康复锻炼治疗肩周炎的疗效突出，值得临床借鉴。

有研究者将 72 例风寒湿痹型肩周炎患者随机分为治疗组和对照组，每组各 36 例。治疗组采用桂枝附子汤合薏苡仁汤加减〔桂枝 12g，生姜 6g，大枣 10g，炙甘草 6g，制附片 12g，薏苡仁 30g，苍术 10g，当归 10g，川芎 7g，制川乌（先煎）3g，羌活 10g，独活 10g，酒威灵仙 10g，每日 1 剂，水煎浓缩至 300mL 左右，分早、晚饭前 3 分钟服用〕联合依托考昔片口服治疗，对照组采用依托考昔片口服。连续治疗 4 周，结果发现，治疗组的总有效率为 91.7%（33/36），对照组的总有效率为 77.8%（28/36），组间差异有统计学意义（$P < 0.05$），提示桂枝附子汤合薏苡仁汤加减联合依托考昔治疗风寒湿痹型肩周炎，对缓解疼痛、改善肩关节功能，优于单一使用依托考昔片，值得临床推广。

**4. 髋关节发育不良** 主要是髋关节的股骨头和髋臼正常的对合关系发生异常，出现脱位或者半脱位的现象，故早期多出现疼痛和髋关节受限。患者以儿童多见，女性多于男性，应早发现、早治疗，年龄越大，疗效越差。中医学没有本病病名，可将其归属于"痹证"范畴。临床多以祛风散寒除湿、化痰逐瘀通络等法加以治疗。

有研究者选取 37 例髋关节发育不良Ⅰ型患者，随机分为对照组（18 例）和治疗组（19 例）。对照组予以下肢牵引、中药熏洗、塞来昔布胶囊口服治疗及常规护理，治疗组在此基础上给予甘草附子汤加减口服治疗〔桂枝 20g，炮附片

（先煎）10g，白术10g，炙甘草10g，随症加减，每日1剂，水煎400mL，分早、晚2次服用，疗程为4周］。结果发现，治疗组的总有效率为94.7%（18/19）高于对照组（77.8%，14/18），差异有统计学意义（$P < 0.05$），提示采用甘草附子汤加减配合常规治疗成人髋关节发育不良的效果突出。

**5. 腰椎间盘突出症** 是临床较为常见的骨科疾病，临床表现为腰腿疼痛，在40岁以上的中老年人中更为常见，总体发病呈年轻化趋势。中医学认为，本病多属"腰腿痛""腰痛"的范畴，以本虚标实为病机，其中肾精亏损为本，风寒湿热或跌倒挫伤为标，可分为气滞血瘀、肝肾亏虚、寒湿阻痹和湿热阻痹4类主要证型。腰椎间盘突出症的主要影像学检查方式为磁共振成像，临床多采用中西医结合治疗。

有研究者将符合纳入标准的60例腰椎间盘突出症（太阳病阳虚型）患者，按随机表法均分为两组，治疗组服用甘草附子汤［桂枝15g，附子（先煎45分钟）10g，白术10g，炙甘草10g，煎煮400mL，均分2袋，早、晚温服］，对照组服用塞来昔布胶囊联合盐酸替扎尼定片，治疗周期为2周。结果发现，共纳入有效病例55例（治疗组27例，对照组28例），对照组与治疗组在治疗2周和3个月后的有效率分别为76.67%（22/27）、89.2%（25/28）和85.19%（23/27）、71.43%（20/28），提示甘草附子汤治疗腰椎间盘突出症（太阳病阳虚型）的疗效显著，值得推广应用。

有研究者对60例寒湿型腰椎间盘突出症患者采用随机对照法分为加味麻黄附子细辛汤治疗组（生麻黄10g，炙附子10g，细辛3g，独活15g，威灵仙20g，木瓜20g，香加皮10g，茯苓30g，川牛膝15g，白芍20g，当归10g，川芎10g，延胡索15g，甘草6g，每次150mL，每日2次，）30例，通痹胶囊对照组30例，配合平卧硬板床休息和腰部理疗，4周为1个疗程。结果发现，治疗组的效果（86.7%）优于对照组（53.3%），差异显著（$P < 0.05$），提示加味麻黄附子细辛汤具有良好的镇痛效果，对寒湿型腰椎间盘突出症的疗效确切，能提高患者的生活与工作质量。

有研究者将80例寒湿痹阻型类风湿关节炎患者随机分为治疗组与对照组，每组各40例。对照组给予甲氨蝶呤＋洛索洛芬钠片，治疗组在对照组药物治疗方案的基础上加麻黄附子细辛汤蜡疗（将麻黄10g，附子10g，细辛3g中药颗粒剂研成细末，加热融化白色无水医用石蜡，在其中加入比例为3份的中药粉末，制成含500g石蜡的药粉，待充分溶解、温度达到50～60℃时，使用刷子蘸取药蜡，在患者受累关节进行涂刷，厚度控制在 0.3 ～ 0.5cm，待药蜡冷却至患者能承受时，使用无水医用石蜡在药蜡外进行涂裹，每日 1 次，1 次 30 分钟），30天为 1 个疗程。治疗 1 个疗程发现，与对照组的总有效率 77.5%（31/40）相比，治疗组的总有效率（90%，36/40）较高（$P < 0.05$），提示麻黄附子细辛汤蜡疗治疗寒湿痹阻型类风湿关节炎的临床疗效显著，值得临床推广。

有研究者将 176 例非特异性下腰痛寒湿瘀阻型患者以入诊先后顺序随机按数字表法分为对照组和观察组，对照组采用腰腿痛丸＋电针治疗，观察组采用附子汤合芍药甘草汤加减方［黑附片（先煎）15g，天南星 10g，茯苓 10g，人参 10g，白术 12g，白芍 30g，川芎 15g，甘草 6g，红花 10g，威灵仙 20g，延胡索 15g，煎煮 2 次，每次 60 分钟，混合药液至 350mL］离子导入＋电针治疗（使用时采用棉垫浸泡药汁 10 分钟，稍拧干后放置于腰夹脊穴、阿是穴，加电极导入）。两组疗程均为 4 周。结果发现，观察组的总改善率为 95.18%，高于对照组（83.95%），差异显著（$P < 0.05$），提示采用附子汤合芍药甘草汤加减方离子导入治疗非特异性下腰痛寒湿瘀阻型，能促进腰部功能的恢复，减轻疼痛，改善患者的活动能力，提高患者的生活质量。

**6. 腰扭伤**　闪腰、岔气在生活中很常见，一般多发生于青壮年，主要因运动时跌扑闪挫或在劳动时用力过猛，导致腰椎小关节发生错位、腰部软组织损伤等，属于急性腰扭伤的范畴。中医学认为，急性腰扭伤不仅出现软组织损伤，也有可能出现"骨错缝"，也就是小关节的错位，导致气血瘀滞，脉络不通，即中医所说的"不通则痛"。因此，中医常用中药口服、针刺、推拿等方法治疗本病。

有研究者将 80 例急性腰扭伤患者随机分成两组，每组各 40 例。治疗组给予麻黄附子细辛汤加味治疗（麻黄 10g，制附子 10g，细辛 6g，独活 10g，川芎 10g，当归 10g，文火煎 30 分钟，取汁 300mL，每日 1 剂，早、晚分服），对照组给予布洛芬缓释胶囊治疗。治疗 7 天后发现，治疗组的总有效率为 97.5%，对照组的总有效率为 87.5%，两组比较，差异有统计学意义（$P < 0.05$），提示麻黄附子细辛汤加味治疗急性腰扭伤具有较好的疗效，值得临床推广。

**7. 滑膜炎**　膝关节创伤性滑膜炎是指膝关节创伤后出现的滑膜无菌性炎症反应，以关节腔积血、积液为主要表现，属中医学"痹证"范畴。临床将其分为急性创伤性和慢性劳损两种，西医大多以抗炎性药物或关节腔药物冲洗治疗，中医治疗本病以中药口服、针灸配合其他疗法为主。

有研究者采用随机分组方法将 84 例膝关节创伤性滑膜炎患者分为两组，每组各 42 例。治疗组采用加味真武汤 [ 生黄芪 45g，制附子（先煎）、白术、白芍、生姜、茯苓、牛膝各 10g，车前子 20g，加水 800mL，附子先煎半小时以上，再纳入其他药物同煎，武火急煎沸，转文火慢煎至 250mL，每日 1 剂，每剂煎 2 次，饭后 30 分钟温服 ] 配合点穴法治疗，对照组采用中频电疗法，10 次为 1 个疗程。治疗 3 周后发现，治疗组治愈 23 例，好转 16 例，无效 3 例，总有效率为 92.9%；对照组治愈 16 例，好转 16 例，无效 10 例，总有效率为 76.2%，两组比较，差异有统计学意义（ $P < 0.05$ ），提示加味真武汤配合点穴法治疗膝关节创伤性滑膜炎，疗效优于中频电疗法。

**8. 神经根型颈椎病**　是骨科临床常见的颈椎疾病，以中老年人群为主要发病群体，随着当前生活、工作压力的不断增加，本病的发病年龄呈明显年轻化的趋势。中医学将本病归属于"眩晕"范畴，多由机体气血运行不畅、肝肾亏虚、气滞血瘀等因素所致，加之患者体态、坐姿不良，由此引发颈椎慢性劳损、风寒侵袭，形成疾病的症状反应。中医常用中药口服配合外敷、推拿、按摩等方式进行干预治疗。

有研究者按随机对照设计原则将符合纳入标准的 60 例神经根型颈椎病（太阳病阳虚表证）患者均分为治疗组和对照组，治疗组服用桂枝附子汤治疗 [ 桂枝 15g，制附子（先煎 1 小时）15g，炙甘草 10g，生姜 10g，大枣 12 枚，加水煎煮至 400ml，分早、晚服 ]，对照组服用塞来昔布胶囊联合甲钴胺片。结果发现，治疗组痊愈 10 例，好转 17 例，未愈 3 例，有效率为 90%；对照组痊愈 2 例，好转 24 例，未愈 4 例，有效率为 86.67%，差异有统计学意义（ $P < 0.05$ ），提示桂枝附子汤对神经根型颈椎病（太阳病阳虚表证）的疗效良好，值得借鉴。

## 五、内分泌及代谢疾病

**1. 甲状腺疾病**　甲状腺功能减退症简称甲减，是一种内分泌系统疾病，是由多种因素导致的甲状腺激素合成和分泌减少或甲状腺激素抵抗引起的全身代谢减低综合征。西医以甲状腺激素替代治疗为主，缺点很多，如存在方法单一、用药时间长、症状改善不显著等。2010 年我国 10 个城市甲状腺疾病统计显示，我国甲减的患病率是 17.8%，其中临床甲减是 1.1%。甲减在中医学中无特定病名，根据症状、体征将其归属于"虚劳""瘿病"及"水肿"等范畴，临床多以中西医结合治疗。

有研究者将 60 例亚临床甲状腺功能减退症患者随机分为两组，每组各 30

例。研究组予以优甲乐联合右归丸加味治疗（枸杞子 9g，菟丝子 12g，炮附子 6g，酒茱萸 12g，鹿角胶 12g，盐炒杜仲 9g，山药 20g，当归 10g，熟地黄 15g，水煎服，每日 1 剂，分早、晚温服），对照组仅予以优甲乐口服治疗，3 个月为 1 个疗程。结果发现，研究组、对照组的临床总有效率分别为 93.3%、80%，组间进行比较有统计学意义（$P < 0.05$），提示应用右归丸加味联合优甲乐治疗亚临床甲状腺功能减退症，疗效优于单纯应用优甲乐。

有研究者将 84 例甲状腺功能减退症肾阳虚型患者按随机数字表法分为两组，每组各 42 例。两组均口服左甲状腺素钠片，研究组加用姜桂益瘿方合右归丸治疗（附子 9g，青皮、熟地黄各 10g，陈皮、茯苓、泽泻、夏枯草、山茱萸、鹿角胶、玄参、川芎、黄芪、当归各 15g，枸杞子、杜仲各 18g，干姜、肉桂、白术各 20g，山药、菟丝子各 30g，水煎取汁 150mL，于早、晚餐后 30 分钟服用，每日 2 次）。连续服用 3 个月后发现，研究组的总有效率（95.24%）高于对照组（78.57%），差异显著（$P < 0.05$），提示姜桂益瘿方合右归丸辅治甲减疗效较好，值得借鉴。

有研究者将 110 例妊娠合并亚临床甲状腺功能减退症患者按照治疗方法的不同分为观察组和对照组，每组各 55 例。对照组给予常规药物治疗，观察组联合给予右归丸治疗（鹿角胶、炮附子、肉桂、熟地黄、山药、酒茱萸、菟丝子、枸杞子、当归、盐杜仲）。结果发现，观察组的治疗总有效率为 96.36%，高于对照组（85.45%），差异显著（$P < 0.05$），提示右归丸联合常规药物治疗妊娠合并亚临床甲状腺功能减退症的效果突出，应用价值高。

**2. 糖尿病** 是一种常见的慢性内分泌疾病，中医称之为"消渴"。研究显示，患 2 型糖尿病的以老年人居多，其次是中年人和青年。也有研究表明，2 型糖尿病患者越来越趋于年轻化。从中医理论来讲，本病以阴阳两虚居多，肝肾阴虚次之，其次是气阴亏虚，临床以中西医结合治疗为主。

有研究者将 64 例糖尿病胃轻瘫患者随机分为对照组和治疗组，每组各 32 例。对照组予以莫沙必利分散片治疗，治疗组予以附子理中汤合补阳还五汤治疗（党参 10g，白术 10g，干姜 10g，炮附子 10g，炙甘 10g，黄芪 50g，陈皮 10g，归尾 5g，赤芍 5g，地龙 5g，川芎 5g，桃仁 3g，红花 3g，每日 1 剂，分 2 次服），疗程均为 4 周。两组临床疗效统计发现，对照组的显效率为 21.9%，总有效率为 68.8%；治疗组的显效率为 43.8%，总有效率为 90.6%，两组疗效比较，治疗组优于对照组，差异有统计学意义（$P < 0.05$），提示附子理中汤合补阳还

五汤治疗糖尿病胃轻瘫的临床疗效良好，值得推广。

有研究者选取 64 例 2 型糖尿病非增殖期视网膜病变患者作为研究对象，按随机数字表法分为两组，即观察组和对照组各 32 例。对照组应用常规药物进行治疗，观察组使用常规药物联合右归丸加减治疗（熟地黄 25g，炮附片 9g，肉桂 9g，山药 25g，山茱萸 15g，菟丝子 15g，鹿角胶 15g，枸杞子 15g，当归 15g，杜仲 20g，川芎 15g，黄芪 20g，丹参 20g，女贞子 20g，煎煮后分 2 次服）。治疗时间均为 3 个月，观察组的治疗总有效率为 91.84%，对照组的治疗总有效率为 79.17%，观察组的治疗效果显著高于对照组（$P < 0.05$），提示右归丸加减联合常规治疗药物对 2 型糖尿病非增殖期视网膜病变的疗效优于单纯应用常规药物，值得进一步研究。

有研究者将 102 例糖尿病胃轻瘫患者随机分为观察组和对照组，每组各 51 例。两组均行一般治疗（包括健康教育、合理使用降糖药或胰岛素降糖治疗等），对照组另予以莫沙必利片，观察组另予以乌梅丸加减治疗（炮附子、干姜、川黄连、桂枝、苍术各 10g，乌梅 20g，党参、当归各 15g，黄柏、川椒各 5g，细辛 3g，每日 1 剂）。两组疗程均为 4 周，结果发现，观察组显效 26 例，有效 20 例，无效 5 例，总有效率为 90.20%；对照组显效 19 例，有效 17 例，无效 15 例，总有效率为 70.59%，两组总有效率比较，差异有统计学意义（$P < 0.05$），提示乌梅丸加减治疗糖尿病胃轻瘫的疗效优于使用莫沙必利，可以提高临床疗效，更好地提高患者的生活质量。

有研究者将 65 例糖尿病肾病患者作为入选对象进行相关研究，按随机分配原则分为治疗组和对照组，对照组采用常规治疗，治疗组在此基础上联合应用加味真武汤（白术 9g，丹参 9g，生姜 9g，桂枝 9g，熟附子 9g，白芍 9g，茯苓 9g，甘草 6g，每日 1 剂，水煎至 200mL，早、晚分服）。连续治疗 1 个月，治疗组的总效率（82.86%）明显高于对照组（56.67%），两组比较，具有统计学差异（$P < 0.05$），提示加味真武汤治疗糖尿病肾病的效果显著。

有研究者将 120 例水瘀互结型糖尿病肾病患者分为对照组与观察组，每组各 60 例。对照组给予西医规范化治疗，观察组在此基础上给予真武汤合桂枝茯苓丸治疗［茯苓 20g，生姜 10g，芍药 10g，制附子（先煎）10g，白术 10g，桂枝 10g，牡丹皮 10g，桃仁 10g，水煎至 200mL，分 2 次服下，餐后服用］。两组均治疗 2 个疗程，共 28 天。结果发现，观察组临床控制 20 例，显效 25 例，有效 10 例，无效 5 例，总有效率为 91.67%；对照组临床控制 14 例，显效 16 例，有效 12 例，无效 18 例，总有效率为 70%，两组比较有显著性差异（$P < 0.01$），提示真武汤合桂枝茯苓丸可有效改善水瘀互结型糖尿病肾病的症状，能够有效保护患者的肾脏，延缓病情的发展，具有一定的临床应用价值。

有研究者将 66 例脾肾阳虚、水瘀互结型糖尿病肾病性水肿患者以随机抽签法分成两组，每组各 33 例。对照组予以常规西药治疗，观察组在此基础上加用桂枝茯苓丸合真武汤治疗［茯苓 20g，制附片（先煎）、芍药、桂枝、牡丹皮、生姜、桃仁、白术各 10g，水煎服，每日 1 剂，早、晚各温服 1 次］。两组均持续用药治疗 8 周，结果发现，观察组的治疗总有效率为 96.97%（32/33），较对照组的治疗总有效率（81.82%，27/33），差异有统计学意义（$P < 0.05$）；而两组的不良反应发生率比较，差异无统计学意义，提示桂枝茯苓丸联合真武汤治疗脾肾阳虚、水瘀互结型糖尿病肾病性水肿效果显著，且稳定安全。

有研究者将 66 例Ⅳ期脾肾阳虚型糖尿病肾病患者，用双盲法均分为对照组和观察组，每组各 33 例。对照组接受常规治疗，观察组则在此基础之上配合加味真武汤治疗（熟附子 12g，白芍 15g，茯苓 15g，白术 15g，黄芪 20g，生姜 15g，丹参 15g，党参 20g，玉米须 20g，泽泻 12g，每日 1 剂，用 500mL 水煎至 300mL，分每日早、中、晚分 3 次服用）。持续治疗 1 个月，结果发现，观察组的总有效率为 96.96%，高于对照组（72.72%），差异有统计学意义（$P < 0.05$），提示加味真武汤治疗Ⅳ期脾肾阳虚型糖尿病肾病有显著疗效。

有研究者将 80 例脾肾阳虚型糖尿病肾病（Ⅲ～Ⅳ期）患者，随机分为联合组和对照组，每组各 40 例。对照组给予西医常规基础治疗联合厄贝沙坦片晨起口服；联合组在此基础上给予真武汤合四君子汤治疗（党参 10g，茯苓 10g，白术 15g，芍药 15g，附子 9g，生姜 9g，甘草 6g，煎煮取汁约 400mL，每日 1 剂，分早、晚 2 次服，口服中药汤剂与口服西药间隔半小时）。两组均治疗 12 周，联合组的总有效率为 92.5%（37/40），对照组的总有效率为 70%（28/40），联合组的总有效率明显高于对照组（$P < 0.05$），提示真武汤合四君子汤联合西药治疗脾肾阳虚型糖尿病肾病（Ⅲ～Ⅳ期）的疗效确切，安全性高，适合在临床中推广并应用。

有研究者将 90 例痰瘀互结型 2 型糖尿病肾病患者按照不同疗法纳入对照组（45 例）与实验组（45 例），对照组予以盐酸二甲双胍缓释片治疗，实验组在此基础上联合加味真武汤治疗（黄芪 20g，白芍 15g，茯苓 15g，生姜 15g，白术 15g，丹参 15g，熟附子 12g，泽泻 12g，每日 1 剂，加水充分浸湿后煎煮，取汁300mL，分早、晚2次温服）。治疗2个月后，实验组的总有效率（91.11%，41/45）高于对照组（75.56%，34/35），差异显著（$P < 0.05$），提示加味真武汤联合盐酸二甲双胍治疗痰瘀互结型2型糖尿病肾病的临床疗效满意，总有效率高。

**3.骨质疏松症**　原发性骨质疏松症（POP）为临床常见的全身代谢性疾病，主要是由于身体骨骼系统出现退行性变，造成骨脆性增大、骨量降低和骨微结构受损等。

有研究者将122例POP患者按随机数字表法分为对照组（61例）观察组（61例），对照组采用唑来膦酸盐和钙尔奇D治疗，观察组在此基础上加服甘草附子汤（白术30g，熟附子20g，桂枝12g，生甘草12g，加清水煎熬至300mL，分早、晚服用，每日1剂）。两组均连续服用6个月。结果显示，观察组的有效率（91.8%，56/61）优于对照组（70.49%，43/61），差异显著（$P < 0.05$），提示甘草附子汤联合常规西药对POP的临床疗效较好，值得推广。

有研究者将60例老年性骨质疏松症患者随机分为西药组与右归丸组，每组各30例。西药组用西药常规治疗，右归丸组用右归丸治疗（熟地黄100g，山药100g，山茱萸100g，枸杞子100g，鹿角胶100g，菟丝子150g，杜仲150g，肉桂90g，制附子10g，制成丸剂，每次10g，每日3次）。治疗30天后发现，西药组的总有效率为93.33%，右归丸组的总有效率为90%，且无明显不良反应，提示右归丸治疗老年性骨质疏松的效果与西药相当。

有研究者将90例阴阳两虚型2型糖尿病性骨质疏松症患者随机分为观察组与对照组，每组各45例。对照组在控制血糖、血压、血脂的基础治疗的同时加服碳酸钙$D_3$片，观察组在此基础上给予左归丸合右归丸加减治疗（熟地黄15g，山药15g，山茱萸10g，枸杞子10g，菟丝子15g，鹿角胶10g，怀牛膝15g，龟甲胶15g，当归10g，川附子10g，肉桂10g，杜仲炭10g，每剂煎至3袋量，每袋150mL，每次1袋，每日3次，于饭后1小时温服）。治疗3个月后，观察组的总有效率（86.67%）高于对照组（68.89%），差异显著（$P < 0.05$），提示左归丸合右归丸加减联合西药治疗阴阳两虚型2型糖尿病性骨质疏松症，较单用西药的效果更好，有必要进一步研究。

**4.肾衰竭**　慢性肾衰竭是各种慢性肾脏病持续进展至后期的共同结局，即各种慢性肾脏病日久迁延不愈，导致以代谢产物潴留，水、电解质及酸碱平衡失调和某些内分泌功能表现异常为特征的一种临床综合征，为各种原发性和继发性肾脏疾病持续进展的转归，终末期成为"尿毒症"。西医治疗目前无特效方法，局限于降压、降脂、降糖、保护肾功能、延缓肾衰竭等。中医学多将本病归属于"水肿""癃闭""关格"等病范畴，总的病机属于本虚标实、虚实夹杂，临床上通过辨证施治，运用单药、复方制剂及中成药内服，中药保留灌肠等多靶点、多途径手段进行治疗，显示出独特优势。

有研究者将 100 例肾衰竭患者随机分为两组，每组各 50 例。对照组接受基础治疗，观察组在此基础上接受大黄附子汤（大黄 9g，附片 12g，细辛 6g）结肠透析治疗。结果显示，观察组显效 16 例，有效 14 例，稳定 17 例，无效 3 例，临床的总有效率为 94%（47/50）；对照组显效 9 例，有效 11 例，稳定 18 例，无效 12 例，临床的总有效率为 76%（38/50），两组差异有统计学意义（$P < 0.05$），提示大黄附子汤结肠透析治疗肾衰竭的临床效果显著。

有研究者将 106 例慢性肾衰竭患者使用随机数字表法分成对照组、治疗组，每组各 53 例。对照组采用常规西医方案进行治疗，治疗组在此基础上增加加味大黄附子汤灌肠（生大黄 50g，牡蛎、枳实、崩大碗各 30g，熟附子 15g，水煎之后每次取 100mL 进行保留灌肠，每日 1 次）。结果显示，治疗组显效 21 例，有效 27 例，无效 5 例；对照组显效 16 例，有效 19 例，无效 18 例。对照组的总有效率达到 90.6%，优于对照组（66%），差异显著（$P < 0.05$），提示采用加味大黄附子汤保留灌肠方式治疗慢性肾衰竭，能够使肾功能得到大幅度的改善。

有研究者将 60 例慢性肾衰竭 CKD3 期脾肾阳虚型患者随机分为观察组与对照组，每组各 30 例。两组均给予基础治疗，对照组加用百令胶囊治疗；观察组在对照组治疗方案的基础上联合加味真武汤治疗［制附子（先煎）10g，白术 10g，茯苓 20g，泽泻 15g，生姜 12g，白芍 10g，玉米须 10g，丹参 20g，黄芪 60g，大黄 12g，每日 1 剂，分 2 次温服］。治疗 4 周后发现，观察组的总有效率（93.33%，28/30）明显高于对照组（73.33%，22/30），差异显著（$P < 0.05$），提示慢性肾衰竭 CKD3 期脾肾阳虚型在西医基础治疗的基础上予以加味真武汤联合百令胶囊，能明显改善患者的临床症状，提高肾功能。

**5. 肾病综合征（NS）** 是由于肾小球滤过膜对血浆蛋白的通透性增高、大量蛋白尿丢失而引起的一系列病理改变的一类颇为难治的临床综合征。有报道，本病占原发性肾小球疾病的 35% ~ 49.5%。其临床表现具有以下四大特征，分别为蛋白尿、低白蛋白血症、水肿、高脂血症，其中以蛋白尿及低蛋白血症为最基本特征。NS 是临床常见的一组症候群，根据临床表现，可归属于中医学"水肿""肾水""风水""虚劳""腰痛""癃闭""尿浊""肾风"等范畴。本病的治疗较为棘手,临床上主要应用糖皮质激素类、免疫抑制剂、细胞毒性药物、利尿药及抗血小板药物进行治疗。近年来,越来越多的研究者在 NS 患者应用激素类药物治疗之后出现不良反应时,选用中医传统疗法治疗本病,取得了良好的效果。

有研究者将 100 例肾病综合征患者依据随机分组原则分为两组,对照组(50例)采取常规治疗,观察组(50例)在常规治疗基础上加用加味真武汤治疗(泽泻、白术 10g,白芍、生姜 5g,大黄 8g,黄连 3g,制附子 15g,黄芪 30g,苏叶 6g,猪苓、桃仁各 12g,伏苓 30g,每日 1 剂,每剂 150mL,于早、晚分 2次服用)。共治疗 2 周,结果发现,观察组的治疗总有效率为 98%,高于对照组(78%),两组差异有统计学意义($P < 0.05$),提示对肾病综合征患者采用加味真武汤治疗,具有显著的临床效果,值得进一步研究。

有研究者将 116 例慢性肾病Ⅲ~Ⅳ期脾肾阳虚型患者随机分为对照组和观察组,每组各 58 例。两组均采取常规调压、降脂等干预措施,对照组服用辛伐他汀,每日 10mg;观察组在对照组的治疗方案基础上采取加味真武汤治疗(附子9g,干姜 15g,茯苓 12g,白芍 9g,白术 12g,生姜 9g,山药 10g,薏苡仁 10g,甘草 9g,每日 1 剂,常规水煮 2 次温服)。两组连续治疗 12 周,结果发现,观察组的有效率为 79.31%,显著高于对照组(60.34%),差异显著($P < 0.05$),提示加味真武汤治疗慢性肾病Ⅲ~Ⅳ期脾肾阳虚型,可有效改善其临床症状,提高治疗效果。

有研究者将随机抽取的 90 例原发性肾病综合征患者平均分为对照组和观察组,对照组(45 例)采用常规西药内服治疗,观察组(45 例)在对照组治疗的基础上采用真武汤合当归芍药散治疗(白术 10g,生姜 10g,川芎 10g,当归 10g,芍药 15g,制附子 20g,泽泻 20g,茯苓 30g,每日 1 剂,加水煎煮至 200mL,于饭后 30 分钟服用)。共治疗 1 周,结果发现,观察组的有效率为97.78%(44/45),高于对照组(82.22%,37/45),差异有统计学意义($P < 0.05$),提示真武汤合当归芍药散能够有效改善原发性肾病综合征的临床症状,疗效满意。

有研究者将 96 例肾病综合征(阳虚水泛型)患者随机分为两组,对照组(48 例)口服氢氯噻嗪 + 氯沙坦 + 泼尼松 + 环磷酰胺,累积量达 8g 时停药;治疗组(48 例)在对照组的治疗基础上服用加味真武汤(附子 25g,茯苓、白术、赤芍、泽泻、车前子各 15g，生姜 10g，水煎 400mL，每日 2 次）。连续治疗 8 周，结果发现，治疗组临床控制 25 例，显效 12 例，有效 8 例，无效 3 例，总有效率为 93.75%；对照组临床控制 17 例，显效 10 例，有效 10 例，无效 11 例，总有效率为 77.08%，治疗组的疗效优于对照组（$P < 0.05$），提示加味真武汤联合西药治疗肾病综合征（阳虚水泛型）能够提高治疗效果。

有研究者将 68 例原发性肾病综合征脾肾阳虚型患者根据随机数字表法分为实验组和对照组，每组各 34 例。对照组给予标准化激素治疗和常规治疗，实验组在对照组治疗的基础上联合加味真武汤治疗［泽泻 25g，猪苓 20g，白术 25g，桂枝 15g，附片（先煎）10g，白芍 15g，茯苓 20g，杜仲 20g，小茴香 15g，金樱子 25g，芡实 20g，桑寄生 20g，生姜 25g，每日 1 剂，加水煎取至 300mL，分早、晚 2 次于饭后 0.5 小时温服］。8 周后发现，实验组的有效率为 82.35%，对照组的有效率为 64.71%，两组比较，差异有统计学意义（$P < 0.05$），提示加味真武汤联合西药治疗原发性肾病综合征脾肾阳虚型的效果较好，值得推广。

**6. 肾炎**　是目前临床上较为常见的肾脏疾病，主要的临床表现是尿蛋白含量升高、高血压和水肿等，病情较重且易反复，需要长期服药治疗。常规的西医治疗多以降压、利尿为主，虽然能控制病情，但会产生不良反应。肾炎多属于中医学"水肿""虚劳"范畴，肾阳虚为其常见类型。与西医治疗相比，中医药治疗肾炎的不良反应少、症状不易反复而具有独特优势。中医药联合西药治疗可弥补单独西药治疗的不足，并能提高疗效，具有更好的安全性。

有研究者将 72 例脾肾阳虚型狼疮性肾炎（LN）患者随机分为两组，对照组（36 例）给予甲泼尼龙片联合吗替麦考酚酯胶囊（骁悉）治疗，治疗组（36 例）在对照组治疗的基础上加用真武汤治疗（附子 10g，白芍 15g，茯苓 15g，白术 15g，生姜 10g，每日 1 剂，早、晚饭后 30 分钟服用）。治疗 8 周后，治疗组的总有效率（87.9%）显著高于对照组（79.4%），差异显著（$P < 0.05$）；中医症候积分总有效率（84.8%）显著高于对照组（73.5%），差异显著（$P < 0.05$），提示真武汤可明显提高 LN 的总体疗效，显著改善肾功能，值得临床推广与应用。

有研究者将 98 例慢性肾小球肾炎（CGN）患者随机分为治疗组与对照组，治疗组（51 例）采用苓桂术甘汤合真武汤加减（茯苓 9g，桂枝 12g，白术 9g，甘草 6g，芍药 6g，附子 9g，生姜 9g，猪苓 12g，泽泻 12g，水煎服，每日 1 剂，早、晚各 1 次服用）配合贝那普利治疗，对照组（47 例）单纯采用贝那普利治疗。两组治疗周期均为 4 周，结果发现，治疗组的总有效率为 86.27%（44/51），对照组的总有效率为 70.59%（36/47），治疗组的疗效优于对照组，差异有统计学意义（$P < 0.05$），提示采用苓桂术甘汤合真武汤加减联合贝那普利治疗 CGN 较单独使用贝那普利的效果显著，疗效确切，值得进一步研究。

## 六、男科疾病

**1. 精索静脉曲张** 是泌尿男科的常见病、多发病，其发病率占正常男性人群的 10%～15%，也是男性不育的重要原因，占男性不育患者的 25%～40%。其发病部位以左侧居多，双侧次之，右侧较少，以原发性为主。西医常以手术治疗。中医学将本病归属于"筋瘤""筋疝"等范畴，常以中西医结合治疗，效果颇佳。

有研究者将 80 例肾阳亏虚型左侧精索静脉曲张患者随机分为对照组与观察组，每组 40 例。对照组给予迈之灵片治疗，观察组在对照组治疗的基础上给予右归丸加味治疗（鸡血藤 30g，熟地黄 30g，菟丝子 20g，丹参 18g，山药 12g，枸杞子 12g，杜仲 12g，山茱萸 10g，鹿角胶 10g，当归 10g，制附子 6g，肉桂 3g，加水 500mL 煎制，煎煮 2 次，共取汁 200mL，早、晚饭前各服 1 次）。治疗 1 个疗程即 3 个月后，观察组的治疗总有效率显著高于对照组（$P < 0.05$），提示右归丸加味联合迈之灵片治疗肾阳亏虚型左侧精索静脉曲张的疗效更好，有利于患者的康复。

**2. 性功能障碍** 有研究者将 96 例肾阳虚型勃起功能障碍患者随机分为两组，每组各 48 例。治疗组采用右归丸（由熟地黄 20g，山药、菟丝子、杜仲各 15g，山茱萸、枸杞子、鹿角胶、当归各 10g，制附子 6g，肉桂 5g 组成，以上方药配制成中药颗粒剂，每次 1 包，早、晚饭后开水冲服）联合关元、神阙穴位贴敷；对照组仅服用右归丸（颗粒剂型）治疗，治疗 1 个月为 1 个疗程。结果发现，治疗组的总有效率为 85.42%，对照组的总有效率为 72.92%，两组的临床疗效比较，差异有统计学意义（$P < 0.05$），提示右归丸联合穴位贴敷治疗肾阳虚型勃起功能障碍取得了满意的疗效。

**3. 前列腺疾病** 良性前列腺增生是一种常见于中老年男性，多伴有进行性尿频、尿急、夜尿频多、排尿困难、尿线中断等症状的泌尿系统疾病，属中医学"精癃""癃闭"范畴。西医临床多以手术和化学药物治疗，中医多以中药口服结合针灸等治疗。

有研究者将 180 例良性前列腺增生症患者采用随机数字表法分为对照组和

实验组，每组各 90 例。对照组给予电针治疗，实验组患者采用真武汤（制附子 9g，生白芍 9g，茯苓 9g，生白术 6g，生姜 5g，水煎煮，每剂取汁 400mL，每次服用 200mL，每日早、晚饭后 2 小时温服）配合电针治疗。结果发现，两组患者经不同的治疗后，实验组的总有效率（90%）明显高于对照组（70%），差异显著（$P < 0.05$），提示采用真武汤配合电针治疗良性前列腺增生症能够取得较好的临床效果，可以有效缓解患者的相关临床症状且缓解率高，值得临床上推广应用。

## 七、妇科疾病

**1. 生殖系统疾病** 痛经是女性临床常见病，多以月经前后或月经期内小腹部痉挛性疼痛为主要临床表现，多见于青春期未婚女性。有调查显示，重度痛经占痛经患者的 18%。随着社会压力的增加，饮食、气候、生活习惯的改变，痛经的发病率越来越高。西医多采取化学药物治疗，中医多以中药辨证施治，并配合针灸、耳针或中成药等联合治疗。

有研究者将 104 例原发性痛经患者采用随机数字表法分为两组，对照组（50 例）单纯采用少腹逐瘀颗粒治疗；治疗组（54 例）在对照组治疗的基础上加用大黄附子汤加减（大黄 9g，制附片 12g，细辛 3g，寒甚者加艾叶 15g，炮姜 10g，痛甚者加炒白芍 15g，甘草 10g，瘀甚者加当归 10g，益母草 30g，诸药加 6 倍水，浸泡 1 小时，水煎 3 次，每次煎煮 0.5 小时，取药液混合，每日 2 次口服，每日 1 剂）结合穴位敷贴治疗。结果显示，治疗组的临床总显效率（92.73%）与对照组（70%）比较差异有统计学意义（$P < 0.05$），提示大黄附子汤加减结合穴位敷贴治疗原发性痛经的疗效显著。

有研究者将 106 例阳虚寒凝型原发性痛经患者随机分为观察组与对照组，每组各 53 例。观察组采用右归丸加减治疗（附子 9g，肉桂 9g，熟地黄 10g，山茱萸 10g，山药 10g，当归 12g，菟丝子 10g，延胡索 10g，川芎 12g，吴茱萸 3g，乌药 10g，姜黄 10g，没药 10g，白芍 12g，生蒲黄 10g，五灵脂 10g，水煎服，每剂煎汤 300mL，早、晚分次温服，经前 7 天开始服用，服至经期第 3 天），对照组采用双氯芬酸钠缓释片（迪克乐克）口服治疗。治疗 3 个月发现，观察组的总有效率（96.2%）明显高于对照组（83%），有显著差异（$P < 0.05$），提示右归丸加减治疗阳虚寒凝型原发性痛经的疗效较好。

**2. 不孕不育** 多囊卵巢综合征（PCOS）是一种复杂、异质性的常见内分泌疾病，是妇女最常见的内分泌疾病之一，也是造成育龄期女性不育的重要原因之一，在全球女性中的发病率达 6% ～ 10%。临床以高雄激素血症、稀发排卵或无排卵、卵巢多囊样改变为主要特征，中医治疗本病其独特的优势。

有研究者将 80 例 PCOS 患者按照随机数字表法分为对照组和观察组，每组各 40 例。对照组在月经第 5 天开始服用克罗米芬胶囊，观察组在对照组治疗的基础上加用白术附子汤治疗（附子 15g，白术 15g，生姜 9g，炙甘草 12g，大枣 6 枚，每日 1 剂，附子先煎 1 小时，每日 2 次，每次服用约 200mL）。两组均连续治疗 3 个月经周期，结果发现，对照组的有效率为 60%，观察组的有效率为 85%，两组比较，差异有统计学意义（$P < 0.05$），提示白术附子汤治疗 PCOS 可有效改善患者体内相关激素的水平，改善患者的临床相关症状。

有研究者将 80 例慢性输卵管炎性不孕患者采用随机数字表法分为观察组和对照组，每组各 40 例。对照组给予热敷方治疗，观察组给予附子汤合桂枝茯苓丸加减（炮附子 3g，茯苓 20g，桂枝、牡丹皮各 9g，桃仁 5g，白芍、白术、王不留行、皂角刺、路路通、茯苓、芍药各 15g，水煎服，排卵后停用）联合热敷方治疗。结果发现，观察组的总有效率为 95%，较对照组更高（77.5%），差异显著（$P < 0.05$），提示附子汤合桂枝茯苓丸加减联合热敷治疗慢性输卵管炎性不孕的效果良好，可有效改善患者的妊娠率。

**3. 乳癖**　属于乳腺腺体的结构异常，通常伴随乳腺肿物及乳腺疼痛，是由于乳腺的基本结构单位生理上发生紊乱，导致乳腺组织异常增生而不能恢复初始结构状态的一种病理过程。本病既不属于炎性疾病，也不属于肿瘤性疾病，西医称之为乳腺增生。其发病率占乳房疾病的 75%，是临床上最常见的乳房疾病。近年来，女性乳腺增生的发病率逐渐增高，且城市发病率高于农村，患者多为社会、经济地位高的年轻妇女，多因情绪因素、不合理饮食和不良生活习惯所致。本病病程长，易于复发，严重危害女性的身心健康。目前，中医药是临床治疗乳腺增生的主要方法。

有研究者选择 82 例痰瘀互结型乳腺增生患者依据不同治疗方法分为观察组和对照组，每组各 41 例。对照组给予乳癖消片治疗，观察组给予加减附子理中汤治疗（薏苡仁 30g，炒麦芽、炒白扁豆、党参各 20g，山药、茯苓、炒白术、陈皮、附子各 15g，桔梗、砂仁各 10g，干姜 7g，炙甘草 6g，每日 1 剂，煎至 400mL，分早、晚 2 次服用，每次 200mL）。两组均治疗 8 周，结果发现，观察组的总有效率为 95.12%，高于对照组（78.05%），差异显著（$P < 0.05$），提示

加减附子理中汤可以缓解痰瘀互结型乳腺增生患者的临床症状，增强免疫功能。

**4. 子宫出血**　是妇科常见的一类病症，主要是由于神经内分泌系统功能失调等因素所致，患者可出现经期长短不一、经量不固定甚至经血过多等症状，严重影响患者的生活质量，以青春期和绝经期多发。西医多采取激素药物治疗，目的是快速止血，但也有复发率较高的缺点。中医学多归属于"崩漏"范畴。治疗方针应首先止血，再治本。中医药对本病的治疗独具特色，具有整体性、宏观性、费用低廉、安全有效等优点。

有研究者将 68 例符合纳入标准的肾阳虚型青春期功能失调性子宫出血患者随机分为对照组（34 例）与治疗组（34 例），对照组口服右归丸治疗［制附子（炮附片）、肉桂、鹿角胶、菟丝子、杜仲（盐炒）、熟地黄、当归、山茱萸、枸杞子和山药，上药制成丸剂，每丸重 9g，1 次 1 丸，每日 3 次口服］。治疗组在常规服用右归丸的基础上加用督脉半灸法，每 15 天治疗 1 次。两组疗程均为 3 个月，结果发现，治疗组的总有效率（91.72%）明显优于对照组（76.47%），差异具有统计学意义（$P < 0.05$），提示督脉半灸法联合右归丸治疗肾阳虚型青春期功能失调性子宫出血的临床疗效较好，值得借鉴。

## 八、五官科疾病

**1. 鼻科疾病（鼻炎，中医学称为鼻鼽）**　鼻炎是临床上常见的耳鼻喉疾病之一，其发病率较高，病程延续时间长，易反复，治疗难度大。导致本病的原因有很多，包括身体、环境、职业等方面，西医临床常采用糖皮质激素等治疗本病，但临床效果常常不理想，毒副作用也较大。中医学多将本病归属于"鼻鼽"范畴，以脾肾不足为主要病机，治疗宜祛风、散寒、温阳为主，具有独特的优势。

有研究者将 92 例慢性鼻炎患者随机分组，划分为参照组（46 例）与实验组（46 例）。参照组接受常规西医治疗（糠酸莫米松鼻喷雾剂，每侧每次 1 ~ 2 滴，每日 1 次；西药氯雷他啶分散片 10mg，口服，每日 1 次，中成药鼻渊舒口服液 10mL，口服，每日 3 次），实验组接受中药桂枝加附子汤（桂枝 10g，白芍 10g，大枣 12 枚，生姜 10g，炙甘草 10g，炮附片 12g，水煎服，每日 1 剂，分为 2 次服用）与加味玉屏风散（白术 12g，苍耳子 10g，防风 9g，白芷 9g，黄芪 18g，枳壳 10g，蝉蜕 10g，桂枝 9g，荆芥 9g，辛夷 12g，水煎服，每日 1 剂，分为 2 次服用）联合治疗。治疗 15 天后发现，实验组的临床治疗总有效率为 91.30%，高于对照组（65.22%），差异显著（$P < 0.05$），提示将中药桂枝加附子汤与加味

玉屏风散联合应用到慢性鼻炎的治疗中，可提高治疗有效率。

有研究者将 96 例变应性鼻炎患者随机分为两组，每组各 48 例，对照组给予氯雷他定治疗，实验组给予麻黄细辛附子汤（即麻黄附子细辛汤）加味治疗（附子 10g，麻黄 10g，细辛 6g，荆芥 10g，蝉蜕 12g，防风 8g，黄芪 10g，甘草 6g，水煎服，分早、晚 2 次顿服，每日 1 次）。治疗 8 周，结果发现，实验组的临床总有效率、治愈率分别为 95.8%、50%，均高于对照组（77.1%、25%），差异有统计学意义（$P < 0.05$），提示麻黄细辛附子汤加味治疗变应性鼻炎的临床效果佳。

有研究者将 68 例过敏性鼻炎患者通过电脑随机分组的方式分为两组，每组各 34 例。常规组应用西药治疗，研究组应用加味麻黄附子细辛汤治疗（麻黄、细辛各 3g，白芷、苍耳子、远志、当归、石菖蒲各 10g，制附子、地龙各 12g，温水煎服，每日 1 剂）。治疗 3 周，结果发现，研究组的总有效率（91.18%）高于常规组（73.53%），组间结果对比差异有统计学意义（$P < 0.05$），提示采用加味麻黄附子细辛汤治疗过敏性鼻炎，疗效确切。

有研究者将 120 例虚寒性过敏性鼻炎发作期患者按随机数字表法分为对照组和治疗组，每组各 60 例。对照组口服氯雷他定片联合糠酸莫米松鼻喷雾剂喷鼻；治疗组口服理中汤合麻黄附子细辛汤治疗［麻黄（先煎）15g，制附片（先煎）10g，细辛 5g，炙甘草 15g，红参 15g，生白术 15g，干姜 15g，煎煮后分 3 次服］。治疗 1 周后发现，治疗组的临床总有效率为 86.7%，对照组的临床总有效率为 73.3%，两组相比，差异具有统计学意义，提示理中汤联合麻黄附子细辛汤治疗虚寒性过敏性鼻炎发作期的临床疗效确切。

**2. 眼底病变** 是临床常见的一种眼科疾病，其视网膜和脉络膜等部位受损，对视力影响较为明显，对患者的生活造成不同程度的影响。临床常以中西医结合进行治疗，效果显著。

有研究者将 100 例激光光凝术治疗眼底病变患者按照奇偶数法分为两组，每组各 50 例。两组均行激光光凝术，对照组术后行常规处理，观察组术后予以加味麻黄附子细辛汤治疗（赤芍、生地黄各 20g，制附子、黄芪、丹参、金银花各 15g，生麻黄 12g，白术、当归、连翘各 10g，炒知母 6g，细辛 3g，上述药物加水煎煮，取汁 300mL，每日 1 剂，分早、晚 2 次温水送服）。结果发现，观察组的总有效率高于对照组（$P < 0.05$），提示加味麻黄附子细辛汤辅助激光光凝术治疗眼底病变的效果突出，值得借鉴。

## 九、皮肤科疾病

**1. 细菌性皮肤病（包括毛囊炎、脓疱疮、丹毒等）** 有研究者将 74 例糠秕孢子毛囊炎患者随机分为对照组（38 例）和观察组（36 例），观察组给予乌梅丸加减治疗（乌梅 15g，附子 3g，桂枝 3g，干姜 6g，细辛 3g，黄连 12g，黄柏 10g，当归 30g，党参 15g，生地黄 15g，竹叶 10g，木通 10g，炙甘草 10g，肉苁蓉 30g，厚朴 6g，茯苓 12g，苏叶 10g，水煎，每日 1 剂），对照组给予斯皮仁诺治疗。治疗 2 周后发现，观察组的痊愈率为 66.7%，有效率为 83.3%；对照组的痊愈率为 55%，有效率为 81.6%，两组痊愈率比较，观察组优于对照组（$P < 0.05$），提示乌梅丸治疗糠秕孢子毛囊炎的疗效突出，值得临床重视。

**2. 皮肤附属器疾病（如痤疮、脂溢性皮炎等）** 有研究者将 95 例中重度面部痤疮患者随机分为观察组（48 例）和对照组（47 例），观察组接受光动力疗法（PDT）联合加味附子理中汤治疗（制附片 10g，炒白术 20g，党参 10g，干姜 10g，乌梅 30g，五味子 10g，山茱萸 20g，炙甘草 15g，以上药物每日 1 剂，餐后 1 小时以温开水冲服，每日 1 次），PDT 每 2 次间隔 1 周，共 4 次；加味附子理中汤服用共 8 周。对照组接受 PDT 治疗，每两次之间间隔 1 周，共 4 次。8 周后，观察组的有效率明显高于对照组（$P < 0.05$），提示与单用 PDT 相比，PDT 联合加味附子理中汤治疗中重度面部痤疮的临床疗效好。

有研究者将 110 例上热下寒型痤疮患者随机分为对照组与治疗组，对照组（55 例）采用米诺环素胶囊和乌梅丸模拟颗粒口服；治疗组（55 例）采用乌梅丸加减颗粒（乌梅 15g，当归 10g，黄连 10g，黄柏 10g，金银花 15g，连翘 15g，党参 10g，干姜 10g，制附子 10g，桂枝 10g，鸡血藤 15g，制成颗粒剂，每剂药物分为 3 袋，将每袋药物用温水 100mL 冲服，一次 1 袋，每日 2 袋）和米诺环素模拟胶囊口服，两组均外涂阿达帕林凝胶。治疗 3 个月后发现，治疗组的临床有效率为 94.7%、对照组的临床有效率为 88.7%，两组比较疗效相当，提示乌梅丸加减联合阿达帕林凝胶治疗上热下寒型痤疮安全、有效，值得重视。

**3. 荨麻疹** 急性荨麻疹是临床常见且多发的一种皮肤过敏性疾病，以风团、瘙痒、局限性水肿为主要临床特征，易反复发作，严重影响患者的生活质量。本病属于中医学"瘾疹"范畴，临床多以中西医结合治疗。

有研究者将 106 例慢性荨麻疹患者采用抽签法分为观察组和对照组，每组各 53 例。两组均给予盐酸西替利嗪片治疗，观察组加用麻黄附子细辛汤加味治疗（麻黄、细辛、蝉蜕各 6g，附子、鹿角霜、黄芪各 30g，何首乌 15g，当归 10g，水煎取汁 1000mL，分早、晚温服）。治疗 4 周，结果发现，观察组的总有效率为 94.34%，对照组的总有效率为 81.13%，两组比较差异有统计学意义（$P < 0.05$），证明麻黄附子细辛汤加味联合盐酸西替利嗪片治疗慢性荨麻疹的疗效显著。

**4. 局限性硬皮病**　又称硬斑病，是一种局限性皮肤肿胀，逐渐发生硬化萎缩的皮肤病，好发于头皮、前额、腰腹部和四肢。目前治疗硬皮病的药物虽多，但疗效评价效果不一。临床多用中西医结合治疗。

有研究者将 95 例局限性硬皮病患者通过随机数字表法分成两组，对照组（47 例）予以积雪苷片、肝素钠软膏治疗，观察组（48 例）以积雪苷片、肝素钠软膏＋麻黄细辛附子汤（即麻黄附子细辛汤）加味［附子（先煎）10g，麻黄 5g，细辛 5g，薏苡仁 50g，积雪草 30g，姜黄 10g，僵蚕 10g，酒大黄 5g，蝉蜕 5g，煎煮成 450mL，每袋 150mL，每日 3 次口服］结合针灸治疗。两组患者的治疗时间均为 8 周，结果发现，对照组的治疗总有效率为 82.98%（39/47），观察组的治疗总有效率为 95.83%（46/48），二组比较有显著差异（$P < 0.05$），提示麻黄细辛附子汤加味结合针灸治疗局限性硬皮病的临床效果显著。

**5. 过敏性紫癜**　又称自限性急性出血症，是一种侵犯皮肤和其他器官细小动脉和毛细血管的过敏性血管炎，主要表现为紫癜、腹痛、关节痛、肾损害，病因尚不明确。西医临床对于本病多以对症治疗为主，尚无特效治疗方法，疗效并不明确。中医学将本病归属于"血症"范畴，治疗多以凉血止血、清热解毒为主。

有研究者将 36 例腹型过敏性紫癜患者采用随机分组法分成对照组和观察组，每组各 18 例。对照组采用西药醋酸泼尼松片、盐酸左西替利嗪片、山莨菪碱片治疗，观察组采用中药乌梅丸治疗（乌梅、当归各 10g，桂枝 12g，干姜、黄柏、蜀椒、人参各 9g，黄连、淡附片各 6g，细辛 3g，配方颗粒分 2 次冲服，每日 1 剂）。治疗 2 周，结果发现，观察组患者的腹痛缓解、皮肤紫癜消退时间明显短于对照组，观察组的治疗总有效率明显高于对照组，两组对比差异显著（$P < 0.05$），提示对腹型过敏性紫癜患者采用乌梅丸治疗，其疗效确切，值得临床研究。

# 十、其他疾病

附子具有多种功效，除了用于前面所介绍的疾病以外，还可用于肿瘤、呼吸系统疾病，可治疗胃癌、结肠癌等疾病，但是使用不当会产生很多毒副作用。因此，在使用附子时，患者要严格按照医嘱合理用药，降低不良反应的发生率。

**1. 癌症**　为起源于上皮组织的恶性肿瘤，是肿瘤的一种。其发生的过程较为复杂，可由物理、生物、化学、遗传等多种因素综合所致。常见的临床表现为肿块、疼痛、出血等，其发病部位不同，性质也有所不同。附子具有抗肿瘤的药理作用，临床常以附子结合其他药物进行治疗。

有研究者将 68 例癌因性疲乏患者随机分为治疗组、对照组。对照组接受常规治疗（营养支持、补充维生素）；治疗组加用四逆加人参汤治疗（附子 15g，干姜 25g，人参 15g，炙甘草 30g，水煎 600mL，煮取 240mL，每日 2 次温服）。结果发现，观察组的治疗总有效率为 97.06%（33/34），高于对照组（76.47%，26/34），差异显著（$P < 0.05$），提示四逆加人参汤可使肿瘤患者癌因性疲乏的临床症状减轻，临床治疗效果显著，具有临床推广意义。

有研究者根据治疗方法的不同将 86 例非小细胞肺癌患者（NSCLC）分为观察组和对照组，每组各 43 例。对照组接受表皮生长因子受体 - 酪氨酸激酶抑制剂（EGFR-TKI）治疗，观察组接受加味附子理中汤（制附片 10g，党参 10g，干姜 10g，五味子 10g，炒白术 20g，山茱萸 20g，乌梅 30g，炙甘草 15g，每日 1 剂）联合 EGFR-TKI 治疗，3 周为 1 个周期，共治疗 4 个周期。结果发现，观察组的总有效率为 72.09%（31/43），高于对照组（48.84%，21/43），差异显著（$P < 0.05$），提示加味附子理中汤联合 EGFR-TKI 治疗，能够有效提高 NSCLC 患者的生活质量，提高疗效，临床应用价值较高。

有研究者随机选择 45 例消化道肿瘤所致癌痛患者作为研究对象，并将其分为两组，其中对照组采用常规方法进行治疗，研究组采用加味附子理中汤治疗（熟附子 9g，肉豆蔻 6g，吴茱萸 3g，山药 30g，陈皮 10g，甘草 6g，补骨脂 15g，五味子 3g，茯苓 12g，白术 12g，厚朴 10g，干姜 6g，黄柏炭 9g，砂仁 6g，水煎，每日 1 剂，每日 2 次，早、晚各 1 次口服）。结果发现，经过治疗之后，两组患者的病情均得到显著改善，在治疗总有效率方面，对照组达到 77.27%，研究组达到 95.65%，差异显著（$P < 0.05$），提示将加味附子理中汤应用于消化道肿瘤所致癌痛的治疗之中，能够改善患者的病情，提高治疗效果。

**2. 肌肉痉挛**　俗称抽筋，是肌肉自发的紧张性收缩，这种情况更为常见，其中大多数是由附近的刺激引起的，如运动、炎症、外伤、中枢神经系统和周围神经病变。发生在小腿和脚趾的肌肉痉挛是最常见的，发作时疼痛难忍，可持续几秒到几十秒之久。中医学多将本病归属于"筋急""痉病"范畴，临床常以针灸配合中医药治疗或者中西医结合治疗。

有研究者选择 60 例有肌肉痉挛症状行血液透析的患者为研究对象，按照随机数字表法分为对照组与研究组，每组各 30 例。对照组予以西医常规治疗（静脉推注 50% 葡萄糖注射液或 10% 葡萄糖酸钙），研究组在对照组治疗的基础上予以芍药甘草附子汤治疗（醋白芍 30g，炙甘草 10g，制附子 10g，每日 1 剂，水煎滤渣取汁 300mL，早、晚各温服 150mL）。结果发现，研究组的治疗总有效率为 96.67%，明显高于对照组（80%），差异有统计学意义（$P < 0.05$）；两组均未出现明显不良反应。提示在西医常规治疗基础上采用芍药甘草附子汤治疗血液透析患者肌肉痉挛，可提高治疗总有效率，效果优于单纯西医常规治疗。

**3. 汗病**　有研究者将 68 例阳虚盗汗患儿随机分为治疗组和对照组，每组各 34 例。对照组口服谷维素片和维生素 $B_1$ 片治疗，治疗组在对照组治疗方法的基础上口服桂枝加附子汤加味治疗［炙桂枝 3～6g，附子（先煎）3～6g，生姜 3～6g，炙甘草 6g，白芍 10g，大枣 10g，每日 1 剂，浓煎，取 150～200mL，分 2～3 次温服］。两组均治疗 2 周，结果发现，治疗组的总有效率为 85.29%，对照组的总有效率为 55.88%，差异有统计学意义（$P < 0.05$），提示桂枝加附子汤加味联合西药治疗小儿阳虚盗汗的临床疗效突出。

**4. 呼吸系统疾病**　是一种常见病、多发病，主要病变在气管、支气管、肺部及胸腔，多见于老年人，病变轻者多咳嗽、胸痛、呼吸受影响，重者呼吸困难、缺氧，甚至因呼吸衰竭致死。呼吸系统疾病常见的有气管炎、哮喘、慢性阻塞性肺疾病、肺结核等。西医多用支气管扩张剂、糖皮质激素类药物等来治疗，中医学将本病多归属于"肺胀""哮病""喘病"范畴，以宣肺平喘、降气化痰等法进行治疗。

有研究者选择 103 例慢性阻塞性肺疾病（COPD）患者作为研究对象，根据治疗方法不同分为两组，对照组 51 例，采用西医治疗；观察组 52 例，采用在西医治疗基础上加用小青龙加附子汤治疗［附子（先煎）6g，麻黄 9g，白芍 9g，桂枝 9g，细辛 6g，干姜 9g，炙甘草 9g，法半夏 9g，五味子 3g，每日 1 剂，煎 2 次后取汁混合，分早、晚温服］。治疗 10 天后发现，观察组（96.15%）总有效率高于对照组（84.31%），差异显著（$P < 0.05$），提示小青龙加附子汤能够有效改善 COPD 患者的临床症状，治疗效果显著。

有研究者将 60 例慢性阻塞性肺疾病合并 II 型呼吸衰竭患者随机分为对照组（30 例）和观察组（30 例），对照组给予常规西药治疗，观察组给予真武汤合麻杏甘石汤加减治疗（麻黄、杏仁、制附子、白芍、炙甘草各 9g，茯苓、白术、生姜各 12g，粳米、知母各 15g，石膏 30g，用水煎成 200mL，每次 100mL，每日 2 次口服）。共治疗 1 周，结果发现，观察组显效 11 例，有效 17 例，无效 2 例，总有效率高达 93.33%；对照组显效、有效和无效分别为 8 例，14 例和 8 例，总有效率仅为 73.33%，观察组的总有效率高于对照组，组间差异有统计学意义（$P < 0.05$），提示真武汤合麻杏甘石汤加减治疗 COPD 合并 II 型呼吸衰竭的效果显著，可供临床参考。

有研究者将 42 例慢性阻塞性肺疾病急性加重期（AECOPD）阳虚水泛型患者随机分为对照组和观察组，每组各 21 例。对照组剔除 2 例，给予西医常规治疗；观察组在对照组治疗的基础上给予真武汤合五苓散治疗（炮附片、桂枝、猪苓、生姜各 10g，白术、茯苓、白芍、泽泻各 15g，炮附片先煎 30 分钟，后纳诸药共煎，水煎取汁 300mL，每日饭前温服 100mL，每日 3 次，服药期间忌食辛辣、油腻食物，适寒热）。连续治疗 10 天，观察组总有效率为 95.2%（20/21），高于对照组（89.5%，17/19），差异有统计学意义（$P < 0.05$），提示真武汤合五苓散联合西医常规治疗 AECOPD 阳虚水泛型，可以提高临床疗效。

有研究者选择 120 例老年支气管哮喘患者为研究对象，随机分为对照组与观察组，每组各 60 例。对照组采用小剂量富马酸福莫特罗粉吸入剂吸入治疗，观察组采取加味麻黄附子细辛汤（附子、射干、桔梗、五味子各 10g，麻黄 6g，干姜、桂枝、制南星各 5g，细辛、炙甘草各 3g，每日 1 剂，水煎取汁 250mL，1 次服完）联合小剂量富马酸福莫特罗粉吸入剂吸入治疗。结果发现，观察组痊愈 48 例，好转 11 例，无效 1 例；对照组痊愈 38 例，好转 10 例，无效 12 例，观察组的治疗总有效率为 98.33%，高于对照组（的 80%），差异有统计学意义（$P < 0.05$），提示加味麻黄附子细辛汤联合富马酸福莫特罗粉吸入剂吸入治疗老年支气管哮喘，临床疗效显著。

有研究者将 100 例咳嗽变异性哮喘患者随机分为治疗组和对照组，每组各 50 例。治疗组给予常规治疗加麻黄附子细辛汤（麻黄 9g，制附子 9g，细辛 3g，先煎制附子 30 分钟，30 分钟后将泡好的细辛加入制附子水中，开锅后煎煮 20 分钟，然后将泡好的麻黄加入药锅中，开锅煎煮 10 分钟，共煎 2 次，300mL，每日 3 次，每次 100mL 温服）联合孟鲁司特治疗；对照组给予常规治疗加孟鲁司特咀嚼片口服。共治疗 4 周，结果发现，治疗组的总有效率为 94%，对照组的总有效率为 84%，两者比较差异有统计学意义（$P < 0.05$），提示麻黄附子细辛汤联合孟鲁司特能够有效地缓解咳嗽变异性哮喘患者的临床症状，可供临床参考。

有研究者将 88 例感染后咳嗽患者以抽签法分组后明确各组治疗方法，对照组（44 例）选择常规吸氧、抗感染及止咳等方法治疗；观察组（44 例）选择常规疗法配合加味麻黄附子细辛汤治疗（附片、炙麻黄、细辛各 6g，紫苏子、射干、地龙各 9g，每日 1 剂，水煎取汁 100mL，每日 2 次温服）。治疗 30 天后发现，观察组的治疗总有效率（97.73%）高于对照组（72.73%），差异有统计学意义（$P < 0.05$），提示感染后咳嗽患者在接受治疗期间，加味麻黄附子细辛汤的有效应用，通过缓解患者的咳嗽等症状，其治疗总有效率得以提高，为早期康复奠定基础。

有研究者选择 92 例寒哮型老年支气管哮喘患者，按照治疗方法分组，每组各 46 例。对照组予以常规治疗，观察组在此基础上予以加味麻黄附子细辛汤治疗（麻黄 6g，炮附片 10g，细辛 3g，桔梗 10g，射干 10g，炙款冬花 10g，五味子 10g，桂枝 5g，干姜 5g，制天南星 5g，甘草 3g，水煎取汁 500mL，早、晚分服）。治疗 10 天后，观察组显效 32 例，有效 12 例，好转 1 例，无效 1 例；对照组显效 27 例，有效 9 例，好转 8 例，无效 2 例；观察组的治疗总有效率为 95.65%（44/46），较对照组（78.26%，36/46）高，差异显著（$P < 0.05$），提示加味麻黄附子细辛汤治疗寒哮型老年支气管哮喘的效果突出，使炎症反应减轻，患者的肺功能得以改善，临床症状减轻，能够有效控制病情进展。

# 第二节　药膳食疗

"附子最有用，亦最难用"，这是近代医学大师恽铁樵先生一生的用药心得，也是众多临床医生的切身体会。中医有药食同源之谈，因此，食疗之风盛行。食疗就是通过饮食来防治疾病。我国食疗文化悠久，民间食疗经验丰富，一般认为食疗药物均为药性平和补益之品，其他入食之药或为辛香调味之品，或是菜蔬类，或是食物，鲜少有人知道有大毒的附子、乌头也可用于食疗。早在宋代《太平圣惠方》中就有"附子粥"的记载，如今在四川、云南的民间仍然有用附子、天雄煲肉食用的习惯。近年还有由罗绪和、李德芳编著，中国医药科技出版社出版的《延年益寿附子药膳》等专著。但众所周知，附子的毒副作用极大，如若炮制不完备或剂量过多，或煎煮时间不够，可能会引起毒性反应，出现麻木、恶心、呕吐、呼吸困难乃至死亡，因此，用药时务必遵医嘱。制附子可调理身体，其食用方法也有很多，患者需根据自己的情况选择用药，以保证其疗效的发挥，为促进和保障人类的身体健康发挥巨大的作用。

在此特别提醒在制作和食用附子药膳时一定要注意：①必须用制附子，不得用生附子。②必须保证煎煮时间在 2 小时以上。③必须控制用量在 3 ～ 15g。④必须在医师或药师的指导下煎服，不可擅自煎服。⑤服后出现不良反应时应及时就医。

**1. 附子粥**

【原料】制附子 20g，炮姜 15g，粳米（糯米）200g。

【制法及用法】二药研细末，每次加粳米 5g 和水煮粥。或取两药减半，水煎取汁，加入粳米煮粥。

【功效及主治】温里散寒，止痛止泻。用于里寒腹痛，腹泻，大便稀薄。

**2. 附子薏米粥**

【原料】制附片 10g，薏苡仁 30g，粳米 100g。

【制法及用法】附片煎取汁，加入薏苡仁、粳米，水煮至粥熟，分两次食用。

【功效及主治】散寒止痛，除湿舒筋，止痛驱寒。

**3. 姜附粥**

【原料】炮附子 10g，干姜 5g，党参 15g，茯苓 20g，粳米 50g。

【制法及用法】炮附子、党参、干姜、茯苓洗净，与粳米同煮，武火煮开，文火熬煮 2 ～ 2.5 小时，加盐调味，随量饮用。

【功效及主治】温中散寒，暖脾止痛。用于治疗脘腹绵绵冷痛，喜温喜按，食少脘痞，便溏，畏寒肢冷，舌淡嫩或淡胖，脉沉迟无力，也可调理慢性胃炎、消化性溃疡等。

**4. 归药附子羊肉汤**

【原料】熟制附片 9g，生姜 25g，红枣 20g，当归 9g，小茴香 10g，川芎 10g，羊肉 90g。

【制法及用法】羊肉洗净，入滚水中 3 分钟捞起去腥；其他用料洗净备用。将上述用料放入砂锅，加水适量，武火煮开，文火煮 1.5 ～ 2 小时，加盐调味，随量饮用。

【功效及主治】温经散寒止痛。用于治疗行经时少腹冷痛，喜温喜按，伴腰膝酸冷，形寒肢冷，舌淡，苔白，脉沉弱。

**5. 参附猪肉汤**

【原料】高丽参10g，制附子12g，猪肉150g，葱白15g。

【制法及用法】高丽参、制附子、葱白洗净，猪肉洗净，切块。将用料放入锅中，加水适量，武火煮沸，文火煮2～2.5小时，加盐调味，随量饮用。

【功效及主治】大补元气，散寒止痛。用于治疗五更泄泻，胃脘疼痛，神疲乏力，少气短息，腹胀食少，舌淡，苔白，脉弱；还可治疗肠结核、消化性溃疡、慢性胃炎等属虚寒证。

**6. 附子熟地炖乌龟**

【原料】制附子15g，熟地黄20g，山药20g，枸杞子20g，鹿角胶10g，制菟丝子15g，姜汁炒杜仲15g，炒山茱萸15g，当归20g，肉桂9g，料酒10mL，老龟1只（1000g），鸡肉200g，盐5g，味精3g，胡椒粉3g，姜5g，葱10g，高汤2800mL，鸡油25mL。

【制法及用法】将除附子之外的9味药洗干净，装入纱布袋内，扎紧口；将老龟宰杀后，去头、尾及肠杂；姜拍松，葱切段；鸡肉洗净，切块。先将附子煮2小时，再将药袋、鸡肉、老龟、姜、葱、料酒、高汤同放炖锅内，置武火上烧沸，再用文火炖45分钟，加入盐、味精、胡椒粉调味，随量食用。

【功效及主治】补肾，壮阳，填精，健脾。用于肾阳虚导致的阳痿、精冷、精少、精稀等症。

>>> **参考文献**

[1] 庄明浩，蓝锡榕.真武汤联合西药治疗肾阳虚型高血压病的临床疗效观察[J].吉林医学，2019，40（12）：2802-2803.

[2] 何少华，彭炉晓，刘斌，等.真武汤合五苓散辅治肥胖相关性高血压阳虚水停证临床观察[J].实用中医药杂志，2020，36（11）：1461-1463.

[3] 朱道亮.四逆汤加减治疗阳虚型原发性高血压的疗效研究[J].中国实用用药，2021，16（4）：178-179.

[4] 朱登攀.四逆汤加减联合麝香保心丸治疗老年冠心病心绞痛患者的疗效分析

　　［J］．内蒙古医学杂志，2022，54（3）：272-274.

［5］肖建平，朱来来，朱毛．车苓附子汤治疗慢性肺源性心脏病心力衰竭阳虚水泛证48例［J］．浙江中医杂志，2020，55（4）：252-253.

［6］季辉，田爱平，卢丽艳，等．车苓附子汤结合托伐普坦治疗慢性肺源性心脏病临床疗效及安全性观察［J］．四川中医，2021，39（11）：65-68.

［7］王俏俏，陈小燕，盛和静，等．丹车附子汤佐治阳虚水泛证慢性肺心病急性发作期57例［J］．浙江中医杂志，2019，54（10）：755.

［8］杨艳．真武汤合五苓散治疗慢性肺源性心脏病水肿的临床研究［J］．实用中西医结合临床，2018，18（6）：142-143.

［9］孔霞．慢性心功能不全心肾阳虚证患者采用苓桂术甘汤与真武汤治疗对其心功能的影响［J］．中医临床研究，2017，9（26）：38-39.

［10］韩官君，刘金豹．参附汤合来复汤加减治疗扩张型心肌病的研究［J］．泰山医学院学报，2020，41（2）：120-121.

［11］赵宝元，曹颖．炙甘草汤联合麻黄细辛附子汤治疗慢性心律失常的临床研究［J］．甘肃科技，2019，35（19）：127-128.

［12］水江宜．真武汤治疗缓慢性心律失常临床观察［J］．光明中医，2021，36（8）：1281-1283.

［13］冯振升．真武汤对慢性心力衰竭患者的影响分析［J］．临床研究，2022，30（7）：141-144.

［14］解坤，韩雪花．观察麻黄附子细辛汤治疗缓慢性心律失常的疗效及安全性［J］．临床医药文献杂志，2017，4（43）：8479.

［15］李学民．麻黄附子细辛汤联合参麦注射液对缓慢型心律失常的疗效观察［J］．广州医药，2017，48（5）：93-95.

［16］吴浩．麻黄附子细辛汤联合参麦注射液治疗缓慢型心律失常患者的临床疗效［J］．临床药学，2017（1）：55-57.

［17］陆华芳．麻黄附子细辛汤合阳和汤加减在缓慢心律失常治疗中的价值［J］．中西医结合心血管病杂志，2018，6（8）：138-139.

［18］张宇云，陈小紫，潘小丹．麻黄附子细辛汤治疗阳虚血瘀证缓慢性心律失常患者的临床研究［J］．辽宁中医杂志，2018，45（2）：325-327.

［19］贾润苗．自拟麻黄附子细辛汤联合阿托品治疗心律失常的临床疗效［J］．中西医结合心脑血管病杂志，2018，16（8）：1085-1088.

［20］郭雷，高建凯.麻黄附子细辛汤治疗缓慢性心律失常阳虚血瘀证临床观察［J］.实用中医药杂志，2019，35（313）：153-154.

［21］张俊敏，邱会国.麻黄附子细辛汤联合阿托品治疗冠心病缓慢性心律失常对患者心电图的改善效果分析［J］.实用中医内科杂志，2021，35（1）：116-118.

［22］商丹，彭飞.桂枝加附子汤合参附汤对不稳定型心绞痛患者症状评分及心绞痛持续时间的影响［J］.山西医药杂志，2020，49（17）：2348-2350.

［23］李根.参附汤合桂枝甘草汤辅治冠心病不稳定型心绞痛临床观察［J］.实用中医杂志，2021，37（9）：1537-139.

［24］毛玉娟，裴红兰.加味参附汤治疗心肾阳虚型心绞痛的临床研究［J］.中国初级卫生保健，2017，32（8）：86-87.

［25］谢李平.四逆汤联合地尔硫草治疗变异性心绞痛患者的临床效果［J］.临床合理用药，2021，14（2）：50-52.

［26］夏志华.参附汤治疗急性心肌梗死合并心源性休克临床观察［J］.中国中医药现代远程教育，2022，20（2）：96-98.

［27］孟春艳，张付菊.参附汤治疗急性心肌梗死合并心源性休克患者的临床效果［J］.医疗装备，2020，33（3）：113-114.

［28］王彤，李京.参附汤煎剂治疗急性心肌梗死合并休克疗效及对心肌保护作用影响研究［J］.临床军医杂志，2018，46（3）：302-304.

［29］陈华琼，郭应军，刘八一，等.参附汤合生脉散对脓毒性休克急性虚证患者血流动力学及其预后的影响［J］.中国实用医院，2022，17（10）：148-150.

［30］李建杰，李丽，王亚宽，等.参附汤治疗急性心肌梗死合并心源性休克临床研究［J］.新中医，2019，51（2）：80-82.

［31］李振锋，朱历杰.加味参附汤治疗心阳亏虚型慢性心力衰竭的效果及对患者心室重构、BNP水平的影响［J］.临床医学研究与实践，2021，6（8）：133-135.

［32］余承云，余敏，王秀秀.参附汤合桂枝甘草龙骨牡蛎汤加味对慢性心力衰竭患者血清炎症因子、心功能及生活质量的影响［J］.现代实用医学，2021，33（7）：956-957.

［33］郑曲，邹晓明.参附汤联合氟伐他汀对慢性心力衰竭患者血清可溶性细胞

黏附分子的影响［J］.实用中医内科杂志，2020，34（30）：16-19.

［34］焦利东.参附汤合乌头赤石脂汤辅治缺血性心肌病伴心力衰竭临床观察［J］.实用中医药杂志，2020，36（7）：894-895.

［35］苏春寿.参附汤合苓桂术甘汤加味治疗冠心病心力衰竭的临床研究［J］.中西医结合心血管病电子杂志，2020，8（15）；168，170.

［36］丁永伟，张晓燕，赵兰华，等.加味参附汤治疗心阳亏虚型慢性心力衰竭疗效及对 BNP、CRP、TNF-α 的影响［J］.现代中西医结合杂志，2019，28（34）：3839-3842.

［37］刘琛怡，李济廷，卢洁，等.四逆汤合参附汤治疗慢性心力衰竭阳虚血瘀证［J］.长春中医药大学学报，2018，34（4）：715-718.

［38］陈清焱.参附汤合桃红四物汤治疗慢性心力衰竭心阳虚血瘀证效果观察［J］.健康之路，2018，17（9）：145.

［39］吴宏军.真武汤加味在阳虚水泛型慢性心力衰竭的临床研究［J］.光明中医，2017，32（3）：317-319.

［40］田成海，张立春.保元真武汤治疗慢性心力衰竭的临床观察［J］.临床医药文献杂志，2018，5（104）：199-201.

［41］张芬红，李娟，徐卓婧.加味真武汤辅助治疗老年高血压合并慢性心力衰竭的临床研究［J］.中西医结合心脑血管杂志，2018，16（21）：3100-3103.

［42］陆进，廖敏，郭凯，等.真武汤合桂枝茯苓丸对慢性心力衰竭肾阳虚证患者心功能的影响［J］.河南中医，2018，38（1）：77-80.

［43］历飞.真武汤合桃红四物汤治疗阳虚血瘀型慢性射血分数降低性心力衰竭的疗效观察［J］.中国实用医药，2018，13（9）：6-8.

［44］于春河.真武汤合葶苈大枣泻肺汤辅助治疗急性左心力衰竭（阳虚水泛证）的临床研究及对生活质量的影响［J］.中西医结合心血管病杂志，2018，6（2）：176.

［45］朱慧君.真武汤合血府逐瘀汤治疗冠心病心力衰竭临床观察［J］.光明中医，2018，33（21）：3154-3156.

［46］刁艳菲.真武汤加黄芪联合西药治疗心力衰竭临床探讨［J］.中西医结合心血管病杂志，2017，5（35）：175-178.

［47］尹霞.真武汤加减治疗心肾阳虚型慢性心力衰竭30例［J］.中医临床研究，

2017, 9（35）：87-88.

［48］张莉.真武汤联合生脉注射液治疗慢性心力衰竭的效果分析［J］.河南医学研究，2018，27（19）：3539-3540.

［49］屈红军.自拟芪苈真武汤治疗慢性肺源性心脏病心力衰竭的疗效观察［J］.中医临床研究，2018，10（35）：108-109.

［50］王新斌，张莉晶，娜迪拉，等.丹参饮合真武汤加减治疗慢性心力衰竭的临床研究［J］.中西医结合心脑血管病杂志，2019，17（17）：2624-2626.

［51］黄社霄.加味真武汤对慢性心力衰竭患者心功能的影响［J］.光明中医，2019，34（19）：2982-2985.

［52］王宇宏，李文杰.加味真武汤治疗阳虚水泛型充血性心力衰竭临床观察［J］.光明中医，2019，34（5）：2338-2340.

［53］罗恒，刘卢平，穆威，等.加味真武汤治疗阳虚水泛型慢性心力衰竭临床观察［J］.光明中医，2019，34（1）：71-73.

［54］刘泉，郭光辉，蒋心悦，等.真武汤合苏葶丸治疗肺源性心脏病急性发作期合并左心衰竭的效果探讨［J］.世界中医药，2019，14（7）：1813-1816.

［55］朱筱莲，陈凤燕.真武汤加减治疗冠心病慢性心力衰竭的效果分析［J］.临床医药文献杂志，2019，6（2）：161-162.

［56］王鑫，王宇航，褚成文.真武汤联合葶苈大枣泻肺汤治疗慢性心力衰竭的效果观察［J］.中国民康医学，2019，31（17）：102-104.

［57］陈爱华.丹蒌真武汤治疗难治性心力衰竭的临床观察［J］.中西医结合心血管病杂志，2020，18（2）：281-283.

［58］吴力，葛丹霞，吴燕，等.桂枝茯苓汤联合真武汤对高血压伴舒张性心力衰竭患者心功能及生活质量的影响［J］.新中医，2020，52（5）：33-36.

［59］吴永刚，蒋守涛，徐玉莲.真武汤合丹参饮治疗阳虚血瘀型慢性心力衰竭临床观察［J］.光明中医，2020，35（18）：2885-2887.

［60］胡赛勇.真武汤合苓桂术甘汤对老年心功能衰竭的应用效果观察［J］.中国现代药物应用，2020，14（1）：196-198.

［61］王丹.真武汤合三子养亲汤治疗心力衰竭合并肺部感染患者的临床疗效［J］.中国医药指南，2020，18（3）：168-169.

［62］张继磊.真武汤联合常规西药治疗心肾阳虚型慢性心功能不全临床研究［J］.新中医，2020，52（5）：29-32.

［63］陈松柏.真武汤联合苓桂术甘汤加味治疗阳虚水泛型充血性心力衰竭临床观察［J］.中西医结合心血管病电子杂志，2020，8（22）：159.

［64］周卫闯.真武汤治疗阳虚水泛型心力衰竭的疗效观察［J］.实用中西医结合临床，2020，20（14）：121-122.

［65］李森浩，周军，谢一芳，等.参麦注射液联合真武汤治疗老年收缩性心力衰竭50例观察［J］.浙江中医杂志，2021，56（3）：170.

［66］陶延丽，许绍信，王琳.加味真武汤对心肾阳虚型慢性心力衰竭患者心肌纤维化、氧化应激、血管内皮功能及心肌能量代谢的影响［J］.中医药导报，2021，27（6）：87-90.

［67］孙静怡.苓桂真武汤治疗急性心力衰竭合并利尿剂抵抗的临床观察［J］.中西医结合心脑血管病杂志，2021，19（10）：1697-1699.

［68］吴紫阳，孙静，杨君.真武汤合葶苈大枣泻肺汤加减治疗慢性心力衰竭阳虚水泛证的临床研究［J］.中西医结合心脑血管病杂志，2021，19（16）：2712-2716.

［69］许平.真武汤合葶苈大枣泻肺汤治疗心肾阳虚型慢性心力衰竭临床疗效观察［J］.中西医结合心血管病杂志，2021，9（6）：33-35.

［70］张和针，梁宇鹏，刘培中，等.真武汤合葶苈大枣泻肺汤治疗急性心力衰竭患者的临床观察［J］.中国中医急症，2021，30（10）：1793-1796.

［71］莫佳瑶，孔祥艳，杨诚，等.真武汤五苓散合抵当汤治疗慢性心力衰竭对患者心脏功能的影响［J］.四川中医，2021，39（12）：68-71.

［72］徐怡华，王海霞，包华领.加味当归四逆汤联合西药治疗心力衰竭（心肾阳虚证）疗效观察［J］.四川中医，2022，40（5）：95-98.

［73］吴梦琪，周珏，许良.加味茯苓四逆联合西药对心力衰竭老年患者心功能的影响［J］.四川中医，2022，40（3）：78-81.

［74］刘中友.麻黄附子细辛汤合五苓散治疗肺心病心力衰竭39例［J］.江西中医药，2019，50（434）：41-43.

［75］黄方斌.参芪附子汤治疗阳虚血瘀证心肾综合征47例临床观察｜J」.浙江中医杂志，2020，55（1）：29-30.

［76］王慧敏，吴英智，韦震鸣，等.真武汤治疗Ⅱ型及Ⅳ型心肾综合征的临床研究［J］.实用医学杂志，2018，34（13）：2255-2259.

［77］张丽雯，董露露，夏利玲.真武汤合保元汤辅治2型心肾综合征的临床效

果及对炎性因子水平与心功能的影响［J］.临床合理用药杂志,2022,15( 2 ): 68-71.

［78］林志钦.附子理中汤对心肾阳虚型胸痹患者临床治疗疗效及对其睡眠质量 的影响情况［J］.世界睡眠医学杂志，2019，5（10）：1358-1360.

［79］王世涛.附子理中汤对心肾阳虚型胸痹患者临床观察及睡眠质量的影响 ［J］.中国中医药现代远程教育，2019，17（1）：86-88.

［80］刘秀敏，黄炜，刘洪敏.艾灸和附子理中汤治疗心肾阳虚胸痹临床效果观 察［J］.临床医药文献电子杂志，2020，7（14）：151.

［81］张艳敏，庞建中.附子理中汤加减治疗抗生素相关性腹泻脾肾阳虚证的疗 效观察［J］.医学信息，2019，32（5）：162-164.

［82］李富龙，方盛泉，邓玉海，等.乌梅丸加减联合穴位贴敷治疗寒热错杂型 慢性腹泻的临床观察［J］.上海中医药大学学报，2019，33（3）：29-32.

［83］李宏，张晓莲.乌梅丸加减治疗寒热错杂型功能性腹痛的临床效果［J］. 临床合理用药，2021，14（11）：85-87.

［84］余海平，张建兴，李春耕.附子理中汤加味治疗慢性溃疡性结肠炎的临床 评价［J］.中国药业，2017，26（13）：67-69.

［85］赵广刚.附子理中汤治疗溃疡性结肠炎的临床疗效及其安全性［J］.临床 合理用药，2019，12（8C）：28-29.

［86］章金钟.加味附子理中汤应用于脾肾阳虚型溃疡性结肠炎治疗的有效性分 析［J］.中国实用医药，2019，14（3）：124-125.

［87］郭庆祺，李丹凤.真武汤合六君子汤加减治疗脾肾阳虚型慢性结肠炎的临 床价值［J］.中医临床研究，2018，10（11）：48-49.

［88］赵廷浩.乌梅丸治疗慢性结肠炎的临床疗效观察［J］.医学理论与实践， 2017，30（6）：830-831.

［89］张辉，吴昊，田纪凤，等.乌梅丸联合四君子汤治疗放射性肠炎30例（脾 胃气虚型）的临床观察［J］.天津中医药，2019，36（11）：1076-1078.

［90］杜炳林，徐众森.乌梅丸口服结合中药灌肠治疗寒热错杂型溃疡性结肠炎 ［J］.世界中西医结合杂志，2020，15（11）：2098-2010.

［91］张明霞，王泽民，杜囚鹏，等.附子理中汤治疗腹泻型肠易激综合征的疗 效观察［J］.世界中西医结合杂志，2019，14（5）：704-706，740.

［92］郭杏斐.附子理中汤治疗腹泻型肠易激综合征临床观察［J］.实用中医药

杂志, 2020, 36 (11): 1386-1387.

[93] 江海松. 附子理中汤联合西药与单纯西药治疗腹泻型肠易激综合征疗效对比 [J]. 医学理论与实践, 2022, 35 (5): 779-781.

[94] 徐亚民. 真武汤合柴胡疏肝散治疗腹泻型肠易激综合征 [J]. 光明中医, 2017, 32 (2): 205-206.

[95] 杜健, 朴春浩. 乌梅丸加减治疗腹泻型肠易激综合征的临床观察 [J]. 黑龙江中医药, 2017 (5): 16-18.

[96] 黄秀杰, 涂云, 潘婧, 等. 乌梅丸联合匹维溴铵治疗腹泻型肠易激综合征 (寒热错杂) 随机平行对照研究. 实用中医内科杂志, 2019, 33 (5): 42-45.

[97] 刘先勇. 加味附子理中汤治疗脾胃虚寒型慢性萎缩性胃炎临床研究 [J]. 山东中医杂志, 2017, 36 (6): 474-477.

[98] 张育广. 附子理中汤加味对脾肾阳虚型慢性萎缩性胃炎48例的影响研究 [J]. 中外医学研究, 2019, 17 (6): 143-144.

[99] 刘小琼, 林佳, 王蓉. 附子理中汤加减联合老十针治疗慢性胃炎的临床意义 [J]. 中国实用医药, 2020, 15 (19): 163-165.

[100] 覃优. 艾灸联合乌梅丸治疗慢性萎缩性胃炎临床观察 [J]. 实用中医药杂志, 2017, 33 (8): 884.

[101] 李云超, 孙占峰, 侯雯莉, 等. 加减乌梅丸方联合埃索美拉唑治疗寒热错杂型慢性萎缩性胃炎临床研究 [J]. 辽宁中医杂志, 2022, 49 (6): 114-117.

[102] 王会录, 王孝郎, 黄小琴. 附子理中汤治疗脾胃病呃逆的效果及对患者生活质量的影响 [J]. 临床医学研究与实践, 2020, 5 (32): 160-162.

[103] 幸君华, 付丽. 附子理中汤治疗脾胃虚寒型胃溃疡的临床价值探讨 [J]. 基层医学论坛, 2020, 24 (4): 563-564.

[104] 李丹丹, 袁星星, 杨磊, 等. 乌梅丸水煎剂治疗非糜烂性胃食管反流疗效分析 [J]. 中国中医药现代远程教育, 2017, 15 (2): 51-53.

[105] 李砚颖. 乌梅丸加减治疗寒热错杂型痞满证的临床疗效 [J]. 临床合理用药, 2018, 11 (7C): 89-90.

[106] 雷耀强. 真武汤加减治疗脾肾阳虚型肝硬化并腹腔积液的临床疗效 [J]. 临床合理用药, 2019, 12 (3C): 114-115.

[107] 崔会青.加味桂枝去芍药加麻黄细辛附子汤对脑梗死患者神经功能的影响 [J].河南中医,2020,40(10),1507-1510.

[108] 杨嘉敏,杜少辉,杨珣,等.杜氏附子汤治疗恢复期脑梗死的临床疗效观察 [J].广州中医药大学学报,2019,36(7):960-963.

[109] 崔德利.甘草附子汤联合甲钴胺片治疗化疗药物性周围神经病变疗效观察 [J].山西中医,2019,35(10):29-30.

[110] 黄海,林霞.附子理中汤结合子午流注针法治疗急性面神经炎临床疗效及 安全性观察[J].四川中医,2020,38(12):151-154.

[111] 黄晓峰.麻黄附子细辛汤加味治疗糖尿病周围神经病变100例临床观察 [J].湖南中医杂志,2017,33(80):71-72.

[112] 罗淑文,陈新胜,易佳.麻黄附子细辛汤加减配合雷火灸治疗风寒型周围 性面瘫临床研究[J].四川中医,2018,36(9):127-129.

[113] 刘锋.麻黄附子细辛汤加减联合针灸治疗风寒型周围性面瘫的效果探讨 [J].中国实用医药,2019,14(8):149-150.

[114] 肖敬玲,刘香红,陈帅,等.当归芍药散合干姜附子汤治疗维持性血液 透析患者不宁腿综合征临床观察[J].河北中医,2017,39(7):1034-1037.

[115] 施丹.乌梅丸联合针刺疗法治疗失眠症的临床疗效[J].中国民康医学,2018,30(19):49-51.

[116] 史良荣.新加附子汤加减治疗帕金森病睡眠障碍的临床疗效[J].临床医学,2020,40(12):120-122.

[117] 梁丽丽,黄颜颜,黄发根.麻黄附子细辛汤联合盐酸氟桂利嗪胶囊治疗偏 头痛的临床效果观察[J].临床合理用药,2017,10(8):32-33.

[118] 杨之源,黄平林,伍诗惠.川芎葛根汤合麻黄附子细辛汤加减治疗偏头痛 临床观察[J].实用中医药杂志,2019,35(7):782-783.

[119] 黄春荣,陈平,许武.川芎葛根汤合麻黄附子细辛汤加减治疗偏头痛的效 果分析[J].深圳中西医结合杂志,2018,28(4):55-56.

[120] 张亚男,康紫厚.麻黄附子细辛汤加味结合循经针刺治疗血管性头痛寒湿 瘀滞证疗效观察[J]实用中医药杂志,2021,37(2):197-199.

[121] 鄢松君,熊威.柴芩蝎僵附子汤治疗三叉神经痛临床研究[J].新中医,2019,51(9):93-95.

［122］周利渊，范晓玉，冯晓萍．麻黄附子细辛汤辅治阿尔茨海默病临床观察
　　　　［J］．实用中医药杂志，2021，37（5）：854-855.

［123］占紫龙，程志刚，艾江平，等．加味参附汤合黄连阿胶汤对骨科手术后
　　　　谵妄患者认知功能的影响［J］．中国实验方剂学杂志，2018，24（12）：
　　　　188-193.

［124］阮志华，孙扶．甘草附子汤联合西药治疗强直性脊柱炎的效果分析［J］．
　　　　实用中医内科杂志，2019，33（10）：32-34.

［125］苏乐芳．探讨甘草附子汤联合西药治疗强直性脊柱炎的效果［J］．黑龙江
　　　　中医药，2020，（3）：174-175.

［126］魏根红，王立川．甘草附子汤对强直性脊柱炎（肾虚督寒型）血清
　　　　SPARC、DKK-1 的影响［J］．新中医，2021，53（17）：27-32.

［127］高彩霞，李媛媛，杨晶，等．甘草附子汤加味方对强直性脊柱炎活动期
　　　　炎症指标及疼痛的影响［J］．现代中西医结合杂志，2021，30（7）：767-
　　　　770.

［128］张静宇．芍药甘草附子汤对类风湿关节炎的疗效及血清 VEGF 表达的影响
　　　　［J］．国医论坛，2017，32（2）：32-34.

［129］胡根清．桂枝附子汤联合西医常规疗法治疗类风湿性关节炎临床观察［J］.
　　　　新中医，2017，49（12）：72-75.

［130］郑炜，朱跃兰，马俊福，等．加味芍甘附子汤联合西药治疗类风湿关节炎
　　　　寒湿痹阻证活动期患者 30 例临床观察［J］．中医杂志，2018，59（9）：
　　　　760-764.

［131］张海平．加味附子汤治疗急性痛风性关节炎临床观察［J］．光明中医，
　　　　2019，34（9）：1374-1376.

［132］欧凡，郭健，刘婷．加味桂枝附子汤联合依托考昔治疗寒湿痹阻型急性痛
　　　　风性关节炎的疗效［J］．中国老年学杂志，2020，40：122-125.

［133］张广辉．加味芍甘附子汤对活动期类风湿关节炎的疗效观察［J］．中国老
　　　　年保健医学杂志，2020，18（1）：66-70.

［134］王燕．麻黄细辛附子汤加味治疗类风湿关节炎的临床效果［J］．内蒙古中
　　　　医药，2021，40（9）：72-73.

［135］张文福．芍甘附子汤对寒湿痹阻型类风湿关节炎患者炎症反应及关节活动
　　　　的影响［J］．实用中西医结合临床，2021，21（12）：24-26.

［136］王艳艳.甘草附子汤联合中医针刺在中风偏瘫后肩关节疼痛患者中的应用分析［J］.现代诊断与治疗，2019，30（14）：2355-2357.

［137］李焕英.加味桂枝附子汤配合康复锻炼治疗肩周炎临床研究［J］.实用中医药杂志，2021，37（12）：1999-2001.

［138］徐嘉祺，谢珏，钟传棋，等.桂枝附子汤加薏苡仁汤联合依托考昔治疗风寒湿痹型肩周炎36例［J］.按摩与康复医学，2022，13（3）：20-23.

［139］伍凯俊，陈先进，张胤.甘草附子汤加减治疗轻度成人髋关节发育不良的临床观察［J］.中国民间疗法，2022，30（5）：70-73.

［140］杨雷，马露，李兆勇，等.基于六经辨证理论以甘草附子汤治疗腰椎间盘突出症（太阳病阳虚证）临床研究［J］.辽宁中医杂志，2022，49（5）：63-66.

［141］张涛，杜文平.加味麻黄附子细辛汤治疗寒湿型腰椎间盘突出症的临床研究［J］.中西医结合心血管病杂志，2018，6（5）：187.

［142］李娜，袁伫，张杰.麻黄附子细辛汤蜡疗治疗寒湿痹阻型类风湿关节炎疗效观察［J］.辽宁中医杂志，2022，49（2）：90-93.

［143］刘宜军，杨勇，孙丽敏.附子汤合芍药甘草汤加味离子导入治疗寒湿瘀阻证非特异性下腰痛［J］.中国实验方剂学杂志，2017，23（20）：195-200.

［144］郭琳.麻黄附子细辛汤加味治疗急性腰扭伤临床观察［J］.实用中医药杂志，2018，34（8）：897-898.

［145］朱震宇.加味真武汤配合点穴法治疗膝关节创伤性滑膜炎疗效观察［J］.山西中医，2017，33（3）：30-38.

［146］刘鑫，杨雷，王浩翔，等.桂枝附子汤治疗神经根型颈椎病（太阳病阳虚表证）的临床研究［J］.中国中医骨伤科杂志，2021，29（6）：45-48.

［147］张斌，杨雷，王浩翔，等.基于六经辨证理论以桂枝附子汤治疗神经根型颈椎病的疗效观察［J］.中医药导报，2021，27（5）：86-90，94.

［148］杨莉.亚临床甲状腺功能减退右归丸加味联合优甲乐治疗效果观察［J］.中国妇幼健康研究，2017，28（1）：132-133.

［149］汪朝振，张太阳.姜桂益癭方合右归丸辅治甲状腺功能减退症临床观察［J］.实用中医药杂志，2021，37（11）：1887-1889.

［150］宋扬.右归丸治疗妊娠合并亚临床甲状腺功能减退症的效果及对母婴结局的影响［J］.中国医学创新，2021，18（7）：73-76.

［151］张蕾，陈少东，赖鹏斌.附子理中汤合补阳还五汤治疗脾肾阳虚兼气虚血瘀型糖尿病胃轻瘫疗效观察［J］.中医药通报，2019，18（3）：45-48.

［152］杨敏，罗向霞，康莉，等.右归丸加减治疗2型糖尿病非增殖期视网膜病变临床观察［J］.中华中医药学刊，2018，36（7）：1613-1616.

［153］孙艳，柳璐，王英力.加味右归丸汤联合姜汁脐部贴敷法治疗命门火虚型慢性肾衰竭疗效观察［J］.四川中医，2020，38（10）：144-146.

［154］余旭彪，徐海虹，陈丽芳，等.乌梅丸加减方治疗糖尿病胃轻瘫寒热错杂证51例［J］.浙江中医杂志，2021，56（11）：807.

［155］杨薪博，刘超，梅安存.加味真武汤在糖尿病肾病临床治疗中的疗效研究［J］.现代中医药，2018，38（6）：20-21，30.

［156］廖红霞，颜日阳，肖新李.真武汤合桂枝茯苓丸治疗水瘀互结型糖尿病肾病的临床研究［J］.云南中医中药杂志，2018，39（9）：47-49.

［157］李露，贺小兰.桂枝茯苓丸联合真武汤治疗糖尿病肾病性水肿的临床观察［J］.内蒙古中医药杂志，2020，39（1）：22-23.

［158］张磊.加味真武汤治疗Ⅳ期脾肾阳虚型糖尿病肾病的效果［J］.深圳中西医结合杂志，2020，30（11）：43-44.

［159］王柳芸，张庚良，和欢，等.真武汤合四君子汤治疗脾肾阳虚型糖尿病肾病的疗效及对血糖、肾功能的影响［J］.现代中西医结合杂志，2021，30（18）：1949-1953.

［160］张曦旭，张珊珊，代玉，等.真武汤加减治疗痰瘀互结型2型糖尿病肾病患者的疗效及对血管内皮生长因子的影响［J］.辽宁中医杂志，2021，48（6）：99-102.

［161］吴俊琪，林铭.甘草附子汤对骨质疏松患者血清Semaphorin3A及骨代谢指标影响［J］.吉林中医药，2020，40（9）：1199-1201.

［162］代亮，莫元森，胡永春.右归丸治疗老年性骨质疏松疗效观察［J］.实用中医药杂志，2019，35（5）：534-535.

［163］刘弘毅，陈岳祺，颜洁，等.左归丸合右归丸加减治疗糖尿病性骨质疏松临床疗效观察［J］.湖北中医杂志，2021，43（10）：3-6.

［164］李少锋.大黄附子汤治疗肾功能衰竭患者临床观察［J］.光明中医，2019，34（2）：186-188.

［165］弓迎宾，任建萍，杨翠玲，等.大黄附子汤保留灌肠治疗慢性肾功能衰竭

的观察及评估[J].中国药物与临床,2020,20(21):3581-3582.

[166]瞿正朦,周珂,李阳,等.加味真武汤治疗慢性肾功能衰竭CKD3期脾肾阳虚证临床疗效及对肾纤维化的影响[J].湖北中医杂志,2021,43(11):18-21.

[167]徐洪建.加味真武汤用于肾病综合征患者治疗中的临床作用研究[J].世界最新医学信息文摘,2017,17(90):99.

[168]田止学,王宝亮,张琳琪.加味真武汤治疗慢性肾病(Ⅲ-Ⅳ期)临床研究[J].中医学报,2017,32(232):1757-1760.

[169]黄刚,叶一萍.真武汤合当归芍药散治疗原发性肾病综合征的疗效观察[J].中华中医药学刊,2017,35(2):488-491.

[170]刘阳.真武汤合当归芍药散治疗原发性肾病综合征的临床分析[J].中国中医药现代远程教育,2018,26(17):104-105.

[171]韩成全.真武汤联合西药治疗肾病综合征(阳虚水泛)随机平行对照研究[J].实用中医内科杂志,2019,33(6):23-26.

[172]张林,王喜红,欧祥琴,等.加味真武汤联合西药治疗原发性肾病综合征脾肾阳虚证临床观察[J].河南中医,2021,41(9):1320-1324.

[173]苏保林,陈刚毅,汤水福.真武汤联合免疫抑制剂治疗脾肾阳虚型狼疮性肾炎的疗效观察[J].中华中医药杂志,2019,34(2):858-861.

[174]建晓珂,李新华.苓桂术甘汤合真武汤治疗慢性肾小球肾炎疗效观察[J].世界中西医结合杂志,2020,25(6):1130-1132.

[175]黄艺,黄靓.右归丸加味联合迈之灵片治疗肾阳亏虚型左侧精索静脉曲张疗效观察[J].现代中西医结合杂志,2017,26(8):1994-1996.

[176]冷唯.右归丸加味与迈之灵片治疗肾阳亏虚型左侧精索静脉曲张的临床护理[J].基层医学论坛,2017,21(27):3680-3681.

[177]徐潘,谢作钢,欧洋帆,等.右归丸联合穴位贴敷治疗肾阳虚型勃起功能障碍临床研究[J].新中医,2021,53(10):32-34.

[178]樊金灼,梁冰,朱连荣.真武汤配合电针治疗良性前列腺增生症的临床观察[J].中华保健医学杂志,2017,19(1):31-33.

[179]张常明,齐玲玲,齐欣.大黄附子汤结合穴位敷贴治疗原发性痛经临床观察[J].社区医学杂志,2017,15(21):81-82.

[180]高雅,周夏.右归丸加减治疗阳虚寒凝型原发性痛经的临床疗效[J].内

蒙古中医药，2020，39（4）：11-13.

[181] 马要敏 . 白术附子汤治疗多囊卵巢综合征临床研究 [J] . 河南中医，
2020，40（5）：711-713.

[182] 史婵，王靖宇 . 附子汤合桂枝茯苓丸加减联合热敷方治疗慢性输卵管炎性
不孕 40 例 [J] . 浙江中医杂志，2021，56（9）：656-657.

[183] 燕飞，窦晨辉，安慎富 . 加减附子理中汤治疗痰瘀互结型乳腺增生临床研
究 [J] . 新中医，2021，53（24）：39-42.

[184] 赵群，魏瑞丰，刘慧 . 督脉半灸法联合右归丸治疗肾阳虚型青春期功能失
调性子宫出血的临床研究 [J] . 针灸临床杂志，2022，38（4）：15-17.

[185] 郭小红，覃绍金，彭莉，等 . 桂枝加附子汤与玉屏风散治疗慢性鼻炎的临
床对照研究 [J] . 光明中医，2019，34（24）：3765-3767.

[186] 徐耸 . 桂枝加附子汤联合玉屏风散治疗慢性鼻炎 [J] . 光明中医，2018，
33（1）：86-87.

[187] 冯绍斌，柯尊斌，伦小川 . 麻黄细辛附子汤治疗变应性鼻炎的临床效果
[J] . 中国当代医药，2018，25（28）：158-160.

[188] 孙跃明，闵祥玉 . 分析麻黄附子细辛汤治疗过敏性鼻炎的临床效果 [J] .
医学理论与实践，2018，31（6）：862-863.

[189] 李斐，李高彪 . 理中汤联合麻黄附子细辛汤治疗虚寒性过敏性鼻炎临床研
究 [J] . 现代中医药，2022，42（2）：104-107.

[190] 景亚鹏 . 麻黄附子细辛汤辅助激光光凝术治疗眼底病变临床观察 [J] . 实
用中医药杂志，2022，38（5）：781-783.

[191] 李双林 . 乌梅丸治疗糠秕孢子毛囊炎 36 例 [J] . 河南中医，2017，37（3）：
93-394.

[192] 胡中柱，张萌 . 光动力疗法联合加味附子理中汤治疗中重度寻常性痤疮的
有效性和安全性研究 [J] . 中国美容医学，2020，29（6）：106-109.

[193] 王海亮，刘庆楠，唐鹏，等 . 乌梅丸加减联合阿达帕林凝胶治疗上热下
寒型痤疮的临床疗效观察 [J] . 中华中医药杂志，2019，34（6）：2797-
2799.

[194] 徐仿 . 麻黄附子细辛汤加味联合盐酸西替利嗪片治疗慢性荨麻疹临床观察
[J] . 实用中医药杂志，2021，37（4）：589-590.

[195] 万彬彬，肖卫红，胡刚明，等 . 麻黄细辛附子汤结合针灸治疗局限性硬皮

病的临床疗效 [J].中国实验方剂学杂志，2022，28（18）：93-98.

[196] 吴丁佑.乌梅丸治疗腹型过敏性紫癜36例临床观察 [J].临床医药文献
杂志，2017，4（73）：14412-14413.

[197] 曹旭，甘蕾，王勇飞，等.四逆加人参汤治疗癌因性疲乏临床观察 [J].
中华中医药学刊，2022，40（1）：58-60.

[198] 张万海，何宏涛，毛跃峰.加味附子理中汤联合表皮生长因子受体 - 酪氨
酸激酶抑制剂治疗非小细胞肺癌的疗效观察 [J].癌症进展，2020，18（22）：
2330-2332，2352.

[199] 杨利军.附子理中汤对消化道肿瘤所致癌痛45例临床观察 [J].临床医
药文献杂志，2017，4（84）：16614，16616.

[200] 陶琼.芍药甘草附子汤治疗血液透析患者肌肉痉挛的效果 [J].中国民康
医学，2020，32（12）：80-81.

[201] 张永春，吴艳明.桂枝加附子汤加味联合西药治疗小儿阳虚盗汗34例
[J].中医儿科杂志，2017，13（3）：47-49.

[202] 李进业.观察小青龙加附子汤治疗慢性阻塞性肺病的疗效 [J].医学食疗
与健康，2020（12）：11-12，14.

[203] 满国玉.真武汤合麻杏甘石汤治疗慢性阻塞性肺病合并Ⅱ型呼吸衰竭的研
究 [J].中西医结合心血管杂志，2018，6（12）：129，132.

[204] 沈梦玥，张密，唐志宇，等.真武汤合五苓散联合西医常规疗法治疗慢
性阻塞性肺疾病急性加重期阳虚水泛证的临床观察 [J].中国民间疗法，
2018，28（12）：88-91.

[205] 房海波，裘春晖，周少均.加味麻黄附子细辛汤联合富马酸福莫特罗干粉
治疗老年支气管哮喘疗效分析 [J].新中医，2017，49（11）：38-40.

[206] 张丽霞，李雪青，石志敏.麻黄附子细辛汤联合孟鲁司特治疗咳嗽变异性
哮喘的临床观察 [J].中医药信息，2017，34（4）：80-83.

[207] 曹书果.麻黄附子细辛汤加减辅治支气管哮喘临床观察 [J].实用中医药
杂志，2018，34（9）：1092-1093.

[208] 刘柏胜.麻黄附子细辛汤治疗感染后咳嗽临床观察 [J].光明中医，
2019，34（7）：1053-1055.

[209] 杨蔚，杨英豪.麻黄附子细辛汤对寒哮证老年支气管哮喘患者肺功能的影
响 [J].光明中医，2020，35（10）：1450-1452.

［210］吴永欣.麻黄附子细辛汤联合孟鲁司特钠治疗咳嗽变异性哮喘的临床疗效
　　　［J］.临床合理用药，2020，13（3C）：38-39，41.
［211］马永俊.麻黄附子细辛汤对老年支气管哮喘寒哮证患者症状改善及肺功能
　　　的影响［J］.内蒙古医学杂志，2021，53（11）：1342-1343，1346.

# 第八章　附子的产业发展现状

附子是我国常用大宗药材之一，栽培历史悠久，其市场需求量大，随着医药产业的发展，以附子为原料的新药得到大量开发与临床运用，使得国际、国内市场对于附子原药材及以附子为原料的产品的需求量将持续递增。

## 第一节　附子的产业现状

### 一、种植现状

附子药用历史悠久，据有关文献记载，其栽种地区主要为四川江油、布拖，云南等地，另外在陕西汉中的城固、南郑，湖北竹山、竹溪，河北晋州、元氏，山东菏泽、潍坊等地也有栽种。其中四川江油历来被认为是附子的道地产区，种植历史悠久，产量大，质量好，行销全国并出口。据《绵州志》《彰明县志》等文献记载，尤以江油市的太平、三合、彰明等地区所产附子为上品。

不同栽培区的同种药材，常会因为气候环境及土壤理化性质等多种因素的影响而使药效产生差异。布拖平均海拔 2800m 以上，年均气温 10 ～ 15℃。汉中产区种植历史有 200 余年，种植区主要分布在沿汉江两岸平川区的城固、南郑、勉县、汉台、洋县、西乡一带，海拔 1200m 以下。云南是地处南方的高原台地，日照时间长，冬天不冷，夏天不热。江油海拔约 500m。江油附子在夏至前几日采收，布拖附子要 10 月下旬采收，汉中附子 7 月中旬采收，云南附子 11 月采收。

### （一）四川江油地区

四川江油历史上曾是附子的主产区，民间有"世界附子在中国，中国附子在四川，四川附子在江油"的说法。附子是江油市重要的中药材支柱产业，江油种植附子条件得天独厚，产出的附子品优效佳，炮制历史已逾千年，为著名的川产道地药材，2006 年 3 月被原国家质检总局认定为地理标志产品。2017 年江油市将附子产业列入全市"135"现代农业产业发展新体系，进一步为加快发展"江油附子"产业提供了便利的条件和政策保障。附子是江油市重要的中药材支柱产业，近年来，江油市采取积极措施，不断在栽培、加工、经营等方面推陈出新，鼓励和支持附子种植大户、家庭农场、专业合作社发展壮大，促进附子规模种植，做大做强区域特色江油附子产业，2020 年江油附子产值达 2.8 亿元。目前附子的种植面积已由 2020 年的 2900 亩扩大到 2022 年的近 4000 亩，年产 2500 吨。

## （二）四川绵阳安州区

附子是四川绵阳安州区重要的中药材作物之一。安州区有较丰富的附子生物资源，具有适宜发展附子产业的独特自然条件。近年来，安州区乌头产业依托"公司 + 合作社 + 基地 + 农户"的发展模式，不断推动产业集聚化、规范化经营，激发群众生产动力，促进贫困户脱贫致富。2019 年，全区种植面积达 6500亩，产量为 2600 吨，产值达 4680 万元。

## （三）四川凉山彝族自治州

从 20 世纪八九十年代开始，四川凉山彝族自治州的乐安乡、火烈乡、补洛乡所在的布拖县西溪河片区及其周边部分地区，都一直引种附子。近年来，四川凉山彝族自治州布拖县因地制宜，加大附子种植力度，成为附子种植的后起之秀。高寒的生长条件、干净的生长环境，让布拖发展附子产业基地的西溪河片区，成为全国最大的无污染附子种源基地。布拖附子优质品质和道地性逐渐被更多的专家认可。2013 年，"布拖附子"获得国家地理标志保护产品称号。截至2018 年，布拖县共有 8500 亩的附子种植基地，鲜附子年加工量达 2800 吨。近年来，好医生药业集团有限公司在布拖县投入 2 亿元用于建立万亩附子 GAP 种植基地及饮片工厂，科学推广附子规范化种植技术，教会农民通过现代化农机进行种植采收。目前，布拖县内已有 18 个村建立了附子协会，示范带动面积近 3万亩。

## （四）陕西汉中地区

《陕西省中药产业发展规划（2020—2030 年）》将汉中附子作为优势品种，

全力构建"种子、种苗、种植、加工、制药、销售、研发、物流、培训、旅游、文化"的全产业链发展之路。汉中是中国两大附子主产区之一，汉中附子鲜品产量高、个大，质地原润，加工后的成品片形平整、半透明，有效生物总碱含量高。2008年12月10日，原国家质检总局批准对"汉中附子"实施地理标志产品保护。汉中市南郑县汉中附子龙头企业承担了国家附子规范化种植基地建设项目，在汉中市发展附子规范化种植20000亩，年产鲜附子8000吨，占全国附子产量的65%。

### （五）云南地区

《云南省加快中医药发展行动计划》（2014—2020年）中明确指出要引导推广中药材规范化种植。推进"云药之乡"建设，带动中药材种植规范化、规模化发展。《云南省健康扶贫行动计划》（2016—2020年）中将鼓励发展中草药种植加工作为重点工作。积极引导贫困户采取"公司＋农户"模式等多种方式开展中药材附子的种植，推进精准扶贫。

基于扶贫攻坚需要，云南省于2013年出台了政策鼓励中药材种植。多地农民将自己的土地腾出来，优先种植附子，每户的扩种面积在1～2亩不等。原来有种植习惯的地方，50%以上的农户进行了扩种，因此导致总面积大大增加。但是中药材需求有刚性的也有非刚性的，像附子这类毒性品种，在需求和用量上或多或少会受到资质和范围的约束。由于2016年扩种后，附子与川乌价落在低谷徘徊。云南曲靖等地种植面积已经很少，目前产区主要集中在丽江一带。

云南附子的核心产区是大理白族自治州、丽江市、迪庆藏族自治州。其他州（市）分布零星，种植规模较小。据统计，云南省2016年的附子种植面积达到惊人的30余万亩。2016年10月，云南鲜附子的价格跌至2元，干附子统个的价格跌至最低价6元，几乎所有种植户都亏得血本无归。此后，云南附子的种植面积萎缩到10000多亩。经过3年多的消化，附子个子和附片、黑顺片的库存量显现出薄弱之态。2019年的鲜附子价格又开启了上涨之旅。近年来，云南附子的种植热情又有所回升。

寻甸回族彝族自治县是滇中北部地区植被覆盖率最高的县，平均海拔2370m，地处山区、高寒区，地形高差大，土质疏松，土层深厚肥沃，十分符合附子的自然生长条件。近年来，寻甸回族彝族自治县积极发展中药材种植专业合作社以推动附子种植，2017年，中药材附子种植面积已扩大到1000余亩。

## 二、附子的加工产业现状

附子的采挖时间非常短，必须要在夏至后的 1 周内全部采挖完，如不及时采挖，附子很快就会烂掉。而采挖出来的附子也要及时进行加工处理，否则也会出现霉烂。因此，从附子采挖到加工成供临床应用的中药饮片是一个非常重要的过程。

独有的加工技术成就了江油附子非凡的品牌影响力。隶属于中国医药集团有限公司，现为中国中药控股有限公司特色子企业的四川江油中坝附子科技发展有限公司成立于 2001 年，其前身为 1954 年成立的江油市附片制造厂，是一家集附子种植、生产、销售、科研于一体的专业化毒性饮片加工企业。该公司致力于附子药用价值的开发，遵古炮制，历经数代药工的摸索、传承和创新，逐渐形成"浸、漂、切、煮、蒸、炒、烤、醇"八大工艺流程，并取得 20 余项国家专利，"中药炮制关键技术与产业化研究"项目和"高品质附子（川乌）标准化生产技术体系构建与应用"项目荣获四川省科学技术进步二等奖，自主研发无胆附子新品规"蒸附片、炒附片"载入四川省地方标准。公司加工出的白附片、蒸附片、炒附片、熟附片等十三种规格的附子产品，质地优良，畅销国内外。此外还有好医生药业集团有限公司、绵阳神农药业有限公司、四川江油恒源药业集团有限公司等 30 多家医药企业在附子的种植、加工生产和研发方面做了大量工作。好医生药业集团有限公司在附子道地产区布局附子的科研、种植、加工、中成药临床等全产业链向产区集聚，规模效益显现，为推动附子产业的发展发挥了积极作用。

在附子加工生产过程中也采用了传统的常规加工方式及现代创新的新技术和新方法。

### （一）附子饮片常规生产方式

相较以往的传统炮制设施，现代附子的生产通常选用适合大规模生产的工业化设施与设备。例如附子清洗通常使用循环水洗药机、旋转式洗药机、旋转喷淋带式洗药机、泥水分离附子清洗装置、剃须和筛捡附子一体机等清洗设备，其中以循环水洗药机居多，具有节水的特点，适用于批量药材的清洗，目前已出现许多新型循环水洗药机，如设有吹气嘴和喷淋管双重清洗的循环水洗药机，在节水、清洗效率与效果上均有所提升。附子的切制常用旋转式切药机、旋料式切药机与多功能切药机，前者具有饮片平整、光滑，损耗率低，噪音低，移动方便，操作简单，维修保养方便等优点；而旋料式切药机可以自动适应进料量，切制力与物料质量成正比，多功能切药机可加工多种片型。炒制常用鼓式炒药机与多功能炒货机，这两种机器都具有相对封闭的特点，可以有效减少粉尘与附子毒性对工作人员的损害。附子蒸制常用压力蒸汽锅与压力蒸汽灭菌器，现代化的高压蒸汽能够在大幅缩短时间的同时，保证毒性成分的分解，并且可以实现温度的控制，使得蒸附片的质量更为可控；目前普遍使用烘箱进行附子干燥，可以通过智能程序温控仪进行温度控制，除了电热源外，还有的设备引入了红外辐射装置，经过红外线辐射干燥的刨附片色泽好，口感佳，外形美。为了达到不同的干燥目的，引入了冷冻干燥机与工业微波设备，经过冷冻干燥后附子的保存时期延长，加水后其状态可以恢复到干燥以前，而微波设备可以产生由内而外的加热效果，实现均匀加热的目的。

## （二）附子饮片加工新技术与新方法

附子的传统炮制工艺需要经历多次反复的泡、浸、漂等过程，工艺繁复，超过 90% 的生物碱流失，因此也出现了附子饮片加工的新技术与新方法。

微波膨化技术是食品领域的重要加工方法，以微波薯片、爆米花等为代表的微波食品已渗透至人们的日常生活。1986 年，微波炮附子的发明推开了中药微波炮制技术的大门。将退胆后的附子或附片蒸 10 ～ 15 分钟，埋入 2% 油砂中微波炮制，能在 15 分钟内完成附子的炮制解毒，大幅简化了传统炮制工艺（2 天）。制得的微波炮附子质地疏松、颜色均匀、形状比较完整、成片率比较高、鼓起程度均匀，因此在附子大规模饮片生产中有良好的应用前景。

传统的炮制需要加入大量胆巴，而残留的胆巴会对人体产生毒副作用，而无胆附片是以水浸润干燥生附片，再进行蒸制、恒温干燥而成，所得无胆附片中总生物碱、单酯型生物碱、双酯型生物碱含有量均高于传统胆巴炮制的白附片，且工艺简单，不易引入杂质。另外，为了消除附子药材中毒性的天然差异，有研究者提出了附子的精标饮片，是以泥附子直接切制加工成 5mm 规格小丁，并在 100℃条件下鼓风干燥 10 小时所得。减毒的同时，也可提高成分煎出率及质量的均一性。

## 三、产业化发展现状

### （一）附子饮片市场的现状

目前全国市场每年附子饮片需求量约为 5000 吨，而全国每年产出附子饮片约 2000 吨，四川江油每年产出附子饮片约 400 吨，占全国产出附子饮片的 20%，占全国市场需求量的 8%。据相关数据库统计，附子在 500 个常用方剂中的使用频率为 13.20%，排在第 9 位。

**1.《中国药典》2020 年版所载附子饮片** 《中国药典》2020 年版中载有 4 种附子饮片，分别为黑顺片、白附片、炮附片和淡附片。

**2. 各地方标准所载附子饮片**

（1）熟附片：在《四川省中药饮片炮制规范》和《上海市中药炮制规范》中都有记载，但炮制工艺有所不同。四川熟附片炮制方法为取泥附子，胆巴水浸泡数日后连同浸液煮至透心，剥去外皮，切约 7mm 的片，用水浸漂，取出，蒸至透心，出现油面光泽，晒干或烘干；上海熟附片炮制方法为取盐附子漂去咸味，取卦片、黑顺片则润透，加水和豆腐同煮，至口嚼无麻感，摊晾至外干内润，切薄片。

（2）淡附片：在《安徽省中药饮片炮制规范》《重庆市中药饮片炮制规范及标准》《福建省中药炮制规范》《贵州省中药饮片炮制规范》《甘肃省中药炮制规范》《河南省中药材炮制规范》《湖南省中药饮片炮制规范》《江苏省中药饮片炮制规范》《江西省中药饮片炮制规范》及《广西壮族自治区中药饮片炮制规范》中都有记载，除浙江省与广西壮族自治区外，其余省份淡附片的炮制方法相同，即取盐附子清水浸漂，每日换水 2～3 次，至盐分漂尽，与甘草、黑豆加水共煮透心，至切开后口尝无麻舌感时，取出，除去甘草、黑豆，切薄片，干燥。

广西壮族自治区淡附片有两种炮制方法：①同其他省份的炮制方法。②取盐附子清水浸漂，每日换水 2～3 次至盐分漂尽，捞出干燥，取甘草加适量水者熬取汁，倾入附子浸泡三天捞出，置蒸笼内蒸 6～7 小时，晒至八成十，切成厚片，干燥（盐附子、甘草比例 100：20）。而浙江省淡附片炮制方法为取盐附子，清水浸漂至咸味基本消失，与豆腐加水共煮至内无白心、口尝微具麻舌感时取出，刮去外皮，晾至半干，切厚片，干燥。

（3）炮附片：在《重庆市中药饮片炮制规范及标准》《四川省中药饮片炮制

规范》《江西省中药饮片炮制规范》《湖南省中药饮片炮制规范》《广西壮族自治区中药饮片炮制规范》及《甘肃省中药炮制规范》中都有记载，但炮制工艺有所不同。

重庆市与四川省炮附片的方法相同，为取附片用砂烫至鼓起并微变色。而江西炮附片有两种炮制法：①同重庆市与四川省炮附片的炮制方法。②取白附片砂炒至体积膨胀、表面黄白色为度。湖南省则为取黑顺片，砂烫至鼓起并微变色。广西壮族自治区炮附片炮制法为先将砂子置锅内炒热，加入黑顺片与白附片，用武火炒至体积膨胀并呈黄棕色时取出。甘肃省炮附子为将净砂置锅内用武火炒热，取淡附片倒入，搅拌急炒，全部鼓起后出锅。

**3. 四川附子饮片** 《四川省中药饮片炮制规范》收载了 8 个附子炮制品种，除以上提及的附子饮片，还包含了以下 6 个独有炮制品：蒸附片、炒附片、黄附片、卦附片、刨附片、炮天雄。其中炮天雄具有"回阳救逆、补先天命门真火"之功效，驰名中外。《四川省中药饮片炮制规范》所收载炮天雄的炮制方法为选择个大的泥附子，洗净后浸入附子炮制用胆巴的水溶液中数日，连同浸液煮至透心，捞出，水漂，剥皮修形，再用水漂制，姜汁浸泡自然发酵至透心，取出，蒸至透心，烤制至酥脆。

## （二）附子在中成药中的应用现状

附子的国内外市场需求量一直处于旺盛的态势，其中包含有附子的中成药及其制剂达 250 余种，《中国药典》2020 年版及《中华人民共和国卫生部药品标准》中附子临床应用剂型有丸剂、胶囊剂、颗粒剂、片剂、合剂、注射剂和膏剂。同一处方下，包含附子的中成药剂型亦可有不同。以上市药品附子理中丸为例，其常见剂型为丸剂，分别有大蜜丸和浓缩丸，另有附子理中口服液。

在中成药中，附子常与其他药物配伍使用，发挥温补肾阳、上助心阳、温补脾阳及散寒止痛的功效，可用于多种疾病的治疗。附子经炮制后的饮片类型较多，部分中成药明确规定了附子规格。生品附子不入内服成药制剂，是作为外用膏剂，如关节镇痛膏、麝香解痛膏、风湿膏药、阳和解凝膏、附桂紫金膏、祛风湿膏和附桂风湿膏等的主要药物，主要用于风湿痹痛、阴疽瘰疬、外伤筋骨关节酸痛等症的治疗。炮制品粉碎后多入丸剂，煎煮浓缩后多加工成颗粒剂和片剂。《中国药典》2020 年版和《中华人民共和国卫生部药品标准》中以"黑顺片"入药的处方最多，有二益丸、益心丸、尪痹颗粒、尪痹片、春血安胶囊、温胃舒胶囊、桂附理中丸、再造丸、固肾定喘丸、复方蛤青片、参附注射液等，主要用于肾阳衰弱、脾胃虚寒所致的脘腹冷痛、呕吐泄泻、四肢厥冷；风痰阻络所致的中风，症见半身不遂、口舌歪斜；肺脾气虚、肾不纳气所致的咳嗽；心气不足、心阳不振、瘀血闭阻所致的胸痹；肝肾不足、风湿阻络所致的尪痹等。炮附片以温肾暖脾为主，用于心腹冷痛，虚寒吐泻。淡附片长于回阳救逆，散寒止痛，用于亡阳虚脱，肢冷脉微，阴寒水肿，阳虚外感，寒湿痹痛。以"炮附片"入药的有右归丸，用于肾阳不足、命门火衰所致的腰膝酸冷、精神不振、怯寒畏冷等症。以"淡附片"入药的有四逆汤合剂、痰饮丸、肾康宁片等，主要用于阳虚欲脱，冷汗自出，四肢厥逆；脾肾阳虚、痰饮阻肺所致的咳嗽、气促发喘、畏寒肢冷；脾肾阳虚、血瘀湿阻所致的水肿等症；而没有明确标注附子规格的成药有附子理中丸、桂附地黄丸、乌梅丸、天麻丸、前列舒丸、济生肾气丸、一身宁颗粒、固本统血颗粒、桂附地黄胶囊、温经丸等。其中最为著名的参附注射液是由红参、黑顺片提取制成的中药注射剂，1987 年获得核准上市，应用于临床已有 30 余年历史，临床上被广泛用于休克、心肺复苏、心力衰竭等急危重症，列为《国家基本医疗保险、工伤保险和生育保险药品目录》甲类品种。

### （三）附子的食疗应用

自古以来，附子是临床疗效显著而毒副作用大的中药，但由于其良好的温阳功效，在我国陕西、云南、四川等附子产区自古将其用作药膳以补阳散寒。江油附子产品中的刨附片、仲景炮附子可为药膳之用，可做配菜食用。调查结果显示，具温阳扶正之效的附子久煎后用当地土鸡煲汤做成药膳食用，可使接受附子药膳保健对象的阳虚体质得到明显改善，畏寒怕冷、精神状态差（但欲寐）的状态均有改善，同时增强了对寒冷的耐受，减少了感冒等疾病的发生。附子食疗应用具有明显时令性，一般在冬至前后，少有春夏季服用。

近年来，随着人类寿命的延长，人们对防止衰老、免疫调节等保健品的需求量增加。附子在日本作为日常保健品应用，在我国也将随着保健食品、天然绿色食品的开发成为大健康产业的重要组成原料，市场前景十分广阔。刨附片和炮天雄是采用现代炮制手段制备的附子保健品，其在加工工艺中毒性成分被大量水解而丢失，煲汤后服用，具有温肾壮阳、祛寒止痛、扶阳补虚的功效，为外贸保健品。其中炮天雄具有"先后天并补"之功效，但相比白附片、黑顺片等制附片来说，炮天雄偏性更小，服用更加方便，因此，炮天雄常作为滋补食疗上品。而历代医家认为天雄尤偏于益阳事，治疗男子虚寒失精、肾阳亏虚证，效果甚佳。值得注意的是，为保证食用安全，炮天雄、刨附片在食用中应强调久煮，未经炮制的鲜品毒性大，不可盲目使用，附子酒制剂务必慎用；根据中药"十八反"的认识，附子不宜与含有半夏、瓜蒌、贝母、白蔹、白及同服；此外，附子为温阳之品，适用于虚寒或寒湿体质者，服食时有必要在中医师的指导下运用。

## （四）附子的产业化发展现状及建议

附子为中医临床的常用药，国内外市场需求量很大。自古至今，附子的道地产地是四川江油，如今，陕西和云南也已成为附子的主产地，附子产业发展也一直受到当地各级政府、医药行业等的关注和重视。近年来，由于城市化进程加快，建设用地增多，现代化发展导致环境污染增加，加上中药材价格的波动，导致药农种植的积极性受到影响，各地附子种植面积急剧缩减，也进一步影响了附子的炮制、深加工、商贸业等，附子产业的发展受到限制。现以四川江油附子产业发展现状为例探讨附子产业发展的优势、存在的问题及发展建议。

### 1. 江油附子产业发展的有利因素

（1）历史地位：历代关于附子记载的文献较多，最早提到产地是在南北朝时期，《吴普本草》《名医别录》《范子计然》等中医药著作中提到附子的产地主要在四川。至唐代时就基本上确立了江油地区为附子的道地产地，据《新修本草》记载："天雄、附子、乌头等，并蜀道绵州、龙州者佳"。宋代杨天惠在《彰明附子记》中写道："绵州故广汉地，领县八，惟彰明出附子。"宋、元、明、清时期的一些医籍、本草著作基本上都是延续这样的记载。清朝乾隆年间，彰明附子还被认定为朝廷贡品。龙州、彰明即是今天江油市所辖，可见江油附子自古就受到推崇。

（2）现代认可："江油附子"经过1000多年的临床验证，的确是品质优良、临床疗效好的道地产品，获得近现代的名医大家的认可。江油市也被认定为当代中国的"附子之乡"，其种植基地通过科学技术部首批中药产业现代化 GAP 验收（2003 年），被列入中国地理标志产品保护（2006 年）。原国家质检总局正式颁布国家标准《GB/T 23399–2009 地理标志产品江油附子》（2009 年），并认定"江油附子"为全国精品农产品。"江油附子"在国外亦享有很高的盛誉，并有"世界附子在中国，中国附子在四川，四川附子在江油"之说。

（3）政策优势：江油市政府一直把附子产业作为地方的支柱产业给与大力扶

持，在政策上给与倾斜，出台《统一思想、抓好机遇，推进附子产业快速发展》等政策，并将附子产业列入江油市"135"现代农业产业发展新体系，进一步为加快发展"江油附子"产业提供了便利的条件和政策保障。在附子种植、加工上给予项目奖补、税收优惠等多种政策进行扶持，安排扶持资金和有关项目，鼓励和支持附子种植大户、家庭农场、专业合作社发展壮大。在城市建设、工业和旅游业发展不断挤压附子传统种植区的情况下，江油市不断调整附子种植区，将西屏、青莲、大康、武都等平坝区，纳入附子产业基地新区建设。这些政策上的倾斜和扶持是确保江油附子产业发展的一个重要因素。

（4）科技优势：与绵阳市农业科学研究院、西南科技大学合作开展附子水稻套作生态栽培模式和附子水稻轮作生态栽培模式研究。该研究成果通过水旱轮作，可有效阻断病源通过土壤传播，缩短附子连作间隔期，为建立粮经复合现代农业产业基地打下良好基础。此外，江油市还与中国科学院中药研究所、成都中医药大学等单位合作，开展附子冷藏保鲜、蒸煮加工和烘干加工等现代加工工艺研究，进一步提高了附子加工能力。

（5）基础优势：当地药农世代都在从事附子种植加工工作，有着长期种植的传统和习惯，栽培经验丰富，具备实现附子规范化种植、提高产业化发展的群众基础和基本技术保障。同时，近年来江油附子产业化初具规模，当地有近30家大大小小的附子加工企业，并在稳步扩大，也使江油市成为全国唯一的附子加工集中区。江油作为道地产区，附子种植、加工、销售已形成了完善的产业链。

**2. 江油附子产业发展存在的问题**　虽然江油附子产业发展有不少的优势，但近年来也出现了不少问题，主要有城市化进程加快，建设用地增多，附子的传统种植区域被占用，种植面积缩小；现代化发展导致环境污染增加，土壤贫瘠化，连作障碍严重，病害防治不佳，农药残留量超标，亩产量及品质逐年下降等问题，严重影响了附子的产量与品质。

近年来人力成本增加，导致种植成本上升；江油附子市场体系建设不完善，缺乏大市场、大流通的支撑，导致农户销售渠道缺乏，市场无序竞争，使附子的价格波动较大等，严重影响了药农种植的积极性，使江油附子种植面积急剧缩减。同时，大部分附子加工厂是以家庭作坊为主，加工手段主要靠人工完成，只能加工生产烘干、切片等初级产品，存在加工生产设备落后、机械化率低，加工工艺相对滞后，加工周期较长等问题。虽然江油市政府相关政策对附子产业有扶持，但与湖北蕲春的蕲附子、广东江门的新会陈皮及吉林人参、甘肃当归等道地产地相比，还存在着很多不足之处，扶持力度远远不够。

此外，其他附子产区对附子种植加工的重视和推动也挤压了江油附子产业发展的空间，加上江油附子品牌及附子文化的宣传不够等，这些都是阻碍江油附子产业高质量发展的一些因素。

**3. 江油附子产业发展的建议**　附子在防病治病方面的作用得到广泛认同，江油附子以其优良的品质和显著的临床疗效受到国内外医药界的欢迎，市场潜力大，越来越多的地方政府和企业介入至附子产业的发展中来。但一窝蜂上马附子种植加工项目可能会导致一些乱象，鉴于上述存在的问题，对目前附子产业的发展提出如下建议。

（1）要加强政策扶持和财政支持力度：制定出更加优惠的扶持附子产业发展政策，政府相关部门负责人要把三分之一的时间用来解决附子产业发展中出现的问题，把附子产业的税收一半以上拿出来支持附子产业的发展。

（2）推动附子种植 GAP 基地建设及附子加工现代化：中药 GAP 规范化种植一直受到高度重视，附子产业的发展一定要建设优质中药材生产基地，严格按国家中药材 GAP 种植要求来推动种植基地建设。同时还要建设附子良种繁育基地，建立附子新品种研发及附子无性系良种繁育园，推动附子组织培养离体快繁技术和工厂化育苗示范园建设等，确保附子种质基原安全。要逐步取消作坊式的附子加工企业，大力发展规模化、标准化、自动化的生产加工车间，挖掘附子传统工艺与现代技术相结合，采用集约化、规模化生产，保持附子在加工生产中的品质。

（3）做好品牌宣传工作：近年来多地都十分重视做好附子产业发展及附子品牌的宣传工作，四川凉山彝族自治州的布拖附子、陕西的汉中附子及云南附子的地方品牌宣传工作做得较好，其知名度直逼江油附子。因此，大力宣传品牌，提高知名度，促进江油附子的销售，抢占附子市场份额是很有必要的。同时，江油市相关部门应积极组织成立附子协会，参加由中国品牌建设促进会联合有关权威单位共同举办的公益性"中国品牌价值评价信息发布"，该项活动主办已持续 10年，在国内外具有较高的影响力。通过这些活动把江油附子品牌打造成中国的知名品牌，使其得到全社会的认可，并推动其走向全世界。

（4）着力扶持龙头企业：发展附子产业还要培育龙头企业。龙头企业是产业发展的火车头，目前江油附子的产业发展缺少龙头企业，现有的企业规模小，普遍实力较弱，带动力不强，难以发挥规模效应，建议选择几家种植有规模、加工能力强、管理规范、科技水平高、产品有一定竞争优势的企业重点扶持，在政策、资金、土地等方面给予倾斜，面向全国、全世界招商，引进先进的技术和战略合作者，在更大范围内优化资源配置，使企业形成核心竞争力，向产业链高端迈进，成就知名世界级企业。

（5）重视科技创新发展：发展附子产业也要重视科技创新，目前的附子种植、生产、加工及研发虽然有一定规模，但存在的问题依然十分明显，缺乏科技创新、技术含量，缺乏规范化、规模化、科学化的种植、加工，这样的产业发展前景不明、生命力不强。因此，附子产业要做强做大，企业就要重视科技创新工作，积极加强科技投入，提高企业创新能力，不断开发技术含量高、品质好的新品种，优化种植及加工生产新技术、新方法、新工艺，大力发展附子有效成分提取，中药饮片、中成药、中药注射液等的生产和保健品开发，使附子的种植、加工生产及研发既具有科学性、先进性、实用性、独特性和有效性，又能更好地体现绿色、有机、自然、低碳等特点，使附子产业具备长远发展的动力和后劲。

（6）加强品质监管工作：从目前的附子产品市场现状看，各地附子加工生产企业较多，生产能力和技术水平高低不一，生产的附子品质参差不齐，生产经营中还存在着不规范的情况，更有甚者是少数不法企业及个体作坊片面追求利润，损害附子产业的整体形象。同时，"江油附子"作为典型的毒麻类药物，其发展必须在传统的质量概念基础上，采用先进的检测手段和新的质量标准，树立标准化、可控化、绿色、无污染的质量观念，保证"江油附子"的安全性。因此，有必要建立药材质量安全追溯系统，不断提高"江油附子"品牌质量，加强附子品质监管工作，防微杜渐，确保附子产业规范化发展。

（7）重视附子文化宣传：附子作为一味临床常用中药，应用历史悠久，具有丰富的文化内涵，发展附子产业一定不能忽视文化。文化与产业同频共振是附子产业发展的最高境界。做好附子产业首先就要宣传附子文化，深度挖掘附子道地文化，建设"江油附子"农艺馆、历史文化展览馆、产品展示厅等，展示附子民俗农耕文化，打造附子种植加工体验区，让更多人了解、认识"江油附子"；拓展附子的观光功能，打造中医药江油道地附子健康旅游示范区，推出附子旅游精品线路，形成旅游品牌，吸引国内外游客，让全世界都来了解附子文化，接受附子文化，进一步提升江油附子的知名度，到最后都喜欢附子文化。达到这样的效果，附子产业就会自然而然地强大起来。

# 第二节 综合开发利用研究现状

## 一、具有"一体多样性"的属性

同一植物或动物，不同的药用部位，由于性状特点不同或主要成分的积累分布质与量的差异，导致不同药用部位药理效应有一定差异，或相近相仿，或对立相反，当差异足够大时不同的药用部位可以拆分成不同的药物，由此产生了中药普遍存在的"一体多用性"现象。早在《本经》中记载的乌头、乌喙、侧子、附子、大雄、木鳖子六名，实际都来源于同一种植物。附子具有"一体多样性"的属性，主要体现在不同药用部位的化学成分有异：附子不同组织中生物碱的含量呈现明显的差异性。四川江油附子各部位乌头类总生物碱含量排序为叶＞须根＞子根＞母根＞茎秆。而双酯型生物碱含量在附子的不同组织中的含量顺序为须根＞子根＞母根＞叶片＞茎秆。附子的毒性在于附子中含有大量乌头碱类生物碱成分，因此，附子不同药用部位的毒性有一定差异，须根中的乌头碱、次乌头碱、新乌头碱的含量最高，总碱含量最高，多糖含量最低，毒性最大；母根、子根由于总生物碱含量及酯型生物碱含量接近，故毒性接近，母根由于酯型总碱含量稍大于子根，毒性比子根稍大。

## 二、综合开发利用研发方向

附子作为一种有毒中药，中医临床上主要用于治疗各种疾病。附子的综合利用目前开展得比较少，近年来开展了深加工产品的探索，如附子酒、附子茶、附子药等，受到了消费者的普遍欢迎。但是附子既是有毒之品，又没有纳入药食两用品种，所以开发其食用保健品仍有一定的障碍。此外，江油附子还可以用作化妆品，如洗发水、沐浴露等，也可以用于工业生产，如橡胶、塑料等，用途十分广泛。还有利用附子采收后留下大量的附子秸秆制成活性炭，也有利用其茎叶、须根提取生物碱，利用附子药渣作为饲料添加剂等。总之，附子的综合利用开展得还不够，有必要加强这方面的工作。

### （一）茎叶作为价廉质优的原料，带动中药提取物产业和附农增收

根据传统用药习惯，附子地上部分茎叶通常都被丢弃不用，故目前关于非传

统药用部位（茎、叶、须根）的研究报道较少，仅限于与传统药用部位（母根、子根）的化学成分及急性毒性的比较研究。附子收获的主要组织虽是子根和母根，但茎叶和须根占生物量的44%左右。茎叶中总生物碱含量较高，双酯型生物碱的含量较低，有较高的研究价值和利用价值。

乌头类生物碱虽然毒性大，但强心、抗炎、镇痛等作用强，总生物碱及有效成分的提取是现代医药的发展方向，已有川乌总碱贴剂、乌头总碱注射液、乌头碱脂质体等研究报道。茎叶可作为制备总生物碱及其有效成分提取物的廉价原料，性价比高。在四川江油、布拖等地，亦有使用附子茎叶水煎液熏洗、泡脚预防与治疗风湿性疾病的经验，可将其制作成药包泡脚。因此，将茎叶变废为宝，作为制备乌头碱类有效成分的原料，系统研究茎叶总生物碱及有效成分的制备，并制成制剂，具有较好的市场前景。

## （二）须根作为高活性成分部位，具有较大的开发应用价值

附子生产过程中，在采收主根和子根后，植株地下部分大量的须根均作为废弃物弃去，一方面造成了资源的浪费，同时废弃物自身所带毒性也造成了环境污染。附子须根和附子的化学成分相近，附子须根活性成分生物碱含量高，而蛋白质、淀粉含量低，须根总生物碱和双酯型生物碱含量明显高于附子，有较大的药用价值和开发利用价值，在民间也有利用附子须根泡酒外用，治疗风湿病。因此，对附子须根加以综合利用开发，实现废物利用，既可增加附子新的药用部位，又可增加产地农户的经济收入，促进附子产业的发展。

## （三）药渣可变废为宝，循环利用

附子作为著名的川产道地药材，是我国40种大宗药材之一，市场需求大，年消耗量多，由此产生的附子药渣也逐年增加，而这些药渣大部分被当作废弃物处置。药渣在温暖潮湿的环境下容易腐烂，气味恶臭，对环境造成极大危害。药渣不仅污染周围环境，可能对厂区及生产车间造成污染，从而影响产品生产质量。由于目前提取技术的限制，附子药材中有效成分只能部分被提取出来，致使药渣中含有一定量的有效成分。将附子药渣作为饲料添加剂按一定比例加入饲料后，发现可促进家兔的生长，增加净膛率，且不影响家兔肉质pH值和一般状态，亦可增加动物的耐寒存活时间。因此，在动物实验的基础上研究并开发以附子废渣为主的动物饲料，从而达到在不丢失营养比例的情况下降低饲料成本的目

的。将附子废渣变废为宝，循环利用，具有一定的社会价值和经济价值。

## 参考文献

[1] 兰青山，杜杰，易进海，等.基于全程质量控制理念的附子饮片标准化体系研究与构建 [J].中国现代中药，2023，25（1）：1-16.

[2] 国家药典委员会.中华人民共和国药典：2020 年版一部 [M].北京：中国医药科技出版社，2020.

[3] 四川省食品药品监督管理局.四川省中药饮片炮制规范 [M].成都：四川科学技术出版社，2016.

[4] 党珏，赵梦杰，袁岸，等.附子道地性的影响因素 [J].时珍国医国药，2016，27（11）：2744-2746.

[5] 刘潺潺，程铭恩，段海燕，等.古今附子加工方法的沿革与变迁 [J].中国中药杂志，2014，39（7）：1339-1344.

[6] 黄勤挽，周子渝，王瑾，等.附子炮制历史沿革研究 [J].中国实验方剂学杂志，2011，17（23）：269-271.

[7] 叶强，彭成，郭力.附子古今炮制方法概述 [J].成都中医药大学学报，2013，36（2）：103-105，110.

[8] 王广明.中药材前处理主要生产工艺及设备应用 [J].机电信息，2009（14）：26-29.

[9] 贺亚男，陈露梦，黄伟，等.微波炮附子炮制工艺影响因素研究 [J].中草药，2020，51（12）：3157-3164.

[10] 陈露梦，贺亚男，王芳，等.中药微波炮制技术的研究进展 [J].中国中药杂志，2020，（9）：2073-2081.

[11] 彭炜杰，占心佾，戴卫波，等.附子胆巴炮制的本草考证 [J].中药材，2022（8）：1993-1997.

[12] 张定堃，韩雪，周永峰，等.附子精标饮片的研制（Ⅰ）：规格大小与质量均一性研究 [J].中国中药杂志，2015，40（17）：3488-3495.

[13] 叶祖光.有毒中药附子 [M].北京：中国中医药出版社，2015.

[14] 赵晓东，张新超，姚咏明，等.参附注射液急重症临床应用专家共识 [J].临床急诊杂志，2018，19（10）：651-657.

［15］考玉萍，张化为.大剂量食用附子安全性和有效性研究［J］.陕西中医，2013，34（4）：478-480.

［16］谢晓芳，李梦婷，代良萍，等.附子保健品刨附片及炮天雄的急性毒性研究［J］.中国民族民间医药，2014（20）：18-19.

［17］李燕，贺亚男，黄浩洲，等.液质联用技术追踪生物碱类成分在川乌茎叶生长周期的动态变化规律［J］.中草药，2019，50（8）：1985-1991.

［18］欧水平，王森，郑琴，等.乌头全植株各组织部位粗多糖含量的动态差异性考察［J］.中国实验方剂学杂志，2013，19（5）：7-9.

［19］欧水平，郑琴，王森，等.乌头各组织部位生物碱类成分动态差异性研究［J］.中国实验方剂学杂志，2012，18（13）：83-87.

［20］曾荣，袁小红，余马，等.乌头须根的可利用性研究［J］.中药材，2016，39（11）：2490-2492.

［21］宋玉琴，赵炳祥，李燕，等.人参、附子药渣的生物活性初探［J］.中药药理与临床，2015，31（6）：103-108.

［22］任品安，李晓林，黄晶，等.基于 SWOT 分析道地附子产业发展现状及策略［J］.中草药，2019，50（13）：3255-3260.